高等学校"十四五"医学规划新形态教材

护理学基础

Hulixue Jichu

主　　编　韩江英　由淑萍

副 主 编　毛智慧　吴晓冰　吴子敬　赵妤聪

编　　委（按姓氏拼音排序）

白阳静	四川大学华西医院	陈凌云	遵义医科大学
丁婧婧	南京医科大学附属逸夫医院	丁君蓉	同济大学附属上海市肺科医院
韩江英	安徽医科大学第一附属医院	胡兵兵	安徽医科大学第一附属医院
霍 苗	大连大学	李福英	重庆医科大学
梁慧敏	天津医科大学	刘 燕	中国医学科学院肿瘤医院
毛智慧	辽宁中医药大学	莫合德斯·斯依提	新疆医科大学
桑莹莹	安徽省胸科医院	汤小华	中国医学科学院肿瘤医院深圳医院
仝慧娟	沈阳医学院	王艳茹	包头医学院
温国欢	深圳市第三人民医院	吴晓冰	广州医科大学附属第一医院
吴子敬	中国医科大学	薛晓燕	山西医科大学汾阳学院
严 璐	贵州中医药大学	由淑萍	新疆医科大学
曾苏华	南昌大学第一附属医院	张 慧	安徽医科大学第一附属医院
张小敏	安徽医科大学第一附属医院	赵学荣	新疆医科大学
赵妤聪	内蒙古医科大学	周建辉	中南大学湘雅医院

编写秘书　张小敏

中国教育出版传媒集团

高等教育出版社·北京

内容提要

本教材是在国家进一步深化教育改革和信息化技术迅速发展的大背景下,以临床需求为导向,以立德树人为根本任务,综合考虑目标读者的教育经历和知识结构编写而成的。主要供全国高等院校继续教育护理学专业学生使用。全书共 18 章,包括绪论,环境,预防与控制医院感染,病人入院和出院的护理,医疗与护理文件,病人安全与护士职业防护,病人的清洁卫生,休息与活动,生命体征的评估与护理,冷、热疗法,饮食与营养,排尿与排便护理,给药,静脉输液与输血,标本采集,疼痛病人的护理、病情观察及危重病人的管理、临终护理的基础理论知识和技能。教材内容编排注重先进性、启发性、科学性、创新性和实用性,符合继续教育护理学专业学生知识发展的需求和教学规律;内容以纸质教材为主,数字化资源为辅,数字化资源包括教学 PPT、自测题、拓展阅读、课程思政案例、教学视频等,充分体现教育教学与现代信息技术深度融合的总体目标。

图书在版编目(CIP)数据

护理学基础 / 韩江英,由淑萍主编 . -- 北京:高等教育出版社,2023.1
 ISBN 978-7-04-059033-3

Ⅰ. ①护… Ⅱ. ①韩… ②由… Ⅲ. ①护理学 - 成人高等教育 - 教材 Ⅳ. ① R47

中国版本图书馆 CIP 数据核字(2022)第 130993 号

策划编辑	瞿德竑 崔 萌	责任编辑	瞿德竑	封面设计	张雨微	责任印制 赵 振

出版发行	高等教育出版社		网 址	http://www.hep.edu.cn
社 址	北京市西城区德外大街4号			http://www.hep.com.cn
邮政编码	100120		网上订购	http://www.hepmall.com.cn
印 刷	天津鑫丰华印务有限公司			http://www.hepmall.com
开 本	889mm×1194mm 1/16			http://www.hepmall.cn
印 张	29.5			
字 数	760千字		版 次	2023 年 1 月第 1 版
购书热线	010-58581118		印 次	2023 年 1 月第 1 次印刷
咨询电话	400-810-0598		定 价	69.00元

数字课程（基础版）

护理学基础

主编 韩江英 由淑萍

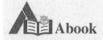

Abook

高等学校"十四五"医学规划新形态教材

护理学基础

护理学基础

护理学基础数字课程与纸质教材一体化设计，紧密配合。数字课程包括教学PPT、教学视频、思维导图、自测题、拓展阅读和课程思政案例等，在提升课程教学效果的同时，为学生学习提供思维与探索的空间。

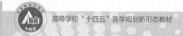

用户名:　　　　　密码:　　　　　验证码:　　　　　5360　忘记密码?　登录　注册

http://abook.hep.com.cn/59033

扫描二维码，下载Abook应用

高等学历继续教育护理学专业
系列教材建设委员会

▶▶▶ 序 言

以南丁格尔灯光为信，以希波克拉底誓言为约。百余年来，"提灯女神"的特有灯光不断汇聚，驱散了伤者的阴云，燃起了患者对生命的炽烈渴望。为更好继承与发扬南丁格尔精神，培养出更多高质量的护理人才，充分发挥教材建设在人才培养中的基础性作用，促进护理学专业的教育教学改革，温州医科大学牵头多所医学院校的护理同仁，共同打造以临床护理岗位需求为导向、以提升岗位胜任力为核心、符合现代护理教育发展趋势、信息技术与教育教学深度融合的针对护理学专业的新形态系列教材。

当前护理学专业系列教材缺乏针对提升学生自主学习和理论联系实际解决临床问题能力的内容，教材案例往往缺乏临床真实情境，部分内容拘泥于临床典型症状，限制学生思维的发展，难以满足高等护理教育与医院临床实践的需求。本系列教材结合护理工作程序，在保持注重教材基本理论知识、基本思维方法和基本实践技能的基础上，突出教学内容的精炼、易学、实用等特色，着力于学生职业能力和素质培养训练。

本系列教材紧扣国家护士执业资格考试要求及护理人员培训要求，以临床情境贯穿教材，采用"纸质教材＋数字课程"的形式，突出医学理论与护理实践相结合、护理能力与人文精神相结合、职业素质与医德素养相结合，以启发学生理解和分析问题为本，培养学生的创造性思维，以及发现和解决问题的能力。系列教材涵盖《护理学基础》《健康评估》《内科护理学》《外科护理学》《妇产科护理学》《儿科护理学》《精神科护理学》《急危重症护理学》《急救护理学》《社区护理学》《老年护理学》《康复护理学》《护理心理学》《护理人际沟通与礼仪》《护理科研与论文写作》共15种，数字课程内容丰富，包括教学PPT、彩图、自测题、动画、微视频、微课、基础与临床链接、典型案例及拓展学习内容等，充分满足学生泛在学习。

　　在此，特别鸣谢北京协和医学院、中南大学、延边大学、首都医科大学、中国医科大学、重庆医科大学、安徽医科大学、新疆医科大学、齐齐哈尔医学院等院校同仁对本系列教材编写工作的大力支持。

高等学历继续教育护理学专业
系列教材建设委员会
2022 年 11 月

随着高等学历继续教育步伐的推进，专升本教育成为护理人员提升学历层次的重要途径，而教材是高等学历继续教育的基本载体。继续教育护理学专业专升本学生已有一定的专业知识储备和临床工作基础，目前已有的护理学基础教材与专升本学生的知识结构不能很好地匹配。另外，随着信息技术与教育教学的融合，需要打造一批纸质版教材与数字化资源相结合的新形态教材。在此背景下，高等教育出版社组织编写了这套符合新时期教育教学改革要求和实际临床教学需求的新形态教材。

本教材以全国高等学历继续教育护理学专业学生为读者对象；以体现科学性、先进性、启发性、创新性、实用性为编写原则；以体现医学理论与护理实践相结合，护理能力与人文精神相结合，职业素质与医德素养相结合为整体要求；以打造信息技术与教育教学深度融合，纸质出版与数字化资源紧密结合的《护理学基础》新形态教材和优质教学资源为目标。全书共 18 章，在体例结构方面，学习目标的设置改变了常规的掌握、理解、运用层次，创新性地从知识、技能、素质三个层次呈现本章的重点内容，符合教育部关于一流本科课程建设和金课建设目标的要求；章前设置情境导入案例，每一节围绕该案例设置不同的情境和思考题，如病情突然发生变化，随着治疗和疾病的进展出现新的护理问题等，旨在通过情境的层层递进及对案例和情境的解构，培养学生临床思维能力和分析、解决问题的能力；栏目设置方面，响应国家"三全育人"综合改革要求，创新性地融入课程思政元素，通过抗疫事件、前辈事迹等案例潜移默化地向学生传递职业道德观和职业价值观，此外，还有教学 PPT、自测题、拓展阅读、操作视频、微课等多种形式的数字化资源，延伸了书本知识，拓宽了资源呈现形式。

本教材由来自全国 23 所高等医学院校或教学医院的 28 位编者合作编写而成。在出版社的统筹指导下，在编写组全体人员的通力合作下，从组建编写组、确定编写思路、制订教材编写大纲和目录到正式启动编写，三轮纸质版教材和两轮数字化资源的审核与返修，到最后的统稿，总历时近一年，在此过程中，编写组全体成员始终本着精益求精、求实严谨的精神。在此向全体编写组成员表达深深的谢意，同时也向所有在本教材编写过程中提供支持、理解和帮助的朋友们表达深深的感激之情。

　　尽管在教材编写过程中，主编和编者尽最大的努力对教材的内容进行了字斟句酌的审稿和反复的修改，但由于时间和水平有限，难免会有疏漏之处，恳请广大师生和读者予以批评和指正。

韩江英　由淑萍

2022 年 3 月

▶▶▶ 目 录

▶▶▶ 第一章
绪　论

【学习目标】

知识：

1. 掌握护理学基础课程的学习内容和学习目的。

2. 熟悉护理学基础课程的学习方法和学习要求。

3. 了解护理学基础课程的性质和学习任务。

技能：

1. 灵活运用护理学基础课程的学习方法，夯实理论知识，强化操作技能。

2. 运用丰富的理论基础和实践技能提升分析问题和解决问题的能力。

素质：

1. 认识到护理学基础课程在专业课程学习中的奠基作用，以严肃、认真的态度学习本课程。

2. 以护理学基础课程的学习目的为导向，坚持理论、技能的掌握与正确职业价值观的树立并重。

3. 具备良好的人道主义精神和人文情怀。

4. 具有慎独精神，学会换位思考。

5. 具有团队协作精神。

护理学是以自然科学和社会科学理论为基础，研究有关预防保健、疾病治疗及康复过程中的护理理论、知识、技术及其发展规律的综合性应用科学。研究内容涉及影响人类健康的生物、社会、心理、文化及精神等各个方面。随着护理学科的迅猛发展及社会对健康需求的增加，护理学已经由临床医学的二级学科发展为独立的一级学科。护理学基础作为护理学课程体系中的重要组成部分，对培养具有扎实的理论基础、娴熟的操作技能及基本的职业道德素养的高质量护理专业人才起着至关重要的作用。

一、护理学基础课程的性质和学习任务

（一）课程的性质

护理学基础是研究帮助护理对象满足身心需求和治疗需求的基本理论、基本技能和基本职业素质的一门学科，既是连接医学基础课和护理临床课的"桥梁课程"，也是护理专业学生（以下简称护生）学习护理临床课程（内科护理学、外科护理学、妇产科护理学、儿科护理学等）的必备前期课程，是护理学专业课程体系中最基本、最重要的课程之一。

（二）课程的学习任务

本教材的目标读者为非零起点、已有一定专业基础和临床工作经验的护理专业继续教育专升本学生，课程内容和形式的设计在较为完善的本科教材框架、内容的基础上强调重点突出，注重护生素质目标的培养，启发临床思维。例如，章节的学习目标中加入素质目标，融入课程思政案例，每章通过连续的案例、不同的情境引出各节内容，拓展先进知识点、学科前沿知识等。通过本课程的学习，护生应进一步巩固专业思想，具备良好的职业价值观和职业道德素养；熟练掌握护理学基础理论知识，规范操作技能，树立整体护理的观念，将理论知识灵活地应用于临床实践中，能够运用所学知识科学评估不同特征个体的需求，针对性地给予科学有效的护理措施，完成"促进健康、预防疾病、恢复健康、减轻痛苦"的护理职责。例如，通过健康教育帮助护理对象获取维持和增进健康所需的知识和资源，实现促进健康的护理目标；通过指导健康的生活方式以减少或消除影响人健康的因素，实现预防疾病的护理目标；通过帮助已出现健康问题的服务对象改善健康状况，实现恢复健康的护理目标；通过采取适当护理措施帮助护理对象减轻或消除疾病等健康问题带来的痛苦，实现减轻痛苦的护理目标。

二、护理学基础课程的学习内容和学习目的

（一）课程的学习内容

护理学基础是以病人为中心，针对致病因素和疾病特征导致的病人在生理功能、精神心理状态、社会文化等方面的健康问题，采取科学有效的护理措施，满足病人的需求，使之身心状态协调、适应，尽可能恢复到健康的最佳状态。护理学基础的理论知识和操作技术贯穿临床实践工作的方方面面，护理学基础的学习内容必须以能满足基本临床护理工作需求为宜。具体内容包括环境，预防与控制医院感染，病人入院和出院的护理，医疗与护理文件，病人安全与护士职业防护，病人的清洁卫生，休息与活动，生命体征的评估与护理，冷、热疗法，饮食与营养，排泄，给药，静脉输液与输血，标本采集，疼痛病人的护理，病情观察及危重病人的管理、临终护理。随着信息技术的发展，数字化资源丰富了教学形式，延伸了纸质教材的内容，本教

材随章所附的数字化资源如教学 PPT、自测题、拓展阅读、课程思政、操作视频、微课可以帮助护生及时巩固课堂知识。

（二）课程的学习目的

1. 掌握护理服务对象所必备的基本理论、基本知识和操作技能。通过护理学基础的学习，使护生掌握满足护理服务对象必备的基本理论、基本知识和操作技能，帮助护生理论结合实践满足服务对象治疗、生活、精神心理、社会文化需求，使其尽可能地维持和恢复健康的最佳状态。

2. 巩固专业思想，具备良好的职业价值观和职业道德素养。通过护理学基础的学习，护生认识到护理在人的健康促进和健康恢复中的重要作用，意识到护理工作的神圣性和重要性；体会到人文关怀和人道主义精神对服务对象身心康复的重要性。

3. 树立整体护理观念，启发临床思维。护理服务对象是人，人是由生理、心理、社会、精神、文化等多个层面组成的整体。在评估和满足服务对象的需求时，应将服务对象视为一个整体；在理论和实践教学中，启发护生的临床思维，避免定式思维和局限性思维。

三、护理学基础课程的学习方法和学习要求

在护理学基础课程的学习中，护生要找到适合于自己的学习方法，培养和锻炼动手能力，在实践与反思中不断提升自己发现问题和解决问题的能力。

（一）课程的学习方法

1. 理论课程的学习方法　科学的学习方法对于知识的获取尤为重要。护生必须掌握学习方法，即为了提高学习的效果和效率，有目的、有意识地制订有关复杂学习过程的方案。在护理学基础课程理论知识的学习过程中，护生可以选择采取如下学习方法。

（1）认知方面：有意识地将长篇幅、内在联系不强的知识分段识记，在重难点处进行画线、加注标号，通过抄写、默写、朗读、同学间互问互答等形式进行学习，将注意力维持在学习知识上；学会运用视觉联想、语义联想、谐音联想、做笔记等方法将新学知识与头脑中已有知识联系起来，从而理解新知识的意义，在新旧知识之间建立联系；通过列提纲、画流程图、建表格等方式，对知识进行归类整理，达到更深层次的理解记忆。

（2）资源管理方面：在整个学习过程中，统筹安排学习时间，高效利用最佳时间，灵活利用零碎时间；通过调节温度、湿度、光线、色彩和空间环境等，为自己提供一个适宜的学习环境；正向激励，自我奖励，正确认识成败的原因；遇到困难时，及时修正、调整，巧用学习工具（参考资料、工具书、图书馆、网络等），寻求教师的帮助，以及通过同学间的合作与讨论来加深对知识的理解。

2. 实践课程的学习方法

（1）实验室学习法

1）个人练习法：识记操作步骤，回看示范视频，严格按照操作步骤耐心细致地反复练习，每一次练习结束后参照考核标准进行检查，不断巩固正确动作，改正错误动作。

2）小组练习法：一人当病人，一人进行操作，其他人认真观看，并且在操作结束后参照考核标准对操作者进行评价和指导，互为借鉴，互补不足。

3）情境模拟练习法：在复杂的案例情境下，护生之间协调沟通，相互配合，完成规定情境

所包含的操作，结束后由教师评价。

（2）临床学习法

1）勤观察、勤思考、多操作：注意观察病人的症状和体征，思考如何更好地为病人提供力所能及的帮助，多主动向教师争取操作机会。

2）按照护理程序思考问题，实施整体护理：护理程序包括护理评估、护理诊断、护理计划、护理实施、护理评价。

3）记录反思性日记：回顾当天所做的操作和实施操作时的感受，写下对于当天操作的评价，反思改进之法。

（二）课程的学习要求

1. 理论课程的学习要求

（1）制订学习计划：了解学习任务，设置学习目标。

（2）评价学习水平，弥补自身不足：认真听讲，理清课程框架，标记重难点，认真复习，完成相应章节的自测题，查漏补缺。

（3）发现问题，及时改进：掌握学习方法的内容并加以运用，找到适合自己的学习方法。

2. 实践课程的学习要求

（1）实验室学习要求：实验室学习是护生职业技能操作学习的重要开端。实验室学习阶段要夯实基础，掌握操作技能，并且达到教学大纲所要求的标准。因此要求护生：

1）严肃认真对待实验课：穿好整套护士服，戴好护士帽，穿好护士鞋，要求衣帽整洁、头发整齐，严禁涂指甲、留长指甲。

2）严格遵守实验室各项规章制度：在实验室内，严禁坐床，严禁大声喧哗、打闹，爱护实验室所有设备及物品，用毕及时补充、恢复原样，保持实验室干净整洁，离开实验室时关闭水、电、门窗。

3）认真观看教师示范：在教师示范过程中产生疑问，应在教师示范结束后及时提出。

4）牢固树立无菌观念，培养查对意识：在实验室学习过程中，要严格遵守无菌技术操作原则和查对制度。

5）认真模拟练习：严格按照教师示范的标准操作步骤进行练习，力求每一步骤都达到操作标准，如遇疑问，及时向教师请教。

6）加强课后练习：有效利用实验室，反复回看教师示范视频，复习操作步骤，认真对待每一次的练习。

（2）临床学习要求：临床学习很重要，在这个过程中，护生逐步形成职业道德和职业情感，未来职业所需的操作技能也在不断的实践中得到磨炼。但在进入临床学习前，护生在实验室内进行的各项技能操作必须已经达到教学所规定的标准要求。在临床学习中，为病人实施各项操作之初，需在教师的监督指导下完成，再逐渐过渡到独立完成。为了护生能顺利完成临床学习，为之后走向工作岗位奠定良好的基础，要求护生：

1）以护士的标准严格要求自己：自觉遵守医院各项规章制度，按照护士的伦理道德规范行事。按要求着装，仪表整洁，注意修剪指甲。

2）认识自身价值，树立正确的价值观：具备良好的人道主义精神和人文情怀，具有慎独精神，树立高度的责任心，具有同理心，尊重病人隐私，关心病人，与病人积极沟通，尽可能满足病人的合理要求。

　　3）认真对待每一项基础护理技能操作：严格按照正确的操作流程为病人实施各项操作，严格遵守无菌技术操作原则和查对制度，确保病人的舒适与安全。

　　4）虚心向临床老师学习，主动寻求帮助：用心观察临床老师的操作过程，对于有能力胜任的操作，大胆争取操作机会，遇到问题第一时间告知临床老师，并且积极寻找解决办法。

拓展阅读 1-1
基于综合护理技能培训课程，探讨本科护生元认知学习策略和社会技能的培养

（韩江英　由淑萍）

数字课程学习

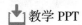 教学 PPT　　　 自测题

▶▶▶ 第二章
环　境

【学习目标】

知识：

1. 掌握环境的概念。

2. 掌握医院环境的调控。

3. 熟悉医院环境的特点及分类。

4. 了解环境的分类。

5. 了解环境、健康与护理的关系。

技能：

1. 正确运用本章知识，评价医院环境的科学性和合理性。

2. 正确运用本章知识，为病人创造一个舒适和安全的治疗环境。

素质：

1. 在护理工作中，通过健康教育等方法，使人们养成良好的卫生习惯，消除各种危害健康的环境因素，创造有利于促进健康的环境。

2. 护理人员应努力为病人创造一个有利于治疗、休养和康复的医院环境。

情境导入

　　许某，男，35 岁，搬入新装修房屋居住 4 个月后全身出现出血点，血常规提示血小板持续性下降，经检查确诊为白血病。后出现发热、淋巴结肿大、头晕、恶心、全身乏力等症状。

　　环境是人类赖以生存和发展的基础，人类的一切活动与其所处的环境密不可分、相互影响。随着社会的发展，越来越多的因素导致环境污染，生态环境受到破坏，直接威胁到人类的健康与生存，因此，有关环境与人类健康的相互依存关系越来越受到人们的重视。作为护理人员应该掌握有关环境与健康的知识，利用环境中对人类健康有利的因素，消除和改善环境中的不利因素，从而有效地促进人类的健康，进一步提高人群的整体健康水平。

第一节　环境与健康

情境一：
　　经环境监测中心对病人住房内空气质量进行检测，结果均超过国家规定的标准。房屋内苯、甲苯、二甲苯超标 26.5 倍，甲醛超标 19 倍，总挥发性有机化合物（TVOC）超标 11 倍。
　　请思考：
　　1. 室内环境污染对健康的危害有哪些？
　　2. 如何理解健康与环境的关系？

　　人类与环境是相互依存、互相渗透的，环境为人类提供了基础，而人类在生存和发展中不断适应和改造环境。人类的健康与环境息息相关，良好的环境可以促进人类健康；反之不仅造成生态系统危机，还会危害人类健康。如何提高环境质量，使之有利于人类的生存与健康，是当今社会十分关注的问题。护理人员工作的根本是维护生命、增进人类的健康，因此，护理人员应为保护环境、促进健康发挥应有的作用。

一、环境概述

（一）环境的概念

　　环境（environment）是影响人类生命和生长的全部机体内部因素和外界条件的总和，是人类进行生产和生活活动的场所，也是人类生存和发展的基础。机体与环境不断进行着物质、信息、能量的交换和转移，使机体与周围环境之间保持着动态平衡。环境能对人产生积极或消极作用，人也可以影响环境，两者是相互作用、相互影响的。

（二）环境的分类

　　环境是人类生存和生活的空间，包括内环境和外环境。

1. 内环境 包括人的生理环境和心理环境。

（1）生理环境：主要指人体内的各个系统，如呼吸系统、循环系统、消化系统、泌尿系统、神经系统和内分泌系统等都属于内环境中的生理环境。为了维持生理平衡状态，各系统之间持续不断地相互作用，并与外环境进行物质、能量和信息交换。

（2）心理环境：指一个人的心理状态。疾病会对心理活动产生负面影响。同时，心理因素也会导致或诱发疾病，如急性或慢性应激事件可导致高血压、溃疡病等。此外，心理因素对疾病的进程、疗效、预后及病人和家属的生活质量等均会产生不同程度的影响。

2. 外环境 包括所有对生物体有影响的外界因素，由自然环境和社会环境组成。

（1）自然环境：指围绕在人类周围的各种自然因素的总和，包括生活环境和生态环境。生活环境是指与人类社会生活密切相关的各种自然条件和人工条件，如大气、阳光、水、交通、居室、食物等，生活环境的好坏会直接影响人类的生活和健康，同时也在一定程度上影响经济和社会的发展进程；生态环境是由生物群落及其非生物环境组成的不同层次、不同类型的大自然环境，如生物种群、土壤特点、地理构造等，生态环境会长时期、大范围地对人类产生间接影响。

（2）社会环境：指人类生存及活动范围内的社会物质、精神条件的总和，包括政治、经济、文化、教育、法律、社会交往、风俗习惯、宗教和医疗卫生服务等，它对人的形成和发展进化起着重要作用。

人的生理环境、心理环境、自然环境和社会环境是相互影响、相互制约的。无论生理、心理、自然环境或社会环境任何一个方面发生问题，都可能影响人的健康。

二、环境因素对健康的影响

人类的健康与环境密切相关，人一方面通过自身的应对机制不断地适应环境；另一方面，环境质量的优劣又直接影响着人的健康。在正常情况下，人类与环境之间保持着动态平衡，一旦这种平衡被破坏，将会引起多种疾病，甚至对人类的生存构成威胁。

（一）自然环境因素对健康的影响

环境直接影响着人类的生存质量，良好的自然环境是人类赖以生存的物质基础，如果自然环境遭到破坏，势必对人类健康造成直接或间接的影响。

1. 气候对健康的影响 自然环境的恶化及气候的异常，包括沙尘暴、洪水等，直接威胁着人类的生命健康。另外，风寒、燥热、潮湿等气候变化，常与某些疾病的发生和流行有关。极冷的环境有增加呼吸道疾病和使人冻伤的可能；持续的高温环境可导致人中暑，并有导致肾、循环系统疾病的危险。

2. 地形、地质对健康的影响 地形、地质在发展的过程中，形成了地壳表面化学元素的不均匀分布，造成了某些地域的化学元素过多或过少，对人类健康产生不同程度的影响。如饮食、饮水环境中碘的缺乏会导致地方性甲状腺肿，环境中氟过量会导致氟骨症，地方性砷中毒、克山病等都与当地的地质特征和物质成分有关。

3. 自然环境因素失衡对健康的影响 随着经济社会的发展，尤其是科学技术的进一步提升，人类对环境的利用和改造能力不断增强的同时，对环境的破坏也日益严重。如工业废弃物和生活废弃物的排放及人工合成的化学物质与日俱增，使空气、水、土壤等自然环境受到破坏而威胁到人类的健康。

（1）空气污染：通常是指由于人类活动或自然过程引起某些物质进入大气，达到足够的浓度和时间，并因此危害人的舒适、健康或环境的现象。

1）室外空气污染：大气污染对健康的影响，取决于大气中有害物质的种类、性质、浓度和持续时间，也取决于个体的敏感性。大气污染包括人为污染（汽车尾气、烟尘、粉尘等）和自然污染（森林火灾释放的烟气、火山爆发产生的火山灰等）。短时间大量吸入污染物可引起急性中毒，如一氧化碳中毒；而长期持续地接触空气污染物，可引起慢性支气管炎、支气管哮喘、肺气肿及肺癌等。

2）室内空气污染：室内环境是人接触最频繁、最密切的外环境之一。人有80%以上的时间是在室内度过的，室内空气质量的优劣直接关系到每个人的健康。室内空气污染的种类及其程度与室外存在着明显差异，对人的影响更为直接。除了室外的大气污染物经空气流通进入室内以外，室内空气污染主要来自室内各种燃料的燃烧、室内活动、生活物品及建筑材料的污染。

吸烟也会致使空气受污染，研究表明，吸烟时空气污染度是周围无人吸烟时的16倍，吸烟释放的致癌物质包括一氧化碳、尼古丁等，不但影响吸烟者的健康，而且会通过污染空气危害他人，增加人们罹患肺气肿、肺癌及心脏疾病等风险。世界卫生组织为了引起公众对吸烟问题的重视，将每年的5月31日定为"世界无烟日"。

拓展阅读 2-1
世界无烟日

（2）水污染：人在生活和生产活动过程中产生的废水、污水，使用的农药、化肥等进入水体，致使水质、水体的理化特性或生物群落组成发生改变，从而影响水体的质量，对人的健康造成危害。水污染可以引起急性或慢性中毒，发生以水为媒介的传染病，如伤寒、痢疾、霍乱等；此外，长期接触或饮用被砷、铬、镍、铍、苯胺和多环芳烃等污染的水后，可诱发癌症或引起胎儿畸形。

（3）土壤污染：主要指土壤存积的有机废弃物或含毒废弃物过多，影响或超过了土壤的自净能力，从而在卫生学上和流行病学上产生了有害的影响。土壤污染对人体的影响是间接的，主要是通过农作物、地面水或地下水对人体产生影响。被化学物质污染后的土壤，通过雨水冲刷、渗透等对农作物、地面水或地下水造成污染，进而引起人、畜中毒。被病原体污染的土壤能传播伤寒、副伤寒、痢疾、病毒性肝炎等传染病。

（4）噪声污染：主要来源于工业噪声、社会噪声、交通噪声和建筑噪声。不但对人的听力造成损伤，而且可诱发多种疾病，甚至对儿童的成长、发育都有长远影响。噪声与其他有害、有毒物质引起的污染不同，它没有污染物，对环境的影响不积累，传播的距离也有限，且一旦声源停止，噪声便会消失。

（5）辐射：辐射源有天然和人工两大类。天然的辐射源来自宇宙射线和水域、矿床上的射线。而人工的辐射源来自广播站、电视塔、卫星通信站、医用辐射源、原子能工业的放射性废料及核武器试验产生的放射性沉降物等。人暴露在这些辐射下易造成灼伤、皮肤癌及一些潜在的危害。辐射对机体造成的损伤与所接受的辐射强度和时间有关。

（二）社会环境因素对健康的影响

1. 社会经济　是社会发展一定阶段上的社会生产关系的总和，直接关系着人类生活、生产的各个方面，其发展水平与人身体的健康、生活水平的质量息息相关。

2. 社会阶层　反映人所处的社会环境。由于不同社会阶层经济收入、价值观、所受的教育程度等存在差异，故健康状况也随之出现差别。

3. 社会关系　是个人在社会群体生活中拥有的关系，包括家庭、朋友、工作、宗教团体等。这些基本社会群体共同构成社会网络。人在社会网络中的关系是否协调会影响机体的健康。

4. 文化因素　文化指的是人类在社会历史发展过程中所创造的物质和精神财富的总和。与健康有关的文化因素包括对症状的感知、偏爱的治疗方式及生活行为方式等。不同的文化背景会形成不同的生活、饮食和卫生习惯，从而影响人的健康状况和疾病模式。

5. 生活方式　是人们长期受一定文化、民族、风俗等影响而形成的生活习惯、生活意识和生活制度，包括先天受家庭环境影响养成的习惯和后天形成的习惯。个体的生活方式与健康有着直接关系。

6. 卫生服务系统　其是否完善与人类的健康有着直接关系。目前，卫生资源配置的不均衡，也使得健康水平区域差异明显。

三、环境与护理的关系

保护和改善环境已成为人类为生存和健康而奋斗的一个主要目标。早在 19 世纪中叶，南丁格尔经过克里米亚战争的护理实践就深刻认识到环境对恢复健康的重要性，并发展了护理环境学说。

1975 年，国际护士会在其政策声明中概述了护理专业与环境的关系。同时，也明确了护士在环境保护方面的职责：

1. 帮助发现环境对人类的不良影响及积极影响。

2. 护士在与个体、家庭、社区和社会接触的日常工作中，应告知他们如何防护具有潜在危害的化学制品、有放射线的废物等，并应用环境知识指导预防和减轻潜在性危害。

3. 采取措施预防环境因素对健康所造成的威胁。同时加强宣传，教育个体、家庭、社区及社会对环境资源如何进行保护。

4. 与卫生部门共同协作，提出住宅区对环境与健康的威胁。

5. 帮助社区处理环境卫生问题。

6. 参加研究和提供措施，早期预防各种有害于环境的因素，研究如何改善生活和工作条件。

护理是服务于人类健康的工作，担负着增进健康、预防疾病、恢复健康、减轻痛苦的职责。创造一个整洁、安全、舒适、优美的生活和医疗环境是护理工作的一部分。为了满足人类的需要，护理人员有责任和义务学习、掌握有关环境的知识，并运用所学的知识开展健康教育，为保护和改善环境而努力。

第二节　医院环境

情境二：
　　病人入院后即予 IDA 方案（盐酸伊达比星 + 阿糖胞苷）化学治疗。病人意识清醒，精神较差，消瘦，畏寒。病人血小板较低，予以预约血小板，定期检查血常规，关注有无出血倾向。
请思考：
1. 如何为病人营造舒适的心理社会环境？
2. 如何根据病人的病情调控医院的物理环境？

医院是为病人提供医疗卫生保健服务的机构，也是护理人员提供护理服务、履行护理职责的重要场所。医院环境是以健康照顾、治疗为目的的前提下创造的安全、舒适的治疗性环境。因此，医院环境的设计和布置应以病人为中心，尽可能地满足病人的需要。

一、医院环境的特点及分类

（一）医院环境的特点

医院（hospital）是对特定的人群进行防病治病的场所，是专业人员在以治疗为目的的前提下创造的一个适合病人恢复身心健康的环境。医院能否为病人提供良好的治疗性环境，不仅会影响病人就医期间的心理状态，还会影响其疾病的恢复。因此，为病人提供安全、舒适、优美、适合健康恢复的治疗性环境是非常重要的。良好的医院环境应具备以下特点：

1. 专业性 病人是具有生物和社会属性的生命有机体。因此，对其服务的医护人员必须具有扎实的专业理论知识、熟练的操作技能及丰富的临床经验。特别是在医疗护理技术不断发展的今天，既要科学地照顾病人，还要尽可能地满足病人多方位的健康需求；与此同时，也要求医护人员在专业分工越来越精细的现代医院中团结协作，用高尚的职业道德和精湛的技术服务病人。

2. 安全性 医院是病人治疗疾病、恢复健康的场所，首先应满足病人安全的需要。医护人员应热情、耐心地对待每一位病人，理解、尊重病人，努力创造良好的人际关系。医疗环境中，病原微生物的种类繁多且密度相对较高，因此，要建立相应的管理机构，健全各项规章制度且严格执行，加强三级监控，防止院内感染的发生。同时，医院应为病人提供足够的空间、良好的通风、适宜的温湿度等。医院的建筑设计、布局、安全设施等均应符合有关标准。

3. 整洁性 病区护理单元在"以病人为中心"的前提下，根据具体情况制定相应的制度，应做到：

（1）病室陈设整齐，规格统一，物品摆放以根据需求及使用方便为原则。

（2）工作人员应仪表端庄，服装整洁大方。

（3）治疗后用物及时撤去，排泄物、污染物及时清除等。

（4）病人被服、衣裤等要定期更换。

4. 文化性 医院文化有广义和狭义之分。广义的医院文化泛指医院主体和个体在长期的医学实践中创造的特定的物质财富和精神财富的总和，包括医院硬文化和软文化两方面。医院硬文化主要指医院内的物质状态，主体是物，如医疗设备、医院建筑、医疗技术水平和医院效益等有形的东西。医院软文化指医院在历史发展过程中形成的具有本医院特色的思想、观念等意识形态和行为模式，以及与之相适应的制度和组织结构，主体是人。医院硬文化是医院软文化形成和发展的基础，而医院软文化一旦形成则对医院硬文化具有促进作用。狭义的医院文化指医院在长期医疗活动中逐渐形成的以人为核心的文化理论、价值观念、生活方式和行为准则等。

（二）医院环境的分类

医院环境是医务人员为病人提供医疗和护理的场所，按环境性质划分，可分为物理环境和社会环境；按环境地点划分，可分为门诊环境、急诊环境和病区环境。

1. 按环境性质划分

（1）物理环境：指医院的建筑设计、基本设施及院容院貌等物质环境，属于硬环境。它是表层的、具体的、有形的，是医院存在和发展的基础。物理环境包括空间、温度、湿度、空气、光线、音量、设备及清洁卫生等。

（2）社会环境：医院是社会的一个特殊组成部分，护理人员应为病人创建轻松、和谐的氛围并建立良好的护患关系，同时帮助病人尽快适应医院的社会环境。

1）医疗服务环境：指以医疗护理技术、人际关系、精神面貌及服务态度为主的人文社会环境，包括医院的学术氛围、服务理念、人际关系、文化价值等，属于软环境。医疗服务环境的好坏可促进或制约医院的发展。

2）医院管理环境：包括医院的规章制度、监督机制等，也属于软环境。医院管理环境应以病人为中心，围绕人类的健康开展工作，体现医院文化。

2. 按环境地点划分

（1）门诊环境：门诊是医院重要的窗口之一，是医院医疗工作的第一线，是医院直接为病人提供诊断、治疗和预防保健的场所。门诊环境具有病人数量多、人群流动性强、就诊时间短、病情观察受限、诊疗环节错综复杂、多元文化服务性强等特点。

（2）急诊环境：急诊是医院抢救急、危、重症病人的重要场所，对危及生命的病人及意外灾害事件，能提供快速、高效的服务，是构成城市急救网络的基本组成部分，在医疗服务中占有重要地位。急诊工作具有病人发病急、病情重、变化快、突发事件多、不可预料性强等特点。

（3）病区环境：病区是住院病人在医院接受诊断、治疗、护理及休养的主要场所，是医务人员为病人提供医疗服务的主要功能区，也是医护人员开展医疗、预防、教学、科研活动的重要基地。

良好的医院环境是保证医院各项工作正常进行，促进病人身心康复的基本条件，需要物理、社会环境相互促进、共同发展。

二、医院环境的调控

随着生活水平的提高，人们对环境的关注度也随之提升，对环境质量的要求也越来越高。营造温馨、舒适、安全的医疗环境是护理人员的重要职责。当医院的环境不能满足病人康复需求时，护理人员应采取适当的措施对其进行调控。

（一）医院物理环境的调控

医院的物理环境直接影响病人的身心舒适及治疗效果，良好的医院环境应考虑下列因素：

1. 空间（space）　每个人都需要一个适合其成长、发展及活动的空间。在医院条件许可的情况下，尽可能让病人有一定的活动空间，对于儿童还必须考虑到游戏活动的空间。此外，为方便治疗、护理及保证病人有适当的活动空间，病床之间的距离应不少于 1 m，且床与床之间应有围帘，以方便在进行某些操作时遮挡病人，保护其隐私，有条件的医院可提供单人病室。

2. 温度（temperature）　适宜的温度可使病人感到舒适、安宁，减少机体消耗、降低身体负担，且有利于休息、治疗及护理工作的进行。一般病室温度以 18～22℃为宜，手术室、产房、婴儿室以 22～24℃为佳。若室温过高，会使神经系统受到抑制，干扰消化及呼吸功能，不利于散热，使人烦躁，影响体力恢复，可采用开窗通风、使用电风扇或安装空调等方式来降低室温。若室温过低，则使人缩手缩脚，肌肉紧张，缺乏动力，在接受诊疗和护理时容易受凉，影响机体康复，可采用暖气或空调来提高室温。为调节适宜的室温，病室内应备有室温计，以随时评估室温的变化。此外，还应根据气温变化适当增减病人的衣服和盖被，在进行治疗、护理活动时，也应尽量避免不必要的暴露，防止病人受凉。

3. 湿度（humidity） 指空气中含水分的程度。病室湿度一般指相对湿度，即在单位体积的空气中，一定温度的条件下，所含水蒸气的量与其达到饱和时含量的百分比。病室湿度通常以 50%~60% 为宜。病室应备有湿度计，护理人员可根据评估情况对病室湿度进行适当的调节。湿度过高，可抑制出汗，加重肾负担，病人会感到潮湿、气闷，尿液排出量增加，可以通过通风换气或使用空气调节器来降低湿度。如果湿度过低，机体会蒸发大量水分，引起口干舌燥、咽痛、烦渴等不适，对呼吸道疾患或气管切开病人尤为不利，可在地面洒水或使用空气加湿器等，冬天可在暖气上安放水槽、湿毛巾等，以达到提高室内湿度的目的。

4. 通风（ventilation） 是室内空气与外界空气进行交换的过程，是降低室内空气污染的有效措施。通风既可以调节室内温、湿度，又可以降低室内空气中微生物的密度，改善空气质量，增加病人的舒适感。污浊的空气中由于含氧量不足，可使人出现烦躁、倦怠、头晕、食欲缺乏等，影响病人休养。通风换气，可使室内空气保持新鲜，同时也是降低室内空气污染的有效措施。通风效果会随通风面积、室内外温度差、通风时间及室外气流速度而异，一般通风 30 min 即可达到置换室内空气的目的。在通风过程中，应避免对流风直接吹到病人，天气寒冷时应注意为病人保暖，防止其受凉。

5. 噪声（noise） 凡是与环境不协调的声音或引起人们心理上或生理上不愉快的声音，均称为噪声。噪声不仅使人不愉快，且对健康有影响。噪声的危害程度视音量的大小、频率的高低、持续时间和个人的对噪声的耐受性而定。噪声的单位是分贝（dB）。根据世界卫生组织规定的噪声标准，医院白天病区较理想的噪声强度在 35~40 dB。人若长时间处于 90 dB 以上高音量环境中，可出现焦躁、易怒、头痛、失眠等症状，并可导致耳鸣、血压升高、血管收缩和肌肉紧张；若噪声强度高达 120 dB 以上，则可造成高频率的听力损失，甚至永久性失聪。虽然医院周围环境的噪声不是护理人员所能控制的，但应尽可能地为病人创造一个安静的病区环境。

护理人员要做到"四轻"：

（1）说话轻：说话音量控制有度，不可大声说话，影响病人休息；也不可耳语，避免使病人产生怀疑、误会和害怕。

（2）走路轻：工作时应穿软底鞋，走路时脚步要轻巧。

（3）操作轻：执行护理操作时动作轻稳，推车轮轴要定时滴注润滑油，以减少摩擦发出的噪声。

（4）开、关门轻：病室的门及椅脚应钉橡胶垫；注意轻开、轻关门窗，不要人为地发出噪声。

此外，护理人员在注意自身行为的同时，还应向病人及家属做好宣传，以取得他们的积极配合，共同创造一个安静的休养环境。

6. 光线（light） 病室的采光有自然（日光）光源和人工光源。适量的日光照射可使局部皮肤温度升高，血管扩张，促进血液循环，改善皮肤和组织的营养状况，使人舒适愉快。日光中紫外线还可促进体内维生素 D 的生成，并有强大的杀菌作用。因此，护理人员应经常开启病室门窗，使阳光直射入或协助病人到户外接受日光直接照射，以促进病人身心舒适。人工光源主要用于满足夜间照明及保证特殊检查和治疗、护理的需要。护理人员根据不同需要对光线进行调节，对于破伤风、子痫或畏光的病人，应采取避光措施；普通病室除有吊灯外，还应有床头灯、地灯等光源，既方便护理人员夜间巡视，又不影响病人休息。

7. 装饰（decoration） 优美的环境、合理的布局使人精神愉悦、身心舒适，病室装饰应整洁美观且简单。现代医院不仅需要按各专科的性质来设计和配备不同颜色，还可应用各种颜色的窗帘、被单等来布置病人单位。医院环境的颜色如果搭配得当，不仅可促进病人身心舒适，还可收到良好的辅助治疗效果。

医院流动人群中，老弱病残的聚集比例远大于一般公共场所，因此，对包括地材在内的建材安全性能提出了很高的要求。按照防滑系数的不同，防滑等级通常分为 3 个等级：1 级是指不安全，防滑系数 < 0.50；2 级是指安全，防滑系数为 0.50 ~ 0.79；3 级是指非常安全，防滑系数 ≥ 0.80。通常医院的防滑等级不应低于 1 级。对于老年人、儿童、残疾人等活动较多的室内场所，防滑等级应达到 2 级。对于室内易浸水的地面，防滑等级应达到 3 级。

拓展阅读 2-2
病区环境组图

（二）医院社会环境的调控

医院是一个特殊的社会环境，担负着预防、诊断、治疗疾病及促进公众健康的任务，它与人的生、老、病、死有着密切的关系，为了保证病人获得安全、舒适的治疗性环境，护理人员应为病人创造和维持一个良好的医院社会环境。

1. 人际关系（interpersonal relation）　是在社会交往过程中形成的，建立在个人情感基础上的彼此为寻求某种满足建立起来的人与人之间的相互吸引或排斥的关系。而在医院环境中，人际关系可以直接或间接地影响病人的康复。护理人员在为病人提供护理服务时，既要考虑到病人的生理需要，同时也要考虑到其心理、社会方面的需要，努力为病人创建一个安全与舒适的心理、社会环境。

（1）护患关系：指护理人员与病人的关系。它是一种特殊的人际关系，是服务者与服务对象的关系。它是在护理工作中，护士与病人之间产生和发展的一种工作性、专业性和帮助性的人际关系。良好的护患关系有助于病人身心的康复。因此，在医疗护理活动中，无论病人的年龄、性别、信仰、经济状况、文化背景及过往经历如何，均应一视同仁，尊重病人的人格与权利，维护病人的自尊。护理人员通过端庄的仪表、稳重的举止、得体的言谈、和善的态度、良好的职业道德、丰富的专业知识、娴熟的操作技术，从行为上减轻病人的心理负担，使病人产生安全感和信任感。此外，护理人员还应善于调控自己的情绪，以积极、乐观的情绪去感染病人，从而使其积极主动配合治疗与护理，以促进早日康复。

（2）病友关系：指病人之间的关系。病室中的每个人都是社会环境中的一员，在共同的治疗康复生活中相互影响。病友间在交谈中常涉及一些疾病治疗、康复保健的知识，往往起到了义务宣传员的作用。此外，病友间的相互帮助与照顾，有利于增进友谊，同时还可以帮助新入院病人尽快消除陌生感和不安情绪，共同促进疾病的康复。护理人员是病人群体关系中的调节者，有责任引导病人建立良好的情感交流，相互关心、帮助、鼓励，共同遵守医院各项规章制度，调动病人的乐观情绪，更好地配合治疗与护理。

2. 医院规章制度　是每个医院根据各自的具体情况而制定的规则，如入院须知、探视规则、陪护制度等。医院的管理环境应以人为本，体现医院文化，目的是提高工作效率，满足病人需求。健全完善的医院规章制度既保证了医疗护理工作的正常进行，又可以预防和控制医院感染的发生，为病人营造一个良好的休养环境，从而达到帮助病人尽快恢复健康的目的。医院规章制度是对病人行为的指导，但在一定程度上也是对病人的约束，因而会对病人产生一定的影响。护理人员应该根据病人的具体情况，主动给予帮助和指导。

（1）耐心解释，取得理解：向病人及其家属耐心解释医院规章制度的内容和执行的必要性，以得到病人及其家属的理解、支持，使其自觉地遵守医院的各项规章制度。

（2）允许病人对其周围的环境具有部分自主权：病人入院后，凡事都需要遵守医院规章制度，服从医护人员的安排，常处于被动地位，很容易产生压抑感。因此，要在维护医院规章制度的前提下，尽可能让病人对个人环境拥有自主权，并对病人的居住空间表示尊重。

（3）满足病人需求，尊重探视人员：病人的家属和亲友可满足病人安全感、归属感和自尊的需要，减少病人的寂寞与社交隔离。因此，护理人员要尊重前来探视病人的亲属和朋友，但若探视时间不当、来访者过多或探视者不受病人欢迎，则要适当地加以劝阻和限制，并给予解释，以取得探视者的谅解。

（4）提供有关信息：在做任何检查、治疗或护理工作之前或过程中，都应该向病人及其家属提供相关的知识及信息，以消除其困惑、恐惧等心理，使其更好地配合治疗和护理。

（5）尊重病人的隐私权：在为病人进行治疗、护理时，应依操作需要给予屏风遮挡。凡涉及病人隐私的问题，包括检查、治疗、诊断结果等，护士有义务为病人保密。

（6）鼓励病人自我照顾：对于生活能力下降，需要依赖他人照顾的病人，护理人员应在病人病情允许的情况下，鼓励病人参与自我护理，通过自我护理可以恢复其自信心与自护能力，有利于疾病的康复。

（三）医院门诊环境的调控

1. 门诊的设置和布局 门诊设有与医院各科室相对应的诊室，并设有导诊台或预检分诊室、挂号处、收费处、注射室、药房、检验科、影像检查室、服务中心、治疗室和候诊室等。候诊室应设在诊室附近，空气流通，并有足够座位。每间诊室配备诊查床，诊查桌桌面摆放常规检查用具、处方单、检查申请单及化验单。治疗室内备有各种抢救物品和设备，如吸氧装置、电动负压吸引器、除颤仪等。随着现代化信息技术的发展，自助预约系统、电子叫号系统、电子病历、微平台等现代化信息工具的应用，能及时向病人提供咨询、预约、查询、缴费、宣教等服务，体现了以病人为中心的服务理念。

2. 门诊的护理工作

（1）预检分诊：门诊护理人员应主动热情接待病人，询问病史及观察评估病情，根据丰富的临床经验初步判断病情的轻重缓急和隶属专科，做到先预检分诊，后挂号诊疗，使病人及时并正确分诊。

（2）安排候诊与就诊：病人挂号后，分别到各科候诊室依次就诊，护理人员应做好相应工作。开诊前，准备好各种检查器械和诊治用物；维持良好的就诊秩序，维护整洁、安静的候诊环境；分开整理初诊和复诊病案，收集整理各种化验单和检查报告单等；根据病情测量体温、脉搏、呼吸、血压，并将其记录在门诊病案上；根据挂号的先后顺序安排病人就诊，必要时协助医生进行相关工作；观察病人的病情变化，对高热、休克、呼吸困难、出血或剧痛的病人，应立即安排提前就诊或送入急诊室处理；遇年老体弱或病情较重者，可安排优先就诊。

（3）治疗工作：根据医嘱执行治疗，如注射、换药、导尿等。为保证治疗的安全有效，护士应认真执行各项规章制度和技术操作规程，严格执行查对制度，防止差错事故的发生。

（4）消毒隔离：门诊病人流量大，病人集中，易发生交叉感染，因此要认真做好消毒隔离工作。如遇传染病或疑似传染病的病人，应分诊到隔离门诊就诊，并及时做好疫情报告。

（5）健康教育：在病人候诊、就诊的过程中，适时向病人及其家属开展健康教育。健康教育的内容包括相关疾病知识和合理用药知识等。健康教育的形式有口头宣传、图片宣传栏、赠送宣传小册子、集体讲解示范、视频动画等。

（6）预防保健：护理人员经过培训可以直接参与健康体检、疾病普查、预防接种等工作。

（7）护理门诊：由取得相应专科护士资质的护理专家出诊，为病人提供专业的护理服务，如伤口/造口护理、经外周静脉穿刺的中心静脉导管（peripherally inserted central venous catheter, PICC）护理、糖尿病教育与管理等。

（四）医院急诊环境的调控

1. 急诊的设置和布局　急诊应设立预检分诊处、挂号室、收费室、各诊疗室、治疗室、抢救室、观察室、检验室、B超室、X线室和药房等，从而为急诊病人提供及时连贯的服务。急诊环境应设有专用通道和宽敞的出入口，突出醒目的路标及指示牌，夜间有明显的灯光。

2. 急诊的护理工作

（1）预检分诊：当急诊病人到达时，应根据病人主诉及主要症状、体征，初步判断病情危重程度及隶属专科，安排救治程序及分配专科就诊，即"一问、二看、三检查、四分诊"。遇有危重病人应立即通知值班医生并配合抢救；遇到意外灾害事件应立即通知护士长及相关部门快速启动应急预案；遇到传染性疾病病人或疑似病人应及时隔离，做好消毒与疫情报告；遇到法律纠纷、刑事案件、交通事故等情况，在积极救治的同时，应尽快报告医院保卫部门或直接与公安部门取得联系，并请家属或陪送者留下以配合工作。

（2）抢救工作：包括急救物品的准备和配合抢救。

1）物品准备：所有抢救物品应做到"五定"，即定数量品种、定点安置、定专人保管、定期消毒灭菌和定期检查维修。完备齐全的急救物品和抢救设备是挽救病人生命的关键，因此，护理人员应保证所有抢救物品处于良好的备用状态，抢救物品完好率达100%。

2）配合抢救：应严格按照抢救程序和操作规程实施抢救措施。当发现病人病情危急时，护士应当立即通知医生。医生到达前，护士应根据病情做出初步诊断，并立即实施必要的紧急救护，如吸氧、吸痰、建立静脉通路、止血、人工呼吸、胸外心脏按压等，为抢救争取时间。医生到达后，立即汇报处理情况，积极配合抢救，正确执行医嘱，密切观察病情动态变化，及时、准确、清晰地做好抢救记录。

3）病情观察：急诊设有一定数量的观察床，以收治暂时不能确诊的病人、需要进行短时观察治疗的病人、已经确诊但因各种原因暂时不能住院的病人。留观时间一般为3~7天。观察室护理工作包括：登记、建立病案；认真填写各项记录及病情报告；加强对留观病人的病情观察，及时执行医嘱，做好晨、晚间护理；维护观察室良好的秩序，做好观察室病人及其家属的管理工作，保持观察室环境的整洁安静。

（五）医院病区环境的调控

1. 病区的设置和布局　每个病区设有普通病室、抢救室、危重病室、治疗室、处置室、换药室、护士站、医生办公室、医护休息室、示教室、库房、配膳室、洗涤间和开水间等。每个病区设30~40张病床为宜，每间病室设2~4张病床，病床之间的距离不少于1m，配有床旁呼叫系统、中心供氧装置、中心吸引装置、输液轨道、围帘、空调、电视、壁柜、卫生间等设施。

2. 病区的护理工作　应以病人为中心，满足病人生理、心理、社会等方面的需求，促进病人康复。病区的护理工作主要包括：

（1）按照护理程序为住院病人实施整体护理，评估病人健康状况，正确提出护理诊断，合理制订护理计划，全面落实护理措施，及时评价护理效果，随时补充修改护理计划。

（2）正确执行医嘱，协助医生完成各项诊疗和抢救工作，严格遵守护理操作规程，杜绝各种差错事故的发生。

（3）经常巡视病室，观察病情，了解病人病情变化及治疗效果。

（4）做好病人的生活护理，满足病人清洁、舒适、安全等方面的需要。

（5）根据病人心理需求和变化，及时进行心理护理。

（6）做好病人的入院介绍、在院健康教育、出院指导。

（7）做好病人入院、出院、转科、转院的护理工作及临终病人的身心护理。

（8）严格按照要求书写各种护理文件，并按要求保管。

（9）做好病区消毒隔离工作，预防医院感染的发生。

（10）加强病区环境管理，避免和消除不利于病人康复的环境因素。

课程思政案例 2-1
绿水青山就是金山银山

（11）参与护理教学和科研工作，长期保持探索精神，在工作上培养问题意识，不断提高临床护理的质量和水平。

（毛智慧）

数字课程学习

教学 PPT　　　　自测题

▶▶▶ 第三章

预防与控制医院感染

【学习目标】

知识：

1. 掌握医院感染的分类、形成原因及条件。

2. 掌握医院感染、清洁、消毒、灭菌、无菌技术、无菌区、非无菌区、无菌物品、非无菌物品的概念。

3. 掌握隔离、清洁区、潜在污染区、污染区、两通道、缓冲间、负压病区、标准预防的概念。

4. 掌握消毒灭菌原则、方法及注意事项，无菌技术操作原则和隔离原则。

5. 掌握洗手、卫生手消毒、外科手消毒的方法，并能区分三者的差别。

6. 掌握隔离区域的划分标准、布局及隔离分类。

7. 熟悉感染源的分类并能举例说明。

8. 了解不同类型隔离采取的隔离措施。

技能：

1. 正确运用所学知识选择合适的方法进行医院日常的清洁、消毒、灭菌。

2. 正确运用所学知识进行洗手、卫生手消毒和外科手消毒。

3. 遵循无菌技术操作原则完成无菌技术基本操作。

4. 遵循隔离原则完成隔离技术基本操作。

素质：

1. 工作中建立严格的无菌意识、防护意识，提升医院医疗护理质量，保护病人的生命安全。

2. 进行无菌技术操作时，严格遵守无菌技术操作原则。

3. 在隔离工作中，自觉遵守隔离制度，严格遵循隔离原则，认真执行隔离技术。

情境导入

　　某妇儿医院发生了严重的医院感染暴发事件，在近 2 个月的时间内，共计手术 292 例，发生感染 166 例，切口感染率达 56.85%。

　　医院感染的发生不仅威胁病人和医务人员的健康与安全，还会给个人、家庭、社会带来沉重的负担，甚至是灾难，因而医院感染受到各级医疗机构的普遍关注，成为一个公共卫生问题。

　　医院感染预防和控制的关键措施包括消毒灭菌、手卫生、无菌技术、隔离技术、合理使用抗生素和医院感染的监控管理。医院感染的预防和控制是医院所有工作人员共同的责任。

第一节　医 院 感 染

情境一：

　　据调查，本章案例中妇儿医院所致感染是以龟型分枝杆菌为主的混合感染，感染原因是浸泡刀片和剪刀的戊二醛配制错误，未达到灭菌效果。

请思考：

1. 导致医院感染发生的原因有哪些？
2. 如何有效地控制医院感染的发生？

　　医院感染是个体在医院内或医疗活动过程中获得的特殊的感染，其存在制约着医疗护理服务质量的提升，也威胁医院内人群的健康和生命安全。因而，必须通过提高医疗卫生工作者对医院感染的重视，健全和保障医院感染管理制度等措施来加强医院感染的预防和控制。

一、医院感染的概念与分类

（一）医院感染的概念

　　1. 医院感染（nosocomial infection）　又称医院获得性感染（hospital-acquired infection），指任何人在医院活动期间由于遭受病原体侵袭而引起的诊断明确的感染。

　　《医院感染管理办法》（中华人民共和国卫生部令第 48 号，2006 年 9 月 1 日施行）将医院感染定义为：住院病人在医院内获得的感染，包括在住院期间发生的感染和在医院内获得出院后发生的感染，但不包括入院前已存在或者入院时已处于潜伏期的感染。医院工作人员在医院内获得的感染也属于医院感染。在医疗机构或其科室的病人中，短时间内发生 3 例或以上同种同源感染病例的现象称为医院感染暴发。

　　2. 医院感染的诊断标准　无明确潜伏期的感染，入院 48 h 后发生的感染；有明确潜伏期的感染，自入院起超过平均潜伏期后发生的感染；本次感染直接与上次住院有关；在原有感染基础上出现其他部位新的感染（慢性感染的迁徙病灶除外），或在已知病原体基础上又分离出新的病原体（排除标本污染和原来的混合感染）；新生儿在分娩过程中和产后获得的感染；由于诊疗措施激活的潜在性感染，如疱疹病毒、结核分枝杆菌等的感染；医务人员在医院工作期间获得的感染。

3. 医院感染的排除标准 皮肤黏膜开放性伤口只有细菌定植而无炎症表现；由于创伤或非生物性因子刺激而产生的炎症表现；新生儿经胎盘获得的感染（出生后48 h内发病），如单纯疱疹、弓形体病等；病人原有的慢性感染在医院内急性发作。

（二）医院感染的分类

医院感染可按病原体的来源、病原体的种类、感染发生的部位等方法进行分类。

1. 按感染病原体的来源划分

（1）内源性医院感染（endogenous nosocomial infection）：又称自身医院感染（autogenous nosocomial infection），指病原体来自病人自身体内或体表的常居菌或暂居菌，这些菌群正常情况下不致病，但在一定条件下，可以造成身体某部位发生感染，即内源性感染。

（2）外源性医院感染（exogenous nosocomial infection）：又称交叉感染（cross infection），指各种原因引起的病人在医院内遭受自身以外病原体的直接或间接的侵袭而发生的医院感染。

2. 按感染病原体的种类划分 可将医院感染分为细菌感染、真菌感染、病毒感染、支原体感染、衣原体感染、立克次体感染、放线菌感染、螺旋体感染和寄生虫感染等。

3. 按感染发生的部位划分 全身各部位都可能发生医院感染，因此可以根据感染的部位、系统、器官等进行分类，如呼吸系统感染常见的肺炎、咽炎、鼻炎，血液系统感染常见的菌血症，皮肤及软组织感染常见的皮炎、疖等。

二、医院感染发生的原因

医院感染的发生与个体自身免疫功能、医院环境、医院感染管理及现代诊疗技术等密切相关。

（一）机体自身原因

导致机体免疫功能下降的自身因素包括生理因素、病理因素及心理因素。

1. 生理因素 包括年龄、性别等。婴幼儿自身免疫系统发育不完善，老年人身体机能衰退，使得他们的防御功能低下；女性在特殊的生理期，如月经期、妊娠期、哺乳期，个体的敏感性增加，抵抗力下降，是发生医院感染的高危时期；某些部位的感染存在性别差异，如尿道感染女性多于男性。

2. 病理因素 由于疾病的影响，病人的免疫能力降低，增加了医院感染发生的概率。各种慢性病如糖尿病、恶性肿瘤、肝疾病使得机体抵抗力下降；皮肤黏膜损伤，局部缺血，伤口上的坏死组织、异物、血肿及渗出液的积聚都有利于病原微生物的生长繁殖，诱发感染；个体出现昏迷、半昏迷等意识状态的改变，易发生误吸，甚至引起吸入性肺炎。

3. 心理因素 个体的情绪状态、主观能动性、心理暗示等能在一定程度上影响其免疫功能。情绪乐观、心态积极、主观能动性强可以提高免疫水平，减少医院感染的发生；反之，悲观消极的心态则会使免疫水平降低，增加医院感染发生的概率。

（二）机体外在因素

医院感染发生的机体外在因素主要包括医院环境、医院感染管理和现代诊疗技术等。

1. 医院环境　医院中聚集了各种不同疾病的病人，医院的环境容易受到各种病原微生物的污染。如医疗器械消毒灭菌不彻底，医院布局不合理，都会增加医院感染发生的概率。一些病原体在一定条件下还会发生变异、耐药、毒性增强等，成为医院感染的来源。

2. 医院感染管理　医院领导及工作人员缺乏感染管理的相关知识，对医院感染的严重性认识不足，重视程度不够，导致医院感染管理制度不健全、制度执行不严格，监督管理不到位，感染管理资源缺乏、投入不足，都会影响医院感染的发生。

3. 现代诊疗技术　先进的医学技术和药物的应用极大地推动了医学的发展，但与此同时，也增加了医院感染的危险性。

（1）侵入性操作：侵入性诊疗技术的应用和推广，如器官移植、中心静脉插管、气管插管、血液透析、导尿等破坏了机体皮肤黏膜的天然屏障功能，损害了机体的防御系统，将致病微生物带入机体或为微生物入侵创造了条件，从而导致医院感染。

（2）放射和化学治疗、免疫抑制剂的应用：放射和化学治疗在杀死癌细胞的同时，也会对机体正常细胞造成损害，降低机体防御功能，为医院感染的发生创造了条件。各种激素和免疫抑制剂的使用改变了机体免疫功能，大大增加了感染的风险。

（3）抗生素的使用：治疗过程中不合理地使用抗生素，会破坏体内正常菌群，使得菌群失调，耐药菌株增加。如预防性用药、术前用药过早、术后停药过晚、药物剂量过大、联合用药过多等。滥用抗生素所导致的医院感染，多以条件致病微生物和多重耐药菌为主。

三、医院感染发生的条件

医院感染发生的条件包括传染源、传播途径和易感宿主三个要素，当三者同时存在就构成了完整的感染链，缺少或切断任意一个要素，都不会发生医院感染（图3-1）。

（一）传染源

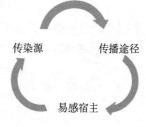

图3-1　感染链

传染源（source of infection）即病原微生物的贮源，指病原微生物自然生存、繁殖及排出的场所或宿主（人或动物），主要分为内源性传染源和外源性传染源。内源性传染源来自病人自身，外源性传染源来自病人以外的宿主或环境。主要的传染源有：

1. 内源性传染源　病人体内某些特定部位如消化道、呼吸道、皮肤、泌尿生殖道等寄居的正常菌群或感的病原微生物，在一定条件下（个体免疫力低下、菌群易位、菌群失调时）导致自身感染，也具有传播他人的能力。

2. 外源性传染源

（1）已感染的病人及病原携带者：是最重要的传染源，病原微生物从病人感染部位的脓液、分泌物中不断排出，往往具有致病性和耐药性的特点，容易在易感宿主的体内定植。

病原携带者包括携带病原体的病人、医院工作人员和探陪人员，是医院感染中另一重要的感染源。由于病原微生物不断生长繁殖并排出体外，而携带者本身无自觉症状，因此常常被忽视，临床意义重大。

（2）动物传染源：例如鼠、蚊、蝇、蟑螂等有可能携带病原微生物，其中鼠类不仅是沙门菌的宿主，也是鼠疫、流行性出血热等传染病的感染源。

（3）医院环境：医院的空气、潮湿的环境、病房的设施、器械设备、食物、垃圾等容易成为各种病原微生物存活繁殖的场所。

（二）传播途径

传播途径（route of transmission）指病原微生物从传染源传播到易感宿主的途径。医院感染的主要传播途径有：

1. 接触传播（contact transmission） 指病原微生物通过手、媒介物直接或间接接触导致的传播，是医院感染中最常见也是最重要的传播途径之一。

（1）直接接触传播：传染源直接将病原微生物传播给易感宿主，如母婴间疱疹病毒、沙眼衣原体、人类免疫缺陷病毒（HIV）等感染；由于内环境改变所导致的自身感染中，病人既是传染源也是易感宿主，这些都属于直接接触传播。

（2）间接接触传播：病原微生物通过媒介传播给易感宿主。医务人员的手是最常见的传播媒介，医院内人群相互之间可通过手的接触而感染疾病；其次是各种医疗设备，如侵入性诊治器械、病室物品等。此外，各种原因导致的医院水源或食物被病原微生物污染也可导致感染的传播，如铜绿假单胞菌、大肠埃希菌等，甚至导致医院感染大暴发。动物携带病原微生物通过接触、叮咬、刺蜇、注毒、食用等方式使易感宿主致病。如老鼠叮咬致人感染鼠疫，蚊虫叮咬传播疟原虫、乙型脑炎病毒、登革热病毒、血丝虫等，苍蝇及蟑螂则传播肠道感染性疾病。还有可能因宰杀感染动物后经破损伤口侵入致病微生物而导致感染。

2. 空气传播（airborne transmission） 指带有病原微生物的微粒子（<5 μm）经过空气流动导致的疾病传播，如开放性肺结核、麻疹、水痘等。

3. 飞沫传播（droplet transmission） 指带有病原微生物的飞沫核（>5 μm），在空气中短距离（1 m内）移动到易感宿主的口、鼻黏膜或眼结膜等导致的传播，如猩红热、百日咳、白喉、严重急性呼吸综合征（即传染性非典型肺炎）和流行性脑脊髓膜炎等。

（三）易感宿主

易感宿主（susceptible host）指对感染性疾病缺乏免疫力的人，也称易感者，如将易感者作为一个总体，则称易感人群。医院是易感人群相对集中的地方，易发生感染且感染容易流行。

病原体传播到宿主后能否引起感染主要取决于病原体的毒力和宿主的易感性。

病原体的毒力取决于其种类和数量，而宿主的易感性取决于病原体的定植部位和宿主的防御功能。影响宿主防御能力的因素包括：年龄、性别、种族及遗传，正常的防卫机制（包括良好的生理、心理状态）是否健全，疾病与治疗情况，营养状态，生活型态，精神面貌，持续压力等。

医院感染常见的易感人群主要有：婴幼儿及老年人；机体免疫功能严重受损者；营养不良者；接受各种免疫抑制剂治疗者；不合理使用抗生素者；接受各种侵入性诊疗操作者；手术时间长或住院时间长者；精神状态差，缺乏主观能动性者。

四、医院感染的预防与控制

为保障医疗安全、提高医疗质量，各级各类医院应建立医院感染管理责任制。要做好医院感染的预防与控制，需要做好以下几个方面。

（一）自上而下重视医院感染的预防及控制

医院感染的预防与控制属于一项系统工程，需要统一协调管理，全体医护人员都应予以足够的重视。

首先，领导重视是做好医院感染管理工作的前提。重视医院感染管理学科的建设，建立专业人才培养制度，建立医院感染专业人员岗位规范化培训和考核制度，定期开展相关内容的继续教育，及时引入医院感染管理新理念，提高医院感染专业人员的业务技术水平。

其次，医院感染管理专职人员重视才能充分发挥其在预防和控制医院感染工作中的作用。

第三，全体医务人员应当掌握与本职工作相关的医院感染预防与控制方面的知识，落实医院感染管理规章制度、工作规范和要求，严格执行标准预防制度，重视职业暴露的防护。

最后，各职能部门重视才能密切地配合支持。工勤人员也需要掌握有关预防和控制医院感染的基础卫生学和消毒隔离知识，并在工作中正确运用。

（二）建立医院感染管理体系，加强感染管理监控

医院感染管理机构应有独立完整的体系，《医院感染管理办法》规定：住院床位总数在 100 张以上的医院通常设置三级管理组织，即医院感染管理委员会、医院感染管理科、各科室医院感染管理小组；住院床位总数在 100 张以下的医院应当指定分管医院感染管理工作的部门，其他医疗机构应当有医院感染管理专（兼）职人员。

1. 医院感染管理委员会　即医院感染管理的最高组织机构和决策机构，负责制订本医疗机构医院感染管理计划及医院感染防控总体方案，并对医院感染管理工作进行监督和评价。由医院院长或者主管医疗工作的副院长担任主任委员，其成员由医院感染管理部门、医务部（或医务科）、护理部、临床科室、消毒供应室、手术室、临床检验部门、药事管理部门、设备管理部门、后勤管理部门及其他有关部门的主要负责人组成。

2. 医院感染管理科　负责管理和专业技术指导。在医院领导和医院感染管理委员会的领导下行使管理和监督职能，并对医院感染相关事件的处理给予专业技术指导。

3. 各科室医院感染管理小组　小组成员包括医生和护理人员，通常由科主任或主管副主任、护士长、病房医生组长、护理组长组成，在科主任领导下开展工作，是医院感染管理的基层力量，也是医院感染管理制度和防控措施的具体实践者。

（三）健全各项规章制度，依法管理医院感染

依照国家卫生行政部门颁发的法律法规、规范及标准来健全医院感染各项管理制度，建立和完善医院感染监测网络，建立健全医院感染暴发流行应急处置预案，做好医院感染的预防、日常管理和处理。

发现医院感染病例或疑似病例，正确处置，并及时上报，协助调查。发现法定传染病，按《传染病防治法》中有关规定报告和处理。

（四）落实医院感染管理措施，持续质量改进

依据法律法规落实医院感染管理措施，制订相应的标准操作规程，开展医院感染管理措施的持续质量改进，不断寻找导致医院感染的原因，采取有效的干预措施，切实做到控制感染源、切断传播途径、保护易感人群。

1. 医院环境布局合理　二级以上医院必须建立规范合格的感染性疾病科。

2. 加强重点部门的消毒隔离　重点部门包括重症监护病房（ICU）、手术室、母婴同室病房、消毒供应室、导管室、门诊和急诊等。

3. 落实感染管理措施并做好监督 各种内镜、牙钻、接触血及血制品的医疗器械、医院污水和污物的处理；严格探视与陪护制度，对易感人群实施保护性隔离；加强主要感染部位（如呼吸道、手术切口等）的感染管理。

4. 加强项目的监督管理 清洁、消毒、灭菌效果，抗菌药物和耐药菌，一次性医疗用品，无菌技术、手卫生、隔离技术。

第二节 清洁、消毒、灭菌

情境二：
事件发生后，医院高度重视，紧急排查，并开展全面清洁、消毒、灭菌工作。
请思考：
1. 清洁、消毒、灭菌有什么区别？
2. 清洁、消毒、灭菌的常用方法有哪些？

清洁、消毒、灭菌是预防与控制医院感染的关键措施之一。

清洁（cleaning）指用清水、清洁剂及机械洗刷等物理方法去除物体表面肉眼可见污染物的过程。适用于各类物体表面，也是物品消毒、灭菌前的必要步骤。常用的清洁方法包括水洗、清洁剂或去污剂去污、机械去污、超声清洗等。

消毒（disinfection）指用物理或化学方法清除或杀灭目标物体上除芽孢以外的所有病原微生物，使其达到无害化处理。能杀灭目标物体上的微生物并达到消毒要求的制剂称为消毒剂。

灭菌（sterilization）指用物理或化学方法杀灭或清除目标物体上一切微生物，并达到灭菌保证水平（sterility assurance level，SAL）的方法。灭菌保证水平指经过灭菌后达到的程度，即经过灭菌处理后在 100 万件物品中最多只允许 1 件物品存在活微生物。

一、消毒灭菌的方法

常用的消毒灭菌方法有两大类：物理消毒灭菌法和化学消毒灭菌法。

（一）物理消毒灭菌法

物理消毒灭菌法（physical disinfection and sterilization）是利用物理因素（如热力、辐射、过滤等）清除或杀灭病原微生物的方法。

1. **热力消毒灭菌法（heating disinfection and sterilization）** 主要利用热力使微生物的蛋白质凝固变性、酶失活、细胞膜和细胞壁破坏而导致其死亡，达到消毒灭菌的目的。热力消毒灭菌法是效果可靠、使用最广泛的方法，分干热法和湿热法两类。干热法由空气导热，传热较慢；湿热法由空气和水蒸气导热，传热较快，穿透力强。因而，湿热法比干热法所需的时间短，温度低。

（1）干热法

1）燃烧法：是一种简单、迅速、彻底的灭菌方法。适用于：①不需保存的物品，如病理标本、尸体、废弃衣物、纸张以及医疗垃圾等，可在焚烧炉内焚烧或直接点燃。②微生物实验室接种环、试管口的灭菌，直接在火焰上烧灼。③急用某些金属器械（锐利刀剪禁用此法，以免锋刃变钝）、搪瓷类物品，灭菌前需清洁并干燥。金属器械可在火焰上烧灼 20 s；搪瓷类容器可倒入少量 95% 以上的乙醇，慢慢转动容器使乙醇分布均匀，点火燃烧直至熄灭，注意不可中途添加乙醇，不得将引燃物投入消毒容器中，同时要远离易燃、易爆物品等，以确保安全。

2）干烤法：利用专用密闭烤箱进行灭菌，依靠空气对流和介质传导传播热力，灭菌效果可靠。适用于油剂、粉剂、金属和玻璃器皿等不耐热、不耐湿、蒸汽或气体不能穿透物品的灭菌。干烤灭菌所需的温度和时间应根据物品的种类和烤箱的类型来确定，一般为：150℃，2.5 h；160℃，2 h；170℃，1 h；180℃，0.5 h。

干烤灭菌法注意事项：①灭菌前物品应先清洁，玻璃器皿需保持干燥。②物品包装适宜：体积通常不超过 10 cm×10 cm×20 cm，油剂、粉剂的厚度不超过 0.6 cm，凡士林纱布条厚度不超过 1.3 cm。③装载要求：高度不超过烤箱内腔高度的 2/3，不与烤箱底部及四壁接触，物品间需有一定空隙。④根据物品的特点合理设置温度及灭菌时间，有机物灭菌温度不超过 170℃，灭菌时间应从达到灭菌温度时算起。⑤烤箱工作中途不可打开柜门取出或放入新的物品，灭菌结束后待温度降到 40℃ 以下时方可开启柜门，以防物品炸裂。

（2）湿热法

1）压力蒸汽灭菌法：是热力消毒灭菌法中效果最好的一种方法，临床应用广泛。主要利用高压饱和蒸汽的高热所释放的潜热灭菌（潜热：当 1 g 100℃ 水蒸气变成 1 g 100℃ 的水时，释放出 2 255 J 的热能）。适用于耐高温、耐高压、耐潮湿的物品的灭菌，如金属、玻璃、橡胶、搪瓷、敷料等的灭菌，不能用于凡士林、滑石粉等油类和粉剂的灭菌。

根据排放冷空气的方式和程度不同，可将压力蒸汽灭菌器分为下排气式压力蒸汽灭菌器和预排气压力蒸汽灭菌器两大类。

下排气式压力蒸汽灭菌器：利用重力置换的原理，使热蒸汽在灭菌器中从上而下将冷空气由下排气孔排出，排出的冷空气全部由饱和蒸汽取代，再利用蒸汽释放的潜热灭菌。常用于微生物培养物、液体、药品、实验室废物和无孔物品的灭菌。常见的有手提式压力蒸汽灭菌器和卧式压力蒸汽灭菌器。灭菌器的参数一般为温度 121℃，压力 102.8~122.9 kPa，器械灭菌时间为 20 min，敷料灭菌时间为 30 min。

预排气压力蒸汽灭菌器：利用机械抽真空的原理，使灭菌柜室内形成负压，蒸汽得以迅速穿透到物品内部进行灭菌。常用于管腔物品、多孔物品和纺织品的灭菌。灭菌器的参数为最短灭菌时间 4 min，温度为 132℃ 时，压力 184.4~210.7 kPa；温度为 134℃ 时，压力 201.7~229.3 kPa。

压力蒸汽灭菌法注意事项：①操作人员需经过专门训练，合格后方能上岗；严格遵守机械生产厂家的使用说明或指导手册；设备运行前每日进行安全检查并预热。②包装前将待灭菌器械或物品清洗干净并擦干或晾干；包装材料和包装方法符合要求，器械包质量不宜超过 7 kg，敷料包质量不宜超过 5 kg；物品捆扎不宜过紧，外用化学指示胶带贴封，灭菌包每包内放置化学指示物。③装载时灭菌包质量和体积应符合压力蒸汽灭菌的要求，灭菌包之间留有空隙；同类材质的物品置于同一批次灭菌，如材质不同，将纺织类物品竖放于上层，金属器械类放于下层。④灭菌时随时观察压力和温度并准确计时，加热速度不宜过快，柜室的温度达到要求时开始计算灭菌时间。⑤当灭菌物品温度降至室温、压力表在"0"位时取出物品，取出的物品冷却时间 >30 min；每批次应检查灭菌是否合格，若灭菌不彻底或有可疑污染则不能作为无菌包使用。

灭菌效果监测方法有物理监测法、化学监测法和生物监测法。物理监测法是指每次灭菌应监测灭菌时的温度、压力和时间等参数是否符合灭菌要求。化学监测法是指通过观察灭菌包包外、包内化学指示物颜色的变化判定是否达到灭菌要求。生物监测法是指每周监测一次，通过使用对热耐受力较强的非致病性嗜热脂肪杆菌芽孢的菌片对灭菌质量进行生物监测。

2）煮沸消毒法：是应用最早的消毒方法之一，经济、方便，家庭和基层医疗单位常用。在1个标准大气压下，水的沸点是100℃，煮沸5~10 min可杀灭细菌繁殖体，煮沸15 min可杀灭多数细菌芽孢，某些热抗力极强的细菌芽孢需煮沸更长时间，如肉毒芽孢需煮沸3 h才能杀灭。适用于金属、搪瓷、玻璃和餐饮具或其他耐湿、耐热物品的消毒。

方法：物品刷洗干净后全部浸没在水中，距水面≥3 cm，加热煮沸后维持≥15 min，消毒时间从水沸腾后开始计时。

注意事项：①消毒要求使用软水。②物品需保持清洁，大小相同的容器不能重叠，器械轴节或容器盖子应打开，空腔导管腔内预先灌满水，放入总物品不超过容量的3/4。③根据物品性质决定放入水中的时间，如玻璃器皿、金属及搪瓷类物品通常冷水放入；橡胶制品用纱布包好，水沸后放入；如中途加入物品，则在第二次水沸后重新计时。④水的沸点受气压影响，一般海拔每增高300 m，消毒时间需延长2 min。⑤为增强杀菌作用、去污防锈，可将碳酸氢钠加入水中，配成1%~2%的浓度，沸点可达到105℃。⑤消毒后应将物品及时取出置于无菌容器内及时应用，4 h内未用需要重煮消毒。

3）低温蒸汽消毒法：将蒸汽输入预先抽空的压力蒸汽灭菌锅里，在较低温度杀灭物品中的病原菌或特定微生物。适用于不耐高热的物品，如内镜、塑料制品等的消毒。方法：将蒸汽温度控制在73~80℃，持续10~15 min进行消毒；巴氏消毒法也属于低温蒸汽消毒法，主要用于乳类、酒类消毒，是将液体加热到61.1~62.8℃、保持30 min或加热到71.7℃、保持15~16 s。

4）流动蒸汽消毒法：在常压下用100℃的水蒸气消毒，相对湿度80%~100%，15~30 min即可杀灭细菌繁殖体。适用于医疗器械、器具和物品手工清洗后的初步消毒，餐饮具和部分卫生用品等耐热、耐湿物品的消毒。

2. 辐射消毒法　紫外线或臭氧可使菌体蛋白质光解、变性而致细菌死亡。对杆菌杀灭作用强，对球菌次之，对真菌较弱，对生长期细菌敏感，对芽孢敏感性差。

（1）日光曝晒法：利用日光的热、干燥和紫外线作用达到消毒效果。常用于床垫、被服、书籍等物品的消毒。将物品放在直射阳光下曝晒6 h，并定时翻动，使物品各面均能受到日光照射。

（2）紫外线消毒法：紫外线属于波长在100~400 nm的电磁波，消毒使用的C波紫外线波长为250~270 nm，其中杀菌作用最强的为253.7 nm。

紫外线可杀灭多种微生物，包括杆菌、病毒、真菌、细菌繁殖体、芽孢等。其主要杀菌机制为：①作用于微生物的DNA，使菌体DNA失去转换能力而死亡。②破坏菌体蛋白质中的氨基酸，使菌体蛋白质光解、变性。③降低菌体内氧化酶的活性。④使空气中的氧电离产生具有极强杀菌作用的臭氧。

由于紫外线辐照能量低，穿透力弱，因此主要适用于空气、物品表面和液体的消毒。消毒方法：①用于空气消毒，首选紫外线空气消毒器，不仅消毒效果可靠，而且可在室内有人时使用；也可用室内悬吊式紫外线灯照射，紫外线消毒灯距离地面1.8~2.2 m，功率≥1.5 W/m³。紫外线易被灰尘微粒吸收，因而照射前先做室内清洁卫生，关闭门窗，照射时间不少于30 min。②用于物品表面消毒，最好使用便携式紫外线表面消毒器近距离移动照射；小件物品可放入紫外线消毒箱内照射；也可采取紫外线灯悬吊照射，有效距离为25~60 cm，物品摊开或挂起，使其充分暴露以受到直接照射，消毒时间为20~30 min。③用于液体消毒，可采用水内照射法或水外照射法，紫外线光源应装有石英玻璃保护罩，水层厚度应小于 2 cm，并根据紫外线辐照的强度确定水流速度。

紫外线灯管消毒时的注意事项：保持灯管清洁，一般每周 1 次用 70%～80% 乙醇布巾擦拭，如发现灰尘、污垢，应随时擦拭；消毒环境清洁，适宜温度为 20～40℃，相对湿度为 40%～60%，电源电压为 220 V；紫外线的消毒时间须从灯亮 5 min 后开始计时，若使用时间超过 1 000 h，需更换灯管；紫外线对人的眼睛和皮肤有刺激作用，照射时人应离开房间，必要时戴防护镜或纱布遮住眼，被单遮盖躯体，照射完毕应开窗通风；用紫外线强度测定仪定期监测消毒效果，一般 3～6 个月检测 1 次，辐照强度应 ≥ 70 $\mu W/cm^2$。通过物理、化学、生物监测法检测消毒效果，物理监测法是开启紫外线灯 5 min 后，将紫外线辐照计置于所测紫外线灯下正中垂直 1 m 处，仪表稳定后所示结果即为该灯管的辐照强度值；化学监测法是开启紫外线灯 5 min 后，将紫外线灯强度辐射指示卡置于紫外线灯下正中垂直 1 m 处，照射 1 min 后，判断辐射强度；生物监测法一般每月 1 次，主要通过对空气、物品表面采样，检测细菌菌落数以判断其消毒效果。

（3）臭氧消毒法：臭氧灭菌灯内装有臭氧发生管，在电场作用下，将空气中的氧气转化成高纯度的臭氧。臭氧在常温下为强氧化性气体，是一种广谱杀菌剂，可杀灭细菌繁殖体、病毒、芽孢、真菌，并可破坏肉毒杆菌毒素。主要用于空气、水及物品表面的消毒。空气消毒时，封闭空间内、无人状态下，臭氧浓度 20 mg/m^3 作用 30 min；水消毒时，根据不同场所按厂家产品使用说明书要求使用；物品表面消毒时，密闭空间内臭氧浓度 60 mg/m^3，作用 60～120 min。

臭氧使用时的注意事项：臭氧对人有毒，国家规定大气中臭氧浓度 ≤ 0.16 mg/m^3；臭氧具有强氧化性，可损坏多种物品，且浓度越高对物品损坏越重；温湿度、有机物、水的混浊度、pH 等多种因素可影响臭氧的杀菌作用；空气消毒后开窗通风 ≥ 30 min，人员方可进入室内。

3. 电离辐射灭菌法　又称"冷灭菌"，利用放射性核素 ^{60}Co 发射高能 γ 射线或电子加速器产生的 β 射线进行辐射灭菌。电离辐射作用可分为直接作用和间接作用。直接作用指射线的能量直接破坏微生物的核酸、蛋白质和酶等；间接作用指射线的能量先作用于水分子，使其电离，电离后产生的自由基再作用于核酸、蛋白质、酶等物质。适用于不耐热的物品，如一次性医用塑料制品、食品、药品和生物制品等在常温下的灭菌。

注意事项：放射线对人体有害，应加强个人防护；为增强 γ 射线的杀菌作用，灭菌应在有氧环境下进行；湿度越高，杀菌效果越好。

4. 过氧化氢等离子体灭菌法　在特定的电场内，过氧化氢气体发生电离反应，形成包括正电氢离子和自由电子（氢氧电子和过氧化氢电子）等低密度电离气体云，具有很强的杀菌作用。适用于不耐热、不耐湿的诊疗器械，如电子仪器、光学仪器等的灭菌。过氧化氢作用浓度 >6 mg/L，灭菌腔壁温度 45～65℃，灭菌时间 28～75 min 能达到灭菌要求。

过氧化氢等离子体灭菌时的注意事项：不适用于吸收液体的物品或材料、由含纤维素的材料制成的物品或其他任何含木质纸浆的物品、一端闭塞的内腔、液体或粉末、一次性使用物品、植入物、不能承受真空的器械等物品的灭菌；装载之前，所有物品均需正确清洗和充分干燥，并使用专用包装材料和容器；灭菌包不叠放，不接触灭菌腔内壁。灭菌效果监测：物理监测法，监测每次灭菌过氧化氢的浓度、灭菌腔温度、灭菌时间等是否符合灭菌器的使用说明或操作手册要求。化学监测法，观察包内、包外化学指示物的颜色变化，判断其灭菌是否合格。生物监测法，用嗜热脂肪杆菌芽孢或枯草杆菌黑色变种芽孢作为生物指示剂，每天至少进行一次灭菌循环的监测。

5. 微波消毒法 微波是一种频率高、波长短、穿透力强的电磁波，一般使用的频率是2 450 MHz。在电磁波的高频交流电场中，物品中的极性分子发生极化进行高速运动，并频繁改变方向，互相摩擦，使温度迅速上升，达到消毒作用。微波可以杀灭各种微生物包括细菌繁殖体、病毒、真菌、芽孢、真菌孢子等，适用于食品、餐饮具、医疗药品及耐药非金属材料器械的消毒灭菌。

注意事项：微波对人体有一定的伤害，应避免小剂量长期接触或大剂量照射；微波无法穿透金属，盛放物品时不能用金属容器；被消毒的物品应为小件或不太厚，物品高度不超过柜室高度的2/3，宽度不超过转盘周边，不接触装置四壁；水是微波的强吸收介质，待消毒的物品应浸入水中或用湿布包裹，能提高消毒效果。

6. 机械除菌法 指用机械的方法，如冲洗、刷、擦、扫、抹、铲除或过滤等除掉物品表面、水中、空气中及人畜体表的有害微生物。机械除菌法虽不能杀灭病原微生物，但可大大减少微生物数量和引起感染的机会。常用层流通风和过滤除菌法。层流通风主要使室外空气通过孔隙小于0.2 μm的高效过滤器以垂直或水平两种气流呈流线状流入室内，再以等速流过房间后流出。过滤除菌是将待消毒的介质，通过规定孔径的过滤材料，去除气体或液体中的微生物，但不能将微生物杀灭。过滤除菌可除掉空气中0.5~5 μm的尘埃以达到洁净空气的目的。

（二）化学消毒灭菌法

化学消毒灭菌法（chemical disinfection and sterilization）是采用各种化学消毒剂来清除或杀灭病原微生物的方法。化学消毒灭菌法能使微生物的蛋白质凝固变性，酶蛋白失去活性，或能抑制微生物的代谢、生长和繁殖。能杀灭传播媒介上的微生物使其达到消毒或灭菌要求的化学制剂称为化学消毒剂。凡不适用于物理消毒灭菌的物品，都可以选用化学消毒灭菌法，如对病人的皮肤、黏膜、排泄物及周围环境、光学仪器、金属锐器和某些塑料制品的消毒。

1. 理想的化学消毒剂应具备的条件 杀菌谱广；有效浓度低；性质稳定；作用速度快；作用时间长；易溶于水；可在低温下使用；不易受有机物、酸、碱及其他物理、化学因素的影响；无刺激性和腐蚀性；不引起过敏反应；无色、无味、无臭、毒性低且使用后易于去除残留药物；不易燃烧和爆炸；用法简便，价格低廉，便于运输等。

2. 化学消毒剂的种类 各种化学消毒剂按其消毒效力可分为4类。

（1）灭菌剂（sterilant）：能杀灭一切微生物（包括细菌芽孢），并达到灭菌要求的化学制剂。如戊二醛、环氧乙烷等。

（2）高效消毒剂（high effect disinfectant）：能杀灭一切细菌繁殖体（包括分枝杆菌）、病毒、真菌及其孢子等，对细菌芽孢具较强杀灭作用的化学制剂。如过氧乙酸、过氧化氢、部分含氯消毒剂等。

（3）中效消毒剂（moderate effect disinfectant）：能杀灭细菌繁殖体、分枝杆菌、真菌、病毒等除细菌芽孢以外的微生物的化学制剂。如醇类、碘类、部分含氯消毒剂等。

（4）低效消毒剂（low effect disinfectant）：只能杀灭细菌繁殖体、亲脂病毒和某些真菌的化学制剂。如酚类、胍类、季铵盐类消毒剂等。

3. 化学消毒剂的使用原则

（1）合理使用，能不用时则不用，必须用时尽量少用，能使用物理方法消毒灭菌的，尽量不使用化学消毒灭菌法。

（2）根据物品的性能和各种微生物的特性选择合适的消毒剂。

（3）严格掌握消毒剂的有效浓度、消毒时间及使用方法。

（4）消毒剂应定期更换，易挥发的要加盖，并定期检测，调整浓度。

（5）待消毒的物品必须先清洗、擦干。

（6）消毒剂中不能放置纱布、棉花等物，以防降低消毒效力。

（7）消毒后的物品在使用前须用无菌生理盐水冲净，以避免消毒剂刺激人体组织。

（8）熟悉消毒剂的毒副作用，做好工作人员的防护。

4. 化学消毒剂的使用方法

（1）浸泡法（immersion）：将被消毒的物品清洗、擦干后浸没在规定浓度的消毒液内一定时间的方法。浸泡前要打开物品的轴节或套盖，管腔内要灌满消毒液。浸泡法适用于大多数耐湿物品。

（2）擦拭法（rubbing）：用规定浓度的化学消毒剂擦拭被污染物品的表面或皮肤、黏膜的消毒方法。一般选用易溶于水、穿透力强、无显著刺激性的消毒剂。

（3）喷雾法（nebulization）：用喷雾器将一定浓度的化学消毒剂均匀地喷洒于空间或物品表面进行消毒的方法。常用于空气及地面、墙壁等粗糙物品表面的消毒。

（4）熏蒸法（fumigation）：在密闭空间内将一定浓度的消毒剂加热或加入氧化剂，使其转化为气体状态在规定的时间内进行消毒灭菌的方法。如手术室、换药室、病室的空气消毒，以及精密贵重仪器、不能蒸煮、浸泡物品的消毒。常用的有环氧乙烷、甲醛气体。

5. 常用的化学消毒剂 临床常用的化学消毒剂见表3-1。

二、医院清洁、消毒、灭菌工作

医院清洁、消毒、灭菌工作是指根据一定的规范、原则对医院环境、各类用品、病人分泌物及排泄物等进行处理的过程，其目的是尽最大可能地减少医院感染的发生。

（一）消毒、灭菌方法的分类

根据消毒因子的浓度、强度、作用时间和对微生物的杀灭能力，可将消毒灭菌方法分为4个水平。

1. 灭菌法 杀灭包括细菌芽孢在内的一切微生物，达到灭菌保证水平的方法。包括热力灭菌、电离辐射灭菌等物理灭菌法，以及采用戊二醛、环氧乙烷、甲醛等高效灭菌剂在规定条件下，以合适的浓度和有效的作用时间进行的化学灭菌法。

2. 高水平消毒法 杀灭一切细菌繁殖体包括分枝杆菌、病毒、真菌及其孢子和绝大多数细菌芽孢的方法。包括臭氧消毒法、紫外线消毒法，以及含氯制剂、碘酊、过氧化氢、含溴消毒剂等在规定条件下能达到灭菌效果的消毒方法。

3. 中水平消毒法 杀灭除细菌芽孢以外的各种病原微生物（包括分枝杆菌）的方法。包括煮沸消毒法，以及碘类（聚维酮碘等）、醇类和氯己定的复方、醇类和复方季铵盐类的化合物、酚类等消毒剂，以合适的浓度和有效的作用时间进行的消毒方法。

4. 低水平消毒法 只能杀灭细菌繁殖体（分枝杆菌除外）和亲脂病毒的消毒方法。包括通风换气、冲洗等机械除菌法和苯扎溴铵、氯己定等化学消毒方法。

（二）消毒、灭菌方法的选择原则

医院清洁、消毒、灭菌工作应严格遵守医院感染预防与控制的相关工作条例。根据物品污

表 3-1 临床常用的化学消毒剂

消毒效力	序号	消毒剂名称	性质与作用原理	适用范围及使用方法	注意事项
灭菌级	1	戊二醛	无色透明液体，有刺激性气味。通过醛基直接或间接与微生物的蛋白质和酶的氨基结合，引起一系列反应导致微生物灭活	①适用：不耐热的诊疗器械、器具和物品的浸泡消毒与灭菌 ②使用前加入 pH 调节剂（碳酸氢钠）和防锈剂（亚硝酸钠），使溶液的 pH 调节至 7.5～8.0，浓度为 2%～2.5%；物品彻底清洗、干燥后，完全浸没在消毒液中，消毒时间 60 h，灭菌时间 10 h；内镜消毒时要求采用浸泡法或擦拭法	①室温下密闭、避光保存于阴凉、干燥、通风处，盛装消毒剂的容器应洁净、加盖，使用前经消毒处理 ②加强日常监测，配制好的消毒液最多可连续使用 14 天，使用中的戊二醛含量应 ≥1.8% ③消毒或灭菌方式取出后，用无菌水冲净，再用无菌纱布擦干 ④对皮肤、黏膜有刺激性，对人体有毒性，配制和使用中均应注意个人防护
	2	甲醛	无色透明液体，刺激性强。能使菌体蛋白质变性，酶活性消失	①适用：不耐湿、不耐热的诊疗器械、器具和物品的灭菌，如电子仪器、光学仪器、管腔器械、金属器械、玻璃器皿、合成材料物品 ②应用低温甲醛蒸气灭菌器进行灭菌，根据使用要求装载适量 2% 复方甲醛溶液或福尔马林（35%～40% 甲醛溶液）。灭菌参数：温度 55～80 ℃，相对湿度 80%～90%，时间 30～60 min	①灭菌箱需密闭，使用专用灭菌溶液，不可采用自然挥发或熏蒸法 ②操作者按规定持证上岗 ③对人体有一定毒性和刺激性，运行时的周围环境中甲醛浓度 <0.5 mg/m³ ④灭菌物品摊开放置，消毒后应去除残留甲醛气体，需设置专用排气系统
	3	环氧乙烷	低温为无色液态，有芳香醚味，超过 10.8 ℃ 变为气态，易燃易爆；不损害消毒的物品且穿透力强。与菌体蛋白质结合，使酶代谢受阻而杀灭微生物	①适用：不耐热、不耐湿的诊疗器械，如电子仪器、光学仪器、纸质、陶瓷、金属、塑料、化纤、塑料等制品 ②按照环氧乙烷灭菌器生产厂家的操作说明或操作手册，根据物品种类、包装、装载量与方式等确定灭菌参数。灭菌时使用 100% 纯环氧乙烷或环氧乙烷和二氧化碳混合气体，小型环氧乙烷灭菌器灭菌参数：药物浓度 450～1 200 mg/L，温度 37～63 ℃，相对湿度 40%～80%，作用时间 1～6 h	①存放于阴凉通风、远离火源、静电、无转动的马达处；储存温度低于 40 ℃，相对湿度 60%～80% ②应有专门的排气管道，每年监测环境中的环氧乙烷浓度，工作人员要严格遵守操作程序并做好防护，培训 ③物品灭菌前需彻底清洗干净，灭菌机盐中的微生物，由于环氧乙烷难以杀灭机盐中的微生物，所以不可用柜过盐水清洗的80%，物品不宜太厚，装载量不超过柜内总体积的 80% ④不可用于食品、液体、油脂类和粉剂等灭菌 ⑤每次灭菌应进行效果监测及评价

续表

消毒效力	消毒剂名称	序号	性质与作用原理	适用范围及使用方法	注意事项
	过氧乙酸	4	无色或浅黄色透明液体，有刺激性气味，带有醋酸味能产生新生态氧，主要通过氧化和酸性作用等使细菌死亡	①适用：耐腐蚀物品、环境、室内空气等的消毒，专用机械消毒设备适用于内镜的灭菌 ②常用浸泡法、擦拭法、喷洒法或冲洗法 一般物品表面：0.1%~0.2%溶液，作用3 min；空气：0.2%溶液喷雾作用60 min，或15%溶液($7 mL/m^3$)加热熏蒸时湿度60%~80%，室温下2 h；耐腐蚀物品：0.5%溶液，冲洗10 min；食品用工具、设备：0.05%溶液，作用10 min	①稳定性差，应密闭储存于通风阴凉避光处，防高温，远离还原剂和金属粉末 ②定期检测其浓度，如原液低于12%，禁止使用 ③现配现用，配制时避免与碱或有机物相混合，使用时限≤24 h ④加强个人防护，空气熏蒸消毒时室内不应有人，消毒后及时通风换气 ⑤对金属和织物有很强的腐蚀和漂白作用，浸泡消毒后及时用无菌水冲洗干净
高、中效	二溴海因	1	白色或淡黄色结晶，溶于水后，能水解生成次溴酸，使菌体蛋白质变性	①适用：饮水、游泳池、污水和一般物体表面消毒 ②将药剂溶于水，配成一定浓度的有效溴溶液：游泳池水消毒时常用浓度为1.2~1.5 mg/L；污水用1 000~1 500 mg/L，90~100 min；一般物体表面消毒用浸泡、擦拭和喷洒等方法，浓度400~500 mg/L，时间10~20 min	①密闭储存于阴凉干燥啊酸啊容器内，远离易燃物及火源，禁止与酸或碱、易氧化的有机物和气的消毒共同储存 ②不适用于手、皮肤黏膜和空气的消毒 ③对有色织物有漂白作用；对金属制品有腐蚀作用，消毒时应加入防锈剂亚硝酸钠 ④刺激性强，使用时需加强个人防护
	含氯消毒剂	2	在水溶液中释放有效氯，有强烈的刺激性气味，氯化作用，通过氧化、用破坏细菌酶的活性使菌体蛋白质凝固变性	①二氧化氯：适用于物品、环境、物体表面及空气的消毒。常用浸泡法、擦拭法，时间30 min，消毒液浓度根据污染微生物的种类决定：细菌繁殖体污染：浓度为100~250 mg/L；乙型肝炎病毒、结核杆菌污染：浓度为500 mg/L；细菌芽孢污染：浓度为1 000 mg/L；空气消毒时：500 mg/L溶液按20~30 mg/m³作用30~60 min	①密闭储存在阴凉、干燥、通风处，粉剂需防潮 ②配制的溶液性质不稳定，应现配现用，使用时间≤24 h ③有腐蚀及漂白作用，不宜用于金属制品、有色织物及油漆家具的消毒 ④消毒时如存在大量有机物，应延长作用时间或提高消毒液浓度 ⑤消毒后的物品应及时用清水冲洗

续表

消毒效力	序号	消毒剂名称	性质与作用原理	适用范围及使用方法	注意事项
				②酸性氧化电位水：适用于灭菌后手工清洗手术器械，内镜消毒，手、皮肤和黏膜消毒，餐饮具，瓜果蔬菜消毒，一般物体表面，洁具，环境，织物的消毒。有效氯含量（60±10）mg/L，一般使用流动浸泡法，消毒时间：手消毒1~3 min，皮肤、黏膜消毒3~5 min，餐饮具消毒10 min，瓜果蔬菜消毒3~5 min，物品表面消毒浸泡3~5 min或擦拭5 min，内镜冲洗消毒按说明书进行 ③其他含氯消毒剂：适用于物品、物体表面，分泌物、排泄物的消毒，对细菌繁殖体污染的物品，用含有效氯500 mg/L的消毒液浸泡或擦拭10 min以上；被乙型肝炎病毒、结核分枝杆菌、细菌芽孢污染的物品用含有效氯2 000~5 000 mg/L的消毒液浸泡擦拭或喷洒30 min以上，按有效氯10 000 mg/L的干粉加入排泄物中，略加搅拌后，作用>2 h；按有效氯50 mg/L加入医院污水中搅拌均匀，作用2 h后排放	⑥配制好的酸性氧化电位水室温下储存不超过3天，每次使用前应在出口处检测pH和有效氯浓度；使用完毕排放后需再排放少量碱性还原电位水或自来水以减少对排水管路的腐蚀
	3	醇类	无色澄清透明液体，具有乙醇固有的刺激性气味，能破坏细菌胞膜的通透性屏障，使细胞质凝固丧失代谢功能，达到消毒功效	①常用体积比70%~80%的乙醇溶液，适用于手、皮肤、物体表面及诊疗器具的消毒②用擦拭法、浸泡法或冲洗法手消毒：擦拭搓擦时间≥15 s皮肤、物体表面：擦拭2遍，作用3 min；诊疗器具：将物品完全浸没在消毒液中，加盖，作用≥30 min，或进行表面擦拭消毒	①密封保存于阴凉、干燥、通风、避光避火处，定期测定，用后盖紧，保持有效浓度②不适用于空气消毒及医疗器械的消毒灭菌，不宜用于脂溶性物体表面的消毒③不应用于被血、脓、粪便等有机物严重污染表面的消毒④对醇类过敏者慎用

续表

消毒效力	序号	消毒剂名称	性质与作用原理	适用范围及使用方法	注意事项
	4	聚维酮碘	黄棕色至红棕色固体粉末，有碘气味，碘与聚醇醚和聚乙烯吡咯烷酮类表面活性剂形成的络合物，能迅速而持久地释放有效碘，使细菌体等蛋白质氧化而失活，从而达到连续杀菌的目的	①适用：手、皮肤、黏膜及伤口的消毒 ②常用擦拭法、冲洗法 聚维酮碘浓度：手及皮肤消毒时2～10 g/L，黏膜消毒时250～500 mg/L。外科手消毒：擦拭或刷洗，作用3～5 min；手部皮肤：擦拭2～3遍，作用时间遵循产品说明；注射部位皮肤：擦拭2遍，时间遵循产品说明；口腔黏膜及创面：1 000～2 000 mg/L 擦拭，作用3～5 min；阴道黏膜及创面：500 mg/L 冲洗，作用时间遵循产品说明	①避光密闭保存于阴凉、干燥通风处 ②稀释后稳定性差，宜现用现配 ③皮肤消毒后无需乙醇脱碘 ④对二价金属制品有腐蚀性，不做相应金属制品的消毒 ⑤对碘过敏者慎用
	5	碘酊	棕红色澄清液，有碘和乙醇气味	①适用：注射、手术部位皮肤及新生儿脐带部位皮肤的消毒 ②使用浓度：有效碘18～22 g/L，擦拭2遍以上，稍干后用70%～80%乙醇擦拭脱碘 作用1～3 min	①避光密闭保存于阴凉、干燥通风处 ②不适用于破损皮肤、眼及黏膜的消毒 ③二价金属制品有腐蚀性，不做相应金属制品的消毒 ④对碘过敏者慎用
低效	1	季铵盐类消毒剂（复方季铵盐苯扎溴铵）	芳香气味的无色透明液体，属阳离子表面活性剂，能吸附带阴离子的细菌，破坏细胞膜，改变细胞的渗透性，使蛋白质变性	①适用：环境、物体表面、皮肤与黏膜的消毒 ②常用擦拭法、浸泡法 环境或物品表面：用1 000～20 000 mg/L 消毒液擦拭或浸泡，作用时间15～30 min；皮肤：原液或皮肤擦拭，作用时间3～5 min；黏膜：用1 000～2 000 mg/L的消毒溶液，作用方法遵循产品说明	①避免接触有机物和拮抗物，不宜与阴离子表面活性剂（如肥皂或肥皂洗衣粉）合用，也不能与碘或过氧化物同用 ②低温时可能出现混浊或沉淀，可置于温水中加温 ③高浓度原液可造成严重的角膜灼伤，黏膜灼伤，操作时须加强防护 ④不适用于瓜果蔬菜类消毒
	2	胍类消毒剂（复方氯己定）	无色透明，无沉淀，不分层液体，能破坏菌体细胞膜的酶活性，使细胞质膜破裂	①适用：手、皮肤、黏膜的消毒 ②常用擦拭法或冲洗法 手术部位及注射部位皮肤和伤口创面：有效含量≥2 g/L的氯己定-乙醇溶液（70%体积比）局部涂擦2～3遍，作用时间遵循产品说明；外科手消毒：使用方法遵循产品说明；口腔、阴道或伤口创面：有效含量≥2 g/L的氯己定水溶液冲洗，作用时间遵循产品说明	①密闭存放于避光、阴凉、干燥处 ②不适用于结核分枝杆菌、细菌芽孢污染物品消毒 ③不能与阴离子表面活性剂（如肥皂）混合使用或前后使用

染的程度、感染微生物的种类、导致感染风险大小、物品性质等合理地选择消毒灭菌的方法。

1. 根据物品污染后导致感染的风险选择相应的消毒灭菌方法 1968 年，E. H. Spaulding 根据医疗器械污染后使用所致感染的危险性大小及在病人使用之前的消毒或灭菌要求，将医疗器械分为三类，即高度危险性物品、中度危险性物品和低度危险性物品，称为斯伯尔丁分类法（E. H. Spaulding classification）。

（1）高度危险性物品（critical items）：指进入人体无菌组织、器官、脉管系统的物品，或有无菌体液从中流过的物品，或接触破损皮肤、破损黏膜的物品，一旦被微生物污染，具有极高感染风险。如手术器械、穿刺针、腹腔镜、活检钳、脏器移植物等。高度危险性物品使用前必须灭菌。

（2）中度危险性物品（semi-critical items）：与完整黏膜接触，而不进入人体无菌组织、器官和脉管，也不接触破损皮肤、破损黏膜的物品。如胃肠道内镜、气管镜、喉镜、体温表、呼吸机管道、压舌板等。中度危险性物品使用前应选择高水平或中水平消毒方法，菌落总数应≤20 CFU/ 件，不得检出致病性微生物。重复使用的氧气湿化瓶、吸引瓶、婴儿暖箱水瓶及加温加湿罐等宜采用高水平消毒。

（3）低度危险性物品（non-critical items）：与完整皮肤接触而不与黏膜接触的物品，包括生活卫生用品及病人、医务人员生活和工作环境中的物品。如听诊器、血压计等，病床围栏、床面以及床头柜、被褥、墙面、地面，痰盂和便器等。低度危险性物品使用前可选择中、低水平消毒法或保持清洁；遇有病原微生物污染，针对所污染的病原微生物种类选择有效的消毒方法。低度危险性物品的菌落总数应≤200 CFU/ 件，不得检出致病性微生物。

2. 根据物品上污染微生物种类、数量选择消毒灭菌方法

（1）对受到致病菌芽孢、真菌孢子、分枝杆菌和经血传播病原体污染的物品，选用灭菌法或高水平消毒法。

（2）对受到真菌、亲水病毒、螺旋体、支原体、衣原体等病原微生物污染的物品，选用中水平以上的消毒法。

（3）对受到一般细菌和亲脂病毒等污染的物品，可选用中水平或低水平消毒法。

（4）消毒物品上微生物污染特别严重时或存在较多有机物，应加大消毒剂的剂量和（或）延长消毒时间。

3. 根据消毒物品的性质选择消毒灭菌方法 既要保护物品不被破坏，又要使消毒方法易于发挥作用。

（1）耐热、耐湿的诊疗器械和物品，应首选压力蒸汽灭菌法；耐高温的玻璃器材、油剂类和干粉类物品等，应首选干热灭菌法。

（2）不耐热、不耐湿的物品，宜采用低温灭菌法，过氧化氢等离子体灭菌或环氧乙烷、甲醛蒸汽灭菌等。

（3）金属器械的浸泡灭菌，应选择腐蚀性小的灭菌剂，同时注意防锈。

（4）物品表面消毒时，应考虑到表面性质。光滑表面可选择紫外线消毒器近距离照射，或用化学消毒剂擦拭；多孔材料表面宜采取浸泡或喷雾消毒法。

4. 根据是否有明确感染源选择消毒类型

（1）预防性消毒（preventive disinfection）：指在未发现明确感染源的情况下，为预防感染的发生对可能受到病原微生物污染的物品和场所进行的消毒。例如医院的医疗器械灭菌，诊疗用品、餐具的消毒，一般住院病人出、入院时的消毒，粪便和污染物的无害化处理。

（2）疫源地消毒（disinfection of epidemic focus）：指对疫源地内污染的环境和物品的消毒，包括随时消毒和终末消毒。①随时消毒（concomitant disinfection）：指疫源地内有传染源存在时随时进行的消毒，目的是及时杀灭或去除传染源所排出的病原微生物。应根据现场情况随时进行，消毒合格标准为自然菌的消亡率≥90%。②终末消毒（terminal disinfection）：指传染源离开疫源地后进行的彻底消毒。如传染病病人出院、转院或死亡后，对其住所及污染物品进行的一次彻底的消毒。应根据消毒对象及其污染情况选择适宜的消毒方法，要求空气或物体表面消毒后自然菌的消亡率≥90%，排泄物、分泌物或被污染的血液等消毒后不应检出病原微生物或目标微生物。

（三）医院日常的清洁、消毒、灭菌

清洁、消毒、灭菌工作贯穿于医院日常的诊疗护理等各项工作中，根据工作内容，分为以下几类：

1. 医院环境清洁、消毒　医院环境常被病人、隐性感染者或带菌者排出的病原微生物所污染，成为感染的媒介，其清洁与消毒是控制医院感染的基础。医院环境要清洁，应清除垃圾，无低洼积水、无蚊蝇孳生地、无灰尘、无蛛网、无蚊蝇、窗明几净。医院环境日常清洁消毒遵循先清洁再消毒的原则；发生感染暴发或者环境表面检出多重耐药菌，需实施强化清洁与消毒。环境空气和物品表面的菌落总数符合卫生标准。

（1）空气：从空气消毒的角度将医院环境分为4类，根据类别采用相应的消毒方法。

Ⅰ类环境为采用空气洁净技术的诊疗场所，包括洁净手术部（室）和洁净骨髓移植病房之类洁净场所。通过安装空气净化消毒装置等集中空调通风系统之类的装置净化空气，要求达到Ⅰ类环境空气菌落数≤10 CFU/m³。

Ⅱ类环境包括普通手术室、产房、新生儿室、导管室、重症监护室、血液病病区、烧伤病区、普通保护性隔离病区等。此类环境需采用对人无毒无害，且可连续消毒的方法，如静电吸附式空气消毒器进行空气消毒，达到Ⅱ类环境空气菌落数≤200 CFU/m³。

Ⅲ类环境包括母婴同室、消毒供应中心的清洁区、血液透析中心（室）、其他普通住院病区等。可选用Ⅱ类环境的空气消毒方法，还可选择化学消毒剂熏蒸或喷雾、臭氧、紫外线灯等空气消毒方法，达到Ⅲ类环境空气菌落数≤500 CFU/m³。

Ⅳ类环境包括普通门急诊及其检查和治疗室、感染性疾病科门诊及病区。可采用Ⅲ类环境中的空气消毒方法。

（2）环境物品表面：环境物品表面、地面应保持清洁，不得检出致病性微生物。如无明显污染，采用湿式清洁；如受到肉眼可见污染时，应及时清洁、消毒；如受病原微生物污染，应用消毒液湿式擦洗或喷洒消毒。①对治疗车、床栏、床头柜、门把手、灯开关、水龙头等频繁接触的物体表面，应每天用清洁湿抹布或消毒液抹布进行清洁、消毒。②被病人血液、呕吐物、排泄物或病原微生物污染时，根据具体情况采用中水平以上的消毒方法。③人员流动频繁、拥挤的场所，应在每天工作结束后进行清洁、消毒。④感染高风险的部门，如Ⅰ类环境、Ⅱ类环境中的科室及感染性疾病科、检验科、耐药菌和多重耐药菌污染的诊疗场所，应保持清洁、干燥，做好随时消毒和终末消毒。地面消毒用400～700 mg/L有效氯的含氯消毒液擦拭，作用30 min；物体表面消毒方法同地面，或用1 000～2 000 mg/L季铵盐类消毒液擦拭。⑤被朊病毒、气性坏疽及突发不明原因的传染病病原体污染的环境表面或物品表面，应做好随时消毒和终末消毒。

2. 被服类清洁、消毒 医院病人衣服和床上用品、医务人员的工作服帽和值班被服的清洗消毒，主要在洗衣房进行。间接接触病人的被芯、枕芯、被褥、床垫、病床、围帘等，应定期清洗与消毒，遇污染应及时更换、清洗与消毒。直接接触病人的衣服、床单、被套、枕套等，应一人一更换，住院时间长者每周更换，遇污染及时更换。更换后的用品应及时清洗与消毒，消毒方法合适、有效。

每个病区应有 3 个衣被收集袋，分别收放有明显污染的病人衣被、一般病人衣被、医务人员的工作服帽和值班被服。一次性使用衣被收集袋用后焚烧，非一次性使用者采用不同的清洗、消毒方法。①病人的一般衣被（如床单、病员服等）用 1% 洗涤液，70℃ 以上热水（化纤衣被 40~50℃）在洗衣机中清洗 25 min，再用清水漂洗。②感染病人的被服应专机洗涤，用 1%~2% 洗涤剂于 90℃ 以上洗 30 min 或 70℃ 含有效氯 500 mg/L 的消毒洗衣粉溶液洗涤 30~60 min，然后用清水漂净。甲类及按甲类管理的乙类传染病病人的衣服应先用压力蒸汽灭菌后，再送洗衣房洗涤或烧毁。③病人的污染衣被应先去除有机物，然后按感染病人的被服处理；婴儿衣被应单独洗涤。④工作人员的工作服及值班被服应与病人的被服分机或分批清洗消毒。同时应注意加强工作人员的防护及衣被的收集袋、接送车、洗衣机、洗衣房、被服室等的消毒。

3. 饮水、茶具、餐具和洁具等的清洁、消毒 ①饮水符合国家饮用水标准，细菌总数 <100 个 /mL，大肠埃希菌数 <3 个 /1 000 mL。②病人日常使用的茶具、餐具要严格执行一洗、二涮、三冲、四消毒、五保洁的工作程序，消毒处理后要求清洁、干爽，无油垢，不油腻，无污物，不得检出大肠埃希菌、致病菌和乙型肝炎表面抗原（HBsAg）。③重复使用的痰杯、便器等分泌物和排泄物盛具需清洗、消毒后干燥备用。④抹布、地巾、拖布（头）等洁具应分区使用，清洗后再浸泡消毒 30 min，冲净消毒液后干燥备用；推荐使用脱卸式拖头。

4. 皮肤和黏膜消毒 皮肤和黏膜是人体的防御屏障，其表面有一定数量的微生物，其中有一些是致病性微生物或条件致病菌。

（1）皮肤消毒（skin disinfection）：指杀灭或清除人体皮肤上的病原微生物并达到消毒要求。用于皮肤消毒的化学制剂符合相应要求，通常使用擦拭法，消毒范围、作用时间遵循产品的使用说明。一般完整皮肤常用消毒剂有醇类、碘类、季铵盐类、酚类、过氧化物类。破损皮肤的消毒剂应无菌，常用季铵盐类、胍类消毒剂及过氧化氢、聚维酮碘、三氯羟基二苯醚、酸性氧化电位水等消毒剂。

（2）黏膜消毒（disinfection of mucous membrane）：指杀灭或清除口腔、鼻腔、阴道及外生殖器等黏膜上的病原微生物，并达到消毒要求。用于黏膜消毒的化学制剂符合产品质量标准，常用聚维酮碘、氯己定、乙醇、季铵盐类、过氧化物类、含氯制剂等。通常使用擦拭法或冲洗法，消毒范围、作用时间遵循产品的使用说明。消毒剂不得作为黏膜治疗药物使用。

5. 器械物品的清洁、消毒、灭菌 医疗器械及其他相关物品是导致医院感染的重要途径之一，必须严格执行消毒技术规范。进入人体组织、无菌器官的医疗器械、器具和物品必须达到灭菌水平，接触皮肤、黏膜的医疗器械、器具和物品必须达到消毒水平，各种用于注射、穿刺、采血等有创操作的医疗器具必须一用一灭菌。灭菌后的器械物品不得检出任何微生物；消毒时要求不得检出致病性微生物，化学消毒剂应定期检测消毒液中的有效成分，不得检出致病性微生物；消毒后的内镜，细菌总数 ≤20 CFU/ 件，不得检出致病性微生物。

普通病人污染的可重复使用诊疗器械、器具和物品与一次性使用物品分开放置，一次性使用的医疗器械不得重复使用。疑似或确诊朊病毒、气性坏疽及突发原因不明的传染病病原体感染者宜选用一次性诊疗器械、器具和物品，使用后进行双层密闭封装焚烧处理；可重复使用的被污染器械、器具及物品由消毒供应中心统一按要求回收并处置。

6. 医院污物、污水的处理

（1）医院污物的处理：医院污物包括医疗垃圾和生活垃圾。医疗垃圾指在诊疗、卫生处理过程中产生的废物，包括感染性废物、病理性废物、损伤性废物、药物性废物、化学性废物5类。生活垃圾指病人生活过程中产生的排泄物及垃圾，因有被病原微生物污染的可能，所以应分类收集。通常设置黑、黄污物袋，污物袋需坚韧耐用，不漏水。黑色袋装生活垃圾，黄色袋装医疗垃圾，损伤性废物置于医疗废物专用的黄色锐器盒内。医院污物处理需遵循相应的法规要求并建立严格的管理制度，如污物入袋制度、运送交接制度、暂存登记制度、卫生安全防护制度、污物污染应急预案等。

（2）医院污水的处理：医院污水指排入医院化粪池的污水和粪便，包括医疗污水、生活污水和地面雨水。医院应建立集中污水处理系统，综合医院的感染病区和普通病区的污水应实行分流，分别进行消毒处理。污水经预处理和消毒后，最终排入城市下水道网络，污泥供作农田肥料，如不加强管理，可能会含有各种病原微生物和有害物质，将造成环境污染和社会公害。

（四）消毒供应中心（室）工作

消毒供应中心（central sterilized supply department，CSSD）是承担医院内各科室所有诊疗器械、器具等的清洗消毒、灭菌及相关物品供应的部门，是预防和控制医院感染的重要科室。消毒供应中心工作直接影响诊疗和护理质量，关系到病人和医务人员的安全。医院消毒供应中心工作必须遵循有关规范。

1. 消毒供应中心的设置 医院消毒供应中心应独立设置。医院消毒供应中心的建造原则，应遵循医院感染预防与控制的原则，遵守医院建筑和职业防护的相关要求。

消毒供应中心的位置应接近手术室、产房和临床科室，或与手术室有物品直接传递的专用通道；周围环境应清洁，无污染源，区域相对独立；内部通风，采光良好，气体排放和温度、湿度控制符合要求；建筑面积应符合医院建设标准的规定，并兼顾未来发展规划的需要。

2. 消毒供应中心的布局 应分为工作区域和辅助区域，各区域标志明显、界线清楚，通行路线明确。

（1）工作区域：包括去污区、检查包装及灭菌区、灭菌物品存放区。其划分应遵循"物品由污到洁，不交叉、不逆流；空气流向由洁到污；去污区保持相对负压，检查包装及灭菌区保持相对正压"的原则。各区之间应设置实际屏障，去污区和检查包装灭菌区均应设物品传递窗，并分别设人员出入缓冲间（带）。工作区域的洗手设施应采用非手触式水龙头开关，灭菌物品存放区不设洗手池。①去污区：为污染区域，用于对重复使用的诊疗器械、器具和物品进行回收、分类、清洗、消毒（包括运输器具的清洗消毒等）；②检查包装及灭菌区：为清洁区域，用于对已去污的诊疗器械、器具和物品进行检查、装配、包装及灭菌（包括敷料制作等）；③灭菌物品存放区：为清洁区域，用于对已灭菌物品的存放、保管和发放。一次性用物应设置专门区域存放。

（2）辅助区域：包括工作人员更衣室、值班室、办公室、休息室、卫浴间等。

3. 消毒供应中心的工作内容 工作人员防护着装应符合工作区域的要求，诊疗器械、器具和物品处理通常情况下遵循先清洗后消毒的处理程序，应遵循标准预防的原则进行清洗、消毒、灭菌。工作内容主要包括以下7部分：

（1）回收：消毒供应中心应对临床使用过的需重复使用的诊疗器械、器具和物品集中进行回收；被朊病毒、气性坏疽及突发原因不明的传染病病原体污染的诊疗器械、器具和物品，使用者应双层封闭包装并标明感染性疾病名称，由供应室单独回收。

（2）清洗消毒：①清洗方法包括机械清洗和手工清洗。机械清洗适用于大部分常规器械的清洗，手工清洗适用于精密、复杂器械清洗和有机物污染较重器械的初步处理。②清洗步骤包括冲洗、洗涤、漂洗、终末漂洗。清洗用水、物品及操作等遵循国家有关规定。③对于被传染病病原体污染的诊疗物品应先消毒灭菌，再进行清洗。④清洗后的器械、器具和物品应科学有效地进行消毒处理。

（3）干燥、检查与保养：首选干燥设备根据物品性质进行干燥处理，使用消毒低纤维絮擦布、压力气枪或≥95%乙醇进行干燥处理，不应使用自然干燥法进行干燥。要求器械表面及关节、齿牙处光洁无锈，无血渍、污渍、水垢，功能完好无损毁，带电源器械还应进行绝缘性能的安全检查。器械保养时根据不同特性分类处理，如橡胶类物品应防粘连、防老化；玻璃类物品避免碰撞、骤冷骤热；金属类器械使用润滑剂防锈，不损坏锐利刀剪的锋刃；布类物品防霉、防火、防虫蛀等。

（4）包装：包括装配、包装、封包、注明标识等步骤，器械与敷料应分室包装。包装前核对器械的种类、规格和数量，拆卸的器械应组装。根据物品的种类采取相适应的包装方式，包装外的标识应注明物品名称、数量、灭菌日期、失效日期等内容。

（5）装载、灭菌及卸载：根据物品的性质选择适宜有效的灭菌方法，按照不同的灭菌要求装载灭菌包，放置方法恰当，尽量将同类物品同锅灭菌，装载时标识应注明灭菌时间、灭菌器编号、灭菌批次、科室名称、灭菌包种类等，标识应具有追溯性。灭菌后按要求卸载，并且待物品冷却，检查包外化学指示物变色情况以及包装的完整性和干燥情况。

（6）储存与发放：灭菌后物品应分类、分架存放于无菌物品存放区。一次性使用无菌物品应去除外包装后，进入无菌物品存放区。物品存放架或柜应距地面≥20 cm，离墙≥5 cm，距天花板≥50 cm。物品放置应固定位置，设置标志，定期检查、盘点、记录，在有效期内发放。发放时有专人专窗，接触无菌物品前应先洗手或手消毒，发放记录应具有可追溯性。无菌物品的运送工具应每日清洁处理，干燥存放；有污染时应消毒处理，干燥后备用。

（7）相关监测：消毒供应中心应安排人员专门负责质量监测，根据要求定期对清洁剂、消毒剂、洗涤用水、润滑剂、包装材料等进行质量检查；定期进行监测材料的质量检查；对清洗消毒器、超声清洗器、灭菌器等进行日常清洁和检查；根据灭菌器的类型对灭菌效果分别进行检查。

4. 消毒供应中心的管理 应将消毒供应中心纳入医院建设规划，将其工作管理纳入医疗质量管理体系。消毒供应中心接受多个部门协同管理，以保障消毒供应中心的工作需要，确保医疗安全。

消毒供应中心应建立健全岗位职责、操作规程、消毒隔离、质量管理等各项管理制度和突发事件的应急预案。医院应根据消毒供应中心的工作量及岗位需求合理配备工作人员。消毒供应中心的工作人员应接受与岗位职责相应的岗位培训，正确掌握各类诊疗器械、器具与物品的清洗、消毒、灭菌的知识与技能，相关设备的操作规程，职业安全防护原则和方法，医院感染与控制的相关知识。同时根据专业发展开展继续教育培训，及时更新知识。

第三节 手 卫 生

情境三:

手卫生是预防和控制医院感染最经济、有效的方式,如果手卫生没有执行到位,同样也会导致医院感染的发生。

请思考:

1. 洗手、卫生手消毒、外科手消毒有哪些区别?

2. 洗手的指征包括哪些?

3. 医院配备洗手设施的要求是什么?

医务工作者用双手为人民群众的健康保驾护航,但也因为双手频繁地接触病患,容易直接或间接造成医院感染的发生。解决问题的最好办法就是手卫生。目前,手卫生被世界范围内公认为控制医院感染最为经济、有效、简单且便捷的途径,同时也是标准预防的重要措施之一。

一、概述

手卫生(hand hygiene)是洗手、卫生手消毒和外科手消毒的总称。为保障病人的安全,提高医疗质量,防止交叉感染,医院应加强手卫生的规范化管理,医务工作者也需自觉遵守医务人员手卫生规范。

(一)基本概念

1. 洗手(hand washing) 指个体用肥皂(或皂液等)和流动水洗手,去除手部皮肤肉眼可见的污垢及部分致病菌的过程。

2. 卫生手消毒(antiseptic hand rubbing) 指个体用符合国家有关标准的速干手消毒剂揉搓双手,以减少手部暂居菌的过程。

3. 外科手消毒(surgical hand antisepsis) 指外科手术前医务人员用肥皂(或皂液)和流动水洗手,再用具有持续抗菌活性的手消毒剂减少、清除或杀灭手部暂居菌、常居菌的过程。

(二)手卫生管理

1. 手卫生措施制度化 医院应根据《医务人员手卫生规范》制定出手卫生制度,以利于医务人员的执行和管理人员的监管。

2. 开展培训及效果监测 采取形式多样的培训,不断强化医务人员的手卫生意识、无菌意识和自我保护意识;对临床科室工作的医务人员进行手消毒效果监测,保证手卫生的效果。

3. 配备手卫生设施、手卫生用品 医院应在手卫生工作中加大财力和物力的投入,在病房、治疗室等病人和医务人员活动的区域配备充足的设施和用品,便于医患使用。

(1)洗手设施:配备流动水洗手设施,水龙头位置应适当,并尽量配备非手触开关,尤其是手术室、产房、脏器移植病房、重症监护室、感染科室、烧伤病房、消毒供应中心等重点部门必须配备非手触式开关。

（2）清洁剂：洗手用的清洁剂有肥皂、皂液、洗手液等。固体肥皂需保持干燥，皂液和洗手液如有混浊、变色需及时更换，宜选用一次性容器盛放皂液、洗手液，或者容器每周进行清洁消毒。

（3）干手设施：洗手后为避免手再次污染，应正确干手。干手设施包括干手机、一次性纸巾及容器、纯棉小毛巾及容器。小毛巾应一用一消毒。

（4）卫生手消毒设施：医院需配备符合国家有关标准的速干手消毒剂，如乙醇、异丙醇、氯己定、聚维酮碘、乙醇和氯己定的复合制剂等。

（5）外科手消毒设施

1）手术室洗手设施：流动水洗手设施。洗手池位置合理，水池大小、高度适宜，且能防止水外溅，水龙头数量充足，不少于手术间数量，并配备非手触式水龙头开关。

2）清洁用品：清洁剂、手刷等。手刷大小、刷毛软硬度适中。手刷应一用一消毒，方便取用。

3）手消毒剂：常用的手消毒剂为中、低效消毒剂，如氯己定与醇类复合制剂等免冲洗手消毒剂。建议选用一次性包装，放于非手触式的出液器中。重复使用的消毒剂容器应每周清洁消毒。

4）干手物品：无菌纯棉毛巾，一人一用，用后清洁、灭菌，盛放毛巾的容器需及时清洗、灭菌。

（6）其他：根据需要可在洗手池上方配备计时装置、洗手流程图等。

二、洗手

有效洗手是防止医院感染传播的最重要、最有效的措施之一。

【目的】

清除手部肉眼可见的污垢和大部分暂居菌，保持手清洁、卫生，切断通过手传播感染的途径。

【操作前准备】

1. 护士准备　衣帽整洁，修剪指甲，卷袖过肘，摘下手表等手部饰品。

2. 环境准备　清洁，宽敞，光线充足。

3. 用物准备　流动水洗手设施、清洁剂、速干手消毒剂、干手设施及护手霜。

【操作步骤】

操作步骤见表3-2。

表3-2　洗手操作步骤

操作步骤	要点与说明
1. 准备　打开水龙头，调节合适水流及水温	• 水龙头最好为感应式、脚踏式或用肘、膝控制的开关 • 水流不可过大，以免溅湿工作服 • 水温适宜，太冷或太热会使皮肤干燥
2. 润湿双手　在流动水下，使双手充分淋湿	
3. 涂抹清洁剂　取清洁剂均匀涂抹双手的手掌、手背、手指和指缝	

续表

操作步骤	要点与说明
4. 洗手 认真揉搓双手至少 15 s（图 3-2）：①掌心相对，手指并拢相互揉搓；②掌心对手背沿指缝相互揉搓，交换进行；③掌心相对，双手手指交叉沿指缝相互揉搓；④弯曲手指使关节贴于另一手掌心旋转揉搓，双手交替进行；⑤一手握另一手大拇指旋转揉搓，双手交换进行；⑥5 个手指尖并拢在另一掌心旋转揉搓，交换进行；⑦握住手腕回旋揉搓手腕及腕上 10 cm 的部位，交换进行	• 注意清洗双手所有皮肤，包括指背、指尖和指缝
5. 冲洗 打开水龙头，保持双手指尖向下，在流动水下彻底冲净双手	• 流动水可避免污水沾污双手
6. 干手 关闭水龙头，以擦手纸或毛巾擦干双手，或在干手机下烘干双手；必要时取护手霜护肤	• 避免二次污染 • 干手巾应保持清洁干燥，一用一消毒

【注意事项】

1. 当手部有血液或体液等肉眼可见污染时，应用流动水加清洁剂洗手；当手部没有肉眼可见的污染时可用速干手消毒剂代替洗手，揉搓方法与洗手方法相同。

2. 遵照洗手流程，揉搓面面俱到。洗手部位口诀可总结为：内、外、夹、弓、大、立、腕。冲洗双手时指尖向下。

3. 注意水温、水流大小的调试，手触式水龙头开关注意随时清洁。

4. 洗手指征：①接触病人：接触病人前后，包括接触病人黏膜、破损皮肤或伤口前后，接触病人血液、体液、分泌物、排泄物、伤口敷料等之后，从病人的污染部位移动到清洁部位。②接触病人周围环境及物品后。③穿脱隔离衣前后，脱手套后。④接触清洁、无菌物品前，无菌操作前。⑤处理药品或配餐前。

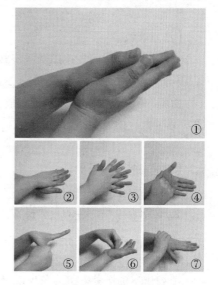

图 3-2 七步洗手法

5. 正确洗手不仅适用于医务人员，也适用于病人及家属，共同做好手部清洁，切断通过手感染的传播途径。

【健康教育】

1. 宣传洗手的重要性。

2. 介绍洗手的具体操作方法。

课程思政案例 3-1
"双手"创造美好新生活

三、卫生手消毒

医务人员在接触污染物品或感染病人后，手被大量细菌污染，一般洗手不能达到手部卫生要求，洗手后还需要进行卫生手消毒。

【目的】

清除手部致病及非致病微生物，预防感染与交叉感染，避免对无菌物品及清洁物品造成污染。

【操作前准备】

1. 护士准备　衣帽整洁，修剪指甲，卷袖过肘，摘下手表等手部饰品。
2. 环境准备　清洁，宽敞，光线充足。
3. 用物准备　流动水洗手设施、清洁剂、速干手消毒剂、干手设施。

【操作步骤】

操作步骤见表 3-3。

表 3-3　卫生手消毒操作步骤

操作步骤	要点与说明
1. 洗手　按照表 3-2 所列洗手步骤洗手	• 符合洗手的相关要求
2. 涂剂　将速干手消毒剂均匀涂抹在手掌、手背、手指、指缝、手腕及腕上 10 cm	• 消毒剂要求：作用速度快，不损伤皮肤，不引起过敏反应
3. 揉搓　按洗手步骤揉搓双手，直至手部干燥	• 消毒剂需涂抹在整个手部皮肤 • 揉搓时间至少 15 s
4. 干手　自然干燥	

【注意事项】

1. 卫生手消毒前先按照洗手步骤洗手并保持手部干燥。用速干手消毒剂揉搓双手方法正确，各部位均需揉搓到位。
2. 卫生手消毒指征：①接触病人的血液、体液和分泌物后；②接触传染病病人或传染性致病微生物污染的物品后，处理传染病病人污物后；③直接为传染病病人进行检查、治疗、护理后。

【健康教育】

1. 宣传卫生手消毒的重要性。
2. 介绍卫生手消毒的具体操作方法。

四、外科手消毒

外科手术前医务人员为减少医院感染的发生，保证手术效果，在洗手后再进行外科手消毒。

【目的】

最大程度清除指甲、手部、前臂的污物和暂居菌，抑制微生物的再生。

【操作前准备】

1. 护士准备　衣帽整洁，修剪指甲，卷袖过肘，摘下手表等手部饰品。
2. 环境准备　清洁，宽敞，光线充足。
3. 用物准备　流动水洗手设施、清洁剂、手消毒剂、手刷、干手设施，必要时备计时装置、洗手流程图等。

【操作步骤】

操作步骤见表 3-4。

表 3-4　外科手消毒操作步骤

操作步骤	要点与说明
1. 准备　修剪指甲，取下手表等手部饰品	• 手部饰品包括手表、戒指等 • 指甲与指端齐平，边缘光滑
2. 洗手　调节水温及水流大小，湿润双手，取适量清洁剂涂抹在双手、前臂和上臂下 1/3，揉搓并用手刷刷洗	• 特别注意指甲及皮肤皱褶处的清洁 • 手刷等清洁用品应每人使用后消毒或一次性使用
3. 冲净　流动水冲洗双手、前臂和上臂下 1/3	• 双手始终保持在胸前并高于肘部
4. 干手　使用干手物品擦干双手、前臂和上臂下 1/3	
5. 消毒	
（1）免冲洗手消毒法：取适量的免冲洗手消毒剂涂抹至双手的每个部位、前臂和上臂下 1/3，认真揉搓至消毒剂干燥	• 消毒剂均匀涂抹至每个部位 • 手消毒剂的使用需遵照产品使用说明
（2）冲洗手消毒法	
1）将适量的手消毒剂涂抹至双手、前臂和上臂下 1/3，并揉搓 2~6 min	• 消毒剂均匀涂抹至每个部位 • 手消毒剂的使用需遵照产品使用说明
2）流动水依次冲净双手、前臂和上臂下 1/3	• 水由指尖流向肘部 • 水质需达到饮用水标准，或在手术医师戴无菌手套前涂抹醇类手消毒剂
3）按序擦干：无菌巾依次擦干双手、前臂和上臂下 1/3	• 擦干顺序：双手、前臂和上臂下 1/3

【注意事项】

1. 注意外科手消毒与洗手和卫生手消毒的差异。外科手消毒需先洗手，后消毒；不同病人手术之间、手套破损或手被污染时，应重新进行外科手消毒。

2. 操作顺序与双手位置：涂抹消毒剂、揉搓、流水冲洗、无菌巾擦干等都应按照从指端到前臂再到上臂下 1/3 的顺序进行。双手在手消毒全过程都应保持在胸前并高于肘部的位置。

3. 手刷等清洁物品每人使用后放置在指定位置并消毒处理，术后摘手套后还需用清洁剂清洗双手。

【健康教育】

1. 宣传外科手消毒的重要性。

2. 区别外科手消毒与洗手、卫生手消毒的差异。

第四节　无 菌 技 术

情境四：

　为防止医院感染事件的再发生，医护人员在治疗和护理操作中应严格执行无菌技术。

> **请思考:**
> 1. 无菌技术包括哪些基本操作方法?
> 2. 无菌操作原则是什么?
> 3. 各项无菌操作技术的注意事项是什么?

课程思政案例 3-2
南丁格尔——无菌技术的临床应用

无菌技术是预防医院感染的一项基本而重要的技术,其基本操作方法根据科学原则制定,每位医务人员都必须熟练掌握并严格遵守。

一、概述

(一) 概念

1. 无菌技术(aseptic technique) 指在医疗、护理操作过程中,防止一切微生物侵入人体和防止无菌物品、无菌区域被污染的技术。

2. 无菌区(aseptic area) 指经灭菌处理且未被污染的区域。

3. 非无菌区(non-aseptic area) 指未经灭菌处理,或虽经灭菌处理但又被污染的区域。

4. 无菌物品(aseptic supplies) 指通过灭菌处理后保持无菌状态的物品。

5. 非无菌物品(non-aseptic supplies) 指未经灭菌处理,或虽经灭菌处理后又被污染的物品。

(二) 无菌技术操作原则

1. 操作环境清洁且宽敞 操作环境应清洁、宽敞、定期消毒;无菌操作前 0.5 h 停止清扫、减少走动,避免尘埃飞扬;操作台清洁、干燥、平坦,物品布局合理。

2. 工作人员仪表符合要求 无菌操作前,工作人员应着装整洁、修剪指甲、洗手、戴口罩,必要时穿无菌衣、戴无菌手套。

3. 无菌物品管理有序规范 ①存放环境:环境温度低于 24℃,相对湿度 <70%,机械通风换气每小时 4~10 次;无菌物品应存放于无菌包或无菌容器内;无菌物品放置位置应距离地面超过 20 cm,距离天花板超过 50 cm,距离墙面超过 5 cm,以减少污染。②标识清楚:无菌包或无菌容器外需有明显标识,标明物品名称、灭菌日期、有效期等信息。③使用有序:无菌物品通常按失效期先后顺序摆放取用。④有效期内使用:根据包装材料的不同,无菌物品的有效期也不同。纺织品材料包装的无菌物品如存放环境符合要求,有效期为 14 天,否则为 7 天;医用一次性纸袋包装的无菌物品,有效期为 30 天;一次性皱纹纸、一次性纸塑袋、医用无纺布或硬质密封容器包装的无菌物品,有效期为 180 天;由医疗器械生产厂家提供的一次性无菌物品遵照外包装标示的有效期。可疑污染、污染或过期的无菌物品应重新灭菌。

4. 操作过程中加强无菌观念 明确无菌区、非无菌区、无菌物品、非无菌物品,非无菌物品应远离无菌区;操作者身体应与无菌区保持一定的距离;取、放无菌物品时,应面向无菌区;取用无菌物品时应使用无菌持物钳;无菌物品一经取出,不可放回无菌容器内;手臂应保持在腰部或治疗台面以上,不可跨越无菌区,手不可接触无菌物品;避免面对无菌区谈笑、咳嗽、打喷嚏;如无菌物品疑有污染或已被污染,即不可使用,应予以更换;一套无菌物品供一位病人使用。

二、无菌技术基本操作

（一）使用无菌持物钳

【目的】

取放和传递无菌物品，保持无菌物品的无菌状态。

【操作前准备】

1. 护士准备　衣帽整洁，修剪指甲，洗手，戴口罩。
2. 环境准备　清洁、宽敞、明亮，定期消毒。
3. 用物准备　无菌持物钳、盛放无菌持物钳的容器。

【操作步骤】

操作步骤见表 3-5 及图 3-3。

表 3-5　使用无菌持物钳操作步骤

操作步骤	要点与说明
1. 查对　检查并核对名称、有效期、灭菌标识	• 确保在灭菌有效期内使用
2. 取钳　打开盛放无菌持物钳的容器盖，手持无菌持物钳的上 1/3 处，闭合钳端，将钳移至容器中央，垂直取出，关闭容器盖	• 盖闭合时不可从盖孔中取、放无菌持物钳 • 取放时不可触及容器口边缘
3. 使用　保持钳端向下，在腰部以上视线范围内活动，不可倒转向上	• 保持无菌持物钳的无菌状态
4. 放钳　用后闭合钳端，打开容器盖，快速垂直放回容器，关闭容器盖	• 防止因无菌持物钳在空气中暴露过久而污染 • 第一次使用，应记录打开日期、时间并签名，4 h 内有效

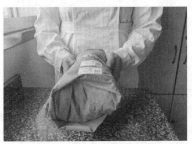
A. 查对

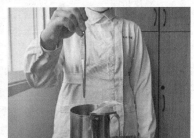
B. 取钳

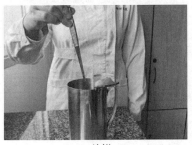
C. 放钳

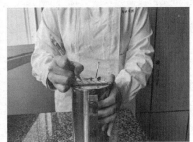
D. 记录

图 3-3　使用无菌持物钳

【注意事项】

1. 严格遵循无菌操作原则。

2. 取放无菌持物钳时应闭合钳端，垂直取出，不可触及容器口边缘。使用过程中始终保持钳端向下，不可倒转向上。

3. 取用的物品距离较远时，应将持物钳和容器一起移至操作处，不可远距离操作。

4. 不可用无菌持物钳夹取油纱布，防止油粘于钳端而影响消毒效果；不可用无菌持物钳换药或消毒皮肤，以防被污染。

5. 无菌持物钳一旦污染或可疑污染应重新灭菌。

6. 无菌持物钳如为湿式保存，除以上 1~5 注意事项外，还应注意：①盛放无菌持物钳的有盖容器底部垫有纱布，消毒液面需浸没钳轴节以上 2~3 cm 或镊子长度的 1/2；②放入无菌持物钳时，需松开轴节以利于钳与消毒液充分接触。

（二）使用无菌容器法

【目的】

用于盛放无菌物品并保持其无菌状态。

【操作前准备】

1. 护士准备 衣帽整洁，修剪指甲，洗手，戴口罩。

2. 环境准备 清洁、宽敞、明亮，定期消毒。

3. 用物准备 盛有无菌持物钳的无菌罐、盛有灭菌棉球或纱布的无菌容器（无菌盒、罐、盘等）。

【操作步骤】

操作步骤见表 3-6 及图 3-4。

表 3-6 使用无菌容器操作步骤

操作步骤	要点与说明
1. 查对 检查并核对无菌容器名称、灭菌日期、失效期、灭菌标识	• 应同时查对无菌持物钳以确保在有效期内
2. 开盖 取物时，打开容器盖，平移离开容器，内面向上置于稳妥处或拿于手中	• 开、关盖时，手不可触及盖的边缘及内面
3. 取物 用无菌持物钳从无菌容器内夹取无菌物品	• 无菌持物钳及物品不可触及容器边缘
4. 关盖 取物后，立即将盖盖严	• 避免容器内无菌物品在空气中暴露过久
5. 手持容器 手持无菌容器时，应托住容器底部	• 手不可触及容器边缘及内面
	• 第一次使用，应记录打开日期、时间并签名，24 h 内有效

【注意事项】

1. 严格遵循无菌操作原则。

2. 移动无菌容器时，应托住底部，手指不可触及无菌容器的内面及边缘。

3. 从无菌容器中取出的物品，即使未用，也不可再放回无菌容器中。

4. 无菌容器应定期消毒灭菌；一经打开，使用时间不超过 24 h。

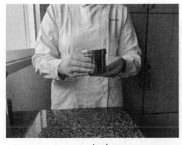
A. 查对

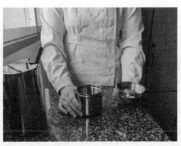
B. 开盖

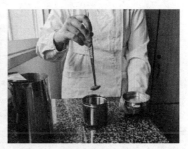
C. 取物

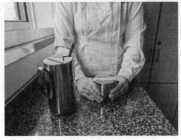
D. 关盖

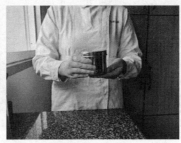
E. 手持容器

图 3-4 使用无菌容器

（三）使用无菌包法

【目的】

用无菌包布包裹无菌物品以保持其无菌状态，供无菌操作用。

【操作前准备】

1. 护士准备 衣帽整洁，修剪指甲，洗手，戴口罩。

2. 环境准备 清洁、宽敞、明亮，定期消毒。

3. 用物准备 盛有无菌持物钳的无菌罐、盛放无菌包内物品的容器或区域、无菌包（内放无菌治疗巾、敷料、器械等）、记录纸、笔。

【操作步骤】

操作步骤见表 3-7 及图 3-5。

表 3-7 使用无菌包操作步骤

操作步骤	要点与说明
1. 查对 检查并核对无菌包名称、灭菌日期、失效期、灭菌标识，无潮湿、无破损	• 应同时查对无菌持物钳以确保在有效期内 • 如超过有效期或有潮湿、有破损不可使用
2. 根据包内物品取出的量使用无菌包	
◆ 取出包内部分物品	
（1）放置：无菌包平放在清洁、干燥、平坦处	• 不可放在潮湿处，以免污染
（2）开包：手接触包布四角外面，依次揭开四角	• 打开包布时手不可触及包布内面 • 不可跨越无菌面
（3）取物：用无菌钳夹取所需物品，放在无菌区	
（4）回包：按原折痕包盖	
（5）记录：注明开包日期及时间并签名	• 有效期 24 h

续表

操作步骤	要点与说明
◆ 取出包内全部物品	
（1）开包：将包托在手上，另一手打开包布四角并捏住	
（2）放物：稳妥地将包内物品放在无菌区	• 投放时，手托住包布使无菌面朝向无菌区域
（3）整理：将包布折叠放妥	

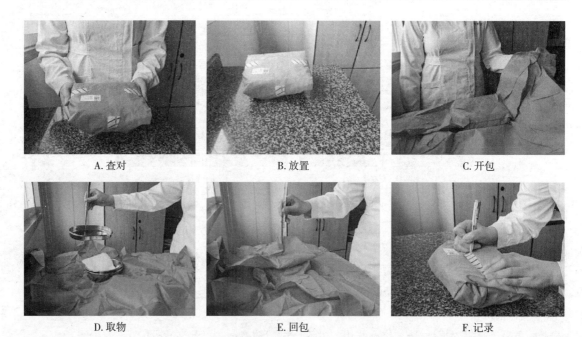

A. 查对　　　　　　　　　　B. 放置　　　　　　　　　　C. 开包

D. 取物　　　　　　　　　　E. 回包　　　　　　　　　　F. 记录

图 3-5　使用无菌包（取出包内部分物品）

【注意事项】

1. 严格遵循无菌操作原则。

2. 打开无菌包时，手只能接触包布四角的外面，不可触及包布内面，开包、取物和回包过程中不可跨越无菌区。

3. 包内物品未用完，应按原折痕包好，注明开包日期及时间，限 24 h 内使用。如包内物品超过有效期、被污染或包布潮湿受损，则需重新灭菌。

（四）铺无菌盘法

【目的】

形成无菌区域以放置无菌物品，供治疗、护理用。

【操作前准备】

1. 护士准备　衣帽整洁，修剪指甲，洗手，戴口罩。

2. 环境准备　清洁、宽敞、明亮，定期消毒。

3. 用物准备　盛有无菌持物钳的无菌罐、盛放治疗巾的无菌包、无菌物品、治疗盘、记录纸、笔。

【操作步骤】

操作步骤见表 3-8。

表 3-8 铺无菌盘操作步骤

操作步骤	要点与说明
1. 查对 检查并核对无菌包名称、灭菌日期、失效期、灭菌标识，无潮湿破损	• 同无菌包使用法 • 应同时查对无菌持物钳、无菌物品，以确保在有效期内
2. 取巾 打开无菌包，用无菌持物钳取一块治疗巾置于治疗盘内	• 如治疗巾未用完，应按要求开包、回包，注明开包时间，限 24 h 内使用 • 治疗巾内面构成无菌区，不可跨越无菌区
3. 铺盘	
◆ 单层底铺盘法（图 3-6）	
（1）铺巾：双手捏住治疗巾一边外面两角，轻轻抖开，双折平铺于治疗盘上，将上层呈扇形折至对侧，开口向外	• 手不可触及治疗巾内面
（2）放入无菌物品	• 保持物品无菌
（3）覆盖：双手捏住扇形折叠层治疗巾外面，遮盖于物品上，对齐上下层边缘，将开口处向上翻折两次，两侧边缘分别向下折一次，露出治疗盘边缘	
◆ 双层底铺盘法（图 3-7）	
（1）铺巾：双手捏住治疗巾一边外面两角，轻轻抖开，从远到近，3 折成双层底，上层呈扇形折叠，开口向外	• 手不可触及治疗巾内面
（2）放入无菌物品	• 保持物品无菌
（3）覆盖：放入无菌物品，拉平扇形折叠层，盖于物品上，边缘对齐	• 手不可触及治疗巾内面 • 调整无菌物品的位置，使之尽可能居中
4. 记录 注明铺盘日期及时间并签名	• 铺好的无菌盘 4 h 内有效

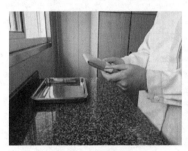
A. 查对

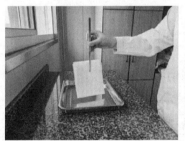
B. 取巾

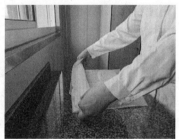
C. 铺巾

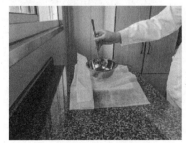
D. 放入无菌物品

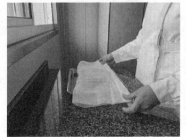
E. 覆盖

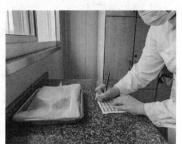
G. 记录

图 3-6 单层底铺盘法

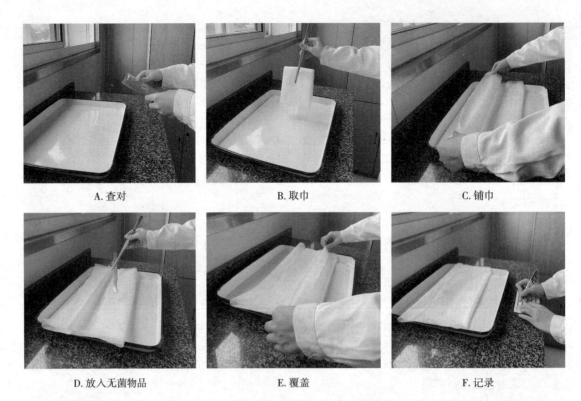

A.查对　　　　　　　　　　B.取巾　　　　　　　　　　C.铺巾

D.放入无菌物品　　　　　　　E.覆盖　　　　　　　　　　F.记录

图 3-7　双层底铺盘法

【注意事项】

1. 严格遵循无菌操作原则。

2. 铺盘时，手不可触及治疗巾内面，不可跨越无菌区。

3. 铺好的无菌盘应尽早使用，有效期为 4 h，如发生潮湿、破损、被污染等情况，则不可使用。

（五）倒取无菌溶液法

【目的】

保持无菌溶液的无菌状态，供治疗护理用。

【操作前准备】

1. 护士准备　衣帽整洁，修剪指甲，洗手，戴口罩。

2. 环境准备　清洁、宽敞、明亮，定期消毒。

3. 用物准备　无菌溶液、启瓶器、弯盘、盛装无菌溶液的容器、棉签、消毒液、记录纸、笔等，必要时备盛有无菌持物钳的无菌罐、无菌纱布罐。

【操作步骤】

操作步骤见表 3-9 及图 3-8。

表 3-9　倒取无菌溶液操作步骤

操作步骤	要点与说明
1. 清洁　取盛放无菌溶液的密封瓶，擦净瓶身	
2. 查对　检查并核对：瓶签上的药名、剂量、浓度和有效期，瓶盖有无松动，瓶身有无裂缝，溶液有无沉淀、浑浊或变色	• 确定溶液正确、质量可靠 • 对光检查溶液质量 • 同时需查对无菌持物钳、无菌纱布有效期

续表

操作步骤	要点与说明
3. 开瓶 用启瓶器开启瓶盖，消毒瓶塞，待干后打开瓶塞	• 手不可触及瓶口及瓶塞内面，防止污染
4. 倒液 手持溶液瓶，瓶签朝向掌心，少量溶液旋转冲洗瓶口，再由原处倒出溶液至无菌容器中	• 避免沾湿瓶签 • 倒溶液时，勿使瓶口接触容器口周围，勿使溶液溅出
5. 盖塞 倒好溶液后立即塞好瓶塞	• 必要时消毒后盖好，以防溶液污染
6. 记录 在瓶签上注明开瓶日期及时间并签名	• 已开启的溶液瓶内的溶液可保存 24 h • 余液只作清洁操作用
7. 处理 按要求整理用物并处理	

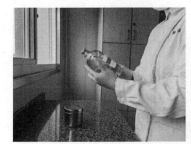
A. 查对

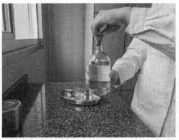
B. 开瓶

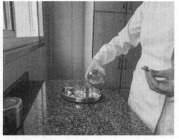
C. 倒液

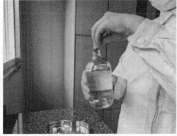
D. 盖塞

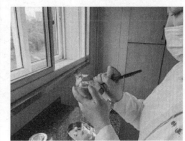
E. 记录

图 3-8 倒取无菌溶液

【注意事项】

1. 严格遵循无菌操作原则。

2. 开启无菌溶液瓶时，手不可触及瓶口及瓶塞内面；不可将物品伸入无菌溶液瓶内蘸取溶液；倾倒液体时无菌溶液瓶瓶口勿接触容器口；已倒出的溶液不可再倒回瓶内以免污染剩余溶液。

3. 已开启的无菌溶液瓶内的溶液，有效期为 24 h，余液只作清洁操作用。

（六）戴、脱无菌手套法

【目的】

预防病原微生物通过医务人员的手传播疾病和污染环境，适用于医务人员进行严格的无菌操作和接触病人破损皮肤、黏膜时。

【操作前准备】

1. 护士准备　衣帽整洁，修剪指甲，洗手，戴口罩。
2. 环境准备　清洁、宽敞、明亮，定期消毒。
3. 用物准备　无菌手套、弯盘。

【操作步骤】

操作步骤见表 3-10。

表 3-10　戴、脱无菌手套操作步骤

操作步骤	要点与说明
1. 查对　检查并核对无菌手套袋外的号码、灭菌日期、失效期，包装是否完整、干燥	• 选择合适的号码
2. 打开手套袋　将手套袋平放于清洁、干燥的桌面上打开	
3. 取、戴手套	
◆ 分次取、戴法	
（1）一手掀开手套袋开口处，另一手捏住一只手套的反折部分（手套内面）取出手套，对准五指戴上	• 手不可触及手套外面（无菌面） • 手套取出时外面（无菌面）不可触及任何物品
（2）未戴手套的手掀起另一只袋口，再用戴好手套的手指插入另一只手套的反折内面（手套外面），取出手套，同法戴好	• 已戴手套的手不可触及未戴手套的手及另一手套的内面（非无菌面），未戴手套的手不可触及手套的外面（无菌面） • 戴好手套的手始终保持在腰部以上水平、视线范围内
◆ 一次性取、戴法（图 3-9）	• 要点同分次取、戴法
（1）双手同时掀开手套袋开口处，用一手拇指和示指同时捏住两只手套的反折部分，取出手套	
（2）将两手套五指对准，先戴一只手，再以戴好手套的手指插入另一只手套的反折内面，同法戴好	
4. 调整　将手套的翻边扣套在工作服衣袖外面，双手对合交叉检查是否漏气，并调整手套位置	• 手套外面（无菌面）不可触及任何非无菌物品 • 不可强拉手套
5. 脱手套　用戴手套的手捏住另一手套腕部外面，翻转脱下；再将脱下手套的手伸入另一手套内，捏住内面边缘将手套向下翻转脱下	• 勿使手套外面（污染面）接触到皮肤
6. 处理　按要求整理用物并处理	• 弃置手套于黄色医疗垃圾袋内 • 洗手、脱口罩

【注意事项】

1. 严格遵循无菌操作原则。
2. 戴手套时，手套外面为无菌面，不可触及任何非无菌物品；脱手套时，手套外面为污染面，不可触及皮肤，脱手套后应洗手。
3. 戴手套后双手应始终保持在腰部或操作台面以上视线范围内的水平，如发现手套有破损或可疑污染应立即更换。

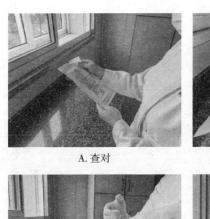
A. 查对

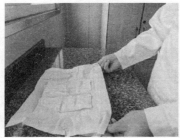
B. 打开手套袋

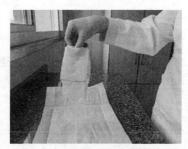
C. 取手套

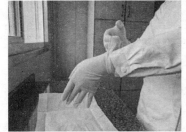
D. 戴手套

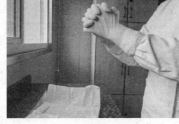
E. 调整

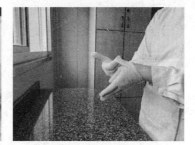
F. 脱手套

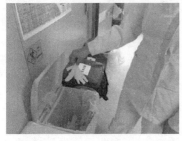
G. 处理

图 3-9 一次性取、戴、脱无菌手套

4. 诊疗护理不同病人之间应更换手套；一次性手套应一次性使用；戴手套不能替代洗手，必要时进行卫生手消毒。

拓展阅读 3-1
野战方舱医院手术无菌物品模块化管理

第五节 隔 离 技 术

情境五：
护士小王负责护理一名机械通气病人，检查示鲍曼不动杆菌感染，需要进行床旁隔离。
请思考：
1. 该病人需要采取哪些隔离措施？
2. 隔离的种类和措施包括哪些？

隔离（isolation）是通过采用各种方法、技术，防止病原体从病人及携带者传播给他人的措施。通过隔离可以切断感染链，将传染源、高度易感人群安置在指定地点，暂时避免和周围人群接触，防止病原微生物在病人、工作人员及媒介物中扩散。

一、概述

隔离对预防医院感染意义重大，在临床工作中，护理工作人员应自觉遵守隔离制度，严格遵循隔离原则，认真执行隔离技术，同时加强隔离知识教育。下面介绍与隔离有关的几个概念。

1. 清洁区（cleaning area） 指进行传染病诊治的病区中不易受到病人血液、体液和病原微生物等物质污染及传染病病人不应进入的区域。包括医务人员值班室、卫生间、男女更衣室、浴室以及储物间、配餐间等。

2. 潜在污染区（potentially contaminated area） 也称半污染区，指进行传染病诊治的病区中位于清洁区与污染区之间，有可能被病人血液、体液和病原微生物等物质污染的区域。包括医务人员的办公室、治疗室、护士站、病人用后的物品、医疗器械等的处理室、内走廊等。

3. 污染区（contaminated area） 指进行传染病诊治的病区中传染病病人和疑似传染病病人接受诊疗的区域，包括被病人血液、体液、分泌物、排泄物污染物品暂存和处理的场所，如病室、处置室、污物间及病人入院、出院处理室等。

4. 两通道（two passages） 指进行传染病诊治的病区中的医务人员通道和病人通道。医务人员通道、出入口设在清洁区一端，病人通道、出入口设在污染区一端。

5. 缓冲间（buffer room） 指进行传染病诊治的病区中清洁区与潜在污染区之间、潜在污染区与污染区之间设立的两侧均有门的小室，为医务人员的准备间。

6. 负压病区（negative pressure ward） 也称负压病室（negative pressure room），指通过特殊通风装置，使病区（病室）的空气按照由清洁区向污染区流动，使病区（病室）内的压力低于室外压力。负压病区（病室）排出的空气需经处理，确保对环境无害。

7. 标准预防（standard precaution） 是基于病人的血液、体液、分泌物（不包括汗液）、非完整皮肤和黏膜均可能含有感染性因子的原则，针对医院所有病人和医务人员采取的一组预防感染措施。

二、隔离种类及措施

目前，隔离预防主要是在标准预防的基础上，实施两大类隔离：一是基于切断传播途径的隔离，二是基于保护易感人群的隔离。

（一）基于切断传播途径的隔离

确认的感染性病原微生物的传播途径主要有三种：接触传播、空气传播和飞沫传播。通过多种传播途径传播的感染性疾病应联合应用多种隔离预防措施。

1. 接触传播的隔离与预防 是对确诊或可疑感染经接触传播的疾病（如肠道感染、多重耐药菌感染、皮肤感染等）采取的隔离与预防。在标准预防的基础上，隔离措施还有：

（1）隔离病室使用蓝色隔离标志。

（2）限制病人的活动范围，根据感染疾病类型确定入住单人隔离病室，还是同病种感染者同室隔离。原则上禁止探陪，探视者需要进入隔离病室时，应采取相应的隔离措施。

（3）减少病人的转运，如需要转运时，应采取有效措施，减少对其他病人、医务人员和环境的污染。

（4）进入隔离病室前必须戴好口罩、帽子，从事可能污染工作服的操作时，应穿隔离衣；离开病室前，脱下隔离衣，按要求悬挂，每天更换清洗与消毒；或使用一次性隔离衣，用后按医疗废物管理要求进行处置。接触甲类传染病应按要求穿脱、处置防护服。

（5）接触隔离病人的血液、体液、分泌物、排泄物等物质时，应戴手套；离开隔离病室前、接触污染物品后应脱下手套，洗手和（或）手消毒。手上有伤口时应戴双层手套。

（6）病人接触过的一切物品均应先灭菌，然后再进行清洁、消毒、灭菌。被病人污染的敷料应装袋标记后送焚烧处理。

2. 空气传播的隔离与预防 是对经空气传播的呼吸道传染疾病（如肺结核、水痘等）采取的隔离与预防。在标准预防的基础上，隔离措施还有：

（1）隔离病室使用黄色隔离标志。

（2）相同病原引起感染的病人可同居一室，通向走廊的门窗须关闭。有条件时尽量使隔离病室远离其他病室或使用负压病室。无条件收治时，应尽快转送至有条件收治呼吸道传染病的医疗机构进行治疗，并注意转运过程中医务人员的防护。

（3）当病人病情允许时，应戴外科口罩，定期更换，并限制其活动范围。同时为病人准备专用的痰杯，口鼻分泌物需经消毒处理后方可丢弃。被病人污染的敷料应装袋标记后焚烧或做消毒—清洁—消毒处理。

（4）严格空气消毒。

（5）医务人员严格按照区域流程，在不同的区域，穿戴不同的防护用品，离开时按要求摘脱，并正确处理使用后物品。

（6）进入确诊或可疑传染病病人房间时，应戴帽子、医用防护口罩；进行可能产生喷溅的诊疗操作时，应戴护目镜或防护面罩，穿防护服，当接触病人及其血液、体液、分泌物、排泄物等物质时应戴手套。

3. 飞沫传播的隔离与预防 是对经飞沫传播的疾病（如百日咳、流行性感冒、病毒性腮腺炎等）采取的隔离与预防。在标准预防的基础上，隔离措施还有：

拓展阅读3-2
新型冠状病毒肺炎患者隔离点建设与运行——武汉市基层实践课程

（1）隔离病室使用粉色隔离标志。

（2）相同病原引起感染的病人可同居一室，通向走道的门窗须关闭。有条件时尽量使隔离病室远离其他病室或使用负压病室。无条件收治时，应尽快转送至有条件收治的医疗机构进行治疗，并注意转运过程中医务人员的防护。

（3）当病人病情允许外出时，应戴外科口罩，定期更换，并限制其活动范围。同时为病人准备专用的痰杯，口鼻分泌物需经消毒处理后方可丢弃。被病人污染的敷料应装袋标记后焚烧或做消毒—清洁—消毒处理。

（4）病人之间、病人与探视者之间相隔距离在1 m以上，探视者应戴外科口罩。

（5）加强通风或进行空气消毒。

（6）医务人员严格按照区域流程，在不同区域，穿戴不同的防护用品，离开时按要求摘脱，并正确处理使用后物品。

（7）与病人近距离（1 m以内）接触时，应戴帽子、医用防护口罩；进行可能产生喷溅的诊疗操作时，应戴护目镜或防护面罩，穿防护服；当接触病人及其血液、体液、分泌物、排泄物等物质时应戴手套。

4. 其他传播途径疾病的隔离与预防 应根据疾病的特性，采取相应的隔离与防护措施。

（二）基于保护易感人群的隔离

基于保护易感人群的隔离又称保护性隔离（protective isolation），是以保护易感人群作为制订措施的主要依据而采取的隔离，也称反向隔离，适用于抵抗力低下或极易感染的病人，如严重烧伤、早产儿、白血病、脏器移植及免疫缺陷等病人。隔离的主要措施有：

1. 设专用隔离病室　安排单间病室隔离，室外悬挂明显的隔离标志。病室内空气应保持正压通风，定时换气；地面、家具等均应每天严格消毒。

2. 进出隔离病室要求　凡进入病室内人员应穿戴灭菌后的隔离衣、帽子、口罩、手套及拖鞋，未经消毒处理的物品不可带入隔离区域，接触病人前、后及护理另一位病人前均应洗手。

3. 污物处理　病人的引流物、排泄物、被其血液及体液污染的物品，应及时分装密闭，标记后送指定地点。

4. 探陪要求　凡患呼吸道疾病者或咽部带菌者，包括工作人员均应避免接触病人；原则上不予探视，探视者需要进入隔离病室时应采取相应的隔离措施。

三、隔离技术基本操作

为保护医务人员和病人，避免感染和交叉感染，应加强手卫生，根据情况使用帽子、口罩、隔离衣、护目镜、防护面罩、防护服、鞋套、手套、防水围裙等防护用具。

（一）帽子、口罩的使用

【目的】

保护工作人员和病人，防止感染和交叉感染。

【操作前准备】

1. 护士准备　衣帽整洁，修剪指甲，洗手。
2. 环境准备　清洁、宽敞、明亮，定期消毒。
3. 用物准备　根据需要备合适的帽子、口罩。

【操作步骤】

操作步骤见表 3-11。

表 3-11　帽子、口罩使用操作步骤

操作步骤	要点与说明
1. 洗手	
2. 戴帽子　将帽子遮住全部头发，戴妥	• 帽子大小合适，能遮住全部头发
3. 戴口罩	
◆ 戴外科口罩（图 3-10）	
（1）查对后，将口罩罩住鼻、口及下巴，口罩下方带系于颈后，上方带系于头顶中部	• 如系带为耳套式，分别将系带系于左右耳后
（2）将双手指尖放在鼻夹上，从中间位置向两侧移动，用手指向内按压，以鼻梁形状塑造鼻夹	• 不应一只手按压鼻夹
（3）调整系带松紧度，检查闭合性	
◆ 戴医用防护口罩（图 3-11）	
（1）查对后，一手托住口罩，有鼻夹的一面向外	
（2）将口罩罩住鼻、口及下巴，鼻夹部位向上紧贴面部	

续表

操作步骤	要点与说明
（3）用另一手将下方系带拉过头顶，放在颈后双耳下	
（4）将上方系带拉过头顶中部	
（5）将双手指尖放在金属鼻夹上，从中间位置开始，用手指向内按压鼻夹，并分别向两侧移动和按压，根据鼻梁形状塑造鼻夹	• 不应一只手按压鼻夹
（6）检查：将双手完全盖住口罩，快速呼气，检查密闭性，如有漏气应调整鼻夹的位置	• 应调整到不漏气为止
4. 脱口罩 洗手后取下口罩，先解开下面的系带，再解开上面的系带，用手指捏住细带将口罩丢入黄色垃圾袋中	• 不要接触口罩前面（污染面）
5. 脱帽子 洗手后取下帽子	• 一次性帽子使用后丢入黄色垃圾袋内 • 布制帽子每日更换并清洁

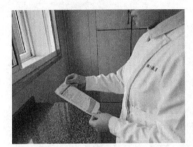
A. 查对

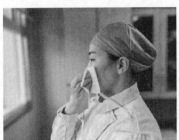
B. 戴口罩罩住鼻、口及下巴

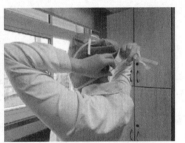
C. 系系带

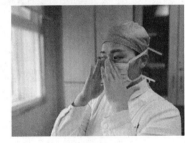
D. 塑造鼻夹

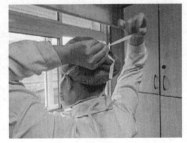
E. 松系带

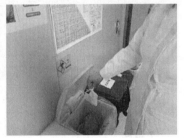
F. 丢弃

图 3-10　戴外科口罩

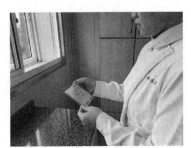
A. 查对

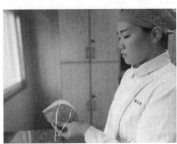
B. 一手托住口罩，鼻夹面向外

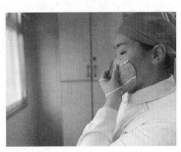
C. 口罩罩住鼻、口及下巴

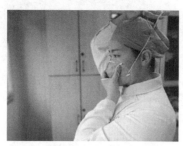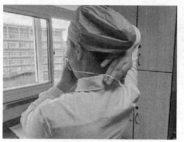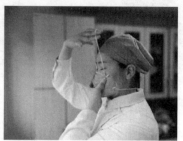

| D. 下方系带拉过头顶 | E. 放在颈后双耳下 | F. 上方系带拉过头顶中部 |

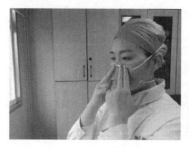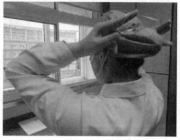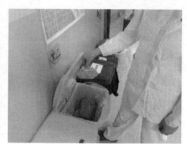

| G. 塑造鼻夹 | H. 松系带 | I. 丢弃 |

图 3-11　戴医用防护口罩

【注意事项】

1. 使用帽子的注意事项　进入污染区和清洁区前、进行无菌操作等应戴帽子，被病人血液、体液污染后应及时更换，脱帽子前后均应洗手。

2. 使用口罩的注意事项　应根据不同的操作要求选用不同种类的口罩；始终保持口罩的清洁、干燥；口罩受潮或污染后，应及时更换；戴上口罩后，不可用污染的手触摸口罩；每次进入工作区域前，应检查医用防护口罩的密闭性；脱口罩前后应洗手。

（二）穿、脱隔离衣

隔离衣是用于保护医务人员避免受到血液、体液和其他感染性物质污染，或用于保护病人避免感染的防护用品，分为一次性隔离衣和布制隔离衣。通常根据病人的病情、目前隔离种类和隔离措施，确定是否穿隔离衣，并选择其型号。

【目的】

保护医务人员避免受到血液、体液和其他感染性物质污染，或保护病人避免感染。

【操作前准备】

1. 护士准备　衣帽整洁，修剪指甲，卷袖过肘，洗手，戴口罩。

2. 环境准备　清洁、宽敞、明亮，定期消毒。

3. 用物准备　隔离衣、挂衣架、手消毒用物。

【操作步骤】

操作步骤见表 3-12。

表 3-12　穿、脱隔离衣操作步骤

操作步骤	要点与说明
◆ 穿隔离衣（图 3-12）	• 隔离衣应后开口，能遮住全部衣服和外露的皮肤
1. 评估　病人的病情、治疗与护理、隔离的种类及措施、穿隔离衣的环境	
2. 取衣　查对隔离衣，手持衣领取衣，将隔离衣清洁面朝向自己，污染面向外，衣领两端向外折齐，对齐肩缝，露出肩袖内口	• 查对隔离衣是否干燥、完好，大小是否合适，有无穿过，确定清洁面和污染面 • 隔离衣衣领和隔离衣内面视为清洁面
3. 穿袖　一手持衣领，另一手伸入一侧袖内，持衣领的手向上拉衣领，将衣袖穿好，换手持衣领，依上法穿好另一袖	
4. 系领　双手持衣领，由领子中央顺着边缘由前向后系好衣领	• 系衣领时衣袖不可触及衣领、面部和帽子
5. 系袖口　扣好袖口或系上袖带，需要时用橡皮圈束紧袖口	
6. 系腰带　将隔离衣一边（约在腰下 5 cm 处）逐渐向前拉，见到衣边捏住，同法捏住另一侧衣边。双手在背后将衣边边缘对齐，向一侧折叠，一手按住折叠处，另一手将腰带拉至背后折叠处，腰带在背后交叉，回到前面打一活结系好	• 后侧边缘须对齐，折叠处不能松散 • 手不可触及隔离衣的内面 • 穿好隔离衣后，双臂保持在腰部以上、视线范围内；不得进入清洁区，避免接触清洁物品
◆ 脱隔离衣（图 3-13）	• 明确脱隔离衣的区域划分
1. 解腰带　解开腰带，在前面打一活结	
2. 解袖口　解开袖口，在肘部将部分衣袖塞入工作衣袖内，充分暴露双手	• 不可使衣袖外侧塞入袖内
3. 消毒双手	• 不可沾湿隔离衣
4. 解衣领　解开领带	• 保持衣领清洁
5. 脱衣袖　一手伸入另一侧袖口内，拉下衣袖过手，再用衣袖遮住的手在外面捏住另一衣袖的外面并拉下袖子，双手在袖内使袖子对齐，双臂逐渐退出	• 衣袖不可污染手及手臂 • 如使用一次后即更换，双手持带将隔离衣从胸前向下拉，双手分别捏住对侧衣领内侧清洁面下拉脱去袖子，将隔离衣污染面向内，衣领及衣边卷至中央，放入污衣袋内清洗消毒后备用
6. 挂衣钩　双手持领，将隔离衣两边对齐，挂在衣钩上；不再穿的隔离衣，脱下后清洁面向外，卷好投入医疗污物袋中或回收袋中	

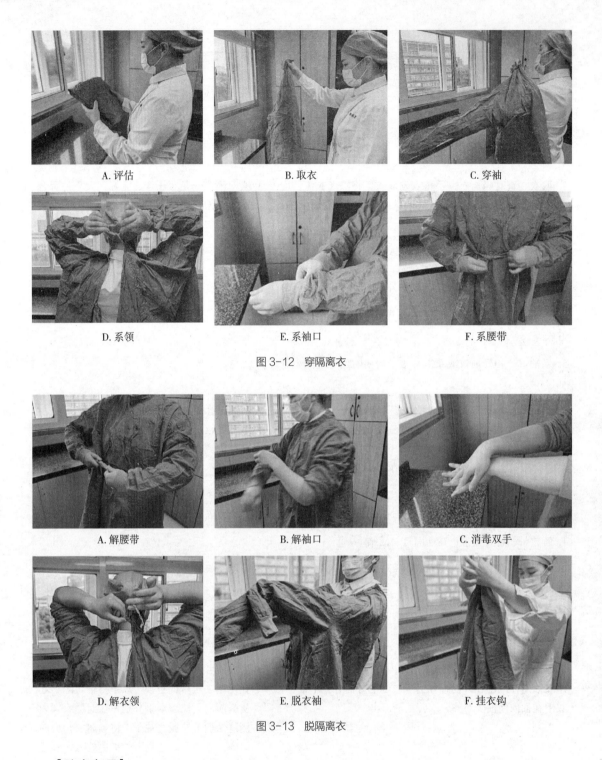

A. 评估　　　　B. 取衣　　　　C. 穿袖

D. 系领　　　　E. 系袖口　　　　F. 系腰带

图 3-12　穿隔离衣

A. 解腰带　　　　B. 解袖口　　　　C. 消毒双手

D. 解衣领　　　　E. 脱衣袖　　　　F. 挂衣钩

图 3-13　脱隔离衣

【注意事项】

1. 穿、脱隔离衣需在规定区域内进行。隔离衣使用前检查有无潮湿、破损，如有潮湿或污染应立即更换，穿、脱隔离衣过程中避免污染衣领、面部、帽子和清洁面，始终保持衣领清洁。

2. 穿好隔离衣后，双臂保持在腰部以上、视线范围内；不得进入清洁区，避免接触清洁物品。

3. 依据隔离衣摆放的位置确定隔离衣的摆放方法，脱下的隔离衣如挂在半污染区，清洁面向外，污染面向内；挂在污染区，则污染面向外，清洁面向内。

4. 下列情况应穿隔离衣：接触经接触传播的感染性疾病病人，如肠道感染病人、多重耐药菌感染病人等时；对病人实行保护性隔离时，如大面积烧伤、骨髓移植等病人的诊疗、护理时；可能受到病人血液、体液、分泌物、排泄物喷溅时。

（三）护目镜、防护面罩的使用

护目镜能防止病人的血液、体液等具有感染性物质溅入人眼部，防护面罩能防止病人的血液、体液等具有感染性物质溅到人面部。当可能发生病人血液、体液、分泌物等喷溅或近距离接触传染病病人时，应选择合适的护目镜和防护面罩。

护目镜、防护面罩使用前应检查有无破损，佩戴装置有无松脱；佩戴后应调节舒适度；摘下护目镜、防护面罩时应捏住靠头或耳朵的一边，放入医疗垃圾袋内，如需重复使用，放入回收容器内，以便清洁、消毒。

（四）穿脱防护服

防护服应具有良好的防水、抗静电和过滤效能，无皮肤刺激性，穿脱方便，结合部严密，袖口、脚踝口应为弹性收口，属于一次性防护用品。医务人员在接触甲类传染病或按甲类传染病管理的传染病病人，以及接触经空气传播或飞沫传播的传染病病人时，可能受到病人血液、体液、分泌物、排泄物喷溅时，须穿防护服。

（五）鞋套的使用

鞋套应具有良好的防水性能，并一次性使用。应在规定区域内穿鞋套，离开该区域时应及时脱掉放入医疗垃圾袋内；发现鞋套破损时，应及时更换。

> 课程思政案例 3-3
> 特殊的新年

（赵妤聪　丁君蓉）

数字课程学习

⬇ 教学 PPT　　　✎ 自测题

第四章

病人入院和出院的护理

【学习目标】

知识:

1. 掌握病人入院护理的目的及流程。

2. 掌握各种卧位的适用范围及操作要点。

3. 掌握分级护理的适用对象及护理要点。

4. 掌握病人出院护理的目的及流程。

5. 掌握轮椅、平车运送的操作目的和注意事项。

6. 熟悉病人床单位的构成。

7. 了解人体力学在护理操作中的应用原理。

技能:

1. 掌握各种铺床法,满足病人需求。

2. 根据病人病情,协助病人摆放正确体位,促使病人安全、舒适。

3. 正确使用轮椅、平车运送活动障碍的病人完成入院、出院、检查、治疗、户外活动。

4. 正确运用人体力学原理,提高工作效率,避免损伤,促进病人舒适、安全。

素质:

1. 具有严谨求实的工作态度,使病人尽快熟悉和适应医院生活,消除紧张、焦虑等不良情绪,积极配合治疗。

2. 病人转运过程中,保障病人安全,促进舒适,从细节处体现人文关怀意识。

情境导入

张某，男，70岁，主诉"间断腹痛4天，黑便半天"。病人自述于4天前无明显诱因出现上腹部间断性发作性隐痛，多于餐后1h左右出现，进食或服用止痛片后可缓解，但反复发作，约半天前开始排黑便2次，每次量约300g，伴轻微头晕。病人心音正常，无病理性杂音，双肺（－），肝脾未触及，神经系统无异常。测血氧饱和度95%，心率：100次/min，律齐，血压：132/75 mmHg。

入院和出院护理工作是贯彻整体护理理念、满足病人身心需要的具体体现。护士应掌握病人入院、出院护理的一般程序，按照整体护理的要求，在入院时对病人进行评估，给予针对性的护理，使病人入院后能尽快适应环境，积极配合医疗护理活动，同时在出院时指导病人继续巩固治疗效果，提高其自我护理能力，增进健康，提高生活质量。

第一节 病人入院的护理

情境一：

消化科护士接急诊科电话，稍后会接收该名消化道出血病人。

请思考：

1. 病人床单元应如何准备？

2. 针对病人的病情及自理能力，如何给予分级护理？

入院护理（admission nursing）是指病人经医生确定需要住院开始至进入病区后，护士对其所进行的一系列护理工作。其目的是协助病人了解和熟悉医院环境，尽快适应环境变化和病人角色；满足病人的身心需要，以调动病人配合治疗和护理的积极性；做好健康教育，满足病人对疾病信息的需求。

一、入院程序

入院程序指门诊或急诊病人根据医生签发的住院证，自办理入院手续至进入病区的过程。

急诊或门诊医师经初步诊断，确定病人需要住院时，由医师签发住院证，病人或家属持住院证到住院处办理住院手续。

住院处人员通知病区护士做好接纳新病人的准备。

门诊护士携病历在家属的协助下，视情况选择步行、轮椅或平车推送护送病人入病区，与病区护士就病人病情、所采取的或需要继续的治疗与护理措施、病人的个人卫生情况及物品进行交接。病区护士根据病人的病情和身体状况，协助病人进行卫生处置。

二、病人进入病区后的初步护理

（一）一般病人入病区后的初步护理

1. 准备床单位　病区值班护士接到住院处通知后，根据病人病情需要准备好床单位。将备用床改为暂空床，备齐病人所需用物，如热水瓶、面盆、便盆等。

2. 迎接新病人　护士应以热情的态度、亲切的语言迎接新病人，引领病人至指定的病室床位，并主动向病人及家属介绍自己、主管医生及同室病友，说明自己将为病人提供的服务内容及工作职责。根据需要为病人佩戴标识腕带（图4-1）。耐心解答病人提出的问题，消除其不安情绪，增强病人的安全感和对护士的信任感。

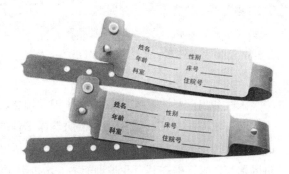

图4-1　标识腕带

3. 通知主管医生　通知主管医生诊视病人，必要时协助医生为病人进行体格检查、治疗。

4. 填写住院病历及有关护理表格

（1）开立电子文书表格（无电子文书，则用蓝色或蓝黑色墨水笔逐项填写住院病历及各种表格眉栏项目）。

（2）填写电子体温单，在当日体温单相应时间40~42℃之间纵向填写入院时间（无电子表格则用红色墨水笔）。

（3）记录病人首次体温、脉搏、呼吸、血压、身高及体重值。

（4）填写/打印入院登记本、诊断卡（插入病人一览表）、床头（尾）卡（置于病床床头或床尾牌夹内）。

5. 介绍与指导　向病人及家属介绍病区环境、有关规章制度、床单位及相关设备的使用方法，指导常规标本的留取方法、时间及注意事项。

6. 执行医嘱　按照医嘱执行各项治疗和护理措施，通知营养室准备膳食，并按护理分级要求护理病人。

7. 入院护理评估　对病人的健康状况进行评估，评估病人自理能力和风险因素，对存在高风险（如跌倒、坠床、压疮、管路滑脱、营养、深静脉血栓等）的病人及时通知主管医生，并向病人及家属履行告知义务。了解病人的基本信息、身心需要及健康问题，填写入院护理评估单，为制订护理计划提供依据。

（二）急、危重病人入病区后的初步护理

1. 准备床单位　病区护士接到住院处通知后，应立即备好床单位，危重病人安置在危重病人监护病室或抢救室，将备用床改为暂空床，加铺橡胶中单或一次性中单。急诊手术病人需铺好麻醉床。

2. 通知医生，做好抢救准备　通知有关医生做好抢救准备，并备好急救器材及药品，如急救车、吸氧装置、吸引器、输液用具等。

3. 安置病人　将病人妥善安置于已经准备好的床单位上，并为病人佩戴标识腕带。

4. 配合抢救 密切观察病人病情变化，积极配合医生进行抢救，并做好相关护理记录。

5. 暂留陪护人员 对不能正确叙述病情的病人，如有语言障碍、听力障碍、昏迷的病人或婴幼儿，需暂留陪护人员，以便询问病人病史。

三、病人床单位的准备

（一）病人床单位的构成

病人床单位（patient's unit）指住院期间医疗机构提供给病人使用的家具和设备，它是病人住院期间休息、睡眠、饮食、排泄、治疗与护理等活动的最基本生活单位。病人床单位的设置包括固定设备和床头墙壁上的设置（图4-2）。固定设备包括病床、床上用品、床旁桌、床旁椅及过床桌，床头墙壁上的设置包括照明灯、呼叫装置、供氧和负压吸引装置、多功能插座等。

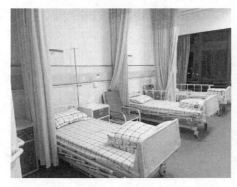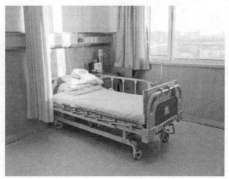

图4-2 病人床单位

1. 病床 是病人休息及睡眠的用具，是病室中的主要设备，必须实用、耐用、舒适、安全。普通病床一般为长 2 m，宽 0.9 m，高 0.6 m，床头、床尾可以抬高的手摇式床（图4-3），方便病人更换卧位。临床也可选用多功能病床（图4-4），根据病人的需要，可以改变床的高低，变换病人的姿势，有活动床挡等。床脚有脚轮，便于病床移动，同时脚轮装有固定器，可以防止病床移动。

2. 床上用品 床垫、床褥、枕芯、棉胎、大单、被套、枕套、橡胶单、中单。

3. 其他设施

（1）床旁桌：放置在病人床头一侧，用于摆放病人的日常物品或护理用品。

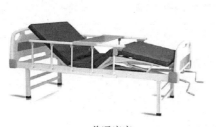　　　　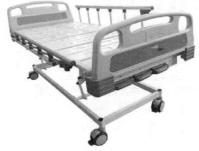

A. 普通病床　　　　　　　　　　　B. 可移动普通病床

图4-3 普通病床

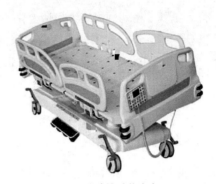

A. 转换体位多功能病床 　　　　　　　B. 可翻身多功能病床

图 4-4　多功能病床

（2）床旁椅：供病人、探视家属或医务人员使用。

（3）床上桌：可为移动的专用移动床上桌，也可使用床尾挡板，架于床栏上。供病人进食、阅读、写字或从事其他活动时使用。

（4）输液架：供病人输液或其他护理活动时使用。

（5）床帘：用于护理活动时保护病人的隐私。

（二）铺床法

床单位要保持整洁，床上用品需定期更换。铺床法的基本要求是舒适、平整、紧实、安全、实用。常用的铺床法有铺备用床、暂空床和麻醉床。

备用床（closed bed）

【目的】

保持病室整洁，准备接收新病人。

【操作前准备】

1. 护士准备　着装整洁，修剪指甲，洗手，戴口罩。

2. 环境准备　环境整洁，不影响周围病人的治疗、进餐或休息。

3. 用物准备　护理车上放置（自下而上的摆放顺序）：枕芯、枕套、棉胎或毛毯、被套、大单或被褥罩、床褥（图 4-5）。

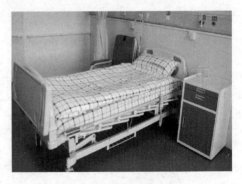

图 4-5　备用床（被套式）

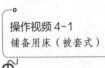

操作视频 4-1
铺备用床（被套式）

【操作步骤】

操作步骤见表 4-1 及图 4-6。

表 4-1　铺备用床（被套式）操作步骤

操作步骤	要点说明
1. 备物检查　将用物按使用顺序叠好备齐，携至床边，检查床及床垫	• 便于取用
2. 移开桌椅	
（1）移开床旁桌，距床约 20 cm，移椅至床尾正中，距床约 15 cm	• 便于操作
（2）置用物于床尾椅上或护理车上	

续表

操作步骤	要点说明
3. 检查床垫 检查床垫或根据需要翻转床垫	• 避免床垫局部长期受压而发生凹陷
4. 铺平床褥 将床褥齐床头平放于床垫上，下拉至床尾，铺平床褥	• 床褥中线与床面中线对齐
5. 铺单	
◆ 铺大单法	
（1）将大单横、纵中线对齐床头中线，放于床褥上，向床尾依次打开，再向两侧打开。先铺近侧床头，一手托起床垫一角，另一手伸过床头中线，将大单平整塞入床垫下	• 护士身体靠近床边，双脚分开，保持上身直立，两膝稍弯曲，使用肘部力量，动作平稳、连续，减少来回走动
（2）包角：在距床头约 30 cm 处向上提起大单边缘，使其与床沿垂直，呈一等腰三角形，以床沿为界将三角形分为上下两部分，将上半部分置于床垫上，下半部分平整塞入床垫下；再将上半部分翻下平整塞入床垫下（图 4-6A）	• 使大单平整、不易松散
（3）同法铺好床尾大单	• 铺大单的顺序：先床头后床尾，先近侧后对侧
（4）双手同时拉平、拉紧大单中部边缘，平整塞入床垫下	
（5）转至对侧，同法铺好对侧大单	
◆ 床褥罩法	
（1）将床褥罩横、纵中线对齐床头。一次性将床褥罩打开	
（2）按照先床头后床尾，先近侧后对侧的顺序分别将床褥罩套在床褥及床垫上	• 床褥罩角与床褥、床垫角吻合
6. 套被套	
◆ "S"形套被套	
（1）将被套横、纵中线对齐床头中线放置，分别向床尾、床两侧打开，开口向床尾，中缝与床中线对齐。将被套开口端上层打开至 1/3 处，将折好的"S"形棉胎放于开口处（图 4-6B）	• 便于放棉胎
（2）拉棉胎上缘中部至被套被头中部（图 4-6C），充实远侧棉胎角于被套顶角处，展开远侧棉胎平铺于被套内；充实近侧棉胎角于被套顶角处，展开近侧棉胎平铺于被套内（图 4-6D）	• 防止被套头端空虚
（3）移至床尾将棉胎两侧与被套侧缘对齐，逐层拉平被套底层、棉胎被套上层（图 4-6E），系好被套开口端系带	• 避免棉胎下缘滑出被套
◆ 卷筒式套被套	
（1）将被套反面向外，齐床头放置，分别向床尾、床两侧打开，开口端向床尾，中缝与床中线对齐。将棉胎铺于被套上，上缘齐床头	
（2）将棉胎与被套一并自床头卷向床尾，再将被套开口端翻转至床头，于床尾处拉平棉胎及被套，系好带子	
7. 折叠被筒 将盖被左右侧边缘向内折叠与床沿对齐铺成被筒；将尾端向内折叠，与床尾平齐	• 盖被平整，中线对齐

续表

操作步骤	要点说明
8. 套好枕套 于床尾处套好枕套，系带，横放于床头盖被上	• 枕芯与枕套角吻合、平整、充实 • 枕套开口端背门，使病室整齐、美观
9. 移回桌椅 将床旁桌、椅移回原处	
10. 整理用物	
11. 洗手	• 避免交叉感染

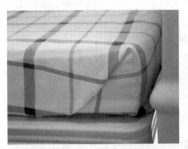
A. 包角（被套式）

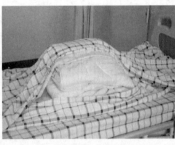
B. "S"形棉胎放于被套开口处

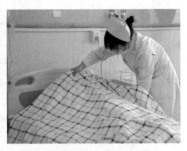
C. 拉棉胎上缘至被套被头

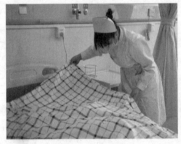
D. 棉胎平铺于被套内

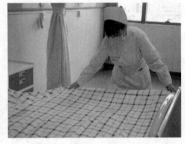
E. 拉平被套

图 4-6 铺备用床（被套式）

【注意事项】
1. 其他病人进餐或接受治疗时暂停铺床。
2. 操作中动作轻、稳，避免尘埃飞扬。
3. 操作应符合节力原理。操作前用物折叠方法和摆放顺序正确，放置稳妥，防止落地。操作时减少走动次数避免无效动作，身体靠近床边，上身直立，两膝稍弯曲，降低重心，两腿前后分开，有助于扩大支撑面便于操作并维持身体稳定性。
4. 被头充实、枕头平整，符合舒适、安全的原则。

【健康教育】
1. 指导病人学会上下床方法。
2. 指导病人正确使用床旁桌、呼叫装置等设备。

暂空床（unoccupied bed）

【目的】
保持病室整洁美观，供新入院或暂时离床病人使用。

【操作前准备】

1. 评估病人并解释

（1）评估：住院病人病情是否允许暂时离床活动。

（2）解释：向暂时离床活动或外出检查的病人及家属解释操作目的。

2. 病人准备　了解暂空床的目的及配合事项。

3. 护士准备　着装整洁，修剪指甲，洗手戴口罩。

4. 环境准备　环境整洁，不影响周围病人的治疗、进餐或休息。

5. 用物准备　同备用床，必要时备橡胶中单或一次性中单（图4-7）。

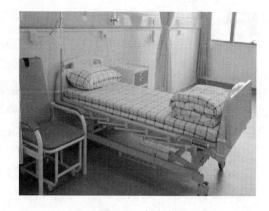

图4-7　暂空床

【操作步骤】

操作步骤见表4-2。

表4-2　铺暂空床（被套式）操作步骤

操作步骤	要点说明
1. 同备用床操作步骤1~8	
2. 折叠盖被　将备用床的盖被上端向内折叠，然后扇形三折于床尾，使之与床尾平齐	• 方便病人上下床活动，保持病室整洁、美观
3. 铺橡胶中单及中单（必要时）　将橡胶中单及中单上缘距床头45~50 cm处打开，中线与床中线对齐，两单边缘下垂部分一并塞入床垫下。转至对侧，分别将橡胶中单和中单边缘下垂部分塞入床垫下	• 根据可能污染的部位放置橡胶中单及中单
4. 移回桌椅　将床旁桌椅移回原处	
5. 整理用物	
6. 洗手	• 避免交叉感染

【注意事项】

1. 同备用床注意事项。

2. 用物准备符合病人病情需要。

3. 病人上下床方便。

【健康教育】

1. 向病人说明暂空床的目的。

2. 指导病人学会上下床的方法，保障安全。

麻醉床（anesthetic bed）

【目的】

1. 便于接收和护理麻醉手术后的病人。

2. 保护床上用品不被血渍或呕吐物等污染。

3. 使病人舒适、安全，预防并发症。

【操作前准备】

1. 评估病人并解释

（1）评估：病人的诊断、病情、手术方式、麻醉方式、术后所需的治疗和护理物品等。

（2）解释：麻醉床的目的、注意事项及配合要点。

2. 病人准备 了解麻醉床的准备及注意事项。

3. 护士准备 着装整洁，修剪指甲，洗手，戴口罩。

4. 环境准备 环境整洁，不影响周围病人的治疗、进餐或休息。

5. 用物准备

（1）床上用品：同备用床，另加橡胶单和中单（或一次性中单）各2条（置于大单和被套之间）（图4-8）。

（2）麻醉护理盘：①治疗巾内置：开口器、舌钳、压舌板、牙垫、治疗碗、镊子、吸氧管、吸痰管、纱布数块；②治疗巾外置：心电监护仪（血压计、听诊器）、弯盘、棉签、胶布、手电筒、护理记录单和笔。

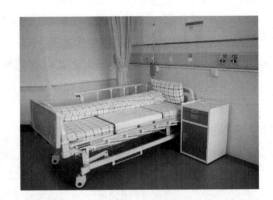

图4-8 麻醉床

（3）其他：输液架，根据需要另备吸痰和给氧装置、胃肠减压装置、负压吸引器、引流袋、延长管、输液泵、微量注射泵等。

【操作步骤】

操作步骤见表4-3。

表4-3 铺麻醉床（被套式）操作步骤

操作步骤	要点说明
1. 同备用床操作步骤1~5，铺好近侧大单	
2. 铺橡胶单及中单 根据病人的麻醉方式和手术部位铺橡胶单和中单，将橡胶单和中单边缘下垂部分一并塞于床垫下；转至对侧，分层铺好对侧大单、橡胶单和中单	• 颈、胸部手术或全身麻醉后铺于床头，下肢手术时铺于床尾，非全身麻醉时只铺于手术部位即可
2. 套好被套 同备用床操作步骤6	
3. 折叠被筒 同备用床，将盖被两侧边缘向内折叠与床沿齐，尾端向内折叠与床尾齐，将盖被三折叠于一侧床边，开口处向门	• 盖被三折上下对齐，外侧齐床沿，内侧便于将病人移回床上
4. 套上枕套 于床尾处套好枕套，系带，横立于床头	• 枕头开口背门，使病室整洁美观；横立于床头，防止病人头部受伤
5. 移回桌椅 将床旁桌移回原处，床旁椅移至盖被折叠侧	• 避免床旁桌椅妨碍将病人移回病床上
6. 置麻醉盘 将麻醉护理盘置于床旁桌上，其余用物按需要放置	• 便于取用
7. 整理用物	
8. 洗手	• 避免交叉感染

【注意事项】

1. 同备用床注意事项。

2. 铺麻醉床时应更换洁净的大单、被套、枕套，保证术后病人舒适，无并发症。

3. 中单要遮盖橡胶单，避免橡胶单直接接触皮肤而引起病人的不适。

【健康教育】

向陪伴家属说明病人去枕平卧的方法、时间及注意事项。

卧床病人更换床单法（change an occupied bed）

【目的】

1. 保持清洁，使病人感觉舒适。

2. 预防压疮等并发症的发生。

【操作前准备】

1. 评估病人并解释

（1）评估：病人的病情、意识状态、活动能力、配合程度等。

（2）解释：向病人及家属解释更换床单的目的、方法、注意事项及配合要点。

2. 病人准备　了解更换床单的目的、方法、注意事项及配合要点。

3. 护士准备　着装整洁，修剪指甲，洗手，戴口罩。

4. 环境准备　不影响周围病人的治疗、进餐或休息，酌情关闭门窗，按季节调节室内温度，必要时用屏风遮挡病人。

5. 用物准备　大单、中单、被套、枕套、床刷及床刷套，需要时备清洁衣物，将准备好的用物折叠整齐并按使用顺序放置于护理车上。

【操作步骤】

操作步骤见表4-4。

表 4-4　卧床病人更换床单操作步骤

操作步骤	要点说明
1. 推护理车至床旁　将放置用物的护理车推至病人床旁	• 护理车与床尾间距以便于护士走动为宜 • 方便拿取物品
2. 放平床头、床尾	• 注意评估病人病情，保证安全 • 方便操作
3. 移开床旁桌椅　移开床旁椅，放于床尾处；移开床旁桌，距床约 20 cm	• 方便操作
4. 移病人至对侧　松开床尾盖被，将病人枕头移向对侧，并协助病人移向对侧，病人侧卧、背向护士	• 病人卧位安全，防止坠床，必要时加床挡 • 避免病人受凉
5. 松近侧污单　从床头至床尾将各层床单从床垫下拉出	• 保持恰当的姿势，注意省力
6. 扫近侧橡胶单及床褥	
（1）上卷中单至床中线处，塞于病人身下	• 中单污染面向上内卷
（2）清扫橡胶单，将橡胶单搭于病人身上	• 清扫原则：床头至床尾，床中线至床外缘
（3）将大单上卷至中线处，塞于病人身下	• 大单污染面向上内卷
（4）清扫床褥	

操作步骤	要点说明
7. 铺近侧清洁大单、近侧橡胶单和清洁中单	
（1）将清洁大单的中线与床中线对齐，展开近侧半幅，将对侧半幅由近向远卷紧至中线，塞于病人身下；近侧半幅按床头、床尾、中部顺序先后展开，拉紧铺好，塞于床垫下	• 大单中线与床中线对齐
（2）放下橡胶单	
（3）铺清洁中单于橡胶单上，近侧半幅下拉至床沿，对侧半幅内折后卷至床中线，塞于病人身下；将近侧橡胶单和中单边缘塞于床垫下	• 中单清洁面向内翻卷
8. 移病人至近侧　协助病人平卧，将病人枕头移向近侧，并协助病人移向近侧，病人平卧、面向护士，躺卧于已铺好床单的一侧	• 病人卧位安全，防止坠床，必要时加床挡 • 避免病人受凉
9. 松对侧污单　护士转至床对侧，从床头至床尾将各层床单从床垫下依次拉出	• 保持恰当的姿势，注意省力
10. 清扫对侧橡胶单和床褥	
（1）上卷中单至床中线处，取出污中单，放置于护理车污衣袋中	
（2）清扫橡胶单，将橡胶单搭于病人身上	• 清扫原则：床头至床尾，床中线至床外缘
（3）将大单自床头内卷至床尾处，取出污大单，放置于护理车污衣袋中	
（4）清扫床褥	
11. 铺对侧清洁大单、对侧橡胶单和清洁中单	
（1）从病人身下取出清洁大单铺好	
（2）放平橡胶单，铺清洁中单于橡胶单上，将对侧橡胶单和中单边缘塞于床垫下	
12. 摆体位　协助病人平卧，将病人枕头移向床中间	• 避免病人受凉
13. 套被套	
（1）解开被套系带，从盖被上端将棉被一侧纵行向上折叠 1/3，同法折叠对侧棉被，手持棉被前端，呈 S 形折叠拉出，放于床尾	• 避免棉胎接触病人皮肤 • 避免病人受凉
（2）平铺清洁被套于盖被上，撤出污被套	
（3）将棉胎装入清洁被套内，同备用床 6（1）～6（3）	• 盖被头端充实 • 盖被头端距床头 15 cm 左右 • 清醒病人可配合抓住被头两角，配合操作
（4）系好被套尾端开口处系带	
（5）折被筒，床尾余下部分塞于床垫下	• 使病人躺卧舒适
14. 更换枕套	
15. 铺床后处理	

续表

操作步骤	要点说明
（1）移回床旁桌、床旁椅	• 病室整齐、美观
（2）根据天气情况和病人病情，摇起床头和膝下支架，打开门窗	• 病人躺卧舒适 • 保持病室空气流通，空气新鲜
（3）推护理车离开病室	• 护理车放于指定位置
（4）洗手	

【注意事项】

1. 同备用床注意事项。

2. 病人感觉舒适、安全。

3. 与病人进行有效沟通，满足病人身心需要。

【健康教育】

1. 告知病人在更换床单过程中，如感觉不适立刻告知护士，防止意外发生。

2. 告知病人被服一旦被伤口渗液、尿液、粪便等污染，应及时通知护士，请求更换。

四、护理分级

护理分级（nursing classification）指病人在住院期间，医护人员根据病人病情及自理能力进行评定进而确定的护理级别。一般由医生决定并以医嘱形式下达，护士执行。护理分级分为4个等级，即特级护理、一级护理、二级护理和三级护理（表4-5）。临床医护人员应根据病人的病情和自理能力的变化动态调整病人的护理等级。

临床工作中，通常在护士站病人一览表上的诊断卡和病人床头（尾）卡上，采用不同的颜色来表示病人的护理等级。特级和一级护理采用红色标志，二级护理采用黄色标志，三级护理采用绿色标志。

拓展阅读4-1
日常生活活动能力评估量表在护理分级管理中的应用及效果

表4-5 护理分级

护理等级	适用对象	护理内容
特级护理	1. 维持生命，实施抢救性治疗的重症监护病人 2. 病情危重，随时可能发生病情变化需要进行监护、抢救的病人 3. 各种复杂或大手术后严重创伤或大面积烧伤的病人	• 安排专人24 h护理，严密观察病人病情变化，监测生命体征 • 根据医嘱，正确实施治疗、给药措施 • 准确测量出入量 • 根据病人病情，正确实施基础护理和专科护理，保障病人安全 • 及时准确填写特级护理记录单，备好急救所需物品 • 保持病人的舒适和功能体位 • 实施床旁交接班
一级护理	1. 病情趋向稳定的重症病人 2. 病情不稳定或随时可能发生变化的病人 3. 手术后或者治疗期间需要严格卧床的病人 4. 自理能力重度依赖的病人	• 每1 h巡视病人一次，观察病人病情变化，监测生命体征 • 根据医嘱正确实施治疗、给药措施 • 根据病人病情，正确实施基础护理和专科护理，保障病人安全 • 提供护理相关的健康指导

续表

护理等级	适用对象	护理内容
二级护理	1. 病情趋于稳定或未明确诊断前,仍需观察,且自理能力轻度依赖的病人 2. 病情稳定,仍需卧床,且自理能力轻度依赖的病人 3. 病情稳定或处于康复期,且自理能力中度依赖的病人	• 每 2 h 巡视病人一次,观察病人病情变化,监测生命体征 • 根据医嘱正确实施治疗、给药措施 • 根据病人病情,正确实施护理措施和安全措施 • 提供护理相关的健康指导
三级护理	病情稳定或处于康复期,且自理能力轻度依赖或无须依赖的病人	• 每 3 h 巡视病人一次,观察病人病情变化,监测生命体征 • 根据医嘱正确实施治疗、给药措施 • 提供护理相关的健康指导

第二节 病人的卧位

情境二:

病人入院后经对症治疗,生命体征平稳,为进一步明确诊断,准备行腹部 B 超检查。

请思考:

腹部 B 超检查时病人应是何种体位?

卧位(lying position)指病人休息、检查和治疗时所采取的卧床姿势。临床上为病人安置适当的卧位,不但可以使病人感到舒适,还能够预防因长期卧床而造成的并发症。护士在临床护理工作中应熟悉各种卧位,掌握维持舒适卧位的基本要求和方法,协助和指导病人采取正确舒适、安全的卧位。

一、舒适卧位的基本要求

舒适卧位是指病人卧床时,身体各部位与其四周环境处于合适的位置,感到轻松自在。为了协助或指导病人卧于正确而舒适的位置,护士必须了解舒适卧位的基本要求,并能按照病人的实际需要使用合适的支持物或保护性设施。

1. 卧床姿势 应符合人体力学的要求,体重平均分布于身体各负重部位,维持关节处于正常的功能位置。

2. 体位变换 经常变换体位,至少每 2 h 翻身一次。

3. 注意关节活动 病人身体各部位每天均应活动,改变卧位时应做关节活动范围练习。但关节扭伤、骨折急性期等病人禁忌活动关节。

4. 保护受压部位 预防压疮的发生。

5. 保护隐私 进行各项护理操作时,适当遮挡病人身体。

二、病人卧位的分类

（一）根据卧位的自主性分类

根据卧位的自主性，分为主动卧位、被动卧位和被迫卧位 3 种。

1. 主动卧位（active lying position） 指病人根据自己意愿采取的最舒适、最随意的卧位，并且能随意更换卧位姿势。见于病情较轻、术前、恢复期的病人。

2. 被动卧位（passive lying position） 指病人没有变换卧位的能力，躺卧于他人安置的卧位。常见于昏迷、瘫痪、极度衰弱的病人。

3. 被迫卧位（compelled lying position） 病人意识清楚，也有变换卧位的能力，但是为了减轻疾病所致的痛苦或因治疗所需而被迫采取的卧位。如哮喘急性发作的病人由于呼吸极度困难而被迫采取端坐位。

（二）根据卧位的平衡稳定性分类

根据卧位的平衡稳定性，分为稳定性卧位和不稳定性卧位。

1. 稳定性卧位 支撑面大，重心低，平衡稳定，病人感到舒适轻松的卧位，如仰卧位（图 4-9）。

2. 不稳定性卧位 支撑面小，重心高，难以平衡，病人感到不舒适、肌肉紧张、易于疲劳的卧位。应尽量避免病人采取不稳定性卧位，如侧卧时两腿伸直的卧位（图 4-10）。

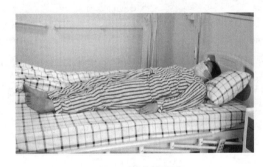
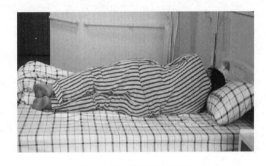

图 4-9 稳定性卧位　　　　　　　　图 4-10 不稳定性卧位

（三）根据卧位的姿势分类

根据卧位的姿势，可将卧位分为仰卧位、侧卧位、俯卧位和半坐卧位等。

三、常用卧位

（一）仰卧位

仰卧位（supine position）又称平卧位，是一种自然的休息姿势。病人仰卧，头下放一枕或不垫枕，两臂放于身体两侧，两腿自然放平或屈起。根据治疗和护理的需要，仰卧位可分为以下 3 种类型。

1. 去枕仰卧位

（1）姿势：病人去枕仰卧，头偏向一侧。两臂放于身体两侧，两腿自然放平，枕横立于床头（图 4-11）。

（2）适用范围

1）昏迷或全身麻醉未清醒的病人，采取此卧位可防止呕吐物流入气管而引起病人窒息或肺部并发症。

2）腰椎穿刺术或椎管内麻醉后 6~8 h 内的病人，采取此卧位可预防因颅内压降低而引起的头痛。因为穿刺后脑脊液可自穿刺点漏出至脊膜腔外，造成颅内压降低，牵张颅内静脉窦和脑膜等组织而引起头痛。

2. 中凹仰卧位（又称休克卧位）

（1）姿势：病人仰卧，两臂置于身体两侧，头胸部抬高 10°~20°，下肢抬高 20°~30°（图 4-12）。

（2）适用范围：休克病人。抬高头胸部有利于保持呼吸道通畅，改善通气功能，从而改善缺氧症状；抬高下肢可促进静脉血液回流，增加心排血量，从而缓解休克症状。

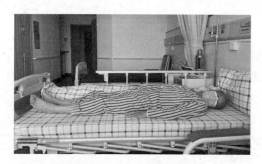

图 4-11 去枕仰卧位

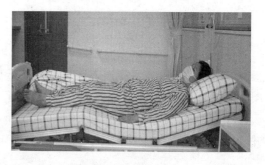

图 4-12 中凹仰卧位

3. 屈膝仰卧位

（1）姿势：病人仰卧，头下垫枕，两臂置于身体两侧，两膝屈起并稍向外分开（图 4-13）。

（2）适用范围

1）腹部检查的病人：有利于腹部肌肉放松，便于检查。

2）女病人行导尿和会阴冲洗时：暴露操作部位，便于操作。使用该体位时应注意保暖和保护病人隐私。

（二）侧卧位（side-lying position）

1. 姿势 病人侧卧，臀部稍向后移，两臂屈肘，一手放在胸前，一手放在枕边，下腿稍伸直，上腿弯曲（图 4-14），必要时可在两膝之间、胸腹部、背部放置软枕，以扩大支撑面，增加稳定性，保证病人的舒适和安全。

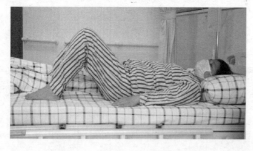

图 4-13 屈膝仰卧位

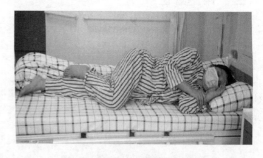

图 4-14 侧卧位

2. 适用范围

（1）灌肠、肛门检查及配合胃镜、肠镜检查等。

（2）臀部肌内注射采用侧卧位时，病人应上腿伸直，下腿弯曲，以便充分放松注射侧臀部的肌肉。

（3）预防压疮，与仰卧位交替，便于护理局部受压部位，避免局部组织长期受压。

（4）单侧肺部病变、颅脑外伤术后可视病情采取患侧卧位或健侧卧位。

（三）半坐卧位（semi-Fowler position）

1. 姿势　病人仰卧，先摇起床头支架使上半身抬高，与床面成 30°~50°，再摇起膝下支架与床面成 15°~20°，防止身体下滑（图 4-15）。必要时床尾放一软枕，垫于病人足底，支撑病人，增加舒适感。放平时，先摇平膝下支架，再摇平床头支架。

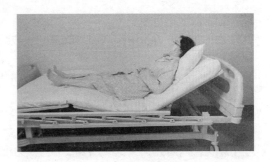

图 4-15　半坐卧位

2. 适用范围

（1）颜面部及颈部手术后的病人：采取半坐卧位可减少局部出血。

（2）胸腔疾病、胸部创伤或心肺疾病引起呼吸困难的病人：借助重力作用，可使部分血液滞留于下肢和盆腔脏器内，减少回心血量，从而减轻肺部淤血和心脏负担；可使膈肌下降，胸腔容积扩大，从而减轻腹腔内脏器对心肺的压迫，使肺活量增加，有利于气体交换，改善呼吸困难。

（3）胸腔、腹腔、盆腔手术后或有炎症的病人：可使腹腔渗出液流入盆腔，盆腔腹膜抗感染能力较强，而吸收性较差，因而可以减少炎症的扩散和毒素的吸收，促使感染局限和减少中毒反应，同时又可以防止感染向上蔓延引起膈下脓肿。此外，腹部手术后的病人采取半坐卧位，可以松弛腹肌，减轻腹部切口缝合处的张力，缓解疼痛，有利于切口愈合。

（4）疾病恢复期体质虚弱的病人：可使病人逐渐适应体位的改变，有利于向站立体位过渡。

（四）端坐卧位（sitting position）

1. 姿势　病人坐起，摇高床头或用靠背架将床头抬高至与床面成 70°~80°，使病人能向后倚靠（图 4-16）。若病人虚弱，可在床上放一床上桌，桌上放一软枕，让病人伏桌休息。同时，膝下支架抬高与床面成 15°~20°，必要时加床挡，以确保病人安全。

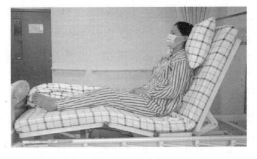

图 4-16　端坐卧位

2. 适用范围　左心衰竭、心包积液、支气管哮喘发作的病人。病人由于极度呼吸困难而被迫日夜采取端坐卧位。

（五）俯卧位（prone position）

1. 姿势　病人俯卧，头偏向一侧，两臂屈肘置于头部两侧，两腿伸直，胸部、髋部及踝部各放一软枕支撑（图 4-17）。

2. 适用范围

（1）腰背部检查或配合胰、胆管造影检查时。

（2）脊椎手术后或腰背、臀部有伤口，不能平卧或侧卧的病人。

拓展阅读 4-2
俯卧位通气的应用与并发症管理研究进展

（3）胃肠胀气导致腹痛时，病人采取该体位可使腹腔容积增大，从而缓解因胃肠胀气所致的腹痛。

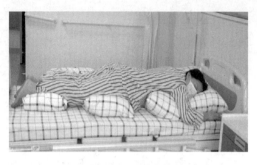

图 4-17　俯卧位

（4）治疗急性呼吸窘迫综合征（ARDS）的辅助措施，利用重力作用，增加前胸部的血流量和背部的通气量，改善气体交换。

（六）头低足高位（trendelenburg position）

1. 姿势　病人仰卧，头偏向一侧，床尾的床脚用木墩或其他支托物垫高 15～30 cm，将枕头横立于床头，以防碰伤头部（图 4-18）。如为电动床可按相应的按钮调节整个床面而向床头倾斜。由于采取此体位的病人会感到不适，因此不宜长时间使用，孕妇、高血压、心肺疾患的病人慎用，颅内压增高的病人禁用。

2. 适用范围

（1）肺部分泌物引流，使痰液易于咳出。

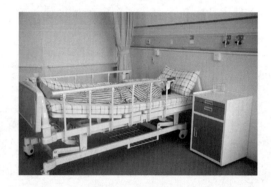

图 4-18　头低足高位

（2）十二指肠引流术，利于胆汁引流（行十二指肠引流术者应右侧卧位）。

（3）妊娠胎膜早破时，可预防脐带脱垂。

（4）跟骨牵引或胫骨结节牵引时，该体位可利用人体重力作为反牵引力。

（七）头高足低位（dorsal elevated position）

1. 姿势　病人仰卧，床头的床脚用木墩或其他支托物垫高 15～30 cm 或根据病情需要而定，可将软枕横立于床尾，以防足部触碰床尾而引起不适。如为电动床可按相应的按钮调节整个床面而向床尾倾斜（图 4-19）。

2. 适用范围

（1）颅脑疾病或颅脑手术后病人可降低颅内压，预防脑水肿。

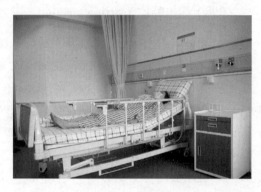

图 4-19　头高足低位

（2）颈椎骨折进行颅骨牵引时采取该体位，可以利用人体重力作为反牵引力。

（八）膝胸卧位（knee-chest position）

1. 姿势　病人跪卧，两小腿平放于床上，稍分开，大腿与床面垂直，胸部尽量贴近床面，腹部悬空，背部伸直，臀部抬起，头转向一侧，两臂屈肘置于头部两侧（图4-20）。

2. 适用范围

（1）肛门、直肠、乙状结肠镜检查及相应的治疗。

（2）矫正胎位不正或子宫后倾。

（3）促进产后子宫复原。

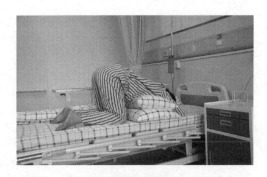

图4-20 膝胸卧位

（九）截石位（lithotomy position）

1. 姿势　病人仰卧于检查床上，两腿分开放于支腿架上（支腿架上放置软垫），臀部向前尽量靠近床沿，两手放于身体两侧或胸前（图4-21）。采取该体位时应注意对病人的遮挡和保暖。

2. 适用范围

（1）会阴、肛门部位的检查、治疗或手术，如膀胱镜、妇产科检查、阴道灌洗等。

（2）产妇分娩时。

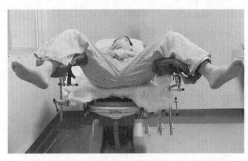

图4-21 截石位

拓展阅读4-3
改良式仰卧位预防急诊留观病区病人压力性损伤的效果观察

四、变换卧位

长期卧床的病人由于局部组织持续受压，导致血液循环障碍，容易发生压疮；呼吸道分泌物不易咳出，易发生坠积性肺炎；同时由于缺乏适当的活动，也容易出现消化不良、便秘、肌肉萎缩等症状。因此，护士应定时协助病人变换体位，保持舒适和安全，预防并发症的发生。

（一）协助病人移向床头

【目的】
协助滑向床尾而不能自行移动的病人移向床头，使病人舒适和安全。

【操作前准备】

1. 评估病人并解释

（1）评估：病人的年龄、体重、病情、治疗情况、心理状态及合作程度。

（2）解释：向病人及家属解释移向床头的目的、方法及配合要点，获得病人同意。

2. 病人准备

（1）了解移向床头的目的、过程及配合要点。

（2）情绪稳定，愿意配合。

3. 护士准备　着装整洁，洗手，视病人病情决定护士人数。

4. 环境准备　整洁、安静，室温适宜，光线充足，必要时进行遮挡。

5. 用物准备　根据病情准备好软枕等物品。

【操作步骤】
操作步骤见表4-6。

表 4-6 协助病人移向床头操作步骤

操作步骤	要点说明
1. 核对、解释 核对病人身份并做好解释	• 建立安全感，取得配合
2. 固定、安置	
（1）固定床脚轮	
（2）将各种导管及输液装置等安置妥当	• 注意保持导管通畅，避免导管脱落
（3）将盖被折叠于床尾或一侧	
（4）根据病情放平床头支架，枕头横立于床头	• 避免碰伤病人
3. 协助移位	
◆ 一人协助（图 4-22）	• 适用半自理的病人
（1）嘱病人仰卧屈膝，双手握住床头栏杆，双脚蹬床面	
（2）护士一手托住病人肩背部，一手托住臀部，抬起病人的同时，让病人两臂用力，双脚蹬床面，使其顺势移向床头	• 注意节力原则，护士双脚前后分开，微屈膝
（3）放回枕头，协助病人取舒适卧位，整理床单位	
◆ 两人协助	• 适用于体重较重或不能自理的病人
（1）病人仰卧屈膝	
（2）两护士分别站在床的两侧，交叉托住病人的肩部和臀部（图 4-23A）；或两护士站在床的同侧，一护士托住颈肩部及腰部，另一护士托住臀部及腘窝（图 4-23B），两护士同时抬起病人移向床头	• 病人的头部应予以托持 • 避免拖拉，以免损伤皮肤
（3）放回枕头，协助病人取舒适卧位	
4. 整理用物 整理床单位	
5. 洗手	• 避免交叉感染

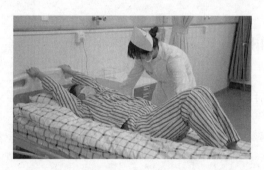

图 4-22 一人协助

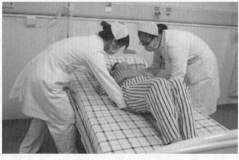

A. 两护士分站床两侧

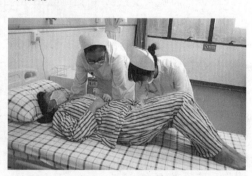

B. 两护士站在床同侧

图 4-23 两人协助

【注意事项】

1. 减少病人与床之间的摩擦力，避免组织受伤。

2. 移动病人后应仔细检查各导管有无脱落、受压、移位、扭曲等。

【健康教育】

1. 向病人说明移向床头的目的。

2. 教会病人及家属移向床头的正确方法，确保病人安全。

（二）协助病人翻身侧卧

【目的】

1. 协助病人更换卧位，增进舒适感。

2. 满足治疗、护理、检查需要，如背部皮肤护理，更换床单，整理床单位。

3. 预防并发症，如压疮、坠积性肺炎等。

【操作前准备】

1. 评估病人并解释

（1）评估：病人的年龄、体重、病情、治疗情况、心理状态等全身情况及合作程度，确定翻身方法和所需用物。

（2）解释：向病人及家属解释翻身侧卧的目的、方法及配合要点。

2. 病人准备

（1）了解翻身侧卧的目的、过程及配合要点。

（2）情绪稳定，愿意配合。

3. 护士准备　着装整洁，洗手，视病人情况决定护士人数。

4. 环境准备　整洁、安静，室温适宜，光线充足，必要时进行遮挡。

5. 用物准备　根据病情准备软枕、床挡等物品。

【操作步骤】

操作步骤见表4-7。

表 4-7　协助病人翻身侧卧操作步骤

操作步骤	要点说明
1. 核对、解释　核对病人信息并做好解释	• 建立安全感，取得配合
2. 固定、安置	
（1）固定床脚轮	
（2）将各种导管及输液装置等安置妥当	• 注意保持导管通畅，防止翻身时导管脱落、移位、扭曲、受压或折叠
（3）将盖被折叠于床尾或一侧	
（4）根据病情放平床头支架，拉起对侧床挡	
（5）病人仰卧，双手放于腹部，双腿屈曲	
3. 协助翻身	
◆ 一人协助病人翻身侧卧	• 适用于体重较轻的病人
（1）将枕头移向近侧，先将病人的双下肢移近并屈曲，然后再将病人的肩部、腰部、臀部移向近侧	• 使病人尽量靠近护士，缩短重力臂达到省力的目的

操作步骤	要点说明
（2）一手扶肩、一手扶膝轻推病人转向对侧，使病人背向护士，将软枕垫于病人背部、胸前和双膝之间，使病人舒适、安全	• 不可推、拖、拉、拽，以免擦伤皮肤
◆ 两人协助病人翻身侧卧（图 4-24） （1）两护士站在病人的同一侧，将枕头移向近侧，一护士托住病人颈肩部和腰部，另一护士托住臀部和腘窝，两护士同时将病人抬起移向近侧	• 适用于病情较重或体重较重的病人 • 病人的头部应予以托持
（2）两护士分别扶住病人肩、腰臀和膝部。轻推使病人转向对侧，将软枕垫于病人背部、胸前和双膝之间	• 两护士的动作应协调轻稳 • 扩大支撑面，确保卧位安全、舒适、稳定
◆ 两人协助病人轴线翻身（图 4-25）	• 适用于脊椎受损或脊椎手术后病人，避免翻身时脊椎错位而损伤脊髓
（1）病人去枕、仰卧，将大单小心铺于病人身体下	
（2）两护士站在病人同侧，抓紧靠近病人肩、腰背、髋部、大腿等处的大单，将病人拉至近侧，拉起床挡	• 护士双脚前后分开，微屈膝，扩大支撑面，降低重心，有利于节力
（3）两位护士分别抓紧病人肩、腰背、髋部、大腿等处的大单，由一人发出口令，两人动作一致，将病人整个身体以圆滚轴式翻转至侧卧，背向护士	
（4）护士转至另一侧，将病人近侧手臂放到头侧，另一手臂放于胸前，双膝间放软枕	• 翻转时，勿使病人身体屈曲，以免脊椎错位
◆ 三人协助病人轴线翻身（图 4-26）	• 适用于颈椎骨折的病人
（1）由三护士共同完成，第一名护士固定病人头部，纵轴向上略加牵引；第二名护士双手分别放于病人肩、背部；第三名护士双手分别放于病人腰部、臀部	
（2）三护士使病人头、颈、腰、髋在同一水平线上，移至近侧	
（3）翻身侧卧，角度不超过 60°	• 保持病人脊椎平直
4. 检查安置 （1）检查并安置病人肢体各关节处于功能位置；各种管道保持通畅，将软枕放于背部和双膝之间	
（2）观察背部皮肤，进行背部护理	
5. 洗手、记录 洗手并记录，做好交接班	• 避免交叉感染 • 记录翻身时间和皮肤情况

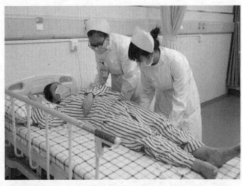
A. 将病人移向近侧

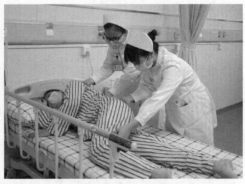
B. 轻推病人移向对侧

图 4-24 两人协助病人翻身侧卧

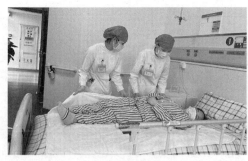
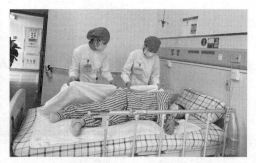

A. 将病人拉至近侧　　　　　　　　　　B. 将病人以圆滚轴式翻转

图 4-25　两人协助病人轴线翻身

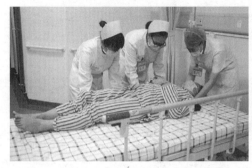
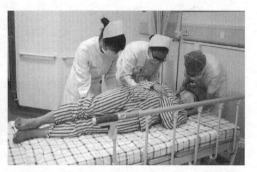

A. 三护士分别固定头、肩、背、腰、臀部　　　　B. 翻身侧卧,角度不超过60°

图 4-26　三人协助病人轴线翻身

【注意事项】

1. 根据病人的病情和皮肤受压情况确定翻身间隔的时间。如发现病人皮肤有红肿或破损,应及时处理,并酌情增加翻身次数,记录于翻身记录卡上,同时做好交接班工作。

2. 切忌拖、拉、推、拽等动作,以免造成人为的皮肤擦伤;若为多人协助翻身,应注意动作的轻稳、协调。

3. 应注意节力原则。双脚分开,扩大支撑面;翻身时让病人尽量靠近护士,以重力线通过支撑面来保持平衡,同时缩短重力臂而起到安全、省力的作用。

4. 协助特殊情况的病人更换卧位时应注意:①若病人身上带有各种导管,翻身或移动前应先将管道妥善安置,变换体位后仔细检查,防止导管发生扭曲、折叠、受压、移位、脱落等情况,保持管道通畅;②为手术后病人翻身前,应先检查伤口敷料是否干燥、有无脱落,如敷料潮湿或已脱落,则应先换药再翻身,翻身后注意伤口不可受压;③颅脑手术后的病人,取健侧卧位或仰卧位,头部不可剧烈翻转以免引起脑疝,导致病人突然死亡;④颈椎和颅骨牵引的病人,翻身时不可放松牵引,并使头、颈、躯干保持在同一水平;⑤石膏固定或有较大伤口的病人,翻身后检查患处位置及局部肢体血运情况,防止受压;⑥严重烧伤病人可采用电动翻身床。

【健康教育】

1. 向病人及家属说明正确变换卧位对预防并发症的重要性。

2. 更换卧位前向病人及家属介绍变换卧位的方法及注意事项。

3. 教会病人及家属变换卧位或配合变换的正确方法,确保病人的安全。

第三节　病人出院的护理

情境三：

　　该病人入院后完善相关检查，给予止血、抑酸、禁食等对症治疗，病情好转，医嘱明日出院。

请思考：

1. 接到出院医嘱当日，需要做哪些工作？
2. 出院当日，责任护士需要做哪些工作？

　　病人经过住院治疗和护理，病情好转、稳定、痊愈需要出院或转院（科），或不愿接受医生的建议而自动离院时，护士均应对病人进行一系列出院护理工作。

　　出院护理的目的包括：对病人及家属进行出院指导，协助病人尽快适应原工作和生活，并能遵照医嘱继续按时接受治疗或定期复诊；指导办理出院流程；清洁、整理床单位。

一、病人出院前的护理

　　当医生根据病人康复情况决定出院日期，开具出院医嘱后，护士应做好下列工作：

　　1. 通知病人及家属　护士根据医生开具的出院医嘱，将出院日期通知病人及家属，并协助病人做好出院准备。

　　2. 进行健康教育　护士根据病人的康复情况，进行适时、恰当的健康教育，告知病人出院后在休息、饮食、用药、功能锻炼和定期复诊等方面的注意事项。必要时提供有关书面资料，便于病人或家属掌握疾病相关知识、护理技能和要求等。

　　3. 注意病人的情绪变化　护士应特别注意病情无明显好转、转院、自动离院病人的情绪反应，并做好相应的护理。如进行针对性的安慰与鼓励，增进病人康复信心，以减轻病人因离开医院所产生的恐惧与焦虑。

　　4. 征求意见　请病人或家属填写《住院病人满意度调查表》，收集其对医疗、护理等各项工作的意见和建议，以便不断提高医疗护理服务质量。

　　5. 告知结账流程　需准备饭卡、预交金单等。

　　6. 办公护士填写《回访登记本》。

二、病人出院当日的护理

　　护士在病人出院当日应根据出院医嘱停止所有治疗，并处理各种医疗护理文书，协助病人或家属办理出院相关手续，并进行病室及床单位终末处理。

（一）医疗护理文书的处理

　　1. 执行出院医嘱。

　　（1）停止所有医嘱。

（2）撤除床位一览卡、床头（尾）卡。

（3）填写出院登记本。

（4）按医嘱处方，到药房领取出院带药，交至病人或家属。同时给予用药知识指导。

（5）在体温单上填写出院日期和时间。

2. 填写出院护理记录单。

3. 整理病案，交病案室保存。

（二）病人的护理

1. 协助病人解除腕带标识。

2. 协助病人整理用物，归还寄存的物品；收回病人住院期间所借物品，并消毒处理。

3. 协助病人或家属办理出院手续，进行健康教育。

4. 根据病人病情，步行护送或用平车、轮椅推送病人出院。

（三）病室和床单位的处理

1. 病室开窗通风。

2. 出院病人床单位处理。护士应在病人离开病室后整理床单位，避免在病人未离开病室时撤去被服，给病人带来心理上的不舒适感。

（1）撤去病床上的污被服，放入污衣袋中。根据出院病人疾病种类决定清洗、消毒方法。

（2）用消毒液擦拭床旁桌、床旁椅、陪护椅及床。

（3）非一次性使用的痰杯、脸盆，需用消毒液浸泡。

（4）床垫、床褥、枕芯、棉胎等用紫外线灯照射消毒或使用臭氧机消毒，也可置于日光下曝晒。

（5）传染性疾病病人离院后，需按传染病种类，采用不同消毒法进行终末处理。

3. 铺好备用床，准备迎接新病人。

拓展阅读 4-4
我国出院准备度的研究现状
拓展阅读 4-5
出院准备度护理评估工具研究进展

第四节　运送病人法

情境四：

　　该病人住院第 3 天时，身体虚弱，仅能床上坐起，无法自行下床行走。经禁食、抑酸等对症处理后，仍有便血，遵医嘱外出行胃肠镜检查。

请思考：

　　1. 该病人适合使用何种转运工具前往行胃肠镜检查？

　　2. 病人外出进行胃肠镜检查转运中，需要注意哪些问题？

　　3. 搬运病人过程中，应用哪些人体力学原理？

　　在病人入院、出院或接受检查、治疗等离开病房时，对行动不便的病人需要护士根据病人病情选用不同的运送工具，如轮椅、平车、担架、过床易等。操作过程中，护士需要运用人体力学原理，确保病人安全、舒适的同时，避免自身损伤，提高工作效率。

一、轮椅运送法

【目的】

1. 护送不能行走但能坐起的病人入院、出院或检查、治疗等。

2. 帮助病人下床、室外活动，促进血液循环和体力恢复。

【操作前准备】

1. 评估病人并解释

（1）评估：病人的体重、意识状态、病情、躯体活动能力、损伤部位、有无治疗及导管、理解合作程度。

（2）解释：向病人及家属解释轮椅运送的目的、方法、注意事项及配合要点。

2. 病人准备　了解轮椅运送的目的、方法、注意事项及配合要点。

3. 护士准备　衣帽整洁，修剪指甲，洗手，戴口罩。

4. 环境准备　宽敞无障碍物，光线充足。

5. 用物准备　轮椅（各部件性能良好：座椅、扶手、制动闸、脚踏板、轮骨及轮胎充气情况）、毛毯（根据环境温度酌情准备）、别针、软枕（根据病人需求）。

【操作步骤】

操作步骤见表 4-8。

表 4-8　轮椅运送法操作步骤

操作步骤	要点与说明
1. 核对、解释　检查轮椅性能，将轮椅推至病人床边，核对病人床号、姓名、腕带，再次解释	• 检查轮椅的轮胎、座椅、椅背、脚踏板、制动闸等各部件性能，保证安全 • 确认病人，取得病人理解和配合
2. 放置轮椅　使椅背与床尾平齐，椅面朝向床头，扳制动闸使轮椅制动，翻起脚踏板	• 缩短距离，便于病人坐入轮椅 • 防止轮椅滑动
3. 病人上轮椅前的准备	• 毛毯平铺于轮椅，上端高过病人颈部 15 cm 左右
（1）妥善安置各种管道并保持留有足够的长度，夹闭引流管	• 避免管道连接处脱落、扭曲受压，避免引流液逆流
（2）撤去盖被，扶病人坐起	• 询问、观察病人有无眩晕和不适
（3）协助病人穿衣、裤、袜子	• 注意根据环境温度，给予病人保暖措施
（4）嘱病人以手掌撑在床面上，双足垂床沿，维持坐姿	• 方便病人下床
（5）协助病人穿好鞋子	
4. 协助病人上轮椅	
（1）嘱病人将双手置于护士肩上，护士双手环抱病人腰部，协助病人下床	• 注意观察病人病情变化
（2）协助病人转身，嘱病人用手扶住轮椅把手，坐于轮椅中	• 嘱病人抓紧轮椅扶手

续表

操作步骤	要点与说明
（3）翻下脚踏板，协助病人将双足置于脚踏板上	• 若用毛毯，则将上端围在病人颈部，用别针固定；两侧围裹病人双臂，用别针固定；再用余下部分围裹病人上身、下肢和双足，避免病人受凉
（4）妥善安置各种管道，保持引流袋位置低于引流出口，打开引流管，检查管道通畅	• 保持管道通畅
（5）系好安全带，并调节松紧度	
（6）整理床单位，铺暂空床	
（7）观察病人，确定无不适后，放松制动闸，平稳推病人至目的地	• 推行中注意观察病人病情变化 • 告知病人转运过程中肢体不可超越轮椅边缘，头部及背部向后靠住椅背，不可前倾、自行站起或下轮椅 • 过门槛时，跷起前轮，避免过大震动 • 上坡时，病人面向上坡方向；下坡时，倒转轮椅，嘱病人抓紧扶手，保证病人安全
5. 协助病人下轮椅	
（1）将轮椅推至床尾，使椅背与床尾平齐，病人面向床头	
（2）妥善安置各种管道并保持其留有足够的长度，夹闭引流管	• 避免管道连接处脱落、扭曲受压，避免引流液逆流
（3）扳制动闸使轮椅制动，翻起脚踏板	
（4）解除病人身上固定毛毯用别针	• 防止病人摔倒
（5）嘱病人双手放在护士肩上，双手环抱病人腰部，协助病人站起、起身、坐于床沿	
（6）协助病人脱去鞋子及保暖外衣，躺卧舒适，盖好盖被	• 观察病人病情
（7）妥善安置各种管道，保持引流袋位置低于引流出口，打开引流管，检查管道通畅情况	• 保持管道通畅
（8）整理床单位	
6. 推轮椅至原处放置	• 便于其他病人使用

【注意事项】

1. 保证病人安全、舒适。

2. 根据环境温度适当增加衣服、毛毯，以免病人受凉。

【健康教育】

1. 解释搬运的过程、配合方法和注意事项。

2. 告知病人在搬运过程中，如感不适立刻向护士说明，防止意外发生。

二、平车运送法

【目的】

护送不能起床的病人入院、出院或检查、治疗等。

【操作前准备】

1. 评估病人并解释

（1）评估：病人的体重、意识状态、病情、躯体活动能力、损伤部位、有无治疗和导管、理解合作程度。

（2）解释：向病人及家属解释搬移、平车运送的目的、方法、注意事项及配合要点。

2. 病人准备　了解搬移、平车运送的目的、方法、注意事项及配合要点。

3. 护士准备　衣帽整洁，修剪指甲，洗手，戴口罩。

4. 环境准备　宽敞无障碍物，光线充足。

5. 用物准备　平车（各部件性能良好：车面、升降踏板、护栏、护栏升降开关、制动闸、床头调节拉手、转向轮）、枕头、中单、毛毯或棉被（根据病人需求和病情需要）。如为骨折病人，应将骨折部位固定稳妥；如为病情危重的病人，应根据病情备有相应的急救仪器设备和药品。

【操作步骤】

操作步骤见表 4-9。

表 4-9　平车运送法操作步骤

操作步骤	要点与说明
1. 核对、解释　检查平车性能，将平车推至病人床旁，核对病人床号、姓名、标识腕带（双向核对），再次解释	• 检查平车的车轮、车面、护栏、制动闸等各部件性能，保证安全 • 确认病人，取得病人理解和配合
2. 安置好病人身上的导管等	• 避免导管脱落、受压或液体逆流
3. 调整平车	
（1）移开床旁桌、床旁椅，松开盖被，协助病人穿好衣服	
（2）将平车推至床旁与床平行，放下护栏，调整床面与平车的高度，两床落差不能超过 15 cm，大轮靠近床头，扳制动闸使平车制动	• 平车贴近床沿便于搬运 • 防止平车活动，保证安全 • 病人头部枕于大轮端
4. 搬运病人	• 根据病人病情及体重，确定搬运方法
◆ 挪动法	• 适用于能在床上配合移动的病人
（1）协助病人将下肢、臀部、上身依次向平车移动	• 协助病人离开平车回床时，应协助病人先移动下肢，再移动上肢
（2）协助病人在平车上躺好，用被单或包被包裹病人，先足部，再两侧，头部盖被折成 45° 角	• 病人保暖、舒适 • 包裹整齐、美观
◆ 一人搬运法	• 适用上肢活动无障碍，体重较轻的病人
搬运者一臂自病人近侧腋下伸入至对侧肩部，另一臂伸入病人臀下；病人双臂过搬运者肩部，双手交叉于搬运者颈后；搬运者抱起病人（图 4-27），稳步移动将病人放于平车中央，盖好盖被	• 缩短搬运距离，省力 • 搬运者双下肢前后分开站立，扩大支撑面；略屈膝屈髋，降低重心，便于转身
◆ 两人搬运法	• 适用于不能活动，体重较重的病人
（1）站位：搬运者甲、乙二人站在病人同侧床旁，协助病人将上肢交叉于胸前	• 缩短搬运距离，省力

续表

操作步骤	要点与说明
（2）分工：搬运者甲一手伸至病人头、颈、肩下方，另一手伸至病人腰部下方；搬运者乙一手伸至病人臀部下方，另一手伸至病人膝部下方，两人同时抬起病人至近侧床沿，再同时抬起病人稳步向平车处移动（图4-28），将病人放于平车中央，盖好盖被	• 搬运者甲应使病人头部处于较高位置，减轻不适 • 抬起病人时，应尽量使病人靠近搬运者身体，省力
◆ 三人搬运法	• 适用于不能活动，体重超重的病人
（1）站位：搬运者甲、乙、丙三人站在病人同侧床旁，协助病人将上肢交叉于胸前	
（2）分工：搬运者甲双手托住病人头、颈、肩及胸部，搬运者乙双手托住病人背、腰、臀部，搬运者丙双手托住病人膝部及双足，三人同时抬起病人至近侧床沿，再同时抬起病人稳步向平车处移动（图4-29），将病人放于平车中央，盖好盖被	• 搬运者甲应使病人头部处于较高位置，减轻不适 • 三人同时抬起病人，应保持平稳移动，减少意外伤害
◆ 四人搬运法	• 适用于颈椎、腰椎骨折或病情较重的病人
（1）站位：搬运者甲、乙分别站于床头和床尾，搬运者丙、丁分别站于病床和平车的一侧	
（2）将帆布兜或中单放于病人腰、臀部下方	• 帆布兜或中单能承受病人的体重
（3）分工：搬运者甲抬起病人的头、颈、肩，搬运者乙抬起病人的双足，搬运者丙和丁分别抓住帆布兜或中单的四角，四人同时抬起病人向平车处移动（图4-30），将病人放于平车中央，盖好盖被	• 搬运者应协调一致，搬运者甲应随时观察病人的病情变化 • 病人平卧于平车中央，避免碰撞
5. 铺暂空床 整理床单位，铺暂空床	• 保持病室整齐、美观
6. 运送病人 松开平车制动闸，推病人至目的地	• 推送病人时，护士应位于病人头部，随时注意病人病情变化 • 推行中，平车小轮端在前，转弯灵活；速度不可过快；上下坡时，病人头部应位于高处，减轻病人不适，并嘱病人抓紧护栏，保证病人安全 • 进出门时，避免碰撞房门 • 保持输液管道、引流管通畅 • 颅脑损伤、颌面部外伤及昏迷病人，应将头偏向一侧；搬运颈椎损伤的病人时，头部应保持中立位固定

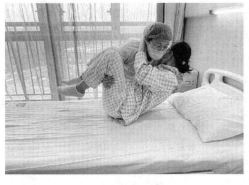

图4-27 一人搬运法

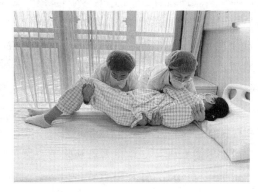

图4-28 两人搬运法

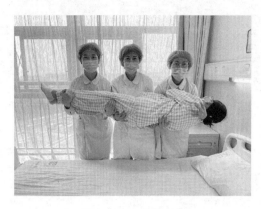

图 4-29 三人搬运法

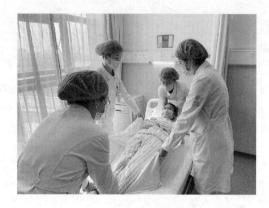

图 4-30 四人搬运法

【注意事项】

1. 搬运时注意动作轻稳、准确，确保病人安全、舒适。
2. 搬运过程中，注意观察病人的病情变化，避免引起并发症。
3. 保证病人的持续性治疗不受影响。

【健康教育】

1. 向病人及家属解释搬运的过程、配合方法及注意事项。
2. 告知病人在搬运过程中，如感不适立刻向护士说明，防止意外发生。

三、人体力学在护理工作中的应用

人体力学（body mechanics）是利用力学原理研究维持和掌握身体的平衡，以及人体由一种姿势转换为另一种姿势时身体如何有效协调的一门学科。其运用物理学与工程科学的原理方法，研究人在日常工作生活中机体各部分的运动及受力情况，以尽可能有效地减少肌肉、骨骼、器官等组织的疲劳与损伤，同时最大限度地提高劳动者的劳动能力和工作效率。

护理人员在专业实践中正确运用人体力学原理，一方面可以维持良好的姿势，减轻自身肌肉紧张及疲劳，起到自我防护作用，同时提高工作效率；另一方面，帮助病人维持正确的姿势和体位，避免肌肉过度紧张，使其感到舒适和安全，促进康复。

（一）常用的力学原理

1. 杠杆原理　杠杆是利用直杆或曲杆在外力作用下能绕杆上一固定点转动的一种简单机械。杠杆的受力点称为力点，固定点称为支点，克服阻力（如重力）的点称阻力点（重点）。支点到动力作用线的垂直距离称为动力臂（力臂），支点到阻力作用线的垂直距离称阻力臂（重臂）。当力臂大于重臂时，可以省力；力臂小于重臂时就费力；而支点在力点和阻力点之间时，可以改变用力方向。人体的活动主要由骨、关节和骨骼肌共同完成。运动时，骨骼起杠杆作用，关节起支点作用，骨骼肌起动力作用。它们在神经系统的调节和各系统的配合下，对身体起着保护、支持和运动的作用。根据杠杆上的力点、支点和阻力点的相互位置不同，杠杆可分为三类：平衡杠杆、省力杠杆和速度杠杆。

（1）平衡杠杆：支点在力点和阻力点之间的杠杆称平衡杠杆。可用小的作用力克服大的阻力，这类杠杆的动力臂与阻力臂可以等长，也可以不等长。寰枕关节、骨盆大腿关节、膝脚关节属于此类。例如，人的头部在寰枕关节上进行低头和仰头的动作。寰椎为支点，支点前后各有一组肌群产生作用力（F_1，F_2），头部质量为阻力（L）。当颈前部肌群产生的力（F_2）与阻力（L）的力矩之和与颈后部肌群产生的力（F_1）的力矩相等时，头部趋于平衡（图 4-31）。

（2）省力杠杆：阻力点在力点和支点之间的杠杆称为省力杠杆。这类杠杆的动力臂总是比阻力臂长，所以省力。例如，足尖站立时构成此类杠杆。足尖是支点，足跟后的肌肉收缩力为作用力（F），体重为重力（L）落在两者之间的距骨上。由于力臂较大，所以用较小的力就可以支撑体重（图 4-32）。

（3）速度杠杆：力点在阻力点和支点之间的杠杆称速度杠杆（费力杠杆）。动力臂短于阻力臂，因而费力，使用的目的在于工作方便。这类杠杆也是人体常见的杠杆作用。膝关节、肩关节、肘关节属于此类。例如，用手持重物时的肘关节运动，肘关节为支点，手部重物为重力点，手臂前肌群（肱二头肌）作为作用力，作用于支点和重力点之间，由于力臂较短，就需要用较大的力，但赢得了速度和运动的范围。手臂后肌群（肱三头肌）的力和手中重物的力矩使手臂伸直，而肱二头肌的力矩使手臂向上弯曲，当两者相等时，手臂则处于平衡状态（图 4-33）。

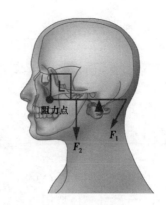

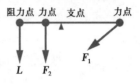

图 4-31 头部平衡杠杆作用

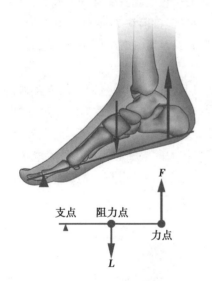

图 4-32 足部省力杠杆作用

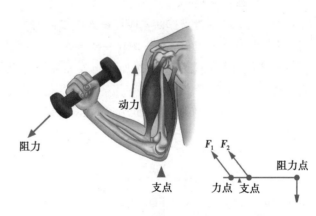

图 4-33 手臂速度杠杆作用

2. 摩擦力 两个互相接触的物体发生相对运动或有相对运动的趋势时，就会在接触面上产生一种阻碍相对运动的力，这种力称为摩擦力。摩擦力的方向与物体相对运动（或相对运动趋势）的方向相反。摩擦力分为静摩擦力、滚动摩擦力和滑动摩擦力三种。

当物体有滑动的趋势但尚未滑动时，作用于物体上的摩擦力为静摩擦力。静摩擦力与使物体发生滑动趋势的力的方向相反，它的大小与该力相同，并随的增大而增大。当力加大到物体即将运动，静摩擦力达到最大值，称为最大静摩擦力。物体在滑动时受到的摩擦力称为"滑动摩擦力"。物体滚动时受到的摩擦力称为"滚动摩擦力"。最大静摩擦力和滑动摩擦力与接触面上的正压力成正比，比例系数分别称为"静摩擦系数"和"滑动摩擦系数"，统称"摩擦系数"。其大小主要取决于接触面的材料、光洁程度、干湿程度和相对运动的速度等，通常与接触面的大小无关。因此，可以通过增加接触面的粗糙程度、增大压力、使滚动变为滑动，来增加摩擦力；反之，则可以减少摩擦力。

3. 物体平衡与稳定 为了使物体保持平衡，必须使作用于物体的一切外力相互平衡，也就是通过物体中心的各力总和（合力）应等于零，并且不通过物体重心的各力矩的总和也等于零。物体或人体的平衡与稳定，是由其质量、支撑面的大小、重心的高低及重力线和支撑面边缘之间的距离决定的。

（1）物体的质量与稳定性成正比：物体质量越大，稳定性越高。推倒一重物所用的力比推倒一较轻物体所用的力要大。例如，在护理实践中，把病人移动到较轻的座椅上时，座椅会不稳定，易发生移动或倾倒，应注意用其他的力量支撑座椅，如扶住座椅的靠背或将座椅靠墙。

（2）支撑面的大小与稳定性成正比：支撑面是人或物体与地面接触的各支点的表面构成的，并且包括各支点之间的表面积。各支点之间的距离越大，物体的支撑面积越大。支撑面小，则需付出较大的肌肉拉力，以保持平衡稳定。例如，用一只脚站立时，为了维持人体平衡稳定，肌肉必须用较大的拉力。扩大支撑面可以增加人或物体的稳定性，如人体平卧位比侧卧位稳定。

（3）物体的重心高度与稳定性成反比：当物体的组成成分均匀时，重心位于它的几何中心。如物体的形状发生变化时，重心的位置也会随之变化。人体重心的位置随着躯干和四肢的姿势改变而改变。例如，人体在直立两臂下垂时，重心位于骨盆的第2骶椎前约7 cm处（图4-34）；如把手臂举过头顶，重心随之升高；当身体下蹲时，重心下降；甚至吸气时膈肌下降，重心也会下降。人或物体的重心越低，稳定性越高。

重力线必须通过支撑面才能保持人或物体的稳定：竖直向下的重力与竖直向上的支持力，两者大小相等、方向相反且作用在一条直线上，即处于平衡状态。人体只有在重力线通过支撑面时，才能保持动态平衡。例如，当人需要捡地上物品时，应该双脚前后分开，扩大支撑面，再屈膝屈髋，降低重心，并保持脊柱直立，使重力线落在扩大的支撑面内，再伸手取物，提高稳定性（图4-35）。如果重力线落在支撑面外，人体质量就会产生一个破坏力矩，使人容易倾倒。

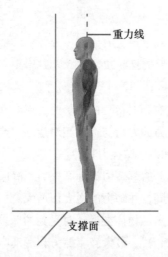
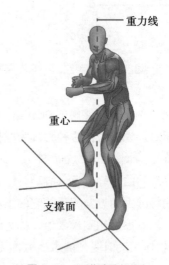

图4-34 直立时重心在骨盆中部　　　　图4-35 下蹲时重心下降

（二）人体力学原理在护理实践中的具体应用

1. 利用杠杆作用　护士在操作时，尽量将身体靠近操作物，以缩短阻力臂，达到省力的目的。必须提取重物时，最好把重物分成相等的两部分，分别由两手提取。若重物由一只手臂提取，另一只手臂应向外伸展，以保持平衡。例如，给卧床病人翻身、擦浴时，将病人身体尽量靠近护士；协助病人做等张练习时遵循的大负荷、少重复次数、快速引起疲劳的原则，即是利用与省力杠杆相反的杠杆作用，从而达到对抗一定负荷做关节活动锻炼的目的。

2. 利用摩擦力作用　通过改变接触面的压力大小和粗糙程度改变摩擦力。例如，在浴室内应用防滑地垫、在手杖前段加橡胶垫来增大摩擦系数；照顾长期卧床病人时，保持床单位的清洁、干燥，并定时改变病人体位，同时可借助减压敷料、气垫床等辅助工具，避免局部组织长时间受压，实现将病人血管受压、肌肉受压等情况的损伤降至最低，有效避免并发症的发生。

3. 扩大支撑面　护士在实践中，应该根据操作实际需要将双下肢前后或左右分开，注意双脚间距离与肩同宽，以扩大支撑面。例如，护士协助病人移动体位时，双下肢应前后或左右分开站立，尽量扩大支撑面；协助病人侧卧位时，应使病人双臂屈肘，一手放于枕旁，一手放于胸前，双下肢前后分开，上侧下肢屈膝屈髋在前，下侧下肢稍伸直，以扩大支撑面，增加病人的稳定性；指导下肢功能障碍的病人、老年人活动时，可以使用助行器，扩大支撑面，提高身体稳定性。

4. 降低重心，减少身体重力线的偏移　护士实践中根据实际情况调整操作平面高度，以及体位和姿势，达到降低重心，减少身体重力线偏移的目的。例如在搬移病人时，先调整床和平车的高度，采用屈膝屈髋，使身体呈下蹲姿势，降低重心，同时保持脊柱直立，将病人靠近身体，以便身体重力线能落于重力面内；核对床位卡，观察病人的各种引流管、引流液时，也应下蹲，降低身体重心，使身体重力线在支撑面内；悬挂输液瓶于输液吊杆上，应先调节输液吊杆的高度和位置，靠近身体处，悬挂输液液体时，保持身体直立，手臂上举略前伸，防止身体倾斜，减少身体重力线偏移。

5. 尽量使用大肌肉或多肌群　护士在进行护理操作时，能使用整只手时，避免只用手指进行操作；能使用躯干部和下肢肌肉的力量时，尽量避免使用上肢的力量。例如，托持治疗盘时，应五指分开，托住治疗盘并与手臂一起用力；两肘紧靠身体两侧，上臂下垂，前臂和所持物体靠近身体，使用大肌肉和多肌群用力，将肌力损耗降低至最低，不易疲劳。

6. 使用最小肌力做功　护士在移动重物时，应注意平衡、有节律，并计划好重物移动的位置和方向。护士应掌握以直线方向移动重物，尽可能遵循推或拉替代取物的原则。例如，移动无脚轮的床单位时，可先行安装活动式脚轮后推行，避免抬床搬移，节省肌力。搬运病人或协助病人改变体位时，可根据病人合作程度和文化程度，教会并指导使用 Bobath 握手和双桥运动翻身法，或借助过床易、简易翻身单等辅助工具，减少肌力做功。

人体力学原理在护理专业实践中应用广泛，几乎所有的护理实践操作均涉及人体力学。护理实践操作依据操作时双腿是否有频繁位移，分为静态操作和动态操作。不同性质的操作，人体力学的具体应用也不尽相同。静态操作如抽吸药液、肌内注射、与病人交谈等，均会用到扩大支撑面，降低重心，减少重心线的偏移，来提高稳定性，维持身体平衡。动态操作如铺床、端治疗盘、推治疗车、翻身等，均要涉及杠杆原理、物体平衡与稳定等多个力学原理综合应用。科学地应用人体力学，不仅能确保护理人员的身心健康，使其更好地发挥维护和促进健康的职

拓展阅读 4-6
翻身操作引起护士职业性腰背痛的研究进展
拓展阅读 4-7
Bobath 握手与双桥运动翻身法在偏瘫患者中的应用

课程思政案例 4-1
讲究的"力气活"

能；还可以在护理病人过程中，预防压疮的形成，帮助病人术前和术后取合适的体位，保持失能病人肢体的功能位，从而保证病人的安全，增进舒适度，促进其康复。

（吴晓冰 丁婧婧）

数字课程学习

📥 教学 PPT   ✏️ 自测题

第五章

医疗与护理文件

【学习目标】

知识：

1. 掌握医疗与护理文件的记录原则及管理要求。

2. 掌握护理病历书写的注意事项。

3. 掌握护理交班报告书写要求。

4. 掌握医嘱的种类。

5. 熟悉医疗与护理文件记录的重要性。

6. 熟悉各类护理评估。

技能：

1. 正确运用所学知识绘制体温单和处理各种医嘱。

2. 正确运用所学知识书写出入量记录单、护理记录单、护理交班报告。

3. 结合临床实践，完成一份完整的护理病历。

素质：

1. 书写护理记录时严格遵循客观、真实、准确、及时、完整、规范的原则。

2. 养成严谨认真、保护病人隐私的职业素养。

医疗与护理文件包括医疗文书和护理文书，记录病人疾病发生、诊断、治疗、发展及转归的全过程。不仅是医院和病人重要的档案资料，也是教学、科研、管理及法律上的重要资料。

护理文书由护士负责书写，书写护理文书是临床护理的重要工作之一，是护士对病人进行评估、病情观察，实施治疗和护理措施，进行治疗和护理效果评价、护患沟通的原始文字记载。目前全国各医院虽然书写记录的方式不完全一样，但遵循的原则是一致的。

第一节 医疗与护理文件的记录和管理

医疗与护理文件包括病程记录、医嘱单、体温单、检查检验报告等。其中护士书写的部分包括入院评估单、护理记录单、护理计划单、医嘱单、出入量记录单、各类护理风险评估单、护患沟通单、手术/转科交接单、体温单、交班报告、护理会诊单等内容。护士在医疗与护理文件的记录和管理中必须明确其重要意义，遵循客观、真实、准确、及时、完整、规范的原则，在病人住院期间妥善保管，病人出院后及时上交医院病案科归档保存。

一、医疗与护理文件的记录

（一）记录的意义

1. 提供临床诊疗信息 医疗与护理文件是关于病人病情、治疗、护理、会诊、讨论的记录，是进行正确诊疗、护理的依据。护理记录内容如生命体征、出入量、病情观察记录、各种护理评估等，是医生了解病人的病情进展、明确诊断、制订和调整治疗方案、评价治疗效果的重要参考依据。

2. 提供教学与科研资料　医疗护理记录尤其疑难重症病人的病历是很好的个案教学素材。同时也是临床科研收集数据的重要一手资料，而且可以为卫生行政管理机构制订和调整政策提供重要依据。

3. 提供评价的依据　各项医疗与护理记录，真实反映了病人的诊断过程、治疗转归，卫生行政管理机构可以据此来评价医院的医疗护理服务质量、医院管理、学术及技术水平。

4. 提供法律依据　医疗与护理记录具有法律效力，可作为医疗纠纷、人身伤害、保险索赔、犯罪刑事案件及遗嘱查验的证明。

（二）记录的原则

客观、真实、准确、及时、完整、规范是书写各项医疗与护理记录的基本原则。

1. 客观　是指记录的内容不应是护理人员的主观描述或有偏见的资料，应为客观的描述，是临床病人病情进展的科学记录。

2. 真实　是指记录的时间、内容必须真实、无误。记录者必须是执行者。

3. 准确　是指书写要保证准确性，不能有书写错误。如不慎出现书写错误时，应在错误处上画线删除或修改，并在上面注明修改时间、签全名。不得采用刮、粘、涂等方法掩盖或去除原来的字迹。

4. 及时　记录必须及时，不得拖延或提早，保证记录的时效性。记录的时间应为实际给药、治疗和护理的时间。如因抢救危急重症病人未能及时记录，有关医护人员应当在抢救结束后 6 h 内据实补记，并注明抢救完成时间和补记时间。

5. 完整　应保证病历的完整性。护理记录不得漏记，护理表格应按要求逐项书写，避免遗漏，包括各项眉栏、页码须填写完整，病人出院后病历的各部分应完整归档。

6. 规范　记录应使用中文、通用的医学术语和外文缩写，不得使用不规范的语言文字进行记录。一律使用阿拉伯数字书写日期和时间，采用 24 h 制记录。书写应当使用蓝黑墨水、碳素墨水，需复写的病历资料可以使用蓝或黑色油水的圆珠笔。计算机打印的病历应当符合病历保存的要求。实习医务人员、试用期医务人员书写的病历，应当经过本医疗机构注册的医务人员审阅、修改并签名。进修医务人员经过医疗机构工作胜任能力认定后方能自主书写病历。对需取得病人书面同意方可进行的医疗活动，应当由病人本人签署知情同意书。病人不具备完全民事行为能力时，应当由其法定代理人签字；病人因病无法签字时，应当由其授权的人员签字；抢救病人时，在法定代理人或被授权人无法及时签字的情况下，可由医疗机构负责人或者授权的负责人签字。

因实施保护性医疗措施不宜向病人说明情况的，应当将有关情况告知病人近亲属，由病人近亲属签署知情同意书，并及时记录。病人无近亲属的或者病人近亲属无法签署同意书的，由病人的法定代理人或者关系人签署同意书。

二、医疗与护理文件的管理

医疗与护理文件是医院重要的档案资料，由门（急）诊病历和住院病历两部分组成。门（急）诊病历内容包括门（急）诊病历首页、副页、病历记录、检查报告、检验报告、医学影像检查资料等，住院病历内容包括住院病案首页、入院记录、病程记录、手术同意书、麻醉同意书、输血治疗知情同意书、特殊检查（特殊治疗）同意书、病危（重）通知书、医嘱单、辅助检查报告单、体温单、医学影像检查资料、病理资料等。由于医疗与护理文件是医护人员临床实践的第一手资料，对医疗、护理、教学、科研、执法等方面都至关重要，故在病人住院期间应妥善保管，病人出院后及时上交医院病案科归档保存。

（一）管理要求

医疗机构病历应当统一纸张、字体、字号及排版格式。打印字迹应清楚易认，符合病历保存期限和复印的要求。

1. 各种医疗与护理文件按规定放置，记录和使用后必须放回原处。

2. 必须保持医疗与护理文件的清洁、整齐、完整，防止污染、破损、拆散、丢失。

3. 病人及家属不得随意翻阅医疗与护理文件，不得擅自将医疗护理文件带出病区；因医疗活动或复印、复制等需要带离病区时，应当由病区指定专门人员负责携带和保管。

4. 医疗与护理文件应妥善保存。各种文件保存期限为：

（1）体温单、医嘱单、护理记录单作为病历的一部分随病历放置，病人出院后送病案科长期保存，保存时间自患者最后一次出院之日起不少于 30 年。

（2）门（急）诊病历档案的保存时间自病人最后一次就诊之日起不少于 15 年。

（3）护理交班报告本由病区保存 1 年，以备需要时查阅。

5. 病人本人或其代理人、死亡病人近亲属或其代理人、保险机构有权复印或复制病人的门（急）诊病历、病程记录、体温单、医嘱单、化验单（检验报告）、医学影像检查资料、特殊检查（治疗）同意书、手术同意书、手术及麻醉记录单、病理报告、护理记录、出院记录，以及国务院卫生行政部门规定的其他病历资料。非病人本人复印时应出示出院证明书 / 死亡证明书、病历复印授权委托书（死亡病人除外）、病人身份证、代理人身份证。

6. 依法需要封存病历时，应当在医疗机构或者其委托代理人、病人或者其代理人在场的情况下，对病历共同进行确认，签封病历复印件。封存的病历由医疗机构负责医疗服务质量监控的部门或者专（兼）职人员保管。封存后病历的原件可以继续记录和使用。

（二）排列顺序

1. 住院期间病历排列顺序 体温单（按时间先后倒排）、医嘱单（按时间先后倒排）、入院记录、病史及体格检查、病程记录（手术、分娩记录单等）、会诊记录、各种检验和检查报告、护理记录单、长期医嘱执行单、住院病历首页、门诊和（或）急诊病历。

2. 出院（转院、死亡）后病历排列顺序 住院病历首页、出院或死亡记录、入院记录、病史及体格检查、病程记录、各种检验及检查报告单、护理记录单、医嘱单（按时间先后顺排）、长期医嘱执行单、体温单（按时间先后顺排）。门诊病历一般由病人自行保管。

第二节 医疗与护理文件的书写

情境二：

入院第 2 天上午，护士测得病人生命体征为：T 39.2℃，P 90 次 /min，R 22 次 /min，BP 145/95 mmHg。病人自诉胸背部撕裂样疼痛，用数字疼痛评分法行疼痛评分为 6 分，遵医嘱调整吗啡微量泵静脉泵入速度为 3 mL/h，给予安痛定（复方氨林巴比妥注射液）2 mL 肌内注射，15 min 后复评疼痛评分为 2 分，30 min 后复测体温为 37.2℃。

请思考：

1. 书写这位病人的观察记录时需要注意哪些问题？

2. 如何在体温单上记录这位病人的体温？

认真、客观地填写各类护理文书是护理人员必须掌握的基本技能，包括填写体温单、处理医嘱、记录护理记录单和书写病区交班报告等。

一、门（急）诊病历的书写

门（急）诊病历首页内容应当包括病人姓名、性别、出生年月日、民族、婚姻状况、职业、工作单位、住址、药物过敏史等项目。

急诊留观记录是急诊病人因病情需要留院观察期间的记录，重点记录观察期间病情变化和诊疗措施，记录简明扼要，并注明病人去向。抢救危重病人时，应当书写抢救记录。

二、住院病历的书写

（一）体温单

体温单为表格形式，主要用于记录病人的生命体征及有关情况，内容包括病人姓名、年龄、性别、科室、床号、入院日期、住院号（或病案号）、日期、住院天数、手术后天数、脉搏、体温、呼吸、血压、出入量、大便次数、体重、身高、页码等（附表 5-1）。

1. 基本要求

（1）按时测量住院病人的生命体征，并记录在体温单上。

（2）页面整洁，字迹清楚、无涂改。

（3）体温、脉搏、呼吸应同步测量并记录。

（4）页码用蓝（黑）钢笔逐页填写。

2. 基本项目

（1）日期：每页的第 1 日及跨年度第 1 日需用阿拉伯数字填写"年月日"，其他只需要写"日"。

（2）住院天数：自入院当日开始计数，直至出院。

（3）用红钢笔填写"手术（分娩）后天数"栏，以手术（分娩）次日为第 1 日，依次填写至第 14 天为止。若在 14 天内进行第二次手术，则将第一次手术日数作为分母，第二次手术日数作为分子进行填写。

（4）用红钢笔在 40～42℃横线之间相应的时间格内纵向填写病人"入院、转入、手术、分娩、出院、死亡"等，除了手术不写具体时间外，其余均采用 24 小时制，精确到分钟。如"入院——十六时十五分"。

3. 生命体征记录要求

（1）体温记录要求

1）相应日期时间栏录入病人体温数据。

2）新入、转入、术后等 3 日内病人每天至少测量并记录 4 次体温、脉搏、呼吸；中低发热（37℃＜T＜39℃）病人每日测 4 次；高热（T≥39℃）病人每日测 6 次，直至连续 3 日体温正常；其他体温正常者，每日测量记录 2 次；病情变化时，随时测量。药物或物理降温后 30 min 应复测体温。

3）体温符号：口温以蓝点"●"表示，物理降温以红圈"○"表示，腋温以蓝叉"×"表示，肛温以蓝圈"○"表示。相邻温度用蓝线相连，相同两次体温间可不连线。

4）药物或物理降温 30 min 后，应复测体温，重测后的体温记录画在物理降温前温度的同一纵格内，用红色虚线与降温前的温度相连，下次测得的体温用蓝线仍与降温前的温度相连；如降温后的体温无改变，在原体温点外绘制红圈。

5）体温低于 35℃为体温不升，在"体温"一栏 35℃以下相应时间纵格内用红钢笔写"不升"，不再与相邻温度相连。

6）若体温与脉搏重叠时，在体温符号外画红圈"○"；如系肛温，则先以蓝圈表示体温，其内以红点表示脉搏。

7）人工冬眠病人的体温，在 35℃栏画蓝圈"○"加向下的箭头，同时在相应日期空格内填写"人工冬眠"。

（2）心率／脉搏记录要求

1）相应日期时间栏录入病人心率／脉搏数据。

2）心率以红圈"○"表示，脉搏以红点"●"表示。

3）脉搏短绌时，相应脉搏或心率用红线连接后，在脉搏与心率之间用红笔画线填满。

4）使用心脏起搏器的病人，心率以红色"H"表示，相邻两次心率用红线相连。

（3）呼吸记录要求：将实际测得的呼吸次数，用红钢笔填写在相应的呼吸栏内，相邻两次呼吸上下错开记录；使用呼吸机病人的呼吸以"Ⓡ"表示。

4. 疼痛记录要求　疼痛作为第五大生命体征，获得越来越多的重视，很多医院已经把疼痛评分纳入体温单的填写。选择相应时间填写疼痛评分，以红点"●"表示。

5. 底栏　内容包括血压、入量、尿量、大便次数、体重、身高及其他。

（1）血压：新入院或转入病人应记录血压。其余病人根据病情及医嘱测量并记录。一日内连续测量血压时，则上午血压写在前半格内，下午血压写在后半格内；术前血压写在前面，术后血压写在后面。如为下肢血压应当标注。每周应至少记录 1 次血压。

（2）入量：记前一日 24 h 的总入量在相应的日期栏内，每天记录 1 次。也有的医院把入量和出量合在一栏内记录，分子为出量、分母为入量。

（3）尿量：记前一日 24 h 的尿液总量，每天记录 1 次。导尿以"c"表示，尿失禁以"※"表示。例如，"1 500/c"表示导尿病人排尿 1 500 mL。

（4）大便次数：记前一日的大便次数，每天记录 1 次。大便失禁以"※"表示；人工肛门以"☆"表示；灌肠以"E"表示，灌肠后排便以 E 作分母、排便次数作分子表示，如"$2/_{2E}$"表示灌肠 2 次后排便 2 次，"$1^1/_E$"表示自行排便 1 次，灌肠后又排便 1 次。

（5）体重：一般新入院病人当日应测量体重并记录。其余病人根据病情及医嘱测量并记录。病情危重或卧床不能测量的病人，应在体重栏内注明"卧床"，每周应至少记录 1 次体重。

（6）身高：新入院病人当日应测量身高并记录。

（7）其他：作为机动栏，根据病情需要填写，如特殊用药、腹围、腹膜透析量、血液透析量等。使用电子病历的医院，可在系统中建立选择项，病区可根据专科特色选择，在相应空格栏中予以体现。

6. 外出与拒测等特殊情况

（1）若病人因拒测、外出进行诊疗活动或请假等原因未能测量体温时，则在体温单 40~42℃横线之间用红钢笔在相应时间纵格内填写"拒测""外出"或"请假"等，并且前后两次体温断开不相连。

（2）病人临时外出如检查、散步等，返回病房后，应及时补测 T、P、R 并在就近时间栏内绘制。

（二）医嘱单

医嘱是医生在医疗活动中下达的医学指令，是病历的重要组成部分。护士不能下达、取消、更改医嘱。医嘱内容应当准确、清楚，每项医嘱应当只包含一个内容，并注明下达时间，应当具体到分钟。为病人检查、治疗、护理的各种项目都必须下医嘱，医嘱不得涂改。

1. 医嘱的种类

（1）长期医嘱：指自医生开写医嘱起，至医嘱停止，有效时间在 24 h 以上的医嘱。内容包括病人科室、床号、姓名、住院号（或病案号）、页码、开始日期和时间、长期医嘱内容、停止日期和时间、医生签名及执行护士签名（附表 5-2）。如一级护理、消化内科护理常规、糖尿病饮食等。当医生注明停止时间后医嘱失效。

（2）临时医嘱：内容包括医嘱日期与时间、临时医嘱内容、医生签名、执行时间、执行护士签名等（附表 5-3）。有效时间在 24 h 以内，应在短时间内执行，有的需立即执行（st），通常只执行一次，如 0.1% 盐酸肾上腺素 1 mL，ih，st。有的需在限定时间内执行，如会诊、手术、检查、X 线摄片及各项特殊检查等。另外，出院、转科、死亡等也属于临时医嘱。

（3）长期备用医嘱：指有效时间在 24 h 以上，必要时用，两次执行之间有时间间隔，由医生注明停止日期后失效。如哌替啶 50 mg im prn。

（4）临时备用医嘱：指自医生开写医嘱起 12 h 内有效，必要时用，过期未执行则失效。如索米痛 0.3 mg po sos。

2. 医嘱的处理

（1）长期医嘱的处理：医生写于长期医嘱单上，护士将长期医嘱单上的医嘱分别转抄至各种执行单上（如服药单、注射单、治疗单、输液单、饮食单等），转抄时须注明执行的具体时间并签全名。护士执行长期医嘱后应在长期医嘱执行单上签上执行的时间和姓名。若使用序号式长期医嘱执行单，务必保证长期医嘱执行单上的序号与长期医嘱序号对应，与执行医嘱的内容相一致。

（2）临时医嘱的处理：医生写于临时医嘱单上，护士执行临时医嘱后，必须签上执行时间和姓名。有限定执行时间的临时医嘱，护士应及时转录至临时治疗本或交班记录本上。会诊、手术、检查等各种申请单应及时送到相应科室。

（3）长期备用医嘱的处理：由医生写于长期医嘱单上，必须注明执行时间，如哌替啶 50 mg im prn。护士每次执行后，在临时医嘱单内记录执行时间并签全名，以供下一班参考。

（4）临时备用医嘱的处理：由医生写于临时医嘱单上，12 h 内有效。如地西泮 5 mg po sos，过时未执行，则由护士用红笔在该项医嘱栏内注明"未用"。

（5）停止医嘱的处理：停止医嘱时，应把相应执行单上的有关项目注销，同时注明停止日期和时间，并在医嘱单原医嘱后，填写停止日期、时间，最后在执行者栏内签全名。

（6）重整医嘱的处理：凡长期医嘱单超过3张、医嘱调整项目较多，病人手术、分娩、转科后，均需重整医嘱，即在原医嘱最后一项下面划一红横线，并在其下用蓝（黑）钢笔写"术后医嘱""分娩医嘱""转入医嘱"等，然后再开写新医嘱，红线以上的医嘱自行停止。医生重整医嘱后，由当班护士核对无误后，在整理之后的有效医嘱执行者栏内签上全名。

3. 注意事项

（1）凡已写在医嘱单上而又因故不需执行的医嘱，不得贴盖、涂改，应由医生在该项医嘱的第二字上重叠用红笔写"取消"字样，并在医嘱后用蓝（黑）钢笔签全名。

（2）一般情况下，护士不得执行口头医嘱。因抢救急危病人需要下达口头医嘱时，护士应当复诵一遍。抢救结束后，医生应当及时据实补记医嘱。

（3）护士执行医嘱必须准确无误，对可疑医嘱应及时与医生取得联系，核对无误后再执行。护士执行医嘱后要填写执行时间并签名。若医生执意让护士执行错误医嘱，护士有权拒绝执行医嘱，并上报护士长或上级医生协调处理。

（4）护士每班要查对医嘱。需要下一班执行的临时医嘱要交班，并交接清楚。

（三）出入量记录单

出入量的记录可作为了解病情、确定诊断和治疗方案的重要依据，常用于心脏疾病、肾疾病、大手术后、休克、烧伤等疾病。入量包括饮水量、食物中的含水量、输液量、输血量等。出量主要包括尿量、大便量、呕吐物量、咯出物量、引流量、出血量、创面渗出量等（附表5-4）。

出入量记录的要求如下：

1. 原则上液体以毫升（mL）为单位，固体、半固体以克（g）为单位。

2. 将前一日总出入量记录在相应日期栏内；若入院未满24 h，应注明具体小时数；前日指从前一日早上8：00到次日8：00的时段；一般情况下，手术病人手术当日的出入量默认为术后情况。

3. 12 h或24 h做一次出入量的小结或总结，或者按医嘱要求将病人的出入量正确记录在相应栏目。特殊疾病或者病情危重的病人需要记录每小时出入量。

4. 食物中的含水量可根据"医院常用食物含水量表"（附表5-5）计算。

5. 婴幼儿的尿量为湿尿布和干尿布之间的差值。

6. 出血量、创面渗出量可根据湿润每一块纱布所需的液体量来计算。

（四）护理评估单

护理评估是系统、连续地收集评估对象有关健康资料的过程，是确定护理诊断、护理计划和护理措施的依据。常见的护理评估包括入院评估、非计划拔管风险评估、压疮风险评估、静脉血栓风险评估、跌倒风险评估、噎呛风险评估、自杀风险评估、自理能力评估和术前护理评估等。

入院评估是对新入院病人进行初步的护理评估（附表5-6），并通过评估找出病人的健康问题，确立护理诊断，及时识别病情紧急危重者，给予相应措施。通过自理能力评估，根据病人自理能力的不同情况，提供更合适的护理照护（附表5-7）。术前护理评估及交接记录是病区护士与手术室护士之间的书面交班，可以保障病人的安全（附表5-8）。

护理风险评估是对病人进行各种风险的评估，及早识别中高风险病人，采取相应的预防和处理措施，避免发生不良后果，并告知病人及家属发生的风险、预防的目的和措施，进行相应健康知识宣教（附表 5-9）。

护理风险评估的注意事项：

1. 应根据病人的具体情况，对压疮、跌倒、非计划拔管、静脉血栓、噎呛、自杀等相关护理风险，进行持续的动态的评估。

2. 根据各类护理风险评估的结果进行相应腕带与床头牌标识，以起到提示作用。

3. 根据各类护理风险评估结果采取相应的护理安全措施，以尽可能保障病人安全，减少风险发生的概率。

4. 应及时将护理风险评估结果与医生沟通，便于医生全面掌握病人情况，进一步加强医护协作，降低风险。确保急救设备及药品完好适用，若护理风险发生时，能保证病人得到及时救治，减轻病人损伤的程度。

5. 应及时将护理风险评估结果与患方沟通，并进行健康宣教，必要时签署护患沟通书取得患方理解与配合。

6. 严格落实交接班，加强对病人的病情观察，遵医嘱准确进行治疗和护理。

（五）护理记录单

护理记录单是护理人员对病人住院期间客观情况的记录，记录内容包括生命体征、出入量、根据专科特点需要观察和监测的项目、护理措施、治疗效果、护士签名等（附表 5-10）。通过护理记录单可以全面掌握病人情况，观察治疗或抢救的效果。护理记录应当根据相应专科的护理特点设计并书写，以简化、实用为原则。

1. 应根据医嘱、护理常规和专科特点动态记录病人客观病情变化情况，实施的护理、治疗措施及处理后的效果。记录时间应当具体到分钟。

2. 病人有特殊用药、特殊治疗、输血、特殊检查及用药后特殊反应等情况应及时记录。

3. 已患压疮病人或压疮高危病人应动态记录病人皮肤状况、预防或处理压疮采取的护理措施及其效果评价。

4. 记录出入量时，除量以外，还应记录颜色、性状。

5. 疼痛的病人除了记录分值，还应记录疼痛的部位、性质、持续时间，能否自行缓解、缓解方式，给予的疼痛控制措施及效果。

6. 因抢救未能及时书写护理记录的，应当在抢救结束后 6 h 内据实补记，并加以注明。如果住院病人因特殊情况未在所住病房而是在其他科室进行抢救的（如病人外出检查时突发病情变化，由检查科室和急诊科人员参与抢救），由参加抢救的护理人员书写抢救护理记录。

7. 手术病人护理记录，需记录手术时间、麻醉方式、手术名称、术中护理情况、所用器械、敷料情况、术后伤口情况、引流情况、专科观察评估等内容。手术安全核查记录指由手术医生、麻醉医生和手术室护士三方，在麻醉实施前、手术开始前和病人离室前，共同对病人身份、手术部位、手术方式、麻醉及手术风险、手术使用物品清点等内容进行核对的记录，输血的病人还应对血型、用血量进行核对。应由手术医生、麻醉医生和手术室护士三方核对、确认并签字。手术清点记录是指手术室护士对手术病人术中所用血液、器械、敷料等的记录，应当在手术结束后即时完成。手术清点记录应当另页书写，内容包括病人姓名、住院号（或病案号）、手术日期、手术名称、术中所用各种器械和敷料数量的清点核对、巡回护士和手术器械护士签名等。

8. 凡是在护理业务、技术方面存在复杂、疑难、专业的护理问题和护理技术，本科室难以解决时，可请求他科或多科进行护理会诊，共同分析、研究、提出解决措施。目前护理会诊种类包括压疮会诊、静疗会诊、谵妄会诊等。由申请者和会诊者分别书写会诊申请和会诊意见。会诊申请应当简要写明病人病情及诊疗情况、申请会诊的理由和目的，申请会诊者签名等。常规会诊意见记录应当由会诊者在会诊结束后即刻完成，内容包括会诊意见、会诊者所在的科室或者医疗机构名称、会诊时间及会诊人签名等。申请者应在病程记录中记录会诊意见执行情况。

（六）护理交班报告

护士交班分口头交班和书面交班，交班报告就是书面交班的一种形式。其内容为值班期间病区的整体情况及病人病情的动态变化。通过阅读病区交班报告，接班护士可全面掌握整个病区的病人情况，明确需继续观察的问题和实施的护理措施。书写者应在全面了解全病区的基本情况，掌握重点病人（如新入、危重、手术、特殊检查治疗、中高风险等病人）的病情动态和治疗方案等基础上书写护理交班报告。书写内容应全面、真实、简明扼要、重点突出。

护理交班报告包括以下内容：

1. 病人总数、出院、转出、死亡、入院、转入、手术、特级护理、一级护理、急诊、病危、抢救等数据。

2. 出院、转出、死亡病人：出院者写明离开时间，转出者注明转往的医院、科室及转出时间，死亡者简要记录抢救过程及死亡时间。

3. 新入院及转入病人：应写明入院或转入的原因、时间、主诉、主要症状、体征、既往史（尤其是过敏史），存在的护理问题及下一班需观察及注意的事项，给予的治疗、护理措施及效果。

4. 危重病人、有异常情况者及做特殊检查或治疗的病人应写明主诉、生命体征、神志、病情动态、特殊抢救及治疗护理，下一班需重点观察和注意的事项。

5. 准备手术的病人应写明术前准备和术前用药情况等。当天手术病人需写明麻醉种类，手术名称及过程，麻醉清醒时间，回病房后的生命体征、伤口、引流、排尿及镇痛药使用情况。

6. 产妇应报告胎次、产式、产程、分娩时间、会阴切口或腹部切口及恶露情况等，自行排尿时间，新生儿性别及评分。

7. 老年、儿童及生活不能自理的病人应报告生活护理情况，如口腔护理、压疮护理及饮食护理等。

8. 护理评估为高风险的病人，如非计划拔管高风险、压疮高风险、跌倒高风险、走失高风险、自杀高风险的病人应进行交班。

（七）电子病历

电子病历是指医务人员在医疗活动过程中，使用信息系统生成的文字、符号、图表、图形、数字、影像等数字化信息，并能实现存储、管理、传输和重现的医疗记录，是病历的一种记录形式，包括门（急）诊病历和住院病历。

1. 电子病历系统应当为操作人员提供专有的身份标识和识别手段，并设置相应权限。操作人员对本人身份标识的使用负责。有条件的医疗机构电子病历系统可以使用电子签名进行身份认证。

2. 医务人员采用身份标识登录电子病历系统完成书写、审阅、修改等操作并予以确认后，系统应当显示医务人员姓名及完成时间。电子病历系统应当对操作人员进行身份识别，并保存历次操作印痕，标记操作时间和操作人员信息，并保证历次操作印痕、标记操作时间和操作人员信息可查询、可追溯。

3. 电子病历系统应当设置医务人员书写、审阅、修改的权限和时限。实习医务人员、试用期医务人员记录的病历，应当由具有本医疗机构执业资格的上级医务人员审阅、修改并予确认。

4. 医疗机构应当为病人电子病历赋予唯一病人身份标识，以确保病人基本信息及其医疗记录的真实性、一致性、连续性、完整性。

5. 医疗机构使用电子病历系统进行病历书写，应当遵循客观、真实、准确、及时、完整、规范的原则。

6. 电子病历的护理记录打印要求：危重病人及特殊病人护理记录根据需要及时打印；其他护理记录可在转科/出院时打印，特殊情况应及时打印；封存病历时，所有的护理表单（含各类护理评估单）均应打印。

7. 电子病历应当设置归档状态，医疗机构应当按照病历管理相关规定，在病人门（急）诊就诊结束或出院后，适时将电子病历转为归档状态。电子病历归档后原则上不得修改，特殊情况下确需修改的，经医疗机构医务部门批准后进行修改并保留修改痕迹。

8. 医疗机构因存档等需要可以将电子病历打印后与非电子化的资料合并形成病案保存。具备条件的医疗机构可以对知情同意书、植入材料条形码等非电子化的资料进行数字化采集后纳入电子病历系统管理，原件另行妥善保存。

9. 门（急）诊电子病历由医疗机构保管的，保存时间自病人最后一次就诊之日起不少于 15 年；住院电子病历保存时间自病人最后一次出院之日起不少于 30 年。

10. 依法需要封存电子病历时，应当在医疗机构或者其委托代理人、病人或者其代理人双方共同在场的情况下，对电子病历共同进行确认，并进行复印后封存。封存的电子病历复印件可以是电子版，也可以对打印的纸质版进行复印，并加盖病案管理章后进行封存。封存的电子病历复印件应当满足以下技术条件及要求：

（1）储存于独立可靠的存储介质，并由医患双方或双方代理人共同签封。

（2）可在原系统内读取，但不可修改。

（3）操作痕迹、操作时间、操作人员信息可查询、可追溯。

（4）其他有关法律、法规、规范性文件和省级卫生健康行政部门规定的条件及要求。

课程思政案例 6-1
尊重病人隐私
拓展阅读 6-1
护理病历质量评估工具的研究进展

数字课程学习

教学 PPT   自测题

附表5-1 体温单(范例)

体 温 单

| 姓名 | 年龄 | 性别 | 科别 | 床号 | 入院日期 | 住院病历号 | |

日　期	2010-05-25	27	28	29	30	31	04-01
住院天数	1	2	3	4	5	6	7
手术后天数							

时　间: 2 6 10 14 18 22 (repeated each day)

脉搏(次/min) / 体温(℃)

呼吸(次/min)	18 18 20	18 20 18 18	18 20 18 18	18 20 18 18	18	20	18
血压(mmHg)	130/80	135/85	130/75	125/75	140/90	130/85	125/80
入量(mL)	2 000	1 900	0	2 600	2 200	2 200	2 000
尿量(mL)	1 000	1 000	1 200	1 100	1 500	1 400	1 400
大便(次/d)	1	0	0	1	0	1	1
体重(kg)	68	卧床					
身高(cm)	170						

第　1　页

附表 5-2 长期医嘱单（范例）

长期医嘱单

姓名　　　　　　科室　　　　　　床号　　　　　　　　住院号

开始					停止			
日期	时间	医嘱	医生签名	护士签名	日期	时间	医生签名	护士签名

附表 5-3　临时医嘱单（范例）

临时医嘱单

姓名　　　　　　科室　　　　　　床号　　　　　　住院号

日期	时间	医嘱	医生签名	执行护士签名	执行时间

第　页

附表 5-4　出入量记录单（范例）

出入量记录单

姓名　　　　　　科室　　　　　　床号　　　　　　住院号

日期	时间	入量		出量		其他		签名
		项目	量（mL）	项目	量（mL）	项目	量（mL）	
		饮入量		尿量				
		输液量		大便量（g）				
				胸腔引流				
				腹腔引流				
				T管引流				
				脑腔引流				
				胃肠引流				
				关节腔引流				
				灌肠				
		小时 入量合计		小时 出量合计				

附表 5-5　医院常用食物含水量表（范例）

医院常用食物含水量表

常用主食、蔬菜等 （含水量 = 主食、蔬菜等质量 × 成品含水量 %）					各种水果 （含水量 = 质量 × 可食部 % × 含水量 %）		
名称	成品质量（g）	原料重（g）	含水量（g）	成品含水量（%）	名称	可食部（%）	含水量（%）
大米饭	一碗（170 g）	50	70.0	41.0%	梨	75%	90.0%
大米粥	一碗（500 g）	25	400.0	80.0%	苹果	76%	85.9%
面条	一碗（170 g）	50	70（汤另计）	41.0%	西瓜	59%	91.2%
大饼	50	25	25.0	50.0%	菠萝	68%	88.4%
馒头	75	50	25.0	50.0%	草莓	97%	91.3%
饼干	100	75	5.7	5.7%	橙子	74%	87.4%
蛋糕	100		18.6	18.6%	金橘	89%	84.7%
煮鸡蛋	50	50	30.0	75.0%	葡萄	86%	88.7%
豆沙包	75	50	34.0	68.0%	香蕉	59%	75.8%
菜包	75	50	80.0	53.0%	柚子	69%	89.0%
牛奶	100	100	87.0	87.0%	桃子	94%	89.0%
豆浆	100	10	96.0	96.0%	各种肉类及鱼虾类 （含水量 = 质量 × 可食部 % × 含水量 %）		
青菜	100	100	92.0	92.0%	名称	可食部（%）	含水量（%）
白菜	100	100	95.0	95.0%	猪肉	100%	53.7%
平菇	100	100	92.5	92.5%	牛肉	100%	69.8%
菜花	100	100	92.4	92.4%	羊肉	100%	72.5%
冬瓜	100	100	97.0	97.0%	鸡肉	100%	70.5%
豆腐	100	25	90.0	90.0%	鸭肉	100%	63.9%
红薯	100	100	73.0	73.0%	草鱼	58%	77.3%
土豆	100	100	79.8	79.8%	基围虾	60%	75.2%
凉粉	100	25	87.8	87.8%			
黄瓜	100	100	95.8	95.8%			

附表5-6 入院护理评估单（范例）

入院护理评估单

<table>
<tr>
<td rowspan="9">基本信息</td>
<td>科室：_____ 护理单元：_____ 住院号：_____ 床号：_____</td>
</tr>
<tr>
<td>姓名：_____ 性别：_____ 年龄：_____ 入科性质：_____</td>
</tr>
<tr>
<td>入科方式：_____ 入院诊断：_____</td>
</tr>
<tr>
<td>民族：_____ 婚姻：_____ 文化程度：_____ 职业：_____</td>
</tr>
<tr>
<td>入住日期时间：_____</td>
</tr>
<tr>
<td>联系人1：_____ 关系：_____ 电话号码：_____</td>
</tr>
<tr>
<td>联系人2：_____ 关系：_____ 电话号码：_____</td>
</tr>
<tr>
<td rowspan="25">一般情况</td>
<td>神志：_____</td>
</tr>
<tr>
<td>T：_____℃ P/HR：_____次/min R：_____次/min BP：_____mmHg</td>
</tr>
<tr>
<td>身高：_____cm 体重：_____kg BMI：_____kg/m² 等级：_____</td>
</tr>
<tr>
<td>出生时体重：_____kg</td>
</tr>
<tr>
<td>过敏史：□无 □不详</td>
</tr>
<tr>
<td>□有（过敏物质名称：_____ 表现：□皮试阳性 □其他：_____）</td>
</tr>
<tr>
<td>沟通能力：□正常</td>
</tr>
<tr>
<td>□异常（原因：□听力障碍 □精神障碍 □意识障碍 □语言障碍 □婴幼儿</td>
</tr>
<tr>
<td>□其他：_____）</td>
</tr>
<tr>
<td>皮肤状况：□正常</td>
</tr>
<tr>
<td>□异常（□伤口：具体描述：_____ □皮疹：具体描述：_____</td>
</tr>
<tr>
<td>□压力性损伤：具体描述：_____ □水肿：具体描述：_____</td>
</tr>
<tr>
<td>□其他：具体描述：_____）</td>
</tr>
<tr>
<td>活动状况：□正常 □异常（□活动无耐力 □限制性活动 □运动功能障碍</td>
</tr>
<tr>
<td>□意识障碍 □其他：_____）</td>
</tr>
<tr>
<td>喂养方式：□母乳喂养 □混合喂养 □人工喂养</td>
</tr>
<tr>
<td>进食状况：□正常 □异常（□进食过多 □食欲下降 □其他：_____）</td>
</tr>
<tr>
<td>睡眠状况：□正常 □异常（□入睡困难 □早醒 □其他：_____）</td>
</tr>
<tr>
<td>大便状况：□正常 □异常（□腹泻 □便秘 □失禁 □其他：_____）</td>
</tr>
<tr>
<td>小便状况：□正常 □尿管导尿</td>
</tr>
<tr>
<td>□异常（□多尿 □少尿 □无尿 □尿潴留 □失禁 □其他：_____）</td>
</tr>
<tr>
<td>其他特殊情况：_____</td>
</tr>
</table>

专项评估	自理能力评估：分数：_____　　　自理能力等级：_____ 疼痛评估：分数：_____　　　疼痛等级：_____ 血栓风险评估：分数：_____　　　风险等级：_____ 跌倒风险评估：分数：_____　　　风险等级：_____ 压力性损伤风险评估：分数：_____　　　风险等级：_____ 非计划拔管风险评估：分数：_____　　　风险等级：_____
专科评估	
护理处置	入院宣教：□病室环境　　□医护人员介绍　　□探视制度　　□防跌倒/坠床 □留陪伴　　□消防安全　　□膳食安排　　□离院须知　　□防压力性损伤 □防非计划拔管　　□防血栓 □特别指导：_____ 其他：_____

评估护士：_____　　　　　评估时间：_____

附表 5-7　病人自理能力风险因素评估表（范例）

Barthel 指数评定量表

科室：＿＿＿＿＿＿　床号：＿＿＿＿＿＿　姓名：＿＿＿＿＿＿　性别：＿＿＿＿＿＿

年龄：＿＿＿＿＿＿　住院号：＿＿＿＿＿　诊断：＿＿＿＿＿＿

项目		评分标准	月　日
评估内容	进食	10 分 = 可独立进食 5 分 = 需部分帮助 0 分 = 需极大帮助或完全依赖他人，或留置胃管	
	洗澡	5 分 = 准备好洗澡水后，可自己独立完成洗澡过程 0 分 = 在洗澡过程中需他人帮助	
	修饰	5 分 = 可独立完成 0 分 = 需他人帮助	
	穿衣	10 分 = 可独立完成 5 分 = 需部分帮助 0 分 = 需极大帮助或完全依赖他人	
	控制大便	10 分 = 可控制大便 5 分 = 偶尔失控，或需他人提示 0 分 = 完全失控	
	控制小便	10 分 = 可控制小便 5 分 = 偶尔失控，或需他人提示 0 分 = 完全失控，或留置尿管	
	如厕	10 分 = 可独立完成 5 分 = 需部分帮助 0 分 = 需极大帮助或完全依赖他人	
	床椅转移	15 分 = 可独立完成 10 分 = 需部分帮助 5 分 = 需极大帮助 0 分 = 完全依赖他人	
	平地移走	15 分 = 可独立在平地行走 45 m 10 分 = 需部分帮助 5 分 = 需极大帮助 0 分 = 完全依赖他人	
	上下楼梯	10 分 = 可独立上下楼梯 5 分 = 需部分帮助 0 分 = 需极大帮助或完全依赖他人	
结果	总分		
	护士签名		

备注：100 分无需依赖；65～95 分轻度依赖；45～60 分中度依赖；0～40 分重度依赖。

附表 5-8 术前护理评估及交接记录单（范例）

术前护理评估及交接记录单

科室：_____ 床号：_____ 姓名：_____ 性别：_____

年龄：_____ 住院号：_____ 术前诊断：_____ 拟手术名称：_____

术前评估及转科记录
评估/转出时间：_____
生命体征：T:_____℃ P:_____次/min R:_____次/min BP:_____mmHg SaO$_2$:_____%
意识状态：□清楚 □嗜睡 □昏睡 □昏迷 □谵妄 □其他：_____
标识腕带：□规范 □不规范 □无标识腕带
皮肤：□正常 □其他：_____
□压力性损伤（压力性损伤部位、面积、分期）：_____
肢体活动度：□正常 □异常：_____
静脉通道：□无 □有，未输液 □有，正在输入：_____
术前药物：□无 □已用 药品及剂量：_____
□带药 药品及剂量：_____
其他带入手术室物品：□病历 □其他：_____
其他特殊情况：□无 □有，具体为：_____
签字：_____ 评估护士：_____ 手术室护士：_____
手术室转出记录（手术室护士填写）
手术名称：_____ 转出时间：_____
麻醉方式：□全麻 □局麻 □其他：_____
转入科室：□原科室 □ICU □PACU □CCU □其他科室：_____
生命体征：T:_____℃（必要时）P:_____次/min R:_____次/min BP:_____mmHg SaO$_2$:_____%
意识状态：□清醒 □未清醒 □其他：_____
术中输液量：_____mL 术中尿量：_____mL 正在输入液体：_____ 带出未输液体：_____
术中用抗菌药物名称及剂量：_____ 带出药物名称及剂量：_____
人工气道：□无 □气管插管 □气管切开 □口咽通气管 □鼻咽通气管
伤口敷料：□无 □清洁干燥 □其他：_____
引流管：□无 □尿管 □胃管 □创腔引流管_____根 名称：_____
□其他（请注明名称及根数）：_____
皮肤：□正常 □其他：_____ 压力性损伤：_____
转运物品：□病历 □影像学资料 □其他：_____
特殊交班：_____
手术室护士：_____ 接收科室护士：_____

附表 5-9　护理风险护患沟通表（范例）

非计划拔管风险护患沟通表

科室：_____　床号：_____　姓名：_____　住院号：_____　诊断：_____

尊敬的病人 / 家属：您好！

一、非计划拔管风险评估

根据病人的病情，使用非计划拔管风险评估表对病人进行非计划拔管风险评估，该病人目前评估得分是_____分，属非计划拔管高风险病人，在今后的住院治疗期间可能发生管道意外拔除 / 滑脱。

二、护理措施

为了防止病人非计划拔管的发生，我们将采取以下护理措施，需要您配合：（在"口"打√）

□ 各种管路正确固定，固定稳妥。

□ 在进行相关治疗护理及搬动病人之前，整理管路，保证管路安全。

□ 指导病人和家属改变体位及带管活动时保护管道，防止管路被牵拉脱落。

□ 不清醒、不配合和烦躁等病人进行合理的必要约束，防止躁动拔管或扯脱管路。

□ 必要时进行合理镇静、镇痛。

□ 严密观察，动态评估病人拔管风险因素，及时发现问题并处理。

□ 其他：

三、患方知情选择

我已阅读上述相关内容，理解非计划拔管发生的危险、预防的目的及措施，医生 / 护士向我解释了进行非计划拔管风险预防的重要性，我知道我有权拒绝或放弃此护理措施，也知道由此带来的不良后果及风险，**同时也知晓遇到特殊情况应及时通知医务人员，不能擅自解除或调整医方采取的约束措施，凡由患方自行解除或调整约束装置造成的后果自行负责。**我已就病情、非计划拔管风险及相关的问题向我的医生 / 护士进行了详细的咨询，并得到了满意的答复。现我做以下声明：

我已知晓病人存在非计划拔管风险，并（填"同意"或"不同意"）　　　接受

所采取的预防措施：

与病人关系：

病人 / 授权委托人签名：　　　　　签名日期：

四、医务人员陈述

我们已经告知病人的病情、非计划拔管发生的风险、预防目的及措施，已给病人提供如上护理措施，请病人和家属重视且配合，并参与预防风险的各项护理措施，积极配合治疗，尽量防止非计划拔管的发生及对机体的影响，并且解答了病人关于非计划拔管预防的相关问题。

医务人员签名：

签名日期：

附表 5-10 护理记录单（范例）

护理记录单

科室　　　　姓名　　　　年龄　　　　性别　　　　床号　　　　住院号　　　　入院日期　　　　诊断

日期/时间 意识	体温 ℃	脉搏 次/min	呼吸 次/min	血压 mmHg	血氧饱和度 %	吸氧 L/min	入量 名称	入量 mL	出量 名称	出量 mL	出量 颜色性状	皮肤情况	管路护理			病情观察及措施	护士签名

第　　页

本表为参考表，医院应当根据本院各专科特点设定记录项目

第六章

病人安全与护士职业防护

【学习目标】

知识：

1. 掌握影响病人安全的常见因素及保护病人的安全措施。

2. 掌握概念：病人安全、护理职业暴露、护理职业防护。

3. 掌握常见护理职业损伤的因素及防护。

4. 熟悉影响病人安全的因素。

5. 了解病人安全的内涵。

6. 了解护理职业防护的意义。

技能：

1. 正确运用保护具维护病人安全。

2. 运用所学知识预防医院常见不安全因素。

3. 正确运用所学知识预防护理职业损伤。

4. 正确运用所学知识应对护理职业损伤。

5. 学习过程中培养安全意识及应对突发情况的应变能力。

素质：

1. 为病人提供护理时善于观察、沟通，及时发现安全隐患，建立病人安全和人文关怀
   意识。

2. 加强对护理职业损伤的认识，建立护理职业损伤防护理念，强化护理专业的职业认
   同感。

情境导入

刘某，男，82岁，2型糖尿病病史15年，口服降糖药治疗，但未规律检测血糖。2个月前出现视物不清，因1日前突发腹泻、意识障碍入院。查体：血糖35 mmol/L，尿酮体（＋），意识模糊。

安全（safety）是人的基本需要。病人安全是医疗服务的基石，为病人提供高质量、安全的医疗保健是全世界的共同目标。护理职业安全是病人安全的重要保障。护士在保障病人安全的同时，应做好职业防护，保障自身安全。

第一节 病人安全

情境一：

病人入院第1天，夜班护士查房发现病人意识模糊，躁动不安。

请思考：

1. 影响该病人安全的因素有哪些？

2. 针对该病人应该给予哪些护理措施保证病人安全？

病人安全（patient safety）指病人在接受诊疗的过程中，不发生法律法规允许范围之外的心理、机体损害、障碍、缺陷或死亡，不发生医务人员在执业允许范围之外的不良执业行为导致的损害和影响。

一、病人安全的内涵

1. 技术安全　不发生误诊误治，不发生诊疗规范和操作规程规定之外的损害或不发生其他医源性损害。

2. 管理安全　不发生因管理不当而致的意外伤害，如坠床、跌倒、压疮等意外伤害。

3. 心理安全　不发生由于不良的医疗行为造成病人心理及精神的损害。如由于保护性医疗执行不好、沟通不当给病人造成疑虑、恐惧等心理压力。

二、影响病人安全的因素

1. 病人的感觉状况　良好的感觉功能是帮助人们了解周围环境，识别和判断自身行动安全的必要条件。感觉障碍会妨碍个体判别周围环境中存在或潜在的危险因素而使其容易受到伤害。如病人视物不清，易发生撞伤、跌倒等意外。

2. 病人目前健康状态　病人健康状况不佳，容易发生意外，受到伤害。如疾病可致身体虚弱、行动受限而发生跌伤；免疫功能低下者易发生感染；焦虑或其他情绪障碍时，会因注意力不集中而无法预警环境中的危险，发生伤害。

3. 医院环境及病人对环境的熟悉程度　医院的硬件设施和配置、设备性能是影响病人安全的重要因素。医院的病人安全文化是病人安全的重要组织行为保障。此外，促进病人对医院环境的熟悉是保障病人安全的重要措施，熟悉的环境方便病人获得信息与帮助，增加安全感；反之，陌生的环境易增加病人焦虑、害怕、恐惧等心理，使其缺乏安全感。

4. 病人的年龄 年龄会影响个体对周围环境的感知和理解能力，因而也影响个体采取相应的自我保护行为。如新生儿与婴幼儿均需依赖他人的保护；儿童正处于生长期，好奇心强，喜欢探索新事物，容易发生意外事件；老年人各种器官功能逐渐衰退，也容易受到伤害。

5. 接受的诊疗措施 针对病人病情而采取的一系列检查与治疗，是帮助病人康复的医疗手段。但一些特殊的诊疗手段，在发挥协助诊断、治疗疾病及促进康复作用的同时，也可能会给病人带来一些不安全的因素。如各种侵入性的诊断检查与治疗、外科手术等，均可能造成皮肤的损伤及潜在的感染等。

6. 医务人员素质和数量 医务人员的素质包括思想政治素质、职业素质和业务素质等。护士是护理措施的主要执行者，护士整体素质的高低、人员配备是否符合标准直接影响病人安全。充足的人员配备可以及时满足病人的基本需求和病情监测。当护理人员的数量不足时，在岗护士超负荷工作，易出现护理差错，危害病人安全；如果护士素质不能满足工作需要，就有可能因言行不当或过失，造成病人身心伤害。

三、病人安全的评估

护理人员在促进病人安全的过程中发挥着重要作用。护理人员应及时评估影响病人安全的现存或潜在的因素，同时还要评估病人的安全意识、自我保护能力及其影响因素，及时采取防护措施，保证病人处于安全状态。因此，可从以下 4 个方面对病人安全进行评估。

（一）物理环境评估

1. 病室的空间是否方便病人活动，地面是否湿滑、不平坦，有无障碍物存在，家具的摆放是否合理。
2. 病室的温度和湿度是否考虑不同病情、不同人群的需要。
3. 病室通风是否及时有效。
4. 病室白天的光线是否适当，夜间的光线是否满足病人病室照明及保证特殊检查和治疗护理的需要。

（二）社会环境评估

1. 护患关系是否和谐，能否互相了解、尊重、信任。病人能否积极配合护理工作。
2. 病友关系是否融洽，是否存在消极的气氛。

（三）病人状况评估

1. 病人感觉功能是否正常，能否满足其需要。
2. 病人的年龄、身体状况及精神、意识状态是否需要安全协助或保护。
3. 病人有无安全意识及是否熟悉医院的环境和规章制度。
4. 病人有无影响安全的不良嗜好。

（四）病人诊疗措施评估

1. 病人是否使用影响感觉功能或精神状况的药物。
2. 病人是否正在接受氧气治疗或冷、热治疗。
3. 病人是否需要限制活动或进行约束。
4. 病人是否接受侵入性操作。
5. 病房内是否使用电器设备。

四、医院常见的不安全因素及防范

（一）物理性损伤

物理性损伤指由物理性因素（外力、温度、压力、放射等）给病人造成的损伤。

1. 机械性损伤 常见有跌伤、撞伤。跌倒和坠床是医院最常见的机械性损伤原因。其防范措施包括：

（1）入院时，向病人介绍医院环境，使病人尽快熟悉病室环境。

（2）建立跌倒、坠床的风险评估机制，对高风险人群进行健康教育，并督促病人积极配合。

（3）病区走廊、浴室及卫生间应设置扶手，病房及走廊地面使用防滑材料，保障走廊和楼梯等通道无障碍且光线适宜，浴室和卫生间应设置呼叫系统。

（4）昏迷、意识不清、躁动不安及婴幼儿等发生坠床、跌倒的高危人群应及时使用床挡等保护具，并将拐杖等辅助工具放在病人容易获取处。

（5）年老体弱、行动不便等易发生跌倒的病人活动时应有人陪伴，必要时给予搀扶或其他协助。

（6）进行侵入性操作时，应遵守操作规程，动作轻柔，防止损伤病人皮肤黏膜；妥善固定导管，注意观察，保持引流通畅。

（7）对精神障碍者，应注意将尖锐、锋利的器械妥善放置，避免病人接触而发生危险。

（8）病区内营造预防跌倒或坠床的安全文化氛围，积极开展多种形式的健康教育。

2. 温度性损伤 常见有热疗所致的烫伤或灼伤，冷疗所致的冻伤，氧疗时接触的易燃易爆品所致烧伤，如氧气所致的烧伤等。其防范措施包括：

（1）应用冷、热疗法时，应严格遵守操作规程；定时巡视病人，注意听取病人主诉并观察病人的皮肤变化；做好交接班，及时处理病人的不适。

（2）强化易燃易爆物品管理，加强防火教育。注意用氧安全，规范操作规程。

（3）定期对医院内的电路及各种电器设备进行检查维修。规范用电安全，并对病人进行安全用电的知识教育。

3. 压力性损伤 常见有因长期受压所致的压疮，因高压氧舱治疗不当所致的气压伤，石膏和夹板固定不当形成的局部压疮等。其防范措施见第七章第三节。

4. 放射性损伤 主要由放射性诊断或治疗过程中处理不当所致，常见有放射性皮炎、皮肤溃疡坏死，严重者可致死亡。其防范措施包括：

（1）进行放射性诊疗时，要正确使用防护设备，并严格掌握放射的剂量和时间。

（2）尽量减少病人不必要的身体暴露，保证照射区域标记的准确。

（3）保持接受放射部位皮肤的清洁干燥，避免刺激，防止皮肤破损。

（二）化学性损伤

化学性损伤是指应用各种化学性药物时，由于药物剂量过大或浓度过高，用药次数过多，用药配伍不当，甚至用错药等给病人造成的损伤。其防范措施包括：

1. 熟悉各种药物应用知识，知晓不同药物的不同商品名。医务人员尽量使用药物的通用名。给病人发药时应简化沟通语言，避免病人对外观相似药品的混淆应用。

2. 严格执行药物管理制度和给药原则。护士应掌握涉及易引发高风险不良事件的药物（如胰岛素、口服抗凝血剂、地高辛、化学治疗药物等）的使用原则、禁忌证及相关注意事项。

3. 给药时，严格执行"三查七对"，注意药物之间的配伍禁忌，与病人进行清晰明确的沟通，以避免出现给药差错的情况，及时观察病人用药后的反应。

4. 做好健康教育，向病人及家属讲解安全用药相关知识，鼓励病人积极参与安全用药的健康宣教活动，提高用药的安全性。

（三）生物性损伤

生物性损伤包括微生物及昆虫对人体的伤害。其防范措施包括：

1. 严格执行消毒隔离制度，严格遵守无菌技术操作原则。

2. 采取措施消灭病室内昆虫并加强防范，以免昆虫叮咬影响病人的休息、致过敏性损伤，甚至传播疾病。

（四）心理性损伤

周围人群的情感交流、医务人员对病人的行为和态度等均可影响病人的心理，甚至会导致病人心理性损伤的发生。其防范措施包括：

1. 护士在沟通中应换位思考，保持敏锐的观察力。评估病人疾病的同时，了解病人的心理变化和需求，了解病人未满足或可能出现的需求并及时给予帮助，使病人感觉被接纳和理解。

2. 护士应尊重病人的风俗习惯、宗教信仰，充分考虑病人的主观意识，同情病人的境遇，理解病人的文化差异，促进护患关系的和谐发展。

3. 护士应以高质量的护理行为取得病人的信任，并引导病人采取积极乐观的态度，提高其治疗信心。护士应注意自身的行为举止，避免传递不良信息，造成病人对诊疗方面的误解而引起情绪波动。

4. 护士应与病人建立良好的护患关系，并帮助病人与其他医务人员和病友建立和睦的人际关系。

五、保护病人安全的措施

评估影响病人的安全因素后，对存在安全隐患的病人，护士应结合病人的病情及病人和家属的生理、心理及社会等方面的需要，采取必要的安全措施，确保病人安全。

保护具（protective device）是用来限制病人身体或身体某部位的活动，以维护病人安全，保证治疗与护理效果的各种器具。

【目的】

1. 适用于容易发生坠床、跌伤、抓伤等意外的病人，如躁动不安、意识不清、精神异常及婴幼儿、年老体弱者，确保病人安全。

2. 保证检查、治疗及护理工作的顺利进行。

【操作前准备】

1. 评估病人并解释

（1）评估：病人的年龄、身高、体重、肢体活动能力、病情、意识状态、有无局部外伤、合作程度等。

（2）解释：向病人及家属解释所需保护具的原因、目的、种类及方法，取得病人及家属的同意和配合。

2. 病人准备

（1）了解使用保护具的目的、方法、注意事项及配合要点。

（2）取舒适、安全的体位。

3. 护士准备 衣帽整洁，修剪指甲，洗手，戴口罩。

4. 环境准备 宽敞，光线充足或有足够的照明。

5. 用物准备 根据需要备床挡、各类约束带、约束衣、衬垫、绷带及支被架等。

【操作步骤】

操作步骤见表6-1。

表6-1 保护具使用操作步骤

操作步骤	要点与说明
1. 核对、解释 备齐用物，携用物至病人床旁，核对病人床号、姓名、标识腕带，再次解释	• 便于操作 • 确认病人，取得病人理解和配合
2. 体位 协助病人取舒适体位	• 使用保护具时，应保持肢体及各关节处于功能位，并协助病人经常更换体位，保证病人的安全、舒适
3. 应用保护具	• 根据病情选择合适的保护具
◆ 床挡的应用	• 用于预防病人坠床 • 常见的有多功能床挡、半自动床挡、木制床挡（图6-1）
◆ 约束带的使用	• 用于保护躁动的病人，限制身体或约束失控肢体活动，防止病人自伤或坠床
（1）放衬垫	• 在需约束的部位放置衬垫，防止损伤病人皮肤
（2）固定	
1）宽绷带约束法：宽绷带打成双套结（图6-2A），套在衬垫包裹的手腕或踝部棉垫外，稍拉紧，确保肢体不脱出（图6-2B），松紧以不影响血液循环为宜，然后将绷带系于床沿	• 用于固定手腕及踝部
2）肩部约束法：将袖筒套于病人两侧肩部，腋窝衬棉垫。两袖筒上的细带在胸前打结固定，将两条较宽的长带系于床头（图6-4A），必要时亦可将枕横立于床头，将大单斜折成长条，作肩部约束（图6-4B）	• 用于固定病人肩部，限制病人坐起 • 肩部约束带用宽布制成，宽8 cm，长120 cm，一端制成袖筒（图6-3）
3）膝部约束法：两膝之间衬棉垫，将约束带横放于两膝上，宽带下的两头带各固定一侧膝关节，然后将宽带两端系于床沿（图6-6A），亦可用大单进行膝部固定（图6-6B）	• 用于固定病人膝部，限制病人下肢活动 • 膝部约束带用宽布制成，宽10 cm，长250 cm，宽带中部相距15 cm分别钉两条两头带（图6-5）

续表

操作步骤	要点与说明
◆ 支被架的使用 将支被架（图6-7A）置于防止受压的部位，盖好盖被（图6-7B）	• 主要用于肢体瘫痪或极度衰弱的病人，防止盖被压迫肢体而造成不舒适或足下垂。也可用于烧伤病人采用暴露疗法需保暖时
4. 整理用物并解释　整理用物并给病人或家属交代注意事项；交代将呼叫装置置于易取处，有异常及时呼叫	• 确保病人能随时与医务人员取得联系，保障病人的安全
5. 洗手并记录　记录使用保护具的原因、时间、观察结果、相应的护理措施及解除约束的时间	• 注意观察受约束部位的末梢循环情况，每15 min观察一次，发现异常及时处理。必要时进行局部按摩，促进血液循环。每2 h放松约束带一次

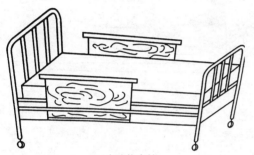

A. 多功能床挡

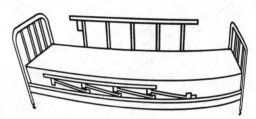

B. 半自动床挡

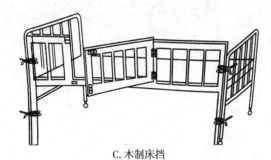

C. 木制床挡

图6-1　常见床挡

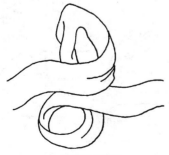

A. 宽绷带双套结

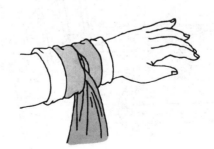

B. 宽绷带双套结固定

图6-2　宽绷带约束法

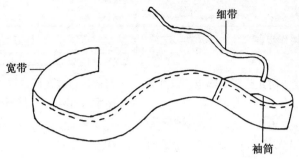

图 6-3 肩部约束带

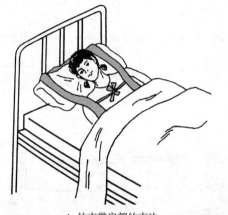 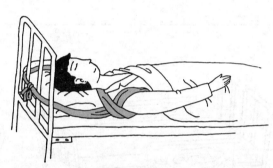

A. 约束带肩部约束法　　　　　　　　　B. 大单肩部约束法

图 6-4 肩部约束法

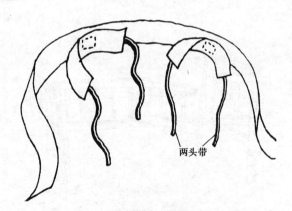

图 6-5 膝部约束带

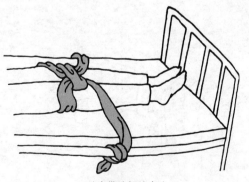 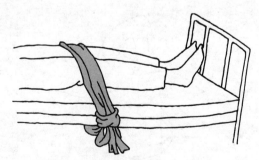

A. 约束带膝部约束法　　　　　　　　　B. 大单膝部约束法

图 6-6 膝部约束法

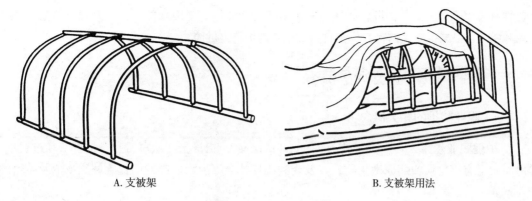

A. 支被架   B. 支被架用法

图 6-7 支被架及其用法

【注意事项】

1. 严格掌握各种保护具应用的适应证，如非必须使用，则尽可能不用。使用前应向病人及家属解释说明，取得知情同意。

2. 使用保护具要确保病人的安全，且只宜短期使用。

3. 应随时评价保护具的使用情况，确保病人安全、舒适，无血液循环障碍、皮肤破损、坠床、撞伤等并发症或意外发生。

4. 记录保护具使用的原因、开始时间、观察结果、相应的护理措施及解除约束的时间。

【健康教育】

1. 病人及（或）家属明确使用保护具的原因、目的、种类及方法。

2. 保护具只宜短期使用，并定时放松，肢体要处于功能位置，保证安全与舒适。

3. 使用床挡要注意保护病人，需要时可用软枕隔挡。

4. 使用约束带，被约束部位应放置衬垫，约束带松紧要适宜（1~2 指），间隔 15 min 观察受约束部位的血液循环状况（皮肤颜色、温度及感觉等），发现异常及时处理。约束带每 2 h 放松一次，必要时进行局部按摩。

5. 使用支被架时应注意保暖。

拓展阅读 6-1
中国医院协会患者安全目标（2019 版）

第二节 护士职业防护

情境二：

病人入院第 2 天，生命体征平稳，意识模糊。实验室检查结果显示血清 HBsAg（＋），HBsAb（－），HBeAg（＋），HBeAb（－），HBcAg（＋）。

请思考：

护士在护理该病人时，存在的职业损伤的危险因素有哪些？应该采取哪些预防措施？

职业人群的健康大多与其所处的职业环境有关。护理人员处在特殊的职业环境中，是职业暴露的高危群体。在为病人提供各项检查、治疗和护理的过程中，护士可能会受到各种各样的职业性有害因素的伤害。因此，护士应具备对各种职业性有害因素的认识、处理及防范的基本知识和能力，以减少职业伤害，保护自身安全，维护自身健康。

一、职业防护的相关概念及意义

（一）职业防护的相关概念

1. 护理职业暴露（occupational exposure of nursing） 指护士在从事诊疗、护理活动过程中，接触有毒、有害物质或病原微生物，以及受到心理社会等因素的影响而损害健康或危及生命的职业暴露。

2. 护理职业防护（occupational protection of nursing） 指在护理工作中针对各种职业性有害因素采取有效措施，以保护护士免受职业性有害因素的损伤，或将损伤降至最低程度。

（二）护理职业防护的意义

1. 规避职业风险，有效控制危险因素 通过职业防护知识的学习及职业防护技术的规范化培训，可以提高护士对职业损伤的防范意识，从而自觉履行职业规范要求，有效控制职业性有害因素，科学有效地规避护理职业风险。

2. 减少职业损伤，提高职业生命质量 护理职业防护不仅可以避免职业性有害因素对护士的伤害，还可以控制由环境和行为不当引发的不安全因素。通过职业防护可以维护护士的身体健康，减轻心理压力，增强社会适应能力，从而提高护士的职业生命质量。

3. 营造和谐的工作氛围，激发护士职业热情 护理职业防护可营造良好安全的护理职业环境。一方面可使护士产生愉悦的心情，另一方面可以增加其职业满意度、安全感及成就感，形成对职业选择的认同感，激发工作热情。

二、护士职业安全的危害因素

（一）物理性因素

物理性因素造成的损伤包括机械性损伤、温度性损伤和放射性损伤。其中最常见的是机械性损伤。

1. 机械性损伤

（1）负重伤：护士发生负重伤的危险因素主要包括搬运病人、弯腰操作、重体力活动、持续静态负荷、护士配比不足、工作空间狭小不适、护理防护用具及器材配备不足，以及护士防护意识差、防护知识缺乏等。

（2）锐器伤：是指在使用注射器、传递缝针或刀片及打开玻璃安瓿时发生的刺伤或划伤。锐器伤是引起多种血液传播性疾病的最重要传染途径。常见的锐器伤有针刺伤和切割伤。发生锐器伤的因素为以下几个方面：

1）护理人员因素：护理人员锐器伤防护意识薄弱；各种因素导致的护理人员疲劳、工作匆忙，对标准预防措施遵守程度降低；焦虑等负性心理状态。

2）防护用品因素：安全器具使用率低，防护用具不能就近获取；锐器回收容器的容积与口径比例不匹配；锐器回收容器配备数量不足、规格不适宜、位置放置不合理；锐器回收容器内医疗废物未及时处理，导致存放过满。

3）工作环境因素：光线昏暗，环境拥挤、嘈杂，操作时病人不配合等。

4）操作行为因素：存在操作不规范的危险行为，例如，双手回套针帽，徒手传递手术缝针，直接用手弯曲缝合针、处理各种针头，清洗、整理锐利医疗器械动作过大及将各种锐器随意丢弃同时未采取保护措施等；操作时注意力不集中；操作流程不规范等。

5）职业防护培训因素：职业防护培训不到位；护理人员对职业防护重视程度不够，职业防护依从性低。

6）制度保障因素：未建立、修订和完善预防锐器伤相关的制度、规范、流程、标准、预案等。

2. 温度性损伤　常见的温度性损伤包括给病人实施热疗所致的烫伤或实施冷疗时导致的冻伤，易燃易爆物品（如氧气）所致的烧伤，各种电器（如红外线烤灯、频谱仪及高频电刀等）所致的灼伤等。

3. 放射性损伤　在日常工作中，护士常接触到紫外线、激光，如果防护不当，皮肤、角膜等会受到不同程度的损伤。为病人进行放射性诊疗过程中，如床旁 X 线透视、X 线摄片及 C 臂透视，如果护士自我防护不当，不仅容易导致自主神经系统紊乱及恶性肿瘤，还会影响女性的生育能力，导致不孕、流产、死胎、胎儿畸形等。

（二）化学性因素

化学性因素造成的损伤指护理人员在从事日常护理工作中，通过不同途径接触到的化学物质，造成身体不同程度的损伤。常见的危害因素包括消毒剂和化学治疗（简称化疗）药物、麻醉废气、汞等。

1. 消毒剂　常用化学消毒剂如甲醛、过氧乙酸、含氯消毒剂、戊二醛等，微量接触可刺激皮肤、眼、呼吸道，引起皮肤过敏、流泪、恶心、气喘等症状。经常接触此类化学物品可引起结膜灼伤、上呼吸道炎症、喉头水肿及痉挛、气管炎、肺炎；长期接触可损伤肝、肾、造血系统和中枢神经系统，导致机体免疫力下降，出现头痛、记忆力减退，还能诱发细胞突变，有致敏、致畸及致癌危害。

2. 化疗药物　常用化疗药物如环磷酰胺、阿柔比星、丝裂霉素、氟尿嘧啶、铂类药物等。长期接触化疗药物，如果防护不当，药物可通过皮肤接触、吸入等途径给护士带来潜在危害；长期小剂量接触，可因蓄积作用而产生远期影响，引起白细胞下降、自然流产率增高，还有致癌、致畸、致突变及脏器损伤等危险。

3. 麻醉废气　随着医疗技术水平的不断提高，现代麻醉学技术的不断发展，吸入麻醉剂在临床范围内得到了广泛的应用。门诊手术室、疼痛门诊、内镜室及口腔外科门诊等都有可能接触麻醉废气。短时间内暴露于麻醉废气中，会出现嗜睡、头痛、易怒、易疲劳、烦躁、恶心、呕吐等症状；长时间吸入麻醉废气，在体内蓄积后，可以产生慢性氟化物中毒、遗传性影响（包括致突变、致畸、致癌）及对生育功能的影响等。

4. 汞　是医院常见而又极易被忽视的有毒因素。常用护理操作用品如汞式血压计、汞式体温计及水温计等，使用不当会发生泄露。如果对漏出的汞处理不当，可对人体产生神经毒性和肾毒性作用。

5. 其他

（1）臭氧：臭氧消毒机可释放臭氧。臭氧是一种强氧化剂，对呼吸道黏膜有刺激作用，可引起咽喉肿痛、咳嗽、支气管炎和肺气肿；还会造成神经系统损害，出现头痛、头晕、视力下降、记忆力衰退；对人体皮肤中的维生素 E 也有破坏作用，致使人的皮肤起皱，出现黑斑；其至破坏人体免疫功能，诱发淋巴细胞染色体突变，加速衰老，致使孕妇分娩畸形儿。

（2）电外科烟雾：指电切刀、电钻、电锯等医疗设备在治疗时产生较强的烟雾及刺激性气味，是手术室医务人员接触不良烟雾最多的原因之一。高频电刀在切割过程中可产生大量的烟雾，烟雾浓度可达 $3 \times 10^8/m^3$ 以上，且 95% 为粒径 < 5 μm 的气溶颗粒，可经医护人员口鼻吸入。电刀烟雾中酚类、脂肪酸、碳氢化合物含量较高；此外，还有氰化氢、甲醛和苯活性细胞、活性病毒、非活性颗粒和可诱导突变的物质等。短期接触可引起气促、呛咳、头晕头痛、皮肤过敏、结膜充血等症状，长期接触该类有害气体会诱发细胞突变、致畸、致癌，同时具有累积效应，造成体内的蓄积，产生慢性影响，尤其对于有生育要求的女性，可导致胎儿畸形。

（3）CO_2：随着微创技术的发展，腹腔镜手术已普遍开展，在手术过程中，人工气腹使用的 CO_2 气体易弥散到空气中，造成手术室空气的污染，长时间吸入会引起医护人员注意力不集中、头痛等神经症状，易引起妊娠期女性的自发性流产。

（4）手套、引流管等含有乳胶成分，对乳胶过敏者可产生皮肤瘙痒、皮疹、哮喘等症状。而骨科进行关节手术时所需要的骨水泥散发的刺激性气味可导致呛咳、喉咙不适、流泪、畏光等症状，长期吸入会对护理人员的身体造成伤害。

（三）生物性因素

生物性因素主要指护理人员在从事日常护理工作过程中，意外接触、吸入或食入的病原微生物或含有病原微生物的污染物。生物性因素是影响护理职业安全最常见的职业性有害因素。护理工作环境中主要的生物性因素为细菌和病毒。

1. 细菌　常见的致病菌有葡萄球菌、链球菌、肺炎球菌及大肠埃希菌等，其广泛存在于病人的分泌物、排泄物及用过的医疗器械及衣物、器具和病室的空气中，通过呼吸道、消化道、血液及皮肤等途径感染护士。

2. 病毒　护理工作环境中常见有肝炎病毒、人类免疫缺陷病毒（HIV）及冠状病毒等，经血液和呼吸道传播的病毒。护士因职业性危害感染的疾病中，最常见、最危险的有乙型肝炎、丙型肝炎及获得性免疫缺陷综合征（AIDS，简称艾滋病）等。

（四）心理社会因素

随着医学模式和健康观念的转变，护理人员不仅是护理者，同时还承担着管理者、教育者、科研者及协调者等角色，工作负荷加重。同时护理人员在工作中思想高度集中，精神紧张，经常面对复杂多变的病情及突发事件，也会出现一系列异常的心理及生理反应，如紧张、焦虑、抑胡、疲乏、失眠等，造成抵抗力降低、器官功能紊乱。

三、护士职业防护的管理

护士作为职业暴露的高危群体，工作中不可避免地会接触病人的体液、分泌物或具有毒性的物质等，为了维护护士的职业安全，规范护士的职业安全防护工作，预防护理工作中的职业暴露，且在发生暴露之后能够得到及时处理，必须要依据和参照国家有关法规，充分做好防护管理工作。

（一）完善职业安全的组织管理

医院应设立医院职业安全管理委员会、职业安全管理办公室、科室职业安全管理小组的三级管理组织，承担相应的职业安全管理工作。

（二）建立健全规章制度，规范操作行为，提升职业防护能力

1. 建立健全制度　制定与完善职业防护的各项规章制度，如职业防护管理制度，职业暴露上报制度、处理程序、风险评估标准、消毒制度、隔离制度、转诊制度、各种有害因素监测制度及医疗废物处理制度等。

2. 规范操作行为　制定预防职业暴露的工作指南，如血源性病原体职业暴露操作规程、预防锐器伤操作规程及预防化疗药物暴露操作规程等。规范操作行为，减少职业暴露的危险。

（三）强化职业安全教育，提升职业防护意识

加强职业安全防护教育，对护士进行职业安全教育和规范化培训，使护士从思想、行动上重视职业防护，提升护士的职业防护意识。

1. 职业安全知识的培训与考核　卫生行政管理部门对护理职业暴露的危险性、严重性和必要性要有足够的认识；提供一定的人力、物力、政策及技术支持，做好岗前培训和定期在职培训与考核；并把护理职业安全作为在校教育和毕业后教育的考核内容之一。

2. 增强护士职业防护意识　护理工作不仅仅是为病人提供安全、无差错的护理，还要在工作中保护自身免受损伤。护士应该充分认识到职业暴露的危害性和职业防护的重要性，从思想上重视，并加强学习，丰富自己的专业知识和技能，以增强自我职业防护意识。

（四）改进职业防护设备

安全健康的工作环境，完善的检测系统、医疗护理设备和职业防护措施是护理职业安全的保障。

1. 防护设备及用品

（1）病区准备常用的防护设施及设备，如层流净化设施、感应式洗手设施、生物安全柜等。

（2）足量的个人防护用品，如 N95 口罩、护目镜、围裙、一次性隔离衣、鞋套及人工呼吸专用防护面罩等。

（3）配备具有安全装置的护理用品，如安全注射装置和符合国际标准的一次性锐器回收盒等。

2. 设置静脉药物配制中心　依据国际标准设置静脉药物配制中心，并配备具有资质的药剂师和护士。在防护状态下，严格按照操作程序配制化学治疗药物及抗生素等药物，以减少药物对护士的危害。

（五）强化和推进标准预防

可采用美国疾病控制中心提出的标准预防进行护理职业防护，以预防和控制血源性病原体职业暴露的危害。护士依据不同级别防护标准，应用各种防护用品，采取适当的防护措施。

1. 标准预防（standard precaution）　是基于病人的血液、体液、分泌物（不包括汗液）、非完整皮肤和黏膜均可能含有感染性因子的原则，针对医院所有病人和医务人员采取的一组预防感染措施。

2. 标准预防措施

（1）做好手卫生。根据预期可能的暴露选用手套、隔离衣、口罩、护目镜或防护面罩。

（2）安全注射，穿戴合适的防护用品处理病人环境中污染的物品与医疗器械。

（3）有呼吸道症状的病人、探视者、医务人员等应佩戴外科口罩，在咳嗽、喷嚏时用纸巾盖住口鼻，接触呼吸道分泌物后实施手卫生，并与他人保持 1 m 以上距离。

（六）重视护士的个人保健

医院应为护士安排定期的健康查体和免疫接种。

1. 必须接受的免疫接种　重组乙肝疫苗、流行性感冒疫苗（灭活的或亚单位疫苗）、麻疹活疫苗、腮腺炎活疫苗、风疹活疫苗、水痘 – 带状疱疹活疫苗。

2. 可选择的免疫接种　卡介苗、甲型肝炎疫苗、流行性脑脊髓膜炎多糖疫苗、脊髓灰质炎疫苗、狂犬病疫苗、破伤风与白喉疫苗、伤寒疫苗、牛痘疫苗（天花疫苗）。

四、常见护理职业暴露的防护

（一）物理性损伤职业暴露的防护

1. 负重伤职业暴露的防护

（1）保持正确的工作姿势：日常护理工作中，应遵循人体力学原理，注意保持正确的身体姿势，预防职业性腰背痛的发生。如站立或坐位时，尽可能保持腰椎伸直，使脊柱支撑力增大，避免因过度拉伸引起腰部韧带劳损，减少身体重力对腰椎的损伤。半弯腰或弯腰时，双足分开，着力点落在膝关节和双足处，以降低腰部负荷；弯腰搬重物时，应先伸直腰部、再屈髋，随后挺腰将重物搬起。护士在工作中，应避免长时间保持一种体位或姿势，要定时变换体位，以缓解肌肉、关节及骨骼疲劳，减轻脊柱负荷。例如站立时，可让双下肢轮流支撑身体质量，并可适当做贴脚动作，促进小腿肌肉收缩，减少静脉血液淤积；工作间歇可尽量抬高下肢或做下肢运动操，以促进血液回流；穿弹力袜或捆绑弹力绷带，可以促进下肢血液回流，减轻或消除肢体沉重感和疲惫感。此外，护士也要避免剧烈活动，以防腰部肌肉损伤等。

（2）增加、改进护理防护用具及器材，改善工作环境：护理防护设备及器材的使用应作为护士培训的重要内容。医用器械的选择应遵循简便易行、可调节、适应护士身高等原则，避免护士形成强迫体位；通过应用节力滑板、改进移动病人方法等方式，改善护理操作程序，预防护士腰痛的发生；通过增加护士数量，开展弹性排班，改善护士工作环境等预防护士负重伤的发生。

（3）积极体育锻炼，注重日常防护：加强腰部锻炼是预防负重伤的重要措施，临床护士还应注重腰部的日常防护，注意腰部防寒避湿；适当体育锻炼，如球类、太极拳、游泳等都可以增强肌肉的柔韧性及耐力，增加骨关节活动度，防止发生负重伤。

（4）养成良好的生活习惯：工作之余，注意休息；建立良好的生活习惯，科学合理饮食，如多食用肉、蛋、鱼及豆制品等，可增加蛋白质的摄入量，多食杂粮、花生等富含 B 族维生素和维生素 E 的食物，可缓解疼痛，解除肌肉疲劳，消除肌肉紧张。

2. 锐器伤职业暴露的防护

（1）锐器伤的预防措施

1）提高职业安全意识，建立职业安全文化：医院和科室应定期对护士就预防锐器伤的重要性等进行安全意识培训，对护理人员进行正确的、标准的安全工作流程培训，培训护理人员正确使用安全型护理工具，提高护士自我防护意识，预防锐器伤的发生。

2）建立锐器伤防护和管理制度：建立职业安全和预防锐器伤发生的管理制度，制订各类预防锐器伤发生和发生后的管理机制与措施实施流程，建立各类锐器伤预防的专项培训、考核和评价制度。

3）配备足量的具有安全装置的护理用品：选择带自动激活装置的安全型针具，宜使用无针输液接头，建议使用带有保护套的针头、安全型采血针、带有尖峰保护器等安全装置的静脉输液器及有自动回缩功能的注射器等；建立静脉无针系统，如静脉留置导管宜使用静脉无针系统连接。

4）操作前做好环境和病人的评估和准备：进行穿刺操作时，应保证光线充足、明亮、舒适；操作台面应平展、宽敞，物品有序放置；应确保各种用具、工具、辅助用品在操作者的可及范围内，避免手持锐器远距离移动；应了解所穿刺病人血源学检测结果；采取标准预防措施；为有明确血源性传播疾病的病人执行各类穿刺操作时，宜戴双层手套；穿刺前和病人进行沟通，以取得病人及家属的信任，保证病人良好配合，为不配合的病人做穿刺治疗时应有他人协助。

5）规范锐器使用时的操作：护理人员应严格执行各项穿刺操作的规范和流程；使用安瓿制剂时，应先用砂轮划痕后再掰安瓿，掰安瓿时应垫以棉球或纱布；制定完善的手术器械（刀、剪、针等）摆放及传递规定，规范器械护士的基本操作；手术中需传递锐器时，避免徒手传递，应将锐器置于防刺破的容器（如弯盘、托盘）中进行无接触式传递；各类穿刺针具使用过程中，如必须回套针帽，应使用辅助工具单手回套针帽；配备足量的锐器回收容器，放置在护理人员操作可及区域内。

6）正确处理医疗废物：各类穿刺针使用后不可故意弯曲、折断，不可分离注射器针头。严禁针头回套针帽、徒手分离和二次分拣使用后的注射器和针头；操作者应立即将使用后的各类穿刺针放入锐器回收容器中，按医疗废物防护标准处理；锐器回收容器应防刺破且防渗漏，尺寸以能容纳各种锐器为宜，并加盖管理；移出存放污染锐器的容器前应先评估，若有发生穿透或渗漏的可能，应将其放入第二层密闭、防穿刺、防渗漏的容器中。

7）建立健全锐器伤信息管理系统：建立锐器伤预防信息管理系统；建立锐器伤登记、报告制度与流程，准确收集、分析数据信息；系统定期维护、升级，保障信息发布的及时性、同步性和全面性。

（2）锐器伤的应急处理流程（图6-8）

1）保持镇静：受伤后护士要保持镇静，戴手套者按规范迅速脱去手套。

2）处理伤口：①挤压：立即用手在伤口旁轻轻挤压，尽可能挤出伤口的血液，但禁止在伤口局部挤压，以免产生虹吸现象，把污染血液吸入血管，增加感染机会。②冲洗：用肥皂水清洗伤口，并在流动水下反复冲洗。暴露的黏膜处，应采用生理盐水反复冲洗干净。③消毒：用75% 乙醇或0.5% 聚维酮碘消毒伤口并进行包扎。

3）及时上报：及时填写锐器伤登记表，并尽早报告部门负责人、预防保健科及医院感染管理科，采取相应的补救措施。

（3）锐器伤发生后的处理

1）管理重视：高度重视各类锐器伤，营造安全的医院文化；严格执行锐器伤发生后的登记及上报；关注锐器伤当事人的心理状态。

2）评估源病人（source individual）和受伤护士：根据病人血液中含有病原微生物（如病毒、细菌）的载量和伤者伤口的深度、范围及暴露时间进行评估，并做相应处理。

3）进行血清学检测：遵循《中华人民共和国国家职业卫生标准》中关于血源性病原体职业接触的防护要求，定期进行血清学检测并采取标准的针对性预防措施（表6-2）。

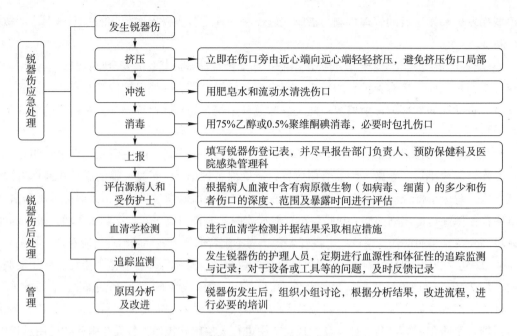

图 6-8 锐器伤处理流程

表 6-2 锐器伤后的血清学检测结果与处理措施

检测结果		处理措施
病人	受伤护士	
HBsAg（+）	HBsAg（+）或抗–HBs（+）或抗–HBc（+）	不需注射疫苗或乙肝免疫球蛋白（HBIG）
HBsAg（+）	HBsAg（-）或抗–HBs（-）且未注射疫苗	24 h 内注射 HBIG 并注射疫苗。于受伤当天、第 3 个月、6 个月、12 个月随访和监测
抗–HCV（+）	抗–HCV（-）	于受伤当天、第 3 周、3 个月、6 个月随访和监测
HIV（+）	HIV（-）	①经过专家评估后可立即预防性用药，并进行医学观察 1 年 ②于受伤后 4 周、8 周、12 周、6 个月时检查 HIV 抗体 ③预防性用药的原则：若被 HIV 污染的针头刺伤，应在 4 h 内，最迟不超过 24 h 进行预防用药。即使超过 24 h，也应实施预防性用药

4）追踪监测：对已发生锐器伤的护理人员，应定期进行血源性和体征性的追踪监测与记录；由于设备或工具等原因造成的锐器伤，及时向相关部门反馈，减少或避免再次发生伤害。

5）原因分析：组织小组分析、讨论和记录；根据分析结果，进行必要的培训并不断改进流程。

3. 放射性损伤职业暴露的防护　合理安装紫外线灯管，正确放置移动式紫外线照射灯；开灯照射时，关闭门窗或设置屏障；测试紫外线功率时，应戴好护目镜，穿好防护服，减少紫外线对皮肤、角膜直接照射而产生的刺激。

手术室要设有防射线辐射的手术间，手术时如频繁应用射线，应达到一定的防护要求，如铅板隔层，或提供铅屏风、铅围裙等防护用品；对需要术中摄片或透视的手术，手术前要穿好铅衣，戴好铅围领及腰托，情况允许时暂时离开，尽量减少射线接触，孕妇不安排此类手术；C 臂机由专人操作，使用时注意距离防护和时间防护。合理安排工作以减少手术人员频繁接受 X 线照射机会，避免少数人在短时期内接触较大剂量的射线；定期检查手术室的电路及器械，使用电刀要严格遵守操作规程并在使用前后做好记录，避免发生电灼伤。

（二）化学性损伤职业暴露的防护

1. 化学消毒剂职业暴露的防护　护理人员应尽可能减少化学消毒剂的使用。若必须使用时，尽量选用高效、广谱、低毒的化学消毒剂；护理人员应避免直接接触化学性消毒剂；配制化学性消毒剂时应戴帽子、口罩、手套和护目镜，必要时穿好防护服，浓度要准确，防止过量，配制消毒剂要在专用的房间内进行；配制过程中，操作人员应避免直接接触或误吸造成皮肤、黏膜的毒性损害，盛装的容器要尽量密闭，以减少消毒剂在空气中的挥发。一旦化学性消毒剂粘到皮肤，应及时用清水冲洗。

2. 化疗药物职业暴露的防护

（1）化疗药物配制时的防护

1）化疗药物应由经过药学基础、化疗药物操作规程及废弃物处理等专门培训，并通过专业理论和技术操作考核的护士进行配制。

2）配制化疗药物时，应有专门的配药间并配有空气净化装置。化疗药物配制室应配置符合要求的Ⅱ级或Ⅲ级垂直层流生物安全柜，并定期更换层流台上方的吸附膜，操作台面应覆盖一次性防渗透性防护垫，以吸附溅出的药液。

3）操作人员戴一次性防护口罩、帽子、面罩，穿一次性防护隔离衣，戴聚乙烯手套后再戴一副乳胶手套。在操作中，一旦手套破损应立即更换。

4）配药结束后，护士应及时淋浴及更换衣物。

5）化疗护士应定期检查肝肾功能、血常规等，妊娠期及哺乳期护士避免直接接触化疗药物。

（2）化疗药物给药时的防护：静脉给药时应戴手套；确保注射器及输液管接头处连接紧密，以防药物外漏；从茂菲滴管加入药物时，先用无菌棉球围在滴管开口处再加药，加药速度不宜过快，以防药物从开口处溢出。

（3）化疗药物污染的处理：如果化疗药物外溅，应穿戴防护用品，如一次性口罩、面罩、防水隔离衣、双层手套、鞋套等，立即标明污染范围，避免他人接触。如果药液溢到桌面或地上，应立即用吸水毛巾或纱布吸附；若为粉剂，则用湿纱布轻轻擦抹，污染表面用清水清洗。记录外溢药物的名称、时间、溢出量、处理过程及受污染人员。

（4）化疗药物暴露后的处理流程：在配制、使用和处理污染物的过程中，如果防护用品不慎被污染，或眼睛、皮肤直接接触到化疗药物时，可采取下列处理流程：①迅速脱去手套或隔离衣。②立即用肥皂和清水清洗污染部位的皮肤。③眼睛被污染时，应迅速用清水或等渗洁眼液冲洗眼睛。④记录接触情况，必要时就医治疗。

（5）化疗药物污染物品的集中处理

1）在存储、配制和应用化疗药物的所有区域都应配备专用的废弃物收集容器，所有在接收、存储和应用过程中有可能接触化疗药物的一次性物品包括防护用品，都应视为化疗药物废弃物。如一次性注射器、输液器、针头、废弃安瓿及药瓶等，使用后必须放置在有毒性药物标识的专用容器中。

2）处理接受过化疗病人的分泌物、呕吐物、排泄物、血液时，必须穿隔离衣、戴手套。

3）被化疗药物或病人体液污染过的床单等应单独洗涤。

4）病人使用过的物品、洗手池要用清洁剂和热水彻底清洗。

3. 麻醉废气职业暴露的防护　选用密闭式麻醉机，防止气源管道漏气。按照病人的具体情况来定麻醉方式，选用密闭度适宜的麻醉面罩。建立严格、规范的麻醉气体使用常规，实施综合切实可行的麻醉废气清除系统，通过排气管将麻醉废气排出至室外，减少室内麻醉废气浓度。妊娠护理人员尽量避免吸入麻醉的围手术期护理工作，降低妊娠意外的发生率。定期检测手术室内部的空气质量，定时进行换气，清除手术室污浊的气体，包括消毒剂残留及麻醉剂残留。

4. 汞泄漏职业暴露的防护

（1）汞泄漏的预防措施

1）加强管理，完善应对体系：建立汞泄漏化学污染的应急预案，规范汞泄漏的处理流程，配备汞泄漏处置包（硫黄粉、三氯化铁、小毛笔及收集汞专用的密闭容器）。推广使用电子体温计和电子血压计。

2）提高护士对汞泄漏危害的认识：应对汞的致毒途径、危害及汞泄漏后的处理措施进行专题培训，提高护士对汞泄漏危害的认识及汞泄漏的处理能力。

3）规范血压计和体温计的使用：①规范血压计的使用：使用汞柱血压计前，检查汞槽开关有无松动，是否关闭，玻璃管有无裂缝、破损。血压计应平稳放置，不可倒置，充气不可过猛过高，使用完毕，应将血压计右倾45°，确保汞全部进入汞槽后再关闭开关。血压计每半年定期检测一次，发现故障及时送修。②规范体温计的使用：盛放体温计的容器应放在固定的位置，容器应表面光滑无缝，底部垫多层塑料膜，以便于观察和清理泄漏的汞。使用体温计前应检查有无裂缝、破损，禁止将体温计放在热水或沸水中清洗，以免引起爆炸。甩体温计时勿碰触硬物，测量体温时应详细告知病人使用体温计需注意的事项和汞泄漏的危害，用毕及时收回。

（2）汞泄漏的应急处理

1）应急处理：一旦发生汞泄漏，室内人员应转移到室外，如果有皮肤接触，立即用水清洗。打开门窗通风，关闭室内所有热源。

2）泄漏汞处理：穿戴防护用品，如戴防护口罩、乳胶手套、防护围裙或防护服、鞋套。用一次性注射器抽吸泄漏的汞滴或用硬纸板收集汞滴，放入盛有少量水的容器内，密封好并注明"废弃汞"字样，送交医院专职管理部门处理。对散落的汞滴，取适量硫黄粉覆盖，保留 3 h，使硫和汞生成不易溶于水的硫化汞。也可用 20% 三氯化铁 5~6 g 加水 10 mL，使其呈饱和状态，然后用毛笔蘸其溶液在汞残留处涂刷，生成汞和铁的合金，消除汞的危害。

3）汞污染房间的处理：关闭门窗，用碘 1 g/m³ 加乙醇点燃熏蒸或用碘 0.1 g/m³ 撒在地面 8~12 h，使其挥发的碘与空气中的汞生成不易挥发的碘化汞，可以降低空气中汞蒸汽的浓度，结束后开窗通风。

5. 其他化学性损伤职业暴露的防护　手术中应尽量选用烟少、性能高的电刀，及时彻底清理电刀头上的焦痂，减少不必要的组织消融。采用吸烟、吸液的双用同步吸引管洁净手术间空气。进行腹腔镜手术时，检查各衔接处，防止 CO_2 气体泄露。术毕利用中心负压持续吸引装置将病人体内 CO_2 吸尽。手术室人员应正确佩戴高过滤性的外科口罩、护目镜、手套和穿隔离衣，减少骨水泥等刺激性气体对身体的伤害。

（三）生物性损伤职业暴露的防护

1. 血源性病原体职业暴露的防护　血源性病原体（blood borne pathogen）指存在于血液和某些体液中的能引起人体疾病的病原微生物，如乙型肝炎病毒（HBV）、丙型肝炎病毒（HCV）和HIV等。血液中含血源性病原体浓度最高，其他依次为伤口分泌物、精液、阴道分泌物、羊水等。必须通过采取综合性防护措施，减少护士感染血源性病原体的机会。

（1）血源性病原体职业暴露的原因

1）在进行接触血液、体液的操作时未戴手套。

2）手部皮肤发生破损，在可能接触病人的血液或体液时，未戴双层手套；或发生意外，如病人的血液、分泌物溅入护士的眼睛、鼻腔或口腔中。

3）在为病人实施心肺复苏时，徒手清理口腔内的分泌物及血液，口对口人工呼吸。

4）污染的针头或其他锐器刺伤。

（2）血源性病原体职业暴露的预防措施

1）洗手：护士在接触病人前后，特别是接触血液、排泄物、分泌物及污染物品前后，无论是否戴手套都要洗手。

2）做好个人防护：护士在日常工作中要常规实施职业防护，防止皮肤、黏膜与病人的血液、体液接触。当护士接触病人的血液或体液、有创伤的皮肤黏膜，进行体腔及血管的侵入性操作或在接触和处理被病人体液污染的物品和锐器时，均应戴手套操作，护士手上有伤口时应戴双层手套。在处理病人的血液、分泌物及体液等有可能溅出的操作时，特别是在行气管内插管、支气管镜及内镜等检查时，应戴口罩和护目镜，以保护眼睛和面部。可能被血液、体液、分泌物和排泄物污染，或进行特殊操作时，应穿隔离衣以免受暴露风险。遵守安全操作规程，进行安全注射。

3）规范医疗废物的处理：对使用过的一次性医疗用品和其他固体废弃物，均应放入双层防水污物袋内，密封并贴上特殊标记，送到指定地点，并由专人焚烧处理。

拓展阅读6-2
呼吸道传染病防护流程

2. 呼吸道病原体职业暴露的防护　呼吸道病原体（respiratory pathogen）指存在于呼吸道分泌物、血液中能引起人体呼吸道感染症状的生物体，包括细菌、病毒、支原体和衣原体等。

呼吸道病原体职业暴露（occupational exposure to respiratory pathogen）指医务人员从事诊疗、护理等工作过程中，意外吸入含有各种呼吸道病原体的分泌物飞沫，以及因直接或间接接触被各种呼吸道病原体感染的呼吸道分泌物、血液而污染了皮肤、黏膜或共用物品，有可能被病原体感染的情况。

（1）呼吸道病原体职业暴露的原因

1）在未做好个人防护的情况下与呼吸道传染病病人或疑似病人近距离接触。

2）在未做好个人防护的情况下行气管插管、吸痰、采集鼻咽拭子、采集血/痰标本、采集深部呼吸道分泌物标本等。

3）在未做好个人防护的情况下整理与呼吸道分泌物接触过的医疗废物等。

（2）呼吸道病原体职业暴露的预防措施

1）病房内应有良好的通风，以保证病房内空气新鲜，通风方向应从清洁区到污染区。

2）呼吸道传染病疑似病例应在隔离病房单独安置。

3）隔离病房内需有空气净化消毒装置，每日实施床单位消毒；隔离病房应配备加盖医疗垃圾桶。

4）诊治疑似或确诊经空气传播疾病病人时，应在标准预防的基础上，根据疾病的传播途径采取空气隔离的防护措施。

5）医务人员应按照分级防护原则选用防护用品，具体要求见表6-3。进入确诊或疑似空气传播疾病病人房间时，应佩戴医用防护口罩或呼吸器；根据暴露级别选戴帽子、手套、护目镜或防护面罩，穿隔离衣。

表 6-3 医务人员分级防护要求

防护级别	使用情况	外科口罩	医用防护口罩	防护面屏或护目镜	手卫生	乳胶手套	工作服	隔离衣	防护服	工作帽	鞋套
一般防护	普通门（急）诊，普通病房	+	−	−	+	±	+	−	−	−	−
一级防护	发热门诊与感染疾病科医务人员	+	−	−	+	+	+	+	−	+	−
二级防护	进入疑似或确诊空气传播疾病病人安置地或为病人提供一般诊疗操作	−	+	±	+	+	+	± ★	± ★	+	+
三级防护	为疑似或确诊病人进行产生气溶胶操作时	−	+	+	+	+	+	−	+	+	+

注："+"应穿戴的防护用品，"−"不需要穿戴的防护用品，"±"为根据工作需要穿戴的防护用品，"± ★"为二级防护级别中，根据医疗机构的实际条件，选择穿隔离衣或防护服。

6）工作人员个人防护用品使用的具体要求和穿脱个人防护用品的流程与操作应遵循医院隔离技术规范（WS/T311）的要求，确保医用防护口罩在安全区域最后脱卸；使用后的一次性个人防护用品应遵循《医疗废物管理条例》的要求处置；可重复使用的个人防护用品应清洗、消毒或灭菌后再使用。

7）应根据疫情防控需要，开展工作人员的症状监测，必要时应为高风险人群接种经空气传播疾病的疫苗。

8）医疗机构工作人员发生经空气传播疾病职业暴露时，应采用相应的免疫接种和（或）预防用药等措施。

（四）心理性损伤职业暴露的防护

1. 工作压力和职业倦怠所致的职业暴露的防护

（1）消除工作中的隐患或危险

1）评估可能导致工作压力和倦怠的相关风险，制订风险缓解计划以消除或控制这些危害。

2）建立明确的权力和责任层级，以减少工作沟通压力。

3）确保最佳的布局和工作流程，以消除不必要的走动、冗余的活动和体力消耗。

4）确保工作场所照明充足，可调节，并处于良好的工作状态。在工作场所提倡良好的卫生、清洁、消毒和充分通风。

（2）建立健全管理制度

1）实施监测和发现社会心理风险的方案。通过减少风险和减轻危害的方式预防心理社会健康风险。

2）建立有关持续时间、工作时间、工作班次和轮休时间的政策。

3）提供可获取的医疗、心理健康和压力管理服务方面的信息。分享有关工作场所风险、感染传播方式、症状和保护措施的最新信息。定期提供压力管理技能、安全政策和安全流程方面的培训。

4）为最近遭受极端压力或创伤的卫生工作者提供心理救助。

（3）规范工作操作管理

1）为体育锻炼和娱乐创造条件，提供必要的休息和茶点设施。

2）与工作人员建立开放、双向沟通的文化，给工作人员尽可能多的控制权。

3）实施团队建设，包括促进沟通和冲突管理。定期组织多学科小组会议，交流健康和安全问题。引入工作伙伴制度来监测压力和倦怠，并提供心理支持。

4）根据工作量和工作时间提供足够的休整时间。

（4）促进个人管理：维持自我照顾的活动，如日常锻炼、良好的饮食习惯及规律的睡眠。如果出现压力过大或过度疲劳的迹象，及时进行心理风险评估和咨询。

2. 暴力伤医行为所致的职业暴露的防护

（1）消除威胁或危险：进行设施安全评估，并根据评估的风险提供现场安保服务。

（2）建立健全管理制度：根据国家法律和规章制度确保工作人员的健康、安全，消除可预见的工作场所暴力风险。

（3）规范安全工作管理

1）培训和指导护理人员如何有效化解与其接触的病人、家属和公众之间的冲突。

2）建立安全保障制度，以便护理人员在受到暴力威胁时，安保系统能迅速反应，并实施救援。

（4）促进个人管理

1）护理人员应与病人或家属建立良好的关系，避免误解和敌意的产生。

2）护理人员陷入可能导致工作场所暴力的情形时，应寻求指导和咨询。

3）护理人员保持身体健康和稳定的情绪状态，是应对工作场所暴力的有效手段。

课程思政案例6-1
护士职业防护与病人安全保障的必要条件
微课6-1
病人安全与护士的职业防护

（梁慧敏）

数字课程学习

　教学 PPT　　　　　自测题

第七章

病人的清洁卫生

【学习目标】

知识:

1. 掌握口腔护理、头发护理、皮肤护理及会阴部护理的评估内容、操作目的和注意事项。

2. 掌握常用的口腔护理溶液及其作用。

3. 掌握压疮、剪切力的概念,压疮发生的原因、高危人群、易患部位、预防措施,压疮各期的临床表现,压疮的护理措施。

4. 熟悉一般口腔护理的内容。

5. 了解晨、晚间护理的目的和内容。

技能:

1. 正确运用所学知识为病人进行口腔护理、头发护理、皮肤护理、会阴部护理及晨、晚间护理。

2. 正确运用所学知识对病人进行各种清洁卫生的健康教育。

3. 正确指导病人及家属采取有效措施预防压疮的发生。

4. 正确运用所学知识对病人实施压疮的治疗和护理措施。

素质:

1. 清洁护理时善于沟通、动作轻柔、注意隐私保护,体现人文关怀意识。

2. 清洁护理时具备高度的责任感、同情心、团结协作精神和慎独精神。

3. 学习过程中培养警觉意识、批判性思维、创新性思维及应对突发情况的应变能力。

清洁（hygiene）是人类最基本的生理需要之一，也是整体护理中最基本、最重要的组成部分。不良卫生状况会对病人的生理和心理产生负面影响，甚至诱发各种并发症。由于疾病原因，病人自我照顾能力降低，往往无法满足自身清洁的需要。因此，护士应及时评估病人的卫生状况，协助病人进行卫生处置，确保病人清洁与舒适，预防感染和并发症的发生。病人的清洁卫生内容包括口腔护理、头发护理、皮肤护理、会阴部护理及晨、晚间护理等。

第一节 口腔护理

情境一：

护士查房发现病人口唇干、有口臭、舌苔厚，右侧颊部黏膜干燥，有白色斑点，左侧颊部有一约 0.2 cm×0.2 cm 大小的溃疡，基底潮红，有活动性义齿2枚。

请思考：

1. 为病人做口腔护理时应选用何种漱口溶液？需要注意哪些问题？
2. 病人右侧颊部出现了什么情况？应如何处理？
3. 口腔黏膜的溃疡如何处理？

口腔由牙齿、牙龈、舌、颊、软腭及硬腭等组成，具有呼吸、咀嚼和吞咽食物，以及语言、表情、感觉、消化等重要生理功能。口腔的特殊生理结构、温度、湿度及食物残渣等非常适合细菌生长与大量繁殖，导致口腔炎症、口臭、溃疡等问题，影响食欲及营养物质的消化吸收，造成局部疼痛甚至全身性疾病，影响个体形象和自尊，对个体社会交往产生负面影响。

口腔护理是临床护理的重要环节。护士应认真评估病人的口腔卫生状况，向病人介绍口腔护理的相关知识，指导病人养成良好的口腔卫生习惯。对于因疾病原因无法进行自我口腔清洁的病人，应协助其完成口腔护理（oral care）。

一、评估

口腔评估的目的是确定病人现存或潜在的口腔卫生问题，及时采取有效护理措施，预防或避免口腔疾患的发生。

1. 口腔卫生及清洁状况 口腔卫生的评估内容包括口唇、口腔黏膜、牙齿、牙龈、舌、腭、唾液及口腔气味，口腔清洁状况的评估包括刷牙、漱口或清洁义齿的方法、次数及清洁程度等。

2. 自理能力 评估病人完成口腔清洁活动的自理能力，分析和判断是否存在自理缺陷及自理缺陷表现在哪些方面，制订口腔清洁方案。

3. 口腔卫生保健知识的了解程度 评估病人对保持口腔卫生重要性的认识程度及预防口腔

疾患等相关知识的了解程度，如刷牙方法、口腔清洁用具的选用、牙线使用方法、义齿的护理，以及影响口腔卫生的因素等。

4. 特殊口腔问题 佩戴义齿者，取下义齿前观察义齿佩戴是否合适，有无连接过紧，说话时是否容易滑下；取下义齿后观察义齿内套有无结石、牙斑及食物残渣等，检查义齿表面有无破损和裂痕等。

可采用口腔护理评估表从唇、黏膜、牙龈、牙/义齿、唾液、气味等12个方面对病人的口腔卫生状况、自理能力及口腔卫生保健知识水平进行评估（表7-1）。每个方面可根据好、一般、差分别计为1、2、3分，总分为各项目之和，分值范围为12～36分。分值越高，表明病人口腔卫生状况越差，越需加强口腔护理。

表 7-1 口腔护理评估表

部位	1分	2分	3分
唇	滑润、质软，无裂口	干燥，有少量痂皮，有裂口，有出血倾向	干燥，有大量痂皮，有裂口，有分泌物，易出血
黏膜	湿润，完整	干燥，完整	干燥，黏膜破损或有溃疡面
牙龈	无出血及萎缩	轻微萎缩，出血	有萎缩，容易出血、肿胀
牙/义齿	无龋齿，义齿合适	无龋齿，义齿不合适	有许多空洞，有裂缝，义齿不合适，齿间流脓液
牙垢/牙石	无牙垢或少量牙石	有少量至中量牙垢或中量牙石	大量牙垢或牙石
舌	湿润，少量舌苔	干燥，有中量舌苔	干燥，有大量舌苔或覆盖黄色舌苔
腭	湿润，无或少量碎屑	干燥，有少量或中量碎屑	干燥，有大量碎屑
唾液	中量，透明	少量或过多量	半透明或黏稠
气味	无味或有味	有难闻气味	有刺鼻气味
损伤	无	唇有损伤	口腔内有损伤
自理能力	完全自理	部分依赖	完全依赖
健康知识	大部分知识来自实践，刷牙有效，使用牙线清洁牙齿	有些错误观念，刷牙有效，未使用牙线清洁牙齿	有许多错误观念，很少清洁口腔，刷牙无效，未使用牙线清洁牙齿

二、一般口腔护理

一般口腔护理适用于自己能够完成口腔清洁的病人，护士通过指导病人养成良好的口腔卫生习惯，定时检查病人口腔卫生情况，提高口腔保健水平。

（一）口腔清洁用具的选择

1. 牙刷的选择 应选用刷头较小且表面平滑，刷柄扁平而直，刷毛柔软且疏密适宜的牙刷。牙刷一般每隔3个月更换一次。

2. 牙膏的选择 可根据需要选择含氟牙膏、药物牙膏等无腐蚀性的牙膏。

（二）刷牙的方法

通常于晨起和睡前进行，餐后也建议刷牙。目前提倡的刷牙方法有颤动法和竖刷法。颤动法是将刷毛与牙齿成45°，刷头指向牙龈方向，使刷毛进入龈沟和相邻牙缝内，快速环行来回颤动刷洗（图7-1A）。每次刷2~3颗牙齿，刷完一个部位再刷相邻部位。前排牙齿内侧面用刷毛顶部震颤刷洗（图7-1B）。咬合面刷洗时，刷毛与牙齿平行来回颤动（图7-1C）。竖刷法是将刷毛末端置于牙龈与牙冠交界处，沿牙齿方向轻轻加压并顺牙缝纵向刷洗。刷完牙齿后，由内向外刷洗舌面。应注意的是横刷法，即左右方向拉锯式刷牙法会损伤牙体和牙周组织，应避免使用。每次刷牙时间不少于3 min。

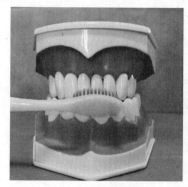 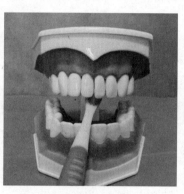 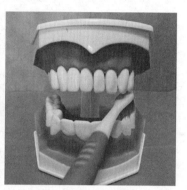

A.牙齿外侧面刷洗法　　　　B.牙齿内侧面刷洗法　　　　C.牙齿咬合面刷洗法

图7-1　刷牙方法

（三）牙线的使用

牙线（dental floss）可清除齿间食物残渣和牙菌斑，预防牙周病。尼龙线、丝线、涤纶线均可用做牙线（图7-2A、B）。将牙线两端分别缠于双手示指或中指，采用拉锯式轻轻将牙线嵌入牙间隙，拉住牙线两端使其成"C"形（图7-2C），滑动牙线至牙龈边缘，绷紧牙线，沿一侧牙面前后移动，然后用力弹出，再更换另一侧，反复数次直至牙面清洁或嵌塞食物清除。建议每日使用牙线剔牙2次，餐后立即进行效果更佳。操作中注意轻柔，避免动作过猛而损伤牙龈。

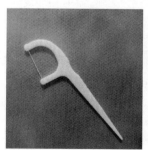 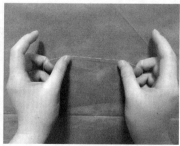 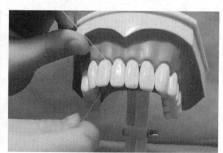

A.牙签线　　　　　B.丝线作牙线　　　　　C 牙线剔牙法

图7-2　牙线剔牙法

（四）义齿的清洁与护理

义齿（denture）会积聚食物碎屑、牙菌斑及牙石，餐后应取下义齿清洗，清洗方法与刷牙法相同。夜间应将义齿取下，使牙龈得到充分休息。当病人无法自行清洁义齿时，护士应协助进行义齿清理。取下的义齿应浸没于贴有标签的冷水杯中，每日换水 1 次。义齿不可浸于热水或乙醇中，以免变色、变形及老化。佩戴义齿前，护士应协助病人进行口腔清洁，并保持义齿湿润以减少摩擦。

三、特殊口腔护理

特殊口腔护理适用于高热、昏迷、危重、禁食、鼻饲、口腔疾病、术后、血液病、大剂量放射治疗或化学治疗的病人及生活不能自理的病人。一般每日 2 ~ 3 次。

【目的】

1. 保持口腔清洁、湿润，预防口腔并发症。

2. 去除口腔异味，防止口臭、口垢，增进食欲。

3. 评估口腔黏膜、舌苔、牙龈、口腔气味的变化，提供病情动态变化的信息。

【操作前准备】

1. 评估病人并解释

（1）评估：年龄、病情、意识、心理状态、自理能力、配合程度及口腔卫生状况。

1）口唇：有无干裂、出血、疱疹，色泽等。

2）口腔黏膜：完整性，颜色，有无溃疡、出血、疱疹、脓液等。

3）牙齿：是否齐全，有无松动、义齿、龋齿、牙结石、牙垢等。

4）牙龈：颜色，有无溃疡、肿胀或萎缩、出血、脓液等。

5）舌：颜色，湿润度，有无溃疡、肿胀或齿痕，舌苔颜色和厚薄等。

6）腭：腭垂及扁桃体的颜色，有无肿胀及异常分泌物等。

7）口腔气味：有无异常气味，如烂苹果味、氨臭味、大蒜样臭味等。

（2）解释：口腔护理的目的、方法、注意事项及配合要点。

2. 病人准备

（1）了解口腔护理的目的、方法、注意事项及配合要点。

（2）取舒适、安全且易于操作的体位。

3. 护士准备　着装整齐，修剪指甲，洗手，戴口罩。

4. 环境准备　整洁、安静、舒适，温湿度适宜，光线充足或有足够的照明。

5. 用物准备

（1）治疗车上层：治疗盘内备口腔护理包（包内含治疗碗、棉球、弯盘、弯止血钳 1 把、镊子 1 把、压舌板）、水杯（内盛漱口液）、吸水管、手电筒、棉签、液状石蜡、纱布数块、治疗巾、口腔护理液（表 7-2）。治疗盘外备手消毒液。必要时备开口器和口腔外用药（常用的有口腔溃疡膏、金霉素甘油、西瓜霜、维生素 B 粉末等）。

（2）治疗车下层：生活垃圾桶、医用垃圾桶。

表 7-2　常用口腔护理液

常用漱口溶液	浓度	作用及适用范围
生理盐水		清洁口腔，预防感染
过氧化氢溶液	1% ~ 3%	防腐、防臭，适用于口腔感染有溃烂、坏死组织者
碳酸氢钠溶液	1% ~ 4%	碱性溶液，适用于真菌感染

续表

常用漱口溶液	浓度	作用及适用范围
甲硝唑溶液	0.08%	适用于厌氧菌感染
醋酸溶液	0.1%	适用于铜绿假单胞菌感染
硼酸溶液	2%~3%	酸性防腐溶液，有抑制细菌的作用
复方硼酸溶液（朵贝尔溶液）		轻度抑菌、除臭
氯己定溶液	0.02%	清洁口腔，广谱抗菌
呋喃西林溶液	0.02%	清洁口腔，广谱抗菌

操作视频 7-1
特殊口腔护理技术

【操作步骤】

操作步骤见表 7-3。

表 7-3　特殊口腔护理操作步骤

操作步骤	要点与说明
1. 核对、解释　备齐用物，携用物至病人床旁，核对病人床号、姓名、腕带，再次解释	• 便于操作 • 确认病人，取得病人理解和配合
2. 体位　协助病人侧卧或者仰卧，头偏向一侧，面向护士	• 便于分泌物与多余水分从口腔内流出，防止反流造成误吸 • 使病人靠近护士侧，便于护士操作
3. 铺巾置盘　铺治疗巾于病人颈下，置弯盘于病人口角旁	• 防止浸湿床单、枕头及病人衣服
4. 润湿、清点棉球　倒漱口液，润湿并清点棉球数量	
5. 润湿口唇	• 防止张口时因口唇干裂而破裂出血
6. 漱口　协助病人用吸水管吸水漱口	
7. 口腔评估　嘱病人张口，护士一手持手电筒，一手持压舌板观察口腔情况。昏迷病人或牙关紧闭者可用开口器协助张口	• 便于全面观察口腔内状况（溃疡、出血点及特殊气味等） • 开口器应从臼齿处放入，牙关紧闭者不可使用暴力使其张口，以免造成损伤 • 有活动义齿者，取下义齿并用冷水刷洗，浸于冷水中备用
8. 按顺序擦拭　用弯止血钳夹取含有口腔护理液的棉球，拧干	• 棉球应包裹止血钳尖端，防止钳端直接触及口腔黏膜及牙龈
（1）嘱病人咬合上下齿，用压舌板撑开左侧颊部，纵向擦洗牙齿左外侧面，由臼齿洗向门齿。同法擦洗牙齿右外侧面	• 止血钳需夹紧棉球，每次 1 个，防止棉球遗留在口腔内 • 擦洗动作应轻柔，特别是对凝血功能障碍的病人，应防止碰伤黏膜和牙龈
（2）嘱病人张开上下齿，擦洗牙齿左上内侧面、左上咬合面、左下内侧面、左下咬合面，弧形擦洗左侧颊部。同法擦洗右侧牙齿	• 一个棉球擦洗一个部位，不可重复使用 • 棉球不可过湿，以不能挤出液体为宜，防止因水分过多引起误吸
（3）擦洗舌面、舌下及硬腭部	• 勿过深，以免触及咽部引起恶心

续表

操作步骤	要点与说明
（4）擦洗完毕，再次清点棉球数量	• 防止棉球遗留口腔
9. 再次漱口　协助病人再次漱口，纱布擦净口唇	• 维持口腔清爽 • 有义齿者，协助病人佩戴义齿
10. 再次评估口腔状况	• 确定口腔清洁是否有效
11. 润唇　口唇涂液状石蜡或润唇膏，酌情涂药	• 防止口唇干燥、破裂 • 如口腔黏膜有溃疡，局部用药
12. 操作后处理	
（1）撤去弯盘及治疗巾	
（2）协助病人取舒适卧位，整理床单位	• 确保病人舒适、安全
（3）整理用物	• 弃口腔护理用物于医用垃圾桶内
（4）洗手	• 减少病菌传播
（5）记录	• 记录口腔异常情况及护理效果

【注意事项】
1. 昏迷病人禁止漱口，以免造成误吸。
2. 观察口腔时，对于长期使用抗生素的病人要注意口腔有无真菌感染。
3. 传染病病人的用物按照消毒隔离原则处理。

拓展阅读 7-1
口腔护理方法的研究
进展

【健康教育】
1. 向病人解释口腔卫生的重要性。
2. 介绍口腔护理相关知识，根据病人存在的问题进行相应的健康指导。

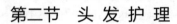

第二节　头 发 护 理

情境二：
　　病人住院第 5 天，主诉头皮瘙痒，护士发现病人头发打结，头皮中形成污垢，头发可闻及难闻异味。
　　请思考：
　　1. 如何为病人进行床上梳头和洗发？
　　2. 需要注意哪些问题？

　　头皮是人体皮脂腺分布最多的部位。皮脂、汗液、灰尘易黏附在头发和头皮上形成污垢，可导致头皮感染、脱发、滋生头虱或蚬。有效的头发护理一方面可促进毛囊的血液循环，增加上皮细胞营养，预防感染；另一方面可维护良好的个人形象、增强自信。对于因疾病受限无法自行完成头发护理的病人，护士应予以适当协助。

一、评估

1. 头发与头皮 头发的分布、疏密、长度、颜色、韧性与脆性及清洁状况；头发有无光泽，发质是否粗糙，尾端有无分叉；头皮有无头皮屑、抓痕、擦伤及皮疹等情况，询问病人头皮有无瘙痒。

2. 头发护理知识与自理能力 病人及家属对头发护理知识的掌握情况及病人的自理能力。

3. 病人的病情及治疗情况 评估是否有因病情和治疗妨碍病人头发清洁的因素。

二、床上梳头

对于长期卧床、关节活动受限、肌张力降低、共济失调及生活不能自理的病人，护士应协助每天床上梳发 1~2 次。

【目的】

1. 去除头皮屑、头皮污秽及脱落的毛发，保持头发清洁，使病人舒适、整洁、美观。

2. 按摩头皮，促进其血液循环，促进头发生长和代谢。

3. 维护病人自尊和自信，建立良好的护患关系。

【操作前准备】

1. 评估病人并解释

（1）评估：年龄、病情、意识、心理状态、自理能力、配合程度，头发的分布、光泽、清洁状况，头皮有无损伤、瘙痒、感染等。

（2）解释：梳头的目的、方法、注意事项及配合要点。

2. 病人准备

（1）了解梳头的目的、方法、注意事项及配合要点。

（2）根据病情取坐位、半坐卧位或仰卧位。

3. 护士准备 着装整齐，修剪指甲，洗手，戴口罩。

4. 环境准备 整洁、安静、舒适，温湿度适宜，光线充足或有足够的照明。

5. 用物准备

（1）治疗车上层：治疗盘内备治疗巾、梳子、纸袋。必要时备 30% 乙醇、发夹、橡皮圈（套）。治疗盘外备手消毒液。

（2）治疗车下层：生活垃圾桶、医用垃圾桶。

【操作步骤】

操作步骤见表 7-4。

表 7-4 床上梳头操作步骤

操作步骤	要点与说明
1. 核对、解释 备齐用物，携用物至病人床旁，核对病人床号、姓名、腕带，再次解释	• 确认病人，取得病人理解和配合
2. 体位 协助病人取坐位、半坐卧位或仰卧位	• 便于操作 • 若病人病情较重，可协助取仰卧或侧卧位，头偏向一侧
3. 铺巾 坐位、半坐卧位病人，治疗巾铺于病人肩上；仰卧位病人，治疗巾铺于枕上	• 防止断发和头皮污垢污染床单位

续表

操作步骤	要点与说明
4. 梳发 将头发从中间分为两股梳到两边，护士一手握住一股头发，一手持梳子，从发根梳向发梢，同法梳另一边	• 长发或头发打结时，可将头发分小股绕在手指上，用30%乙醇湿润后，再慢慢梳顺，避免强行牵拉头发
5. 编辫 将长发扎成发束或编成发辫	• 发型尽量根据病人喜好选择 • 发束或发辫不宜过紧，以免牵拉头发
6. 操作后处理	
（1）将脱落头发收进纸袋中，撤去治疗巾	• 纸袋扔于黑色垃圾桶内，传染病病人按消毒隔离原则进行
（2）协助病人取舒适卧位，整理床单位	
（3）整理用物	
（4）洗手，记录	• 记录执行时间及效果

【注意事项】

1. 梳头时动作轻柔，注意观察病人反应。

2. 将头发编成发束或发辫的病人，每天应至少将发辫或发束松开一次，梳理后再编好。

【健康教育】

1. 向病人解释经常梳理头发的重要性及正确梳头方法。

2. 指导病人维持良好的个人外观，保持自信、乐观的精神。

三、床上洗头

对于生活不能自理的病人，护士应给予每周床上洗头1~2次。对于皮脂分泌旺盛、头发上沾有污渍、出汗较多的病人，视情况增加洗头次数。洗头应以确保病人安全、舒适，不影响治疗为前提。常用的床上洗头方法包括马蹄形卷床上洗头法、洗头车洗头法、扣杯式洗头法。

【目的】

1. 去除头皮屑、头皮污秽及脱落的毛发，保持头发清洁，使病人舒适、整洁、美观。

2. 按摩头皮，促进其血液循环，促进头发生长和代谢。

3. 维护病人自尊和自信，建立良好的护患关系。

【操作前准备】

1. 评估病人并解释

（1）评估：年龄、病情、意识、心理状态、自理能力、配合程度，头发的分布、光泽、清洁状况，头皮有无损伤、瘙痒、感染等。

（2）解释：床上洗头的目的、方法、注意事项及配合要点。

2. 病人准备 了解床上洗头的目的、方法、注意事项及配合要点。

3. 护士准备 着装整齐，修剪指甲，洗手，戴口罩。

4. 环境准备 整洁、安静、舒适，温湿度适宜，光线充足或有足够的照明。

5. 用物准备

（1）治疗车上层：治疗盘内备橡胶单、毛巾、浴巾、别针、眼罩或纱布、棉球、量杯、洗发液、梳子。治疗盘外备橡胶马蹄形卷、水壶（内盛热水，水温略高于体温，以不超过40℃为宜）、手消毒液，根据情况备电吹风。扣杯式洗头法另备搪瓷杯和橡胶管。

（2）治疗车下层：污水盆或污水桶、生活垃圾桶、医用垃圾桶。

【操作步骤】

操作步骤见表7-5。

表7-5　床上洗头操作步骤

操作步骤	要点与说明
1. 核对、解释　备齐用物，携用物至病人床旁，核对病人床号、姓名、腕带，再次解释	• 确认病人，取得病人配合
2. 围毛巾　衣领内折，将毛巾围于颈下，别针固定	• 便于操作 • 若病人病情较重，可协助取仰卧或侧卧位，头偏向一侧
3. 铺橡胶单和浴巾　将橡胶单和浴巾铺于枕上	• 防止沾湿床单、被子、枕套
4. 体位 ◆ 马蹄形卷床上洗头法（图7-3） 置马蹄形卷于病人头下，使病人颈部枕于马蹄形卷突起处，头部置于水槽中。槽出口接污水桶或污水盆 ◆ 洗头车洗头法（图7-4） 协助病人取仰卧位，上半身斜向床边，头部枕于洗头车的头托上，将接水盘置于病人头下 ◆ 扣杯式洗头法（图7-5） 协助病人取仰卧位，枕垫于病人肩下。取脸盆一个，盆底放一条毛巾，倒扣搪瓷杯于盆底，杯上垫折成四折并外裹防水薄膜的毛巾。将病人头部枕于毛巾上，脸盆内置一根橡胶管，下接污水桶	• 利用虹吸原理，将污水引入污物桶内
5. 保护眼、耳　梳理头发，用棉球塞两耳，纱布或眼罩盖双眼	• 防止水流入眼睛和耳朵
6. 洗发 （1）确定水温，松解头发，充分润湿 （2）取适量洗发液于掌心，均匀涂抹于头发上，由发际至脑后部，反复揉搓冲洗，用指腹轻轻按摩头皮，直至干净为止 （3）温水冲洗干净	• 确保水温合适 • 揉搓力度适中，避免指甲搔抓造成头皮损伤 • 残留洗发液会刺激头发与头皮，使头发干燥
7. 擦干头发 （1）解下颈部毛巾，包住头发并擦干 （2）擦干面部 （3）取下眼罩，取出耳道内的棉球	• 及时擦干，避免病人着凉
8. 操作后处理 （1）撤去洗发用物 （2）将枕头从病人肩下移至头下 （3）解下包头毛巾，浴巾擦干头发，梳理整齐，如有电吹风则吹干后梳理成型 （4）协助病人取舒适卧位，整理床单位 （5）整理用物 （6）洗手，记录	• 记录执行时间及效果

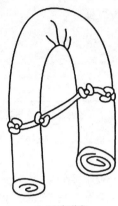

A.马蹄形卷

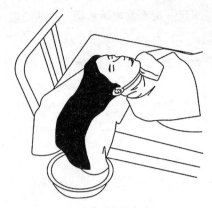

B.马蹄形卷洗头法

图7-3 马蹄形卷洗头法

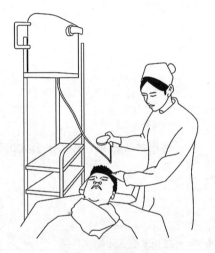

图7-4 洗头车洗头法

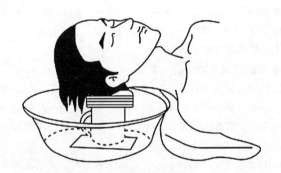

图7-5 扣杯式洗头法

【注意事项】

1. 洗头过程中，随时观察病人病情变化，若面色、呼吸、脉搏有异常应立即停止操作。

2. 病情危重和身体虚弱病人不宜洗头。

3. 洗头时间不宜过久，避免引起病人头部充血、疲劳。

4. 洗头过程中应避免水溅入病人的眼睛和耳朵，避免沾湿衣被，注意病人保暖，及时擦干头发，防止病人着凉。

【健康教育】

1. 向病人解释经常洗头的重要性及正确洗发方法。

2. 指导家属掌握卧床病人床上洗头的相关知识、操作方法和注意事项。

四、灭头虱、虮法

虱的产生与不良卫生状况、环境拥挤及接触感染者有关，可通过衣服、床单、被子、梳子等传播。根据生长部位可分为头虱、阴虱和体虱。虱寄生于人体后，会导致局部皮肤瘙痒，抓伤后易引起感染，还可传播流行性斑疹伤寒、回归热等疾病。

【目的】

1. 消灭头虱和虮，使病人感觉舒适。

2. 预防皮肤感染和疾病的传播。

【操作前准备】

1. 评估病人并解释

（1）评估：年龄、病情、意识、心理状态、自理能力、配合程度及头虱、虮情况。

（2）解释：灭头虱或虮的目的、方法、注意事项及配合要点。

2. 病人准备

（1）了解灭头虱或虮的目的、方法、注意事项及配合要点。

（2）必要时鼓励病人剪短头发，剪下的头发用纸袋包裹后焚烧。

3. 护士准备　穿隔离衣，着装整齐，修剪指甲，洗手，戴口罩。

4. 环境准备　整洁、安静、舒适，温湿度适宜，光线充足或有足够的照明。

5. 用物准备

（1）治疗车上层：治疗巾 2～3 条，治疗碗（内盛灭虱药液）、篦子（篦齿间嵌入少许棉花）、隔离衣、塑料帽子、纱布数块、布口袋（或枕套）、纸袋、清洁衣裤、清洁大单、被套、枕套、手消毒液。

（2）治疗车下层：生活垃圾桶、医用垃圾桶。

常用灭虱药液包括：① 30% 含酸百部酊：百部 30 g 放入瓶中，加 50% 乙醇 100 mL，纯乙酸 1 mL，盖严，48 h 后即可使用。② 30% 百部含酸煎剂：百部 30 g，加水 500 mL 煎煮 30 min，以双层纱布过滤，将药液挤出。将药渣再加水 500 mL 煎煮 30 min，再以双层纱布过滤，挤出药液。将两次药液合并浓缩至 100 mL，冷却后加入纯乙酸 1 mL 即可。

【操作步骤】

操作步骤见表 7-6。

表 7-6　灭头虱、虮法操作步骤

操作步骤	要点与说明
1. 核对、解释　备齐用物，携用物至病人床旁，核对病人床号、姓名、腕带	• 确认病人，取得病人配合
2. 擦拭药液	
（1）按洗头法做好准备，将头发分成若干小股	
（2）用纱布蘸灭虱药液，均匀抹于头发上，并反复揉搓 10 min，浸湿全部头发	• 充分发挥灭虱药的作用
（3）戴帽子或用治疗巾严密包裹头发 24 h	• 防止药液挥发，注意观察用药后病人局部和全身反应
3. 篦虱洗发　24 h 后取下帽子或治疗巾，用篦子篦去死虱、虮，清洗头发	• 如仍有活虱，需重复上述灭虱步骤
4. 更换衣服、被子　协助病人更换衣服、被子，将污染的衣被放入布口袋并扎好袋口，按隔离原则处理	• 防止虱、虮的传播
5. 操作后处理	
（1）整理床单位，清理用物	
（2）去除篦子上的棉花，用火焚烧，将梳子和篦子消毒后用刷子刷干净	• 彻底消灭虱、虮
（3）洗手、记录	• 记录执行时间及效果

【注意事项】

1. 操作过程中应避免灭虱药液溅入病人的眼部和面部。

2. 操作过程中注意保护自己免受传染。

【健康教育】

1. 指导病人保持头部清洁,头部瘙痒时应注意检查是否有虱、虮,一旦发现立即采用灭虱、虮法去除。

2. 指导病人日常生活中避免与虱、虮感染者接触。如本身感染虱、虮,个人用物应单独使用,并注意清洁和消毒,避免交叉感染。

第三节 皮肤护理

情境三:

病人营养摄入不足,消瘦,喜右侧卧位。护士查房时发现病人右髋部产生 3 cm×3 cm 硬结,颜色呈紫红色,且有水疱形成。

请思考:

1. 病人右髋部皮肤出现了什么并发症?属于哪一期?

2. 病人形成该并发症的原因有哪些?如何预防该类并发症的产生?

3. 发生该并发症后如何处理?

皮肤系统包括皮肤及其附属物。皮肤是人体最大的器官,由表皮、真皮及皮下组织组成。皮肤还包括由表皮衍生而来的附属器,如毛发、皮脂腺、汗腺和指(趾)甲等。皮肤覆盖于人体表面,对维持体内环境稳定十分重要,具有屏障、吸收、感觉、呼吸、分泌和排泄、体温调节、物质代谢、免疫等多种功能。

皮肤新陈代谢迅速,排泄的废物,如皮脂及脱落的表皮碎屑,与外界病原微生物及尘埃结合形成污垢,黏附于皮肤表面,如不及时清洁皮肤,可刺激皮肤,降低皮肤抵抗力,破坏其屏障作用,引起各种感染。进行皮肤的清洁与护理,可去除皮肤污垢,促进皮肤的血液循环,预防感染、压疮及其他并发症的发生;同时皮肤清洁可使个体感觉清新、放松,有利于维持外观和增进自尊。因此,护士须认真为病人提供皮肤清洁的护理措施。

一、评估

健康的皮肤温暖、光滑、柔嫩、不干燥、不油腻,无发红和破损,无肿块和其他疾病征象;自我感觉清爽、舒适,无任何刺激感,对冷、热及触摸等感觉良好。

护士通过视诊和触诊对病人皮肤进行评估,可以将评估结果作为病人一般健康资料和清洁护理的依据。

(一)颜色

皮肤颜色因人而异,与种族和遗传有关,受毛细血管分布、血红蛋白含量、皮肤厚度、皮下脂肪含量和皮肤色素含量等因素影响。临床上常见的异常皮肤颜色包括：

1. 苍白　由贫血、末梢毛细血管痉挛或充盈不足所致，常见于休克、贫血及主动脉瓣关闭不全等。

2. 发绀　皮肤黏膜呈青紫色，由于单位容积血液中还原血红蛋白含量增高所致，多出现于口唇、耳郭、面颊和肢端，常见于缺氧和亚硝酸盐中毒等。

3. 发红　由毛细血管扩张充血，血流加速、血量增加及红细胞含量增多所致。生理情况见于运动、饮酒后；病理情况见于发热性疾病，如肺炎球菌性肺炎、肺结核等。

4. 黄染　皮肤、黏膜、巩膜发黄称为黄染。常见原因如下：

（1）黄疸：由于血清内胆红素浓度增高致使皮肤黏膜发黄所致。其皮肤黄染特点是：先出现于巩膜、硬腭后部及软腭黏膜上，随胆红素浓度的继续增高，可出现皮肤黄染；近角巩膜缘处黄染轻，远角巩膜缘处黄染重。

（2）胡萝卜素增高：因过多食用胡萝卜、南瓜、橘子等导致血中胡萝卜素增高所致。其皮肤黄染特点是：先出现于手掌、足底、前额及鼻部皮肤；一般不出现巩膜和口腔黏膜黄染；血中胆红素浓度不高；停止食用富含胡萝卜素的食物后，皮肤黄染逐渐消退。

（3）长期服用含有黄色色素药物：如米帕林、呋喃类等药物可引起皮肤黄染。其皮肤黄染特点是：先出现于皮肤，严重者也可出现于巩膜；近角巩膜缘处黄染重，远角巩膜缘处黄染轻。

5. 色素沉着及脱失　正常皮肤均含有一定的色素。当皮肤基底层黑色素增多而导致局部或全身皮肤色泽加深称为色素沉着；而当酪氨酸酶缺失致使体内酪氨酸转化为多巴发生障碍，进而影响黑色素形成时，即可发生色素脱失。生理情况下，身体的外露部分及乳头、腋窝、生殖器官、关节、肛口周围等处皮肤色素较深，若上述部位色素明显加深或其他部位出现色素沉着，则提示病理征象；而色素脱失常见于白癜风、白斑和白化病。

（二）温度

皮肤温度与真皮层血液循环量有关，可提示有无感染和循环障碍。如局部炎症或全身发热时，循环血量增多，皮肤温度增高；休克时，微循环障碍，皮肤温度降低。此外，环境温度和运动也会影响皮肤温度。

（三）湿度

皮肤湿度与皮肤排泌功能有关。排泌功能由汗腺和皮脂腺完成，其中汗腺起主要作用。汗多者皮肤湿润，汗少者皮肤干燥。手足皮肤发凉而大汗淋漓称为冷汗，常见于休克和虚脱病人。

（四）完整性

检查皮肤有无破损，有无皮疹、皮下出血、皮下结节、水肿和瘢痕等。应特别注意检查受压的局部皮肤。

（五）弹性

皮肤弹性与年龄、营养状态、皮下脂肪及组织间隙所含液体量有关。检查皮肤弹性时，常选择手背或前臂内侧部位，将皮肤提起，放松后若皮肤复原很快为弹性良好，若皮肤复原缓慢为弹性减弱。

（六）其他

其他方面包括评估皮肤的感觉功能和清洁度。

二、淋浴和盆浴

对于病情较轻，能够自行完成洗浴的病人可采用淋浴或盆浴。

【目的】

1. 保持皮肤清洁，促进身体放松，促进身心舒适。

2. 为护士提供建立良好护患关系的机会。

3. 观察皮肤异常变化，提供疾病信息。

4. 促进皮肤血液循环，增强皮肤排泄功能，预防感染和压疮等并发症的发生。

【操作前准备】

1. 评估病人并解释

（1）评估：病人的年龄、病情、意识、心理状态、自理能力及配合程度，皮肤情况和日常洗浴习惯。

（2）解释：为病人及家属讲解洗浴的目的、方法、注意事项及配合要点。

2. 病人准备

（1）了解洗浴的目的、方法、注意事项及配合要点。

（2）根据需要协助病人排便。

3. 环境准备　光线充足，调节室温至22℃以上，水温以病人舒适为宜，夏季可略低于体温，冬季可略高于体温，室内设防滑装置。

4. 护士准备　衣帽整洁，修剪指甲，洗手，戴口罩。

5. 用物准备

（1）治疗车上层：脸盆、毛巾、浴巾、洗发液、浴皂、清洁衣裤、拖鞋、手消毒液。

（2）治疗车下层：生活垃圾桶、医用垃圾桶。

【操作步骤】

操作步骤见表7-7。

表 7-7　淋浴和盆浴操作步骤

操作步骤	要点与说明
1. 核对、解释　备齐用物，携用物至病人床旁，核对病人床号、姓名、腕带，询问病人有无特殊需求，并解释	• 便于操作 • 确认病人，取得病人理解和配合
2. 备物　检查浴盆或浴室是否清洁，浴室放置防滑垫。协助病人准备洗浴用物，放于病人伸手可及处	• 防止致病菌传播 • 便于病人取物，避免取用物时出现意外性跌倒
3. 入室　嘱病人穿好浴衣和拖鞋，协助病人入浴室。为病人讲解热水器及浴室呼叫器使用方法。嘱病人进、出浴室时扶好安全把手。浴室勿闩门，将"有人"标志牌挂于浴室门外	• 防止病人意外跌倒 • 避免病人受凉或烫伤 • 防止病人滑倒 • 发生意外时护士能及时入内

续表

操作步骤	要点与说明
4. 洗浴 洗浴时，护士应守护在病人可呼唤到的地方，并每隔 5 min 检查病人情况，观察病人在沐浴中的反应	• 必要时可在旁守护，防止病人发生意外 • 当病人使用呼叫器时，护士应先敲门再进入，保护病人隐私
5. 操作后处理	
（1）根据情况协助病人擦干皮肤，穿好衣裤和拖鞋	• 保暖，防止病人受凉 • 如病人采用盆浴，根据情况协助病人出浴盆
（2）协助病人回病室，取舒适卧位	• 促进病人身体放松
（3）清理浴盆或浴室，将用物放回原处。将"无人"标志牌挂于浴室门外	• 防止致病菌通过潮湿物品传播
（4）洗手	• 减少致病菌传播
（5）记录	• 进行效果评价

【注意事项】

1. 沐浴应在进餐 1 h 后进行，以免影响消化功能；空腹不宜沐浴，因空腹可引发低血糖，导致晕厥等意外发生。

2. 心脏疾病、衰弱、创伤和需要卧床休息的病人，不宜盆浴或淋浴。妊娠 7 个月以上的孕妇禁止用盆浴。

3. 向病人介绍呼叫器的使用方法，嘱病人如在洗浴过程中感到虚弱无力、眩晕，应立即呼叫帮助，防止滑倒或晕厥。

4. 盆浴浸泡时间不应超过 10 min，浸泡过久易导致疲倦。淋浴过程中每 5 min 检查病人 1 次。

5. 若遇病人发生晕厥，应立即将病人抬出、平卧、保暖，通知医生并配合处理。

6. 传染病病人进行沐浴时，应根据疾病种类、病情和隔离原则进行洗浴。

【健康教育】

1. 指导病人经常检查皮肤卫生情况，确定洗浴时间、频率和方法。

2. 指导病人根据皮肤状况、个人喜好和洗浴用品的性质选择合适的洗浴用品和护肤用品。

3. 指导病人洗浴时预防意外跌倒和晕厥的方法。

4. 洗浴过程注意水温调节，避免烫伤或受凉。

三、床上擦浴

床上擦浴适用于病情较重、长期卧床、制动或活动受限（如使用石膏、牵引）、术后伤口未愈、身体虚弱等无法自行洗浴的病人。

【目的】

1. 保持皮肤清洁，促进身体放松，促进身心舒适。

2. 为护士提供建立良好护患关系的机会。

3. 观察皮肤异常变化，提供疾病信息。

4. 促进皮肤血液循环，增强皮肤排泄功能，预防感染和压疮等并发症的发生。

5. 协助病人活动肢体，预防肌肉挛缩和关节僵硬等并发症的发生。

【操作前准备】

1. 评估病人并解释

（1）评估：病人的年龄、病情、意识、心理状态及卫生习惯，病人自理能力、躯体活动程度及配合程度，皮肤完整性及清洁度，伤口及引流管情况。

（2）解释：向病人及家属解释床上擦浴的目的、方法、注意事项及配合要点。询问病人是否需要排便。

2. 病人准备

（1）了解床上擦浴的目的、方法、注意事项及配合要点。

（2）根据需要排便。

3. 环境准备　光线充足，调节室温至 24℃ 以上，关闭门窗，拉上窗帘或使用屏风遮挡。

4. 护士准备　衣帽整洁，修剪指甲，洗手，戴口罩。

5. 用物准备

（1）治疗车上层：毛巾 2 条、浴巾 2 条、浴皂、小剪刀、浴毯 1 条、按摩油 / 膏 / 乳、护肤用品（润肤剂、爽身粉）、梳子、脸盆 2 个、清洁衣裤和被服、手消毒液、50% 乙醇。

（2）治疗车下层：水桶 2 个（1 桶盛热水，1 桶盛污水）、便盆及便盆巾、生活垃圾桶、医用垃圾桶。

【操作步骤】

操作步骤见表 7–8。

表 7–8　床上擦浴操作步骤

操作步骤	要点与说明
1. 核对、解释　备齐用物，将用物置于易取、稳妥处。核对病人信息，解释取得合作，询问病人有无特殊用物需求	• 便于操作 • 确认病人，取得病人理解和配合
2. 按需协助排便	• 温水擦浴易引起病人排尿和排便反射
3. 关闭门窗，拉窗帘	• 防止病人着凉 • 保护病人隐私
4. 体位　协助病人移近护士，取舒适卧位	• 方便护士操作 • 确保病人舒适
5. 盖浴毯　根据病情放平床头，松开盖被，移至床尾。浴毯遮盖病人	• 防止洗浴时弄脏或浸湿盖被 • 保暖和保护病人隐私
6. 调试水温　将脸盆和浴皂置于床旁桌上，倒热水 2/3 满，水温调节至 50~52℃	• 温水可促进病人身体舒适和肌肉放松 • 避免受凉
7. 洗脸擦颈	
（1）将 1 条浴巾铺于病人枕上，另 1 条盖于病人胸部。将毛巾放入水中，拧至半干，叠成手套状（图 7–6），包于护士手上	• 避免擦浴时床单和盖被被弄湿 • 毛巾折叠可保持毛巾温度
（2）按顺序洗眼，由内眦→外眦，由前额→面颊→鼻翼→耳后→下颌→颈部。根据病人情况和习惯选用浴皂	• 防止眼部分泌物进入鼻泪管 • 注意擦净耳郭、耳后及皮肤皱褶处 • 浴皂可使面部皮肤干燥
8. 擦洗上肢和手　为病人脱去上衣（先近侧后对侧，先健侧后患侧），移去近侧上肢浴毯，将浴巾纵向铺于病人近侧上肢下面	• 先脱健侧便于操作，避免患侧关节过度活动

续表

操作步骤	要点与说明
（1）用涂好浴皂的微湿毛巾擦拭上肢至腋窝，而后用清水擦净，浴巾擦干	• 从远心端向近心端擦洗 • 擦洗时力度适中，以能够刺激肌肉组织并促进皮肤血液循环为宜 • 皂液残留可破坏皮肤正常菌群生长，皮肤过湿可致皮肤变软，引起皮肤破损
（2）将浴巾对折，放于床边，置脸盆于浴巾上。协助病人将手浸于盆中，洗净擦干，同法清洗另一侧。必要时修剪指甲	• 浸泡可软化皮肤角质层，便于清除指甲下污垢
9. 擦洗胸腹部	
（1）根据需要换水，重测水温，调节温度	
（2）浴巾盖于胸腹部，浴毯折叠至病人会阴部。护士将毛巾包于手上，小幅度掀起浴巾，依次对前胸、腹部进行擦洗。注意擦净乳房下皮肤皱褶处和脐部	• 减少身体不必要的暴露，保护隐私，避免着凉 • 皮肤分泌物和污物易沉积于皱褶处 • 临近分娩孕妇轻柔擦洗乳头，但避免过度摩擦刺激宫缩
10. 擦洗背部	
（1）协助病人侧卧，背向护士，将浴巾纵向铺于病人身下，将浴毯盖于病人肩部和腿部，依次擦洗后颈部、背部和臀部	• 保暖，减少身体不必要的暴露 • 臀部和肛门皮肤皱褶处常有粪便，易于细菌滋生
（2）擦洗后，以50%乙醇按摩骨突处。双手掌蘸取少量乙醇，以手掌的大小鱼际按摩，从骶尾部开始，沿脊柱两侧至肩部，而后自肩部沿背部两侧由外向下再转至由内而上作环行按摩至髂嵴部位（图7-7）	• 促进血液循环
（3）协助病人穿清洁上衣（先对侧后近侧，先患侧后健侧），将浴毯盖于胸腹部	• 确保病人温暖、舒适 • 减少病人肢体关节活动，便于操作
11. 擦洗下肢、足部和会阴	
（1）根据需要换水，重测水温，调节温度	
（2）将浴毯撤至床中线处，协助病人平卧、脱裤，将浴毯盖于远端腿部，在近侧肢体下铺浴巾，依次擦洗踝部→膝关节→大腿，洗净后擦干	• 减少身体不必要的暴露，保护隐私，避免着凉 • 从远心端向近心端擦洗，促进静脉回流
（3）移盆于足下，盆下垫浴巾。协助病人将足浸于盆中，洗净擦干。必要时修剪指甲	• 浸泡可软化角质层
（4）护士移至对侧，同法清洗另一侧下肢及足部，换水	
（5）浴巾盖好上肢和胸部，浴毯盖好下肢，只暴露会阴部，洗净并擦干（参见本章第四节会阴部护理）	• 保护病人隐私
（6）协助病人穿清洁裤子	
12. 梳头 协助病人取舒适卧位，为病人梳头	• 维护病人个人形象
13. 操作后处理	
（1）整理床单位，按需更换床单	• 为病人提供清洁环境
（2）处理用物，洗手，记录	• 减少致病菌传播 • 记录护理效果

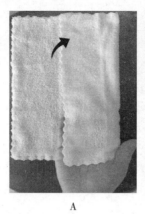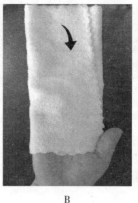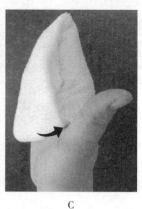

图 7-6　包毛巾法

【注意事项】

1. 休克、心力衰竭、心肌梗死、重度脑外伤、大出血等危重病人禁忌擦浴。

2. 擦浴时注意遮挡，动作敏捷、轻柔，减少翻动次数和暴露。通常于 15 ~ 30 min 内完成擦浴，防止受凉。

3. 擦浴时注意病人保暖，控制室温，随时调节水温，及时为病人盖好浴毯。

4. 擦浴过程中，使用床挡保护，防止坠床。

5. 擦浴过程中，护士注意遵循节时省力原则，减少体力消耗。

6. 擦浴过程中，注意保护伤口和引流管，避免伤口受压、敷料弄湿、引流管打折或扭曲。

7. 擦浴过程中密切观察病人病情变化及皮肤情况，如出现寒战、面色苍白、脉搏细数等情况，立即停止擦浴，给予适当处理。

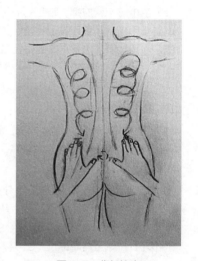

图 7-7　背部按摩

【健康教育】

1. 向病人及家属讲解皮肤护理的目的、方法及进行床上擦浴的注意事项。

2. 教育并指导病人经常观察皮肤，预防感染和压疮等并发症的发生。

四、压疮的预防与护理

压疮（pressure sore）又称压力性溃疡、褥疮，是临床常见的慢性难愈性创面，是常见的健康问题，具有发病率高、病程发展快、难以治愈及治愈后易复发的特点，多见于长期卧床或坐轮椅的病人。

压疮是指身体局部组织长期受压，血液循环障碍，局部组织持续缺血、缺氧，营养不良而导致的软组织溃烂和坏死，通常位于骨隆突处，但也可能与医疗器械或其他物体有关。压疮本身并不是原发疾病，大多是由于原发病未能很好地护理而造成的皮肤损伤。一旦发生压疮，不仅给病人带来痛苦、加重病情、延长疾病康复的时间，严重时还会因继发感染引起败血症而危及生命。因此，必须加强皮肤护理，预防和减少压疮的发生。

（一）压疮发生的原因

1. 力学因素　压疮不仅由垂直压力引起，还可由摩擦力和剪切力引起，通常是由2~3种力联合作用所导致。

（1）垂直压力（pressure）：是指受力面积上所承受的垂直作用力，是引起压疮的最重要原因。压力越大，持续时间越长，发生压疮的概率就越高。此外，压疮发生与组织耐受性有关，肌肉和脂肪组织因代谢活跃，较皮肤对压力反应更为敏感，因此最先受累且较早出现变性和坏死。垂直压力常见于长时间采用某种体位，如卧位、坐位。

（2）摩擦力（friction）：是指一个物体在另一个物体表面做相对运动或有相对运动趋势时产生的反作用力。摩擦力作用于皮肤，可损害皮肤的角质层，增加皮肤对压疮的易感性。摩擦力主要来源于皮肤与衣、裤、床单和轮椅表面逆行的阻力摩擦，尤其当床面不平整时，皮肤受到的摩擦力会增加。

（3）剪切力（shearing force）：是由两层组织相邻表面间的滑行而产生的进行性相对移动所引起，由压力和摩擦力协同作用而成。剪切力发生时，血管被牵拉、扭曲、撕裂，阻断局部皮肤、皮下组织、肌层等全层组织的血液供应，引起血液循环障碍而发生剪切力性溃疡（图7-8）。由剪切力造成的严重伤害早期不易被发现，且多表现为"口小底大"的潜行伤口。

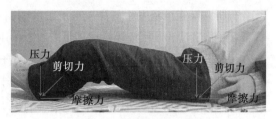

图7-8　剪切力形成图

2. 局部潮湿或排泄物刺激　皮肤受汗液、尿液、粪便及各种渗出引流液等的刺激而变得潮湿，导致皮肤浸渍、松软，削弱皮肤屏障作用。必要的擦洗可进一步清除保护皮肤的天然润滑剂，致使皮肤易损性增加。

3. 营养不良或水肿　全身出现营养障碍时，营养摄入不足，蛋白质合成减少，出现负氮平衡，使肌肉萎缩，皮下脂肪减少，降低组织对压力的承受能力。一旦受压，受压处因缺乏肌肉和脂肪组织保护，易引起血液循环障碍，出现压疮。水肿的病人，皮肤顺应性下降，皮肤容易受损，易致压疮发生。

4. 年龄　老年人皮肤表皮变得菲薄、皮肤干燥、皮下组织减少、组织血供减少、毛细血管脆弱、感觉迟钝等生理因素改变，导致皮肤易损性增加。

5. 体温升高　使机体的新陈代谢率增高，组织细胞对氧的需求增加。此时局部组织受压，使已有的组织缺氧更加严重。因此，伴有高热的严重感染病人存在组织受压时，发生压疮的概率更高。

6. 医疗器械使用不当　因医疗器械，如心电监护、吸氧面罩、呼吸机、气管切开导管、各种约束装置及矫正器等使用不当，可在医疗器械使用的部位产生压力和（或）造成局部温湿度改变，引起血液循环障碍，进而发生不同程度的压疮。

7. 机体活动和（或）感觉障碍　病人自主活动能力减退或丧失使局部组织长期受压，血液循环障碍而发生压疮。感觉受损可造成机体对伤害性刺激反应障碍，使得保护性反射迟钝，长时间受压后局部组织坏死而发生压疮。

8. 急性应激因素　急性应激使机体对压力的敏感性增加，导致压疮发生率增加。此外，急性应激引起体内代谢紊乱，应激激素大量释放，中枢神经系统和神经内分泌传导系统发生紊乱，机体内环境的稳定性被破坏，机体组织承压能力减退，从而引发压疮。

（二）压疮的评估

及时、综合、动态、客观、有效地进行压疮风险评估，评估危险因素、高危人群及易患部位，从而制订并采取个体化预防措施是有效预防压疮的关键。

1. 危险因素

（1）外源性因素：垂直压力、摩擦力、剪切力。

（2）内源性因素：行动和行为受限（如近期发生的下肢骨折、脊髓损伤）、感觉障碍、高龄、营养不良、皮肤潮湿（如大、小便失禁）等。

（3）医源性因素：如应用镇静药、麻醉药等药物，使用石膏、呼吸机面罩、气管插管及其固定支架等医疗器械。

评估时可使用风险评估工具，通过评分方式对病人发生压疮的危险因素进行定性和定量的综合分析，筛查压疮发生的高危人群，从而制订并采取有效的预防措施。目前已有 Braden 危险因素评估表、Norton 压疮风险评估量表、Waterlow 危险因素评估表等多种成熟的压疮风险评估工具，可协助判断病人发生压疮的风险，建议结合各评估表特点选择使用。

1）Braden 危险因素评估表：是目前国内外用来预测压疮发生的较为常用的方法之一，对压疮高危人群具有较好的预测效果，且评估简便、易行。总分值 6 ~ 23 分，分值越低，提示发生压疮的危险性越高（表 7-9）。轻度危险：15 ~ 16 分；中度危险：13 ~ 14 分；高度危险：≤12 分。

表 7-9 Braden 危险因素评估表

项目	1	2	3	4
感觉	完全受限	非常受限	轻度受限	未受损
潮湿	持续潮湿	十分潮湿	有时潮湿	很少潮湿
活动力	限制卧床	局限座椅	偶尔行走	经常行走
移动力	完全无法行动	严重受限	轻度受限	未受限
营养	非常差	可能缺乏	适当	良好
摩擦力和剪切力	有问题	潜在问题	无明显问题	

2）Norton 压疮风险评估量表（表 7-10）：特别适用于老年病人的评估。总分值范围为 5 ~ 20 分，分值越低，表明发生压疮的危险性越高。评分≤14 分，提示易发生压疮。

表 7-10 Norton 压疮风险评估量表

项目	1	2	3	4
身体状况	极差	不好	一般	良好
精神状态	昏迷	不合逻辑	无动于衷	思维敏捷
活动能力	卧床	坐轮椅	需协助	可以行动
灵活程度	不能活动	严重受限	轻度受限	行动自如
失禁情况	二便失禁	经常失禁	偶有失禁	无失禁

2. 高危人群 压疮发生的高危人群包括：老年病人，身体衰弱、营养不良病人，肥胖病人，水肿病人，神经系统疾病病人，脊髓损伤病人，压力点疼痛的病人，发热病人，使用医疗器械的病人，手术病人，转运途中的病人，既往有压疮史的病人，糖尿病病人。对上述高危人群需加强压疮预防与管理。

3. 易患部位

（1）长期受压及缺乏脂肪组织保护、无肌肉包裹或肌层较薄的骨隆突处。

仰卧位：枕骨粗隆、肩胛部、肘部、脊椎体隆突处、骶尾部及足跟部（图7-9A）。

侧卧位：耳郭、肩峰、肋骨、肘部、髋部、膝关节内外侧及内外踝处（图7-9B）。

俯卧位：面颊部、耳郭、肩部、女性乳房、男性生殖器、髂嵴、膝部及足尖处（图7-9C）。

坐位：坐骨结节处。

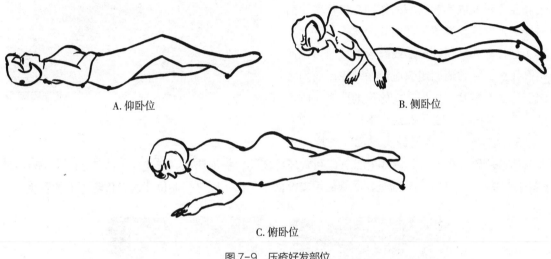

A.仰卧位　　B.侧卧位

C.俯卧位

图7-9 压疮好发部位

（2）医疗器械与皮肤接触的相关部位，如无创面罩、连续加压装置、夹板、支架、气管插管、鼻胃管、氧气管、导尿管及其他导管等医疗器械与皮肤接触的部位。

（三）压疮的预防

压疮的预防关键在于加强管理，消除危险因素。护士在工作中需做到"六勤"，即勤观察、勤翻身、勤按摩、勤擦洗、勤整理及勤更换。交接班时，护士应严格、细致地交接病人的局部皮肤情况和护理措施的执行情况。但是，某些病人由于特殊的自身条件使压疮的发生难以避免，如严重负氮平衡的恶病质病人，因软组织过度消耗失去了保护作用，损伤后自身修复困难，难以预防压疮的发生。另外，因某些疾病限制翻身，也难以预防压疮的发生。

1. 进行皮肤评估 系统、全面的皮肤评估对于压疮的预防、分类、诊断及治疗至关重要。需要注意的是，医疗器械下方和医疗器械周围受压皮肤需检查有无压力相关损伤。

2. 采取预防性皮肤护理措施 摆放体位时避免红斑区域受压；保持皮肤清洁干燥，避免不良刺激；加强基础护理，根据需要用温水或中性洗浴液清洁皮肤；擦洗时动作轻柔，不可用力过度损伤皮肤；皮肤干燥者可适当使用润肤品；失禁病人制订并执行个体化失禁管理计划；使用皮肤保护用品或采取隔离防护措施，预防皮肤浸渍。

3. 进行营养筛查与营养评估 病人的营养状态会影响压疮的发生与发展，在病情允许的情况下，应给予压疮高危人群高热量、高蛋白质及高维生素饮食，增强机体抵抗力和组织修复能力。维生素 C 和锌对伤口愈合具有重要作用，应适当补充。另外，对于水肿病人应限制水和钠的摄入，脱水病人应及时补充水和电解质。

4. 进行体位变换　经常变换体位可避免局部组织长期受压。翻身是长期卧床病人最简单而有效地解除压力的方法。翻身频率需根据病人的移动和活动能力、病情及局部受压处皮肤状况而定。一般每 2 h 翻身一次，必要时每 30 min 翻身一次。

体位变换后需合理摆放体位。长期卧床病人，以 20°~30° 的侧卧姿势睡觉，若无禁忌可仰卧位。在病情允许的情况下，床头抬高角度限制于 30° 内，避免身体下滑而形成剪切力；长期坐位病人，除需注意维持其稳定性及全范围活动性外，还应注意保持合适坐姿以减轻剪切力和压力对皮肤和软组织的作用。体位变换后需合理选择体位装置（如柔软的枕头、气垫床等）进行局部减压。环形或圈形器械因边缘产生高压区，导致周围组织血液循环障碍而损害组织，已不推荐使用。变换体位的同时，应评估病人皮肤情况，建立床头翻身卡（图 7-10）。

| 翻身卡 |
| 床号 _____　　　　　　　　　　　　　　　　　　　　　　第　页 |
| 姓名 _____ |

护理要求	日期	时间	卧位	皮肤情况	处理措施	签名
护士长签字						
护理组长签名						

图 7-10　翻身卡

5. 选择和使用合适的支撑面　支撑面可使受压部位压力再分布，调整组织负荷和微环境情况，如泡沫床、气垫床（图 7-11A）、减压垫（图 7-11B）等。需要注意的是，尽管使用支撑面，仍需不断进行体位变换以预防压疮的发生。

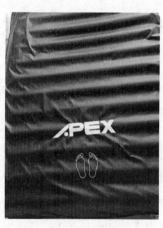
A. 气垫床

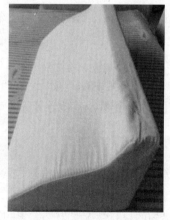
B. 减压垫

图 7-11　气垫床和减压垫

6. 鼓励病人早期活动　早期活动能保持全身肌肉的正常张力，促进组织细胞的新陈代谢及血液循环，降低因长期卧床造成病人临床情况恶化的风险。活动频率和活动强度需根据病人耐受程度和发生压疮危险程度决定。在病情允许的情况下，鼓励病人尽早离床活动，协助病人进行肢体功能练习，预防压疮发生。

7. 预防医疗器械相关压疮

（1）合理选择和正确使用医疗器械：选择合适的医疗器械，确保医疗器械型号正确且佩戴合适，以免过度受压，所有医疗器械的使用都要遵照厂家的意见，确保医疗器械足够安全，在不造成额外压力的情况下防止脱落。

（2）定期评估皮肤，做好皮肤护理：对医疗器械下方和周围受压的皮肤进行检查，至少每天2次，查看周围组织有无压力相关的损伤，对于局限性或全身性水肿病人需增加皮肤评估次数。

（3）采取压力再分布措施：为病人调整体位和（或）重新放置医疗器械时，使用压力再分布，勿将病人或病人身体的某部位直接放在医疗器械上，可交替使用或重新摆放医疗器械。

（4）使用预防性敷料：如泡沫敷料、水胶体敷料等，保护受压处皮肤。

8. 实施健康教育　告知病人及家属压疮的相关知识，使其了解压疮的发生、发展、预防和护理知识，促使病人及家属有效参与或独立采取预防压疮的措施。

（四）压疮的分期

1. Ⅰ期　淤血红润期，此期为压疮初期。局部皮肤完整，受压后，出现红、肿、热、痛或麻木，出现压之不褪色红斑。此期仅出现暂时性血液循环障碍，为可逆性改变（图7-12A）。

2. Ⅱ期　炎性浸润期，皮肤的表皮层、真皮层或两者发生损伤或坏死。局部红肿向外浸润、变硬，受压皮肤的表面呈紫红色，皮下产生硬结。皮肤因水肿而变薄，常有水疱形成，且极易破溃。水疱破溃后表皮脱落显露潮湿、红润的创面，病人有疼痛感（图7-12B）。

3. Ⅲ期　浅度溃疡期，全层皮肤破坏，可深及皮下组织和深层组织。表皮水疱逐渐扩大、破溃，露出创面，有黄色渗出液，感染后表面有脓性分泌物覆盖，致使浅层组织坏死，形成溃疡，疼痛感加剧（图7-12C）。

4. Ⅳ期　坏死溃疡期，为压疮严重期。坏死组织侵入真皮下层和肌肉层，感染向深部及周

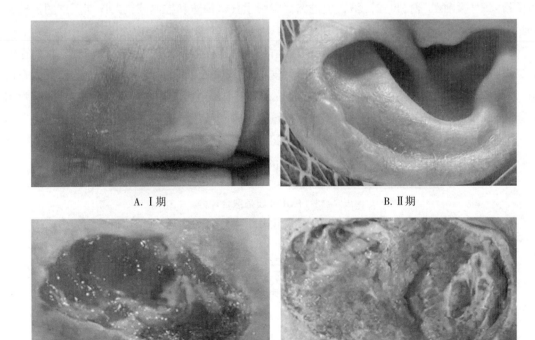

A. Ⅰ期　　　　　　　　　　　　　B. Ⅱ期

C. Ⅲ期　　　　　　　　　　　　　D. Ⅳ期

图7-12　压疮的分期

围组织扩展，可深达骨面。脓性分泌物增多，有臭味，坏死组织发黑。如不及时控制感染，可引起脓毒败血症，造成全身感染，甚至危及生命（图7-12D）。

当压疮创面覆盖较多的坏死组织或局部皮肤出现紫色、焦痂等改变时，难以准确分期。因而，美国国家压疮咨询委员会（National Pressure Ulcer Advisory Panel，NPUAP）于2007年首次提出在Ⅰ～Ⅳ期压疮分期的基础上，增加可疑深部组织损伤期和不可分期压疮。2016年，NPUAP将"压疮"的名称调整为"压力性损伤"，将压力性损伤分为1～4期、不可分期压力性损伤、深部组织损伤；但医疗器械导致的黏膜压力性损伤，由于损伤部位的解剖特点，而不能进行分期。

拓展阅读 7-2
美国国家压疮咨询委员会 2016 年压力性损伤的定义和分期解读

（五）压疮的治疗及护理

压疮的治疗采取全身治疗和局部治疗相结合的综合性治疗措施。

1. 心理护理　患有压疮的病人，不仅身体承受着一定的痛苦，内心也存在自卑感。护士应鼓励与安慰病人，消除不良情绪对病人的影响，使病人积极配合治疗，促进身体早日康复。

2. 全身治疗与护理　积极治疗原发病，补充营养和进行全身抗感染治疗等。营养支持疗法是防治压疮的重要措施，良好的营养是创面愈合的重要条件。保证蛋白质的摄入，补充丰富的维生素和矿物质，有利于构建新组织和促进损伤组织的愈合。此外，遵医嘱给予抗感染治疗，预防败血症的发生。

3. 局部治疗与护理　Ⅰ期压疮的护理重点是去除致病因素，保护局部皮肤，改变体位，避免局部组织继续受压，促进局部血液循环，防止压疮继续发展。Ⅱ期压疮的护理重点是保护皮肤创面，加强创面内水疱渗液的保护和处理，预防感染。Ⅲ期压疮的护理重点是清洁创面，清除坏死组织，妥善处理伤口渗出液，促进肉芽组织生长，预防和控制感染。Ⅳ期压疮的护理重点是清洁创面，去腐生新，引流通畅，促进愈合，根据伤口情况给予相应处理。

（1）压疮评估及愈合监测：全面的压疮评估是制订压疮治疗和护理方案的前提。目前在临床实践中通过使用压疮评估工具和数字化照片支持医疗专业人员的临床判断来监测压疮愈合进程。压疮愈合评分（pressure ulcer scale for healing，PUSH）由NPUAP专家组制定，是国际常用的压疮评估工具，用于临床评价Ⅱ～Ⅳ期压疮愈合过程，从压疮面积、渗液量和创面组织类型三个方面进行评估，三个项目相加所得到的总分用于评价病人压疮愈合情况（表7-11）。总分范围在0～17分，0分表示压疮愈合。同一个病人的多部位压疮，应该分开评估记录。

表 7-11　PUSH 压疮愈合评分

评分	压疮面积* [长 × 宽（cm²）]	渗液量**	创面组织类型***
0	0	无	闭合
1	< 0.3	少量渗液	上皮组织
2	0.3 ~ 0.6	中量渗液	肉芽组织
3	0.7 ~ 1.0	大量渗液	腐肉
4	1.1 ~ 2.0		坏死组织
5	2.1 ~ 3.0		
6	3.1 ~ 4.0		

续表

评分	压疮面积 * [长 × 宽 (cm²)]	渗液量 **	创面组织 类型 ***
7	4.1 ~ 8.0		
8	8.1 ~ 12.0		
9	12.1 ~ 24.0		
10	> 24.0		

注：* 压疮面积：病人的头至脚为纵轴，与纵轴垂直为横轴，以纵轴最长值表示伤口的长度，横轴最长值表示宽度。

** 渗液量：揭开敷料，并在清洗或擦拭之前评估渗液量，分为无渗液、少量渗液、中量渗液和大量渗液。无渗液：内层敷料无浸渍；少量渗液：内层敷料轻微浸渍；中等渗液：内层敷料浸渍明显；大量渗液：内层敷料潮湿并已渗透或渗出液溢出内层和外层敷料。

*** 创面组织类型：闭合：伤口完全被上皮组织或重新生长的皮肤覆盖；上皮组织：浅表性溃疡，有新鲜的粉色或有光泽组织生长在伤口边缘，或如数个小岛分散在溃疡表面；肉芽组织：粉色或牛肉色组织，有光泽，湿润的颗粒状表面；腐肉：黄色或白色组织以条索状或者浓厚结块黏附在伤口床，也可能是黏液蛋白；坏死组织：黑色、棕色、棕黑色组织牢固附着在伤口床或伤口边缘，与伤口周围皮肤附着牢固或者松软。

（2）疼痛评估与处理：压疮会产生痛感，因而，做好压疮相关性疼痛的评估、预防和管理，尤其是预防和减轻治疗与护理操作所致的疼痛至关重要。使用充分的疼痛控制手段，包括额外给予止痛药，然后再开始伤口护理操作。

（3）使用伤口敷料：湿性伤口愈合理论提出，适度湿润、密闭、微酸（接近于皮肤 pH）、低氧或无氧且接近于体温的伤口环境为创面愈合的适宜环境。常用的湿性敷料包括水胶体敷料、透明膜敷料、藻酸盐敷料、泡沫敷料、水凝胶敷料、银离子敷料、硅胶敷料和胶原基质敷料等（图 7-13）。

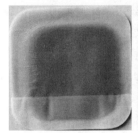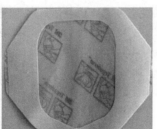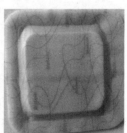

A. 水胶体敷料　　　　B. 透明膜敷料　　　　C. 藻酸盐敷料　　　　D. 泡沫敷料

图 7-13　常用湿性敷料

（4）伤口护理：包括清洗和清创。

1）清洗：每次更换敷料时需进行伤口清洗，伤口清洗液需根据伤口类型进行选择。创面无感染时，多采用生理盐水进行冲洗；对确诊感染、疑似感染或疑似严重细菌定植的压疮，根据药物敏感试验结果选择合适的清洗液。

2）清创：指清除压疮创面或创缘无活力的坏死组织。对于免疫缺陷、供血障碍和全身败血症期间未采用抗生素治疗的病人，清创应慎重。

（5）治疗：药物治疗与手术治疗相结合。为控制感染和增加局部营养供给，可于局部创面采用药物治疗，如聚维酮碘、胰岛素等，或采用具有清热解毒、活血化瘀、去腐生肌的中草药治疗；对于经保守治疗无效的Ⅲ期和Ⅳ期压疮，或已发展为蜂窝织炎或疑似有败血症，或伴有潜行、窦道/瘘管和（或）广泛坏死组织的压疮，可采用手术方法予以修复。

（6）其他新兴治疗方法：如将生长因子、生物物理方法等用于压疮治疗。

第四节　会阴部护理

情境四：

病人住院第8天，主诉会阴部瘙痒，护士查房时发现病人会阴周围有少量分泌物。

请思考：

1. 如何为病人进行会阴部的清洁护理？

2. 在进行会阴部清洁护理时，需要注意哪些问题？

会阴部护理（perineal care）包括清洁会阴部及其周围皮肤。会阴部因其特殊生理结构有许多孔道，成为病原微生物侵入人体的主要途径。当人体患病时，机体抵抗力降低，长期卧床空气流通不畅，同时，会阴部局部温暖、潮湿，皮肤阴毛较密，使得致病菌易于繁殖，从而导致感染的发生。因此，会阴部清洁护理对预防感染及增进病人的舒适十分必要。尤其是对于生殖系统和泌尿系统炎症、大小便失禁、留置导尿、产后及会阴部术后病人更为重要。

一、评估

1. **会阴部情况**　观察评估病人会阴部皮肤黏膜完整情况、会阴部清洁程度，有无感染症状，有无异味，有无伤口或切口及分泌物情况，有无尿失禁或留置导尿。评估病人日常会阴部清洁的习惯。

2. **病人病情、自理能力及治疗情况**　评估病人有无大小便失禁、留置导尿、泌尿生殖系统炎症或手术等情况。评估病人日常会阴部清洁情况，根据病人的自理能力确定其是否需要他人协助，以及需要他人协助的程度。

3. **会阴部卫生知识的了解情况**　评估病人对会阴部清洁重要性的了解程度，清洁方法及清洁用品的选用是否正确等。

二、会阴部的清洁护理

（一）便器使用法

常用便器包括便盆和尿壶。临床上便盆（7-14A）使用较为广泛，尿壶（7-14B）多用于卧床的男性病人。本节介绍便盆使用法。

【目的】

满足病人排便需要，增进病人舒适。

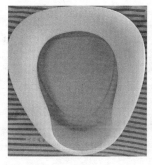
A. 便盆

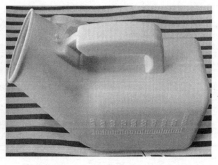
B. 尿壶

图 7-14 便盆和尿壶

【操作前准备】

1. 评估病人并解释

（1）评估：病人的自理能力、年龄、病情、意识、心理状态及配合程度。

（2）解释：向病人及家属解释便盆的使用方法、注意事项及配合要点。

2. 病人准备 了解便盆的使用方法、注意事项及配合要点。

3. 护士准备 衣帽整洁，修剪指甲，洗手，戴口罩。

4. 环境准备 光线充足，温湿度适宜，关闭门窗，屏风遮挡。

5. 用物准备

（1）治疗车上层：便盆、便盆巾、卫生纸、手消毒液。

（2）治疗车下层：生活垃圾桶、医用垃圾桶。

【操作步骤】

操作步骤见表 7-12。

表 7-12 便盆使用法操作步骤

操作步骤	要点与说明
1. 核对、解释 携便盆至病人床旁，核对病人信息，使用屏风遮挡	• 确认病人 • 保护病人隐私
2. 铺单 铺橡胶单和中单于病人臀下，协助病人脱裤，屈膝	• 防止排泄物污染床单位
3. 置便盆 拉上床挡，可配合的病人，嘱病人抬高背部和臀部，护士一手协助病人托起腰骶部，一手置便盆于臀下（图7-15A）；不可配合的病人，协助病人侧卧，置便盆于臀后，护士一手紧按便盆，另一手协助病人仰卧（图 7-15B）	• 防止坠床，注意保护病人安全 • 不可强行塞、拉便盆，以免损伤病人 • 便盆开口端朝向病人足部
4. 检查 检查病人是否坐于便盆中央	• 使压力分布均匀
5. 按需守候或暂离室	• 保护病人隐私
6. 擦肛门 排便结束，协助病人擦净肛门	
7. 取出便盆 可配合的病人，嘱病人抬高背部和臀部，护士一手协助病人托起腰骶部，一手取出便盆；不可配合的病人，协助病人侧卧，取出便盆	• 不可强行塞、拉便盆，以免损伤病人
8. 操作后处理	
（1）协助病人穿裤、洗手，取舒适卧位	

续表

操作步骤	要点与说明
（2）整理床单位	
（3）撤去屏风，开窗通风	
（4）倾倒排泄物，冷水冲洗便盆	• 热水冲洗易使蛋白质凝固而不易清洗
（5）洗手、记录	• 减少致病菌传播，进行护理评价

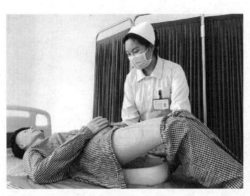 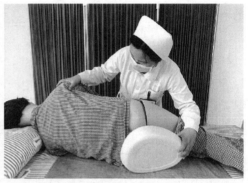

A. 可配合病人　　　　　　　　　B. 不可配合病人

图 7-15　便盆的使用

【注意事项】

1. 尊重并保护病人隐私。

2. 便盆应清洁、完好无破损，防止损伤病人皮肤。

3. 金属便盆使用前需倒入少量热水加温，尤其是气候寒冷时，避免太凉而刺激病人，引起病人不适。

【健康教育】

指导病人及家属正确使用便盆，切忌硬塞或硬拉便盆，以免损伤骶尾部皮肤。

（二）会阴部清洁护理

对于泌尿生殖系统感染、大小便失禁、会阴部分泌物过多或尿液浓度过高导致皮肤刺激或破损、留置导尿、产后及各种会阴部术后的病人，护士应协助其进行会阴部清洁护理。

【目的】

1. 去除会阴部分泌物及异味，保持会阴部清洁、舒适，预防和减少感染。

2. 为导尿术、留取中段尿标本和会阴部手术做准备。

3. 保持有伤口的会阴部清洁，防止会阴部皮肤继续破损，促进伤口愈合。

【操作前准备】

1. 评估病人并解释

（1）评估：病人的自理能力、年龄、病情、意识、心理状态及配合程度；病人会阴部的清洁程度、皮肤黏膜状况，有无伤口、流血及流液情况；有无失禁、留置尿管、泌尿生殖系统手术等情况。

（2）解释：向病人及家属解释会阴部护理的目的、方法、注意事项及配合要点。

2. 病人准备

（1）病人了解会阴护理的目的、方法、注意事项及配合要点。

（2）协助病人取仰卧位，双腿屈膝外展。

3. 护士准备　衣帽整洁，修剪指甲，洗手，戴口罩。

4. 环境准备　光线充足，温湿度适宜，整洁、安静，关闭门窗，拉上隔帘或使用屏风遮挡。

5. 用物准备

（1）治疗车上层：清洁棉球、无菌溶液、大量杯、镊子、一次性手套、橡胶单、中单、毛巾、浴巾、浴毯、卫生纸、手消毒液和脸盆（脸盆内盛温水，温度与体温接近）。

（2）治疗车下层：生活垃圾桶、医用垃圾桶、便盆和便盆巾。

【操作步骤】

操作步骤见表 7-13。

表 7-13　会阴部清洁护理操作步骤

操作步骤	要点与说明
1. 核对、解释　携用物至病人床旁，核对病人信息，向病人解释，取得病人理解。关闭门窗，使用屏风遮挡	• 确认病人 • 保护病人隐私
2. 铺单　铺橡胶单和中单于病人臀下，协助病人脱对侧裤腿，盖于近侧腿部，对侧用盖被盖住	• 保护床单位 • 保暖，防止病人受凉
3. 体位　协助病人屈膝仰卧位，双腿屈膝外展	• 充分暴露会阴部，便于擦洗
4. 备水　脸盆内放温水，将脸盆和卫生纸放于床旁桌上，毛巾置于脸盆内	• 避免会阴部烫伤
5. 戴手套	• 预防交叉感染
6. 擦洗会阴部	
◆ 男性	
（1）擦洗大腿内侧 1/3：由外向内擦洗至阴囊边缘	• 擦洗顺序对侧→近侧
（2）擦洗阴茎头部：提起阴茎，将包皮后推露出冠状沟，由尿道口向外环行擦洗阴茎头部。	• 擦洗方向为从污染最小部位至污染最大部位，防止细菌向尿道口传播
（3）擦洗阴茎体部：沿阴茎体由上向下擦洗，特别注意阴茎下皮肤	• 力量柔和，适度
（4）擦洗阴囊部：擦洗阴囊及阴囊下皮肤皱褶处	• 擦洗顺序：对侧→上方→近侧→下方
◆ 女性	
（1）擦洗大腿内侧：由外向内擦洗至大阴唇边缘	• 擦洗顺序：上→下　对侧→近侧
（2）擦洗阴阜	
（3）擦洗阴唇部位	• 擦洗顺序：上→下　对侧→近侧 • 注意皮肤皱褶
（4）擦洗尿道口和阴道口：分开阴唇，暴露尿道口和阴道口。由上到下从会阴部向肛门方向轻轻擦洗各个部位，彻底擦净阴唇、阴蒂及阴道口周围	• 减少致病菌向尿道口传播 • 不同部位更换毛巾进行擦洗 • 女性经期或留置尿管时，可用棉球清洁
（5）置便盆于病人臀下	• 防止浸湿床单
（6）冲洗：护士一手持装有温水的大量杯，一手持夹有棉球的大镊子，边冲水边擦洗会阴部。从会阴到肛门部，冲洗后擦干	• 将用过的棉球弃于便盆中 • 减少致病菌向尿道口传播

续表

操作步骤	要点与说明
（7）撤去便盆	
7. 擦洗肛周及肛门 协助病人取侧卧位，进行擦洗	• 擦洗肛门前，必要时先用卫生纸擦净
8. 局部用药 大小便失禁者，可在肛门或会阴部涂凡士林或氧化锌软膏	• 防止皮肤受尿液和粪便中的有毒物质浸润，保护皮肤
9. 操作后处理	
（1）脱手套，撤橡胶单和中单	
（2）协助病人穿裤，取舒适卧位，整理床单位	• 促进病人舒适
（3）处理用物	
（4）洗手、记录	• 减少致病菌传播，进行护理评价

【注意事项】

1. 擦洗时注意观察会阴部皮肤黏膜情况。有伤口者需注意观察伤口有无红肿、分泌物的性状、伤口愈合情况。如发现异常，向医生汇报，及时处理。

2. 护士在操作时，正确运用人体力学原则，注意节时省力。擦洗时动作轻柔，顺序清楚，先清洁尿道口周围，后擦洗肛门。从污染最小部位至污染最大部位清洁，避免交叉感染。

3. 进行会阴部擦洗时，每擦洗一处需变换毛巾部位。如用棉球擦洗，每擦洗一处应更换一个棉球，不得重复擦洗。

4. 如病人产后、会阴部或直肠术后，应使用无菌棉球擦净手术部位及会阴部周围皮肤。

5. 擦洗溶液温度适中。操作中减少暴露，注意保暖，并保护病人隐私。

6. 留置导尿者，需做好留置导尿管的清洁与护理。清洁尿道口和尿管周围，擦洗顺序由尿道口向远端依次擦洗尿管的对侧→上方→近侧→下方；检查留置尿管及尿袋开始使用日期；操作过程中尿管妥善固定；操作后注意导尿管是否通畅，避免脱落或打结。

7. 女性病人月经期宜采用会阴冲洗法。

【健康教育】

1. 教育病人及家属经常检查会阴部卫生情况，及时做好清洁护理，预防感染。

2. 指导病人及家属掌握会阴部清洁方法。

第五节 晨、晚间护理

情境五：

病人住院第 10 天，晨起呕吐一次，床单上有较多呕吐物。

请思考：

如何为病人进行晨间护理？需要注意哪些问题？

晨、晚间护理是人体日常生活中的自然活动，而病人由于受到疾病限制，尤其是危重、昏迷、瘫痪、高热、大手术后或年老体弱等自理能力受限的病人，不能独立完成这些日常活动。因此，护士需要根据病人病情和日常生活习惯，协助其进行晨、晚间护理，以满足病人日常清洁和身心需要，促进舒适。

一、晨间护理

晨间护理（morning care）一般于病人晨间醒来后、诊疗工作开始前完成，促进病人身心舒适，预防并发症。对于能够自理的病人，应鼓励其自行完成，以增强病人康复的信心；对于病情较重、不能离床活动的病人，护士应予以协助完成。

（一）晨间护理目的

1. 观察和了解病情，为诊断、治疗及动态调整护理计划提供依据。
2. 促进病人清洁、舒适，预防压疮、肺炎等并发症的发生。
3. 进行护患沟通，提供心理和卫生指导，满足病人心理需求。
4. 保持床单位、病室整洁。

（二）晨间护理内容

1. 酌情开窗通风，使空气形成对流，保持病室内空气新鲜。
2. 整理床单位，注意湿式扫床，必要时更换被服。
3. 根据病人病情和自理能力，协助病人洗漱、排便及进食等。
4. 检查全身皮肤有无受压变红，进行背部及受压骨隆突处皮肤的按摩，根据病人病情合理安置病人体位。
5. 检查治疗完成情况，各种管道的引流、固定情况，维护管道安全和通畅。
6. 根据需要指导病人有效咳嗽，给予叩背、协助排痰，必要时给予吸痰。
7. 与病人沟通交流，询问夜间睡眠、疼痛、呼吸、肠功能恢复情况，以及活动能力。

二、晚间护理

晚间护理（evening care）指在晚饭后、晚间入睡前为病人提供的护理，为其创造良好的睡眠环境。同时进行沟通，了解病人的病情及心理变化，鼓励其树立战胜疾病的信心。

（一）晚间护理目的

1. 确保病室安静、清洁，为病人创造良好的夜间睡眠条件，促进病人入睡。
2. 观察和了解病情变化，满足病人身心需要，促进护患沟通。
3. 预防压疮的发生。

（二）晚间护理内容

1. 保持病室空气流通，调节室温，酌情增减盖被。
2. 整理床单位，及时更换潮湿污染的被服。
3. 根据病人病情和自理能力，协助病人排便、洗漱等，女性病人给予会阴冲洗。
4. 进行管道护理，检查导管有无打折、扭曲或受压，妥善固定并保持导管通畅。
5. 协助病人取舒适卧位，检查病人全身皮肤受压情况，观察有无早期压疮迹象，按摩背部及骨隆突部位。

6. 疼痛病人遵医嘱给予镇痛措施。

7. 保持病室安静，夜间巡视时，护士动作轻柔，要注意做到"四轻"（走路轻、说话轻、操作轻、关门轻）。

8. 保持病室光线适宜，危重病室保留廊灯，便于观察病人夜间病情变化。

9. 经常巡视病室，了解病人睡眠情况，观察病情并及时处理。

（张小敏　胡兵兵）

课程思政案例 7-1
最美"压疮"

数字课程学习

⬇ 教学 PPT　　　✎ 自测题

▶▶▶ 第八章

休息与活动

【学习目标】

知识：

1. 掌握休息、睡眠的概念。

2. 掌握休息的先决条件，睡眠的评估，影响睡眠的因素。

3. 掌握根据住院病人的睡眠特点采取的促进病人睡眠的措施。

4. 掌握病人活动的评估，协助病人活动的措施。

5. 熟悉休息与活动的特点，活动受限的原因及对机体的影响。

6. 熟悉睡眠障碍的分类，关节功能、骨骼肌肉、机体活动能力的评估。

7. 了解睡眠的生理。

技能：

1. 正确运用所学知识促进病人建立良好的休息与睡眠。

2. 正确运用所学知识评估、指导病人进行关节和肌肉活动训练。

3. 正确指导病人采取有效的预防活动受限所致并发症的措施。

4. 学习过程中培养预警意识、批判性思维、创新性思维及应对并发症的应变能力。

素质：

1. 指导病人进行活动时动作专业、循序渐进，注意隐私保护，体现人文关怀意识。

2. 护理睡眠障碍的病人时注意有效沟通，具备高度的责任感、同理心、团结协作精神
   和慎独精神。

情境导入

白某，男，73岁，诉"反复活动后胸闷、气促1年余，加重3天"，以"急性心力衰竭"急诊入院。美国纽约心脏病协会（NYHA）分级为心功能Ⅳ级。有高血压病史10年，规律服药。入院检查：心率121次/min，血压103/69 mmHg，呼吸32次/min，血氧饱和度（SpO_2）83%，氨基末端脑利尿钠肽（NT-proBNP）23 000 pg/mL。端坐呼吸，双肺大量干湿啰音，心律齐，第一心音减弱，P_2亢进，心界扩大。心脏彩色超声示：主动脉瓣中度狭窄；血管超声示：左下肢腘静脉血栓形成。

休息与活动是人类维持健康的重要因素。适当的休息与活动对健康人是消除疲劳，恢复精力和体力，减轻心理压力，保护脑力，促进健康的必要条件；休息不足和活动受限会导致人体出现一系列身心反应和并发症，如疲乏、困倦，注意力分散，甚至出现焦虑、恐惧、失眠、自尊的改变、愤怒、挫折感等情绪体验，严重时造成机体免疫力下降，导致身心疾病的出现。尤其在患病期间，休息显得更为重要。一方面，由于疾病本身造成病人生理和心理状态的失衡和能量的消耗，充分的休息有利于组织的修复和器官功能的恢复，帮助缩短病程，促进疾病康复。另一方面，由于住院带来的环境变化和角色变化进一步加重了病人的精神压力和负担，直接或间接地影响病人的休息和疾病的康复。因此，医护人员应重视病人休息与活动对其促进健康的意义，在临床实践中发现并解决病人休息与活动方面存在的问题，在充分评估病人的基础上采取个性化的措施，协助其得到充足、适当和有效的休息，以达到减轻病痛、促进康复的目的。

第一节 休　息

情境一：

入院后第3天，病人生命体征稳定，吸氧时SpO_2 95%，护士查房时病人诉仍然不敢平卧，担心呼吸困难加重，但端坐呼吸无法休息，感觉非常疲劳。

请思考：

1. 如何对急性心力衰竭症状改善病人实施休息与活动的健康教育？
2. 采取哪些措施促进该病人的休息？

一、休息的概念

休息（rest）是指通过改变身体当前的活动方式，使身心放松，处于一种没有紧张和焦虑的松弛状态，是保持人体健康的重要手段。休息包括身体和心理两方面的放松，通过休息，可以减轻疲劳和缓解精神紧张。

休息的方式很多，包括运动后的静止，或工作中的短暂片刻休息等。睡眠是最常见也是最重要的一种。广义的休息，既有体力上的恢复，也有精神上的放松，不同年龄，不同体质、不同工作方式与不同生活方式的人所采取的休息方式也是不完全相同的。

二、休息的意义

休息是人类最基本的生理需要，是维护健康的重要条件，不仅影响人的生理状况，而且还影响人的情绪、记忆、注意力等，对健康人和病人都具有非常重要的意义。

1. 休息与健康的关系　健康人需要适当的休息，休息是维持人类健康，使其处于最佳状态的必要条件。缺少休息可产生一系列疲倦和劳累的身体症状，机体功能状态欠佳，健康水平下降。若此时再受到外界因素的影响，很容易导致疾病的发生。同时，休息可以维持和调节机体生理功能的规律性，促进机体正常生长发育。

2. 休息与疾病康复的关系

（1）休息可消除疲劳，促进体力和精力的恢复。

（2）休息可减少消耗，促进蛋白质的合成及组织修复。合理的休息可减少主要脏器的负荷，增进重要脏器的营养，贮存机体蛋白质，利于组织的修复和器官功能的恢复，帮助缩短病程，预防并发症。

（3）休息可提高治疗效果，促进机体康复。

三、协助病人休息的措施

1. 维持生理上的舒适　身体舒适是保证有效休息的重要条件，任何异常或不适，都会直接影响休息的方式和质量。在休息前必须将病人身体上的不舒适减至最低程度。医务人员应及时评估并处理病人身体的不适，包括有效解除疼痛，对恶心、呕吐、咳嗽、饥饿、口渴等不适予以处理等。重症病人或者带气管插管病人，沟通有障碍时只能通过口型、手势、面部表情进行表达，然而这些表达让人难以理解。可以采用辅助交流设备，如交流板、纸质笔记本，也可以采取非语言沟通方式，如图片或者手势（图8-1）等，护士应细心观察，及时消除影响病人的不适。对需要绝对卧床的病人，除了保持病人身体的清洁外，护士还应及时协助病人调整身体姿势与体位，促进舒适和保证皮肤完整，避免压疮的发生。

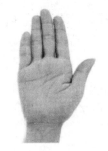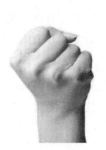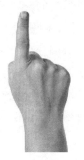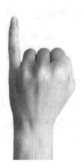

A.插管不舒服，想吐　　B.口渴想喝水　　C.伤口疼痛　　D.身体某处痒　　E.想小便

图8-1　非语言沟通——手势图

2. 促进心理上的放松　减少紧张和焦虑，保持情绪稳定是得到良好休息的保证。医护人员应耐心地与病人进行沟通，了解病人的心理问题，从引起病人焦虑和紧张的因素入手，调动病人家庭和社会支持系统，帮助其排解心理问题。指导病人以积极的心态正确面对疾病，也可以帮助病人在病友中建立新的支持网络，及时调节不良情绪，保持健康的心理状态。建立良好的护患关系，根据病人的年龄、性别、文化程度、个人爱好、性格特征、健康需求的不同，尊重、保护病人的权益，重视他们对亲情的需要。运用适当的知识和技能，真诚地理解、同情、关心、

支持和帮助每位病人。必要时适当予以药物治疗，才能真正解决病人的心理问题，使其相信在住院期间能够得到及时准确的护理服务，帮助病人达到身心放松，处于平静、安宁的状态。

3. 保证充足的睡眠　良好的休息最基本的先决条件是充足的睡眠。只有满足了一定的睡眠时数，才能达到真正的休息。如不能满足其最低限度的睡眠时数，常会出现易怒、精神紧张并伴有全身疲劳，难以达到休息的目的。护理人员在协助病人休息的过程中，应了解睡眠的生理，全面评估影响病人睡眠的因素及病人个人的睡眠习惯，综合制订促进睡眠的措施，保证病人睡眠的时间和质量，创造良好的睡眠条件，以达到有效的休息。

4. 提供适宜休息的环境　医院的物理环境是影响病人休息的重要因素。降低周围环境对病人休息的干扰非常重要。为病人提供合理的空间、舒适的病床、适宜的光线、必要的隐私保护，并保持适当的温度和湿度及空气的清新。维持就医环境安全、安静、整洁和舒适，关注环境中的空间、色彩、光线、温度、湿度、噪声等对病人的休息及疾病康复的影响。医务人员需做到走路轻、说话轻、操作轻、关门轻，将噪声控制在白天≤40 dB、夜间≤35 dB。各种治疗及护理项目应集中在白天进行，尽量避免占用病人的休息时间。除特殊情况外，护士在安排各种治疗和护理时，应相对集中，减少对病人的打扰。多人居住的大房间，应提示每位病人注意保持安静，尊重其他病人的正当权利和生活习惯，合理安排探视及陪伴时间。危重病人的抢救应尽可能安排在单间，以免影响其他病人的休息。

四、病人休息与活动的特点

病人休息与活动的特点主要表现为以下几个方面。

1. 针对性　病人在休息与活动时应根据自己的身体状况、所具备的条件，选择适合自己休息与活动的方式，并且根据自己的情况选择适当的活动量和活动强度，在医护人员的指导下制订适合自己的活动计划，做到循序渐进。

2. 适度性　病人应做到适度的休息与活动，过多或过少的休息都会影响病人的生活节律，不利于身体健康。过度活动会造成局部肌肉损伤，活动过少会使病人的体力和耐力减弱，延缓疾病恢复，增加并发症的发生风险。

3. 多方参与可协调性　病人的休息与活动是多方参与相互协作的过程。医护人员首先评估病人在休息与活动方面存在的问题，根据病人的情况消除或减轻阻碍病人休息与活动的因素，根据病人的情况给予针对性的指导。病人要积极表达和反馈自己的感受，积极配合医护人员的指导，进行适当的休息和活动；病人家属应给予病人足够的支持，配合医护人员落实休息和活动的措施。医院管理者应尽量创造舒适的环境，共同协助病人得到有效的休息和活动，达到恢复健康的目的。

第二节　睡　眠

情境二：

入院后病人经医生诊治病情稍平稳。但第 3 天病人提出出院要求，原因是医院的环境使他无法入睡。病人主诉房间人多、嘈杂、打鼾，且室温高，感觉热，晚间的护理操作干扰睡眠，病室地灯光线太强，不习惯，每天只能睡 3~4 h，每天头晕乏力，心烦意乱。病人诉说时伴有情绪激动、焦虑，同时还有担心疾病再次加重的复杂、矛盾的心理。

请思考：

1. 评估病室环境是否具备病人休息的必要条件，主要问题是什么？

2. 病人出现了什么样的睡眠障碍，主要表现是什么？

3. 如何采取有效措施促进病人的睡眠活动？

睡眠作为生命所必需的过程，是机体复原、整合和巩固记忆的重要环节，是人类生命活动的重要组成部分。睡眠属于休息的一种基本方式，是正常新陈代谢不可缺少的条件。良好的睡眠对维持生命活动、保持体魄健康、促进疾病的康复，具有十分重要的意义。睡眠质量是衡量个体及群体生活质量高低的重要指标，同时也是影响人体健康的关键因素。越来越多的研究证据表明，睡眠不足的危害，包括增加肥胖、糖尿病和心血管疾病的风险，还可能与一些神经退行性疾病（如阿尔茨海默病）的发病有关。

一、睡眠相关概念

睡眠（sleep）是存在于所有具有神经和胶质网络的生物体中的一种自发和反复出现的静息状态，其特点主要是意识的暂时中断，相对地抑制感官活动，降低机体对外界的刺激反应，抑制几乎所有的自主肌肉，减少与周围环境的互动。睡眠具有周期性、可逆性和自发性3个特征。

睡眠障碍是指睡眠量不正常及睡眠中出现异常行为的表现，也是睡眠和觉醒正常节律性交替紊乱的表现。常由多种因素引起，多与躯体疾病有关，包括失眠、睡眠相关呼吸障碍、过度嗜睡、昼夜节律睡眠障碍、异态睡眠、睡眠相关运动障碍、孤立症状，表面看似正常的变异和未定义的综合征及其他睡眠障碍。调查显示，很多人都患有睡眠方面的障碍或者和睡眠相关的疾病，成年人出现睡眠障碍的比例高达30%。

二、睡眠的意义

睡眠与健康有着极为密切的关系，是健康不可缺少的组成部分。睡眠的功能包括维持能量代谢，调节免疫系统和大脑功能，调节突触可塑性和消除代谢产物。睡眠对于人体而言，有着极其重要的作用。

1. 睡眠是消除大脑疲劳的一个主要途径　如果大脑的疲劳长时间不能及时得到恢复和调整，大脑的功能就会受到负面影响。长期的睡眠问题会影响大脑功能，容易患上神经衰弱等疾病，对人体健康产生消极作用。

2. 睡眠可以帮助组织的修复和生长　在运动状态下，机体新陈代谢的分解作用大于合成作用，通过对体内物质的消耗完成日常的生理活动。在睡眠状态下，机体新陈代谢的合成作用大于分解作用，良好的睡眠能帮助机体完成对消耗物质的补充，有利于组织生长和体能恢复。

3. 巩固已建立的记忆　当人进入深度睡眠时，大脑神经元会长出新的突触，加强神经元之间的联系，从而巩固和加强记忆。睡眠特别是快速眼球运动（REM）睡眠还可消除过时的记忆、减少或屏蔽清醒时获得的无用或不需要的信息，以保证巩固重要的信息，尤其有助于巩固程序性记忆。非快速眼球运动（NREM）睡眠主要加强陈述性记忆和空间记忆，NREM睡眠Ⅱ期睡眠障碍者除陈述性记忆功能外，有关简单技巧性动作的记忆也会受损。

4. 睡眠有助于增强免疫力　研究发现，良好睡眠者血液中的T淋巴细胞和B淋巴细胞均有明显上升，这两种淋巴细胞是人体内免疫力的主力军，其上升意味着人体抵抗疾病的能力提高。

三、睡眠的生理

（一）睡眠的发生机制

拓展阅读 8-1
睡眠医学的研究历史

睡眠的发生与大脑很多结构有关。睡眠中枢位于脑干尾端，研究发现，脑干尾端与睡眠有非常密切的关系，此部位各种刺激性病变可引起过度睡眠，而破坏性病变可引起睡眠减少。睡眠中枢向上传导冲动作用于大脑皮质（或称上行抑制系统），与控制觉醒状态的脑干网状结构上行激动系统的作用相拮抗，从而调节睡眠与觉醒的相互转化。另有发现，睡眠还受内源性昼夜节律、中枢神经介质、内环境稳态过程与社会和环境因素的相互作用调控，以保持一天当中大约 16 h 的清醒和 8 h 的睡眠状态。

（二）睡眠的时相

1968 年，Recht Schaffen 和 Kales 等依据脑电图、肌电图、眼电图等生物电变化指标制定了睡眠分期标准，把睡眠分为：非快速眼动睡眠（non-rapid eye movement sleep，NREM 睡眠，又称正相睡眠或慢波睡眠）和快速眼动睡眠（rapid eye movement sleep，REM 睡眠，又称异相睡眠或快波睡眠）。根据脑电波成分的不同，睡眠专家把 NREM 睡眠分为 4 个阶段，即第 I 、II 、III 和 IV 期。决定睡眠质量的是 NREM 睡眠的 III 、IV 期睡眠和 REM 睡眠的时间比例。

1. 非快速眼动睡眠　为正常人所必需。在 NREM 睡眠中，机体的耗氧量下降，但脑的耗氧量不变；同时，腺垂体分泌生长激素明显增多，有利于促进生长和体力恢复。长期睡眠不足后，如果任其自然睡眠，则 NREM 睡眠尤其是深度睡眠将明显增加，以补偿前阶段的睡眠不足。

2. 快速眼动睡眠　也为正常人所必需，此期脑的耗氧量增加，脑血流量增多且脑内蛋白质合成加快，但生长激素分泌减少。REM 睡眠与幼儿神经系统的成熟有密切的关系，可能有利于建立新的突触联系，能够促进学习记忆和精力恢复。REM 睡眠对精神和情绪上的平衡最为重要，因为充满感情色彩的梦境可以舒缓精神压力，让人们面对内心深处的事情和感受，消除意识中令人忧虑的事情。但某些疾病容易在夜间发作，如心绞痛、哮喘、阻塞性肺气肿缺氧发作等，可能与 REM 睡眠期出现间断的阵发性表现有关。睡眠各阶段的变化见表 8-1。

表 8-1　睡眠各阶段变化

睡眠分期	临床表现	生理表现	脑电图特点
NREM 第 I 期	可被外界声响或说话声惊醒	全身肌肉松弛，呼吸均匀，脉搏减慢	低电压 α 节律，频率为 8~12 次 /s
NREM 第 II 期	进入睡眠状态，但仍易被惊醒	全身肌肉松弛，呼吸均匀，脉搏减慢，血压、体温下降	出现快速宽大的梭状波，频率为 14~16 次 /s
NREM 第 III 期	睡眠逐渐加深，需要巨大声响才能使之觉醒	肌肉十分松弛，呼吸均匀，心搏减慢，血压、体温继续下降	梭状波与 δ 波交替出现
NREM 第 IV 期	为沉睡期，很难被唤醒，可出现梦游和遗尿	全身松弛，无任何活动，脉搏、体温继续下降，呼吸缓慢均匀，体内分泌大量激素	缓慢而高的 δ 波，频率为 1~2 次 /s
REM 期	眼肌活跃，眼球迅速转动，除眼肌外，全身肌肉松弛，很难唤醒	心率、血压、呼吸大幅度波动，肾上腺大量分泌，梦境往往在此阶段出现	呈不规则的低电压波形，与 NREM 第 I 期相似

（三）睡眠周期

人的睡眠是周期发生的。正常情况下，睡眠每夜循环 5~6 个周期。深睡时相（NREM 第 Ⅲ、Ⅳ 期）相对较短，大部分时间为 REM 睡眠，但此期常被浅睡期（NREM Ⅰ 期）打断。整个夜晚都会有短暂的觉醒。

在正常状况下，睡眠周期是 NREM 与 REM 不断重复（图 8-2）。每一个睡眠周期都含有 60~120 min 不等的有顺序的睡眠时相，平均是 90 min。在成人每次 6~8 h 的睡眠中，平均包含 4~6 个睡眠时相周期。

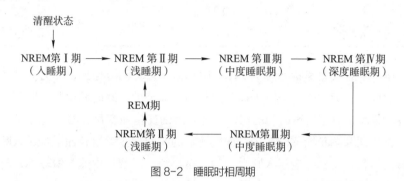

图 8-2　睡眠时相周期

睡眠过程中 NREM 和 REM 睡眠两个时相互相交替进行。正常睡眠时，在入睡后最初的 20~30 min，首先从 NREM 睡眠的入睡期进入第 Ⅱ 期和第 Ⅲ 期，再经第 Ⅳ 期返回到第 Ⅲ 期和第 Ⅱ 期，再从第 Ⅱ 期进入 REM 睡眠，大约持续 10 min 后，又进入 NREM 第 Ⅱ 期。每一时相所用的时间也会发生变化，刚入睡时，NREM 的第 Ⅲ 和第 Ⅳ 期睡眠占 90 min，REM 睡眠持续不超过 30 min；进入深夜，REM 睡眠会延长到 60 min，而 NREM 的第 Ⅲ 和第 Ⅳ 期睡眠时间会相应地缩短。越接近睡眠后期，REM 睡眠持续时间越长。

在成年人的总睡眠时间中，NREM 睡眠占 75%~80%，其中第 Ⅳ 期 15%~20%；REM 睡眠占 20%~25%。每周期里第 Ⅳ 期的时间很短，约 30 min，每晚第 Ⅳ 期总时长约为 2 h。第 Ⅳ 期分布最多的时间段在凌晨 2—3 点，在这之前入睡基本都能保证比较充足的深度睡眠，此时身体肌张力逐渐减弱，副交感神经兴奋，几乎无梦，生长激素增多，因此有助于恢复体力。如果凌晨 3 点之后入睡，REM 期睡眠会占绝大多数（主要表现为心搏加快，呼吸不稳，多梦），则无论之后睡多长时间，第 Ⅳ 期时间都是不足的。

两种睡眠时相状态均可直接转为觉醒状态，但在觉醒状态下，再继续睡眠时，不会回到将其唤醒的那个睡眠时相中，而是从睡眠最初状态开始。不论哪个周期的睡眠被打断，都有可能影响我们集中注意力的能力，从而造成情绪不稳定，损害我们的长期健康。在夜间，若病人的睡眠经常被中断，病人将整夜无法获得深度睡眠和 REM 睡眠，病人正常的睡眠型态受到干扰，睡眠质量大大下降，因此病人就不得不通过增加睡眠总时数来补充缺乏的深度睡眠和 REM 睡眠，以至于造成睡眠型态发生紊乱。因此，为了帮助病人获得最佳的睡眠，护士应在了解睡眠规律和特点的基础上，全面评估病人睡眠的需要及影响睡眠的因素，从而保证病人睡眠的质量和连续性。

四、睡眠的需要

睡眠量受年龄、个体健康状况、职业等因素的影响。对睡眠的需要因人而异。美国国家睡眠基金会（National Sleep Foundation，NSF）的最新研究中，对不同年龄段人群的所需睡眠时间提议见表 8-2。

表 8-2　每日所需平均睡眠时间

年龄	睡眠时间(h)	REM 睡眠占比（%）	NREM 第Ⅳ期睡眠占比（%）
新生儿	13 ~ 17	50	25
2 岁	9 ~ 13	30 ~ 50	25
10 岁	10 ~ 11	25	25 ~ 30
16 ~ 65 岁	6 ~ 9	25	25
65 岁以上	6 ~ 8	20 ~ 25	0 ~ 10

　　疲劳、怀孕、术后或患病状态时，个体的睡眠需要量会明显增加；体力劳动者比脑力劳动者需要的睡眠时间长；劳动强度大、工作时间长的人需要的睡眠时间也长；肥胖者对睡眠的需要多于消瘦者。各睡眠时相所占时间的比例也随年龄的变化而变化。REM 睡眠的比例在婴儿期大于儿童期，青年期和老年期逐渐减少。深度睡眠的时间随年龄增长而减少，入睡期和浅睡期的时间随年龄的增长而增加。老年人睡眠的特点是早睡、早醒且中途觉醒较多，与年龄增长深度睡眠时间占比逐渐下降有关。总之，随着年龄的增长，总的睡眠时间减少，首先是 NREM 中的第Ⅳ期时间的减少，睡眠过程中醒来的次数增多，NREM 第Ⅰ、Ⅱ期所占的睡眠时间增加。

五、睡眠障碍对人体的影响

　　睡眠障碍是一种很常见的现象，但是往往被病人忽视。睡眠障碍可能会产生或者伴有很多疾病。儿童期：长期睡眠障碍可能会对儿童的生长发育造成影响。成年期：睡眠障碍会引起白天工作能力下降，且可能会伴有疾病，或是某一个严重疾病的早期表现。老年期：睡眠障碍也很常见，常常是阿尔茨海默病、帕金森病病人的早期表现。研究证实，睡眠障碍还与机体多种功能障碍相关，如心血管事件、消化系统障碍、炎症与免疫、代谢障碍等。所以无论哪个年龄段的人群发生睡眠障碍，都应该引起警惕，查找病因，以及时控制。

　　1. 对心血管系统的影响　　睡眠呼吸暂停是睡眠障碍的常见类型，阻塞性睡眠呼吸暂停（obstructive sleep apnea，OSA）是高血压最常见的继发性原因，也是难治性高血压的首要病因，同时也是在足够的抗高血压药物治疗的情况下最常见的加重因素。研究发现，大约超过 50% 的难治性高血压病人合并 OSA。可能与 OSA 使病人反复缺氧，导致系统炎症，跨壁压、胸膜腔内压及心脏压力改变，血管内皮损伤而引起心肌缺血及冠状动脉粥样硬化性心脏病（简称冠心病）有关。睡眠不规律会提高罹患心血管疾病的风险。

　　2. 对消化系统的影响　　肠道功能已被证实与特定的时钟基因功能有关，肠道菌群在机体正常睡眠过程中扮演着关键角色，睡眠剥夺会导致肠道内活性氧积累，进而诱发肠道菌群过早死亡。因昼夜节律失调，导致瘦素分泌和胰岛素抵抗，使得睡眠障碍者肠易激综合征（irritable bowel syndrome，IBS）的发生率增加了 1.6 倍，且内脏疼痛反应、IBS 症状严重程度及持续时间较保持正常睡眠者重。睡眠障碍还可影响肝功能。OSA 与非酒精性脂肪性肝病（non-alcoholic fatty liver disease，NAFLD）之间存在着一些共同的病理生理学联系。

　　3. 对免疫系统的影响　　正常情况下，下丘脑 - 垂体 - 肾上腺轴（hypothalamic pituitary adrenal axis，HPA）的活动随睡眠觉醒周期变化，而在睡眠障碍时，HPA 被重复或持续激活，从而使免疫细胞产生糖皮质激素抵抗，影响机体的免疫防御能力，出现炎症反应异常增加。研究显示，与保持正常睡眠的人相比，睡眠不足人群接种甲型流行性感冒疫苗的免疫反应降低了50%以上。睡眠障碍还可以导致免疫监视功能受损，增加机体罹患肿瘤的风险。

4. 对代谢系统的影响　睡眠在调节体重、神经内分泌信号及胰岛素和葡萄糖稳态方面起着重要作用。研究发现，在进餐量相同的情况下，与睡眠充足者相比，睡眠不足者日间体内生长激素释放肽水平升高，瘦素水平降低，这些激素改变与饥饿感及食欲增加相关，提示睡眠障碍会导致体内代谢障碍。此外，睡眠不足时，葡萄糖代谢也会受到干扰，使罹患肥胖、胰岛素抵抗及2型糖尿病的风险增加。

六、睡眠的评估

（一）评估影响睡眠的因素

1. 年龄因素　通常睡眠时间与年龄成反比，即随着年龄的增长，睡眠时间逐渐减少。

2. 生理因素　睡眠与人的生物钟保持一致，一般发生在昼夜性节律的最低期。内分泌的变化会影响睡眠，女性在月经期会通过增加睡眠时间来缓解疲劳，补充体力。绝经期女性由于内分泌的变化会引起睡眠紊乱，补充激素可以改善睡眠质量。

3. 病理因素　几乎所有的疾病都会影响原有的睡眠型态。患病时需要更多的睡眠时间，而疾病造成的不适，如疼痛、心悸、呼吸困难、瘙痒、发热、尿频等均会影响睡眠。伴有失眠的疾病有高血压、心脏病、哮喘、睡眠呼吸暂停综合征、消化性溃疡、甲状腺功能亢进、关节炎、癌症、精神疾病及过度肥胖等。

4. 环境因素　医院工作场所的性质，如昼夜连续性、环境的复杂性和特殊性是影响病人睡眠的重要因素之一。调查显示，97%的病人认为环境的改变是影响睡眠的第一大因素，尤其是在首次入院的病人中表现明显。在新环境中，NREM和REM睡眠的比例会发生变化，入睡时间延长，REM减少，觉醒次数增加等。另外，病人睡眠时的体位、持续静脉输液治疗、各种留置于体内的管道，以及环境中的光线、噪声、温度、湿度、空气质量等，均会直接影响病人的睡眠质量。

5. 药物因素　药物影响睡眠过程的作用机制非常复杂，某些神经系统用药、抗高血压药、抗组胺药、平喘药、镇痛镇静药、激素等均对睡眠有一定的影响。如应用β受体阻断药可以出现失眠、睡眠中断及噩梦等不良反应，利尿药的应用会导致夜尿增多而影响睡眠。安眠药能够加速睡眠，但只能在短时间内（1周）增加睡眠量，长期使用会产生白天嗜睡、疲乏、精神错乱等不良反应。长期不适当地使用安眠药，可产生药物依赖或出现戒断反应，而加重原有的睡眠障碍。

6. 情绪因素　任何强烈的情绪变化及不良的心理反应，如焦虑、紧张、喜悦、愤怒、悲哀、恐惧、抑郁等均可能影响正常睡眠。病人由于生病及住院产生的情绪及心理变化，如对疾病的担忧、经济压力、角色转变等都可能造成睡眠障碍。

7. 饮食因素　食物及饮料对睡眠也有重大的影响。一些食物能让人更加清醒，另外一些食物则能帮助人入睡。富含糖类的食物会让人增加睡意，这是因为它们进入身体后会释放出胰岛素，胰岛素能帮助色氨酸进入大脑，色氨酸会产生5-羟色胺，5-羟色胺会让人产生睡意。而富含蛋白质的食物在进入身体后转化成氨基酸，氨基酸将阻止色氨酸进入大脑，因此让人产生睡意的5-羟色胺将相应减少，人也就会更加警醒。因此，中午吃高蛋白质的食物可能会很好地消除下午的睡意，晚餐吃富含糖类的食物将有助于睡眠，不过最好是在就寝前 4 h 进食。浓茶、咖啡及可乐中含有咖啡因，饮用后使人兴奋难以入睡，即使入睡也容易中途醒来，且总睡眠时间缩短，对睡眠不好者应限制摄入，尤其在睡前 4~5 h 应避免饮用。

8. 个人习惯　睡前的一些习惯（如洗热水澡、喝牛奶、阅读报纸、听音乐等）均有助于睡眠。任何影响睡眠的不健康的睡前习惯，如处于饥饿、进食过度、饮水过多等状态都会影响睡眠的质量。另外，睡前任何种类的身心强烈刺激，如看恐怖电影或听恐怖故事、严厉的责备、剧烈的活动，过度的兴奋、悲伤、恐惧等对睡眠也有影响。

9. 生活方式　长期处于紧张忙碌的工作状态，生活无规律，缺乏适当的运动和休息，或者长期处于单调乏味的生活环境中，缺少必要的刺激，可影响睡眠质量。

（二）掌握住院病人的睡眠特点

住院病人作为特殊群体，由于疾病、住院环境、经济与心理负担等，导致睡眠障碍的发生率明显增加。因此，病人原有的睡眠型态会受到影响，主要表现为以下两方面：

1. 睡眠节律改变　表现为昼夜性节律去同步化，又称节律移位，是指病人正常的昼夜性节律遭到破坏，睡眠与昼夜性节律不协调。根据疾病的发展和变化，临床住院病人的各项诊疗活动可能会在一天 24 h 内的任何时间进行。作为睡眠的重要干扰因素，诊疗活动发生的时间、频率、强度及对病人的影响程度与病人的睡眠有着密切的关系。昼夜性节律去同步化的具体表现为白天昏昏欲睡，夜间失眠，觉醒阈值明显降低，极易被惊醒，继而出现焦虑、沮丧、不安、烦躁等症状。当睡眠节律改变时，机体会发生"再同步"来适应新的睡眠型态，重新获得同步化的时间通常要 3 天以上，同时会伴有倦怠和不适。

2. 睡眠质量改变　睡眠质量是各睡眠时相持续的时间、睡眠深度及睡眠效果三方面协调一致的综合体现。对住院病人睡眠质量的影响主要是睡眠剥夺、睡眠中断和诱发补偿现象。具体表现为：①入睡时间延长、睡眠持续时间缩短、睡眠次数增多、总睡眠时数减少，尤其是 REM 睡眠减少。②睡眠中断、睡眠时相转换次数增多，不能保证睡眠的连续性。睡眠中转换次数增多，会造成交感神经和副交感神经刺激的改变，尤其在 REM 睡眠期间中断，容易出现致命性的心律失常。REM 睡眠的突然中止会造成心室颤动，同时会影响正常的呼吸功能。③NREM 的第Ⅲ、第Ⅳ期和 REM 睡眠减少时，会在下一个睡眠周期中得到补偿，特别是第Ⅳ期优先得到补偿，同时分泌大量生长激素，以弥补因觉醒时间增加造成的能量消耗，称为诱发补偿现象。但 REM 睡眠不足时症状更为严重，病人会出现知觉及人格方面的紊乱。

（三）选择合适的评估工具

根据病人情况选择合适的睡眠质量评估量表进行结构化评估。常用的有 Epworth 嗜睡量表（The Epworth Sleeping Scale，ESS），检测白天嗜睡情况；睡眠质量量表（Sleep Quality Scale，SQS）、匹兹堡睡眠质量指数（Pittsburgh Sleep Quality Index，PSQI），评估睡眠质量；睡眠状况自评量表（Self Rating Scale of Sleep，SRSS），筛选不同人群的睡眠问题；睡眠功能问卷，评估与睡眠相关的生活质量；夜间多导睡眠图，筛选测定病人是否存在睡眠呼吸障碍等异常睡眠。

（四）对住院病人的睡眠进行个体化干预

帮助病人获得最佳的休息与睡眠，达到康复的目的是护士的重要职责之一，护士应全面运用休息和睡眠的知识，对病人的睡眠情况进行综合评估，制订适合病人需要的护理计划，指导和帮助病人达到休息与睡眠的目的。明确评估病人睡眠状况的重点，掌握收集睡眠资料的方法和内容，获得准确的睡眠资料，是护士完成护理计划的基础和关键。

1. 睡眠评估的重点　①病人对睡眠时间和质量的个体化需要；②睡眠障碍的症状、类型、持续时间，对病人身心的主要影响；③引起睡眠障碍的原因。

2. 睡眠评估的方法　包括问诊、观察、量表测量和辅助检查。通过询问病人的个人睡眠特征，观察病人有无睡眠不足或异常睡眠行为的表现，必要时应用量表或睡眠脑电图测量，以明确病人的睡眠问题。推荐使用睡眠评估量表早期发现睡眠障碍并及时干预，也有助于降低脑卒中、阿尔茨海默病等疾病发生的风险。另外，对于特殊人群如痴呆病人，睡眠评估量表还可以用来鉴别诊断和评估病情严重程度。

3. 睡眠个体化评估的内容　①每天需要的睡眠时间及就寝的时间。②是否需要午睡及午睡的时间。③睡眠习惯，包括对食物、饮料、个人卫生、放松形式（阅读、听音乐等）、药物、陪伴、卧具、光线、声音及温度等的需要。④入睡持续的时间。⑤睡眠深度。⑥是否打鼾。⑦夜间醒来的时间、次数和原因。⑧睡眠中是否有异常情况（失眠、呼吸暂停、梦游等），其严重程度、原因及对机体的影响。⑨睡眠效果。⑩睡前是否需要服用安眠药物及药物的种类和剂量。

七、促进睡眠的干预策略

了解病人发病前的睡眠时间，采取措施维持发病前的睡眠状态，以帮助病人快速恢复健康。

1. 满足病人身体舒适的需要　人只有在舒适和放松的前提下才能保持正常的睡眠。评估病人确定失眠原因，积极采取措施从根本上消除影响病人身体舒适和睡眠的因素，减少与失眠相关的躯体疾病或精神障碍共病的风险，去除诱发失眠的因素，在睡前帮助病人完成个人卫生护理，避免衣服对病人身体的刺激和束缚，避免床褥对病人舒适的影响。注意检查身体各部位引流管、牵引、伤口、敷料等引起病人不舒适的情况，并及时给予处理。选择合适的卧位，放松关节和肌肉，保证呼吸通畅，控制疼痛及减轻各种躯体症状等。

2. 减轻病人的心理压力　心理和行为治疗是首选的失眠症治疗方法，最常见的是失眠认知行为疗法（cognitive behavioral therapy for insomnia，CBTI），是治疗失眠的"金标准"，主要用于纠正病人对于失眠的不合理信念及行为功能障碍。重塑有助于睡眠的认知模式，消除常见的心理生理性觉醒和对睡眠的焦虑，增强病人自我控制失眠症的信心，适用于所有失眠病人的治疗。CBTI 包括睡眠卫生、认知疗法、睡眠限制、刺激控制、松弛疗法、矛盾意向、音乐疗法等。目前作为一线疗法被应用于临床所有类型的失眠病人，是失眠非药物治疗方法中最常用的手段。长期来看，CBTI 的疗效优于药物疗法。

拓展阅读 8-2
失眠认知行为疗法的发展

护士要善于观察并掌握观察的方法和技巧，及时发现和了解病人的心理变化，与病人共同讨论影响睡眠的原因。当病人感到焦虑、不安或失望时，不要强迫其入睡，这样会加重原有的失眠。如果病人入睡困难，护士应尽量转移病人对失眠问题的注意力，指导病人做一些放松活动来促进睡眠，针对不同年龄病人的心理特点给予个性化的护理措施。指导病人形成规律的作息时间，有利于重塑睡眠生理周期，增加夜晚的睡眠驱动力。

3. 提供良好的睡眠环境　可以创造一个较为舒适的睡眠环境，降低噪声和光线干扰。控制病区的温度、湿度、空气、光线及声音，减少外界环境对病人感官的不良刺激。病室内保持适宜的温度，一般冬季为 18~22℃，夏季为 25℃左右。湿度保持在 50%~60%。护士应将影响睡眠的噪声降低到最小限度，包括治疗及处置的声音、器械碰撞声、卫生间流水声、开关门声等，并降低电话铃声、监护仪器报警声的音量，尽量关闭其他容易产生噪声的仪器设备，避免在夜间搬动病床或其他物品，工作人员应避免穿硬底鞋，降低说话及走路的声音，保证病室门的紧密性并在病人睡眠时关闭，必要时使用耳塞。严重打鼾的病人应与其他病人分开，每个床单位应备有床头灯，避免造成对其他病人睡眠的影响。夜间应拉上病室的窗帘，尽量熄灯或使用地灯，避免光线直接照射病人眼部而影响睡眠，必要时使用眼罩。保证空气的清新和流动，及时清理病室中的血、尿、便、呕吐物、排泄物等，避免异味对病人睡眠的影响。如果有睡眠问题，也可以佩戴一些助睡眠小仪器，如遮光眼罩，或是智能睡眠工具。

床铺应当安全、舒适，有足够的宽度和长度，被褥及枕头的厚度及硬度合适。老年人、儿童及意识障碍的病人要加床挡，以保证睡眠安全。睡前整理病室空间环境，保持地面清洁干燥，避免因物品摆放不当或地面湿滑造成病人起夜时发生危险。

合理安排护理工作的时间，尽量减少对病人睡眠的影响。医疗和护理操作贯穿住院病人的整个就诊和治疗过程，而由于频繁的医护操作，使得病人很难达到完整的睡眠周期。尽管这些操作是诊疗所必需的，医护人员在保证病人治疗和护理需求的情况下，应尽量减少不必要的夜间照护活动。危重病人如夜间需进行治疗处置，尽可能相对集中完成治疗和操作，如病情允许，遵循睡眠周期的规律进行操作和治疗。夜间执行护理措施时，应尽量间隔 90 min，以避免病人在一个睡眠周期中发生睡眠中断的现象。

4. 合理的医学干预 长期的睡眠问题，自身难以调节时，应遵照医生或专业人士的安排进行必要的医学干预。在病因治疗、认知行为疗法和睡眠健康教育的基础上，酌情给予催眠药物或者中医治疗。用药剂量应遵循个体化原则，小剂量开始给药，一旦达到有效剂量后不轻易调整药物剂量。给药原则：按需、间断、足量。每周服药 3～5 天而不是连续每晚用药。需长期药物治疗的病人宜"按需服药"，即预期入睡困难时，镇静催眠药物在上床前 5～10 min 服用；上床 30 min 后仍不能入睡时服用；比通常起床时间提前≥5 h 醒来，且无法再次入睡时服用（仅适合使用短半衰期的药物）；当第 2 天日间有重要事情时可于睡前服用。对于儿童、妊娠期和哺乳期妇女、肝肾损害、重度睡眠呼吸暂停综合征、重症肌无力病人等特殊人群不宜服用催眠药物治疗。对使用安眠药的病人，护士必须掌握安眠药的种类、性能、应用方法、对睡眠的影响及不良反应，并注意观察病人在服药期间的睡眠情况及身心反应，及时报告医生予以处理。

中医治疗失眠不仅可以治疗病人的失眠症状，同时可以调节病人生物钟的节律性，进而使其恢复正常的睡眠，且可以避免长期服用镇静安眠药产生的依赖性和耐药性。耳穴压豆、中药足浴、穴位按摩等中医治疗能够改善失眠病人的症状。

5. 帮助建立良好的睡眠习惯 护士与病人共同讨论分析影响睡眠的生理、心理、环境、生活方式等因素，鼓励病人建立良好的生活方式和睡眠习惯，帮助病人消除影响睡眠的自身因素。良好的睡眠习惯包括：①根据人体生物节律性调整作息时间，合理安排日间活动，白天应适当锻炼，避免在非睡眠时间卧床，晚间固定就寝时间和卧室，保证人体需要的睡眠时间，不要熬夜；②睡前可以进食少量易消化的食物或热饮料，防止因饥饿影响睡眠，但应避免饮用咖啡、浓茶、可乐及含酒精的刺激性饮料，或摄入大量不易消化的食物；③睡前可以根据个人爱好选择短时间的阅读、听音乐或做放松操等方式促进睡眠，视听内容要轻松、柔和，避免身心受到强烈刺激而影响睡眠。

课程思政案例 8-1
最佳睡眠时间

6. 做好晚间护理。

第三节 活 动

情境三：

入院后经强心、利尿、扩血管等治疗后，病人心功能改善，病情逐渐平稳。第4天查房时，护士发现病人左小腿较右小腿周径大 3 cm，且诉左下肢疼痛，血管超声示：左腘静脉血栓形成。

请思考：

1. 心功能Ⅳ级的心力衰竭病人如何指导其活动？
2. 如何对该病人进行预防深静脉血栓的健康指导？

活动对维持人体健康非常重要。每天适量的活动可以保持良好的肌肉张力；增加身体各部位的弹性；增强全身活动的协调性；促进消化；增进松弛和睡眠；控制体重，避免肥胖；解除心理压力；减慢老化过程；减少慢性疾病的发生，对维持健康有非常重要的意义。活动也是人的基本需要之一。人类通过穿衣、行走、进食、排泄等活动来满足基本生理需要，通过身体活动来维持呼吸、循环、消化及骨骼肌肉的正常功能，通过思维活动维持意识和智力的发展，通过学习和工作满足自我实现的需要。人患病后，活动较正常人来说明显减少，会影响机体各系统的功能及病人的心理状况。

一、活动相关概念

活动（movement）本节特指有强度的身体活动，它能诱导机体应激的生理效应，改善通气、中央和外周血流灌注、循环、肌肉新陈代谢和警觉性。

身体活动（physical activity，PA）是由骨骼肌产生的需要消耗能量的任何身体动作。活动方式包括步行、骑自行车、轮式运动、体育运动、积极的娱乐和游戏，也包括危重病人被动四肢活动、坐位、离床活动、在病房行走等。

活动受限即制动（immobilization），指身体的活动力或任何一部分的活动由于某些原因而受到限制，易导致肌肉功能障碍、肌肉无力等，使住院天数延长，病死率增加。

运动处方指专业人员在对个体进行全面、系统医学评估的基础上，按其体力及心血管功能状况，用处方的形式规定运动种类、运动强度、运动时间及运动频率，提出运动中的注意事项。运动处方的概念于20世纪50年代被提出，于60年代末被世界卫生组织（WHO）采用，目前已得到广泛的认可并运用于糖尿病、心血管疾病的二级预防等慢性疾病的管理中。美国运动医学会于2007年9月提出的"运动是良医"，目前已经进入美国的医疗系统，作为医疗处方之一。

运动的分类方法很多，根据运动方式可分为被动运动和主动运动，根据运动时机体耗氧情况可分为有氧运动和无氧运动，根据运动时肌肉收缩方式可分为等长运动、等张运动和等速运动。正常人可以根据身体条件、个人爱好和环境条件等因素，结合不同年龄阶段的身心发育特点来选择合适的运动方式。如婴儿期活动以学习爬、坐、走及双手握力为主；幼儿期以跑、跳等活动为主，并表现出运动的协调性；青少年期则以户外和较剧烈的活动为主；成年期身心发育成熟，社会活动增加，常选择散步、慢跑、游泳等作为活动项目；老年期身体各系统逐渐老化，活动的种类和量都明显减少，并需要提供帮助。

二、活动的意义

活动是人类健康的保护性因素，已经得到科学研究的广泛证实。有规律的活动对健康的意义是：预防和帮助管理心血管疾病、2型糖尿病和癌症等非传染性疾病，促进减少抑郁和焦虑症状，减少认知能力下降，改善记忆力，促进大脑健康，预防深静脉血栓。缺乏活动被确定为全球死亡的一个主要危险因素，也是超重和肥胖症增多的一个推动因素。与活动充分者相比，活动不足者的死亡风险会增加20%~30%。

如果一个人的活动能力因疾病的影响而发生改变，不仅直接影响机体各系统的生理功能，还会影响病人的心理状态。当其活动能力丧失时，可能会导致自我形象的紊乱、自卑、敏感、与社会交流的隔离，甚至生理功能丧失等。由此可见，护理人员除了要帮助病人很好地休息之外，还要从病人的身心健康需要出发，协助病人进行适当的活动，以预防并发症的发生，促进康复。

三、住院病人活动受限的原因及对机体的影响

（一）活动受限的原因

当人处于疾病状态时，因疾病带来的疼痛与不适，以及运动系统及支配其活动的血管、神经的结构或功能的完整性受损，均会影响正常的活动功能。活动受限的常见原因有生理因素和心理因素两个方面。

1. 生理因素

（1）疼痛：剧烈的疼痛往往限制病人相应部位的活动，或限制了相应关节的活动范围。如胸腹部手术后的病人，为避免牵拉切口及关节活动时疼痛，会主动或被动地限制和减少活动，以减轻疼痛。

（2）神经系统受损：这种损伤会严重地甚至是永久地改变人体的活动能力。如重症肌无力的病人，脑卒中或脑血栓所致的瘫痪病人，常因运动神经元无法支配相应的肌肉而造成运动障碍。

（3）损伤：肌肉、骨骼和关节的损伤，如扭伤、挫伤、骨折等，往往导致受伤肢体的活动受限。

（4）残障：肢体的先天畸形或其他残障、失明等，均可造成机体活动受限。

（5）严重疾病：心肺疾病引起的供氧不足，为减轻心肺负担，而减少活动。

（6）营养状态改变：某些疾病所导致的严重营养不良或极度肥胖所致的全身无力，也会引起活动受限。

（7）医护措施的限制：为治疗某些疾病而采取的医护措施会限制病人的活动。如意识不清的病人为防止其躁动出现坠床的意外，需对其加以约束；骨折固定或牵引部位也要限制活动，以促进骨折的愈合。

2. 心理因素　当个体承受的压力超过其适应范围时，会发生情绪制动（emotional immobilization）。如遭受丧子之痛的母亲，因悲痛而不活动，直到一段时间的调适后才逐渐恢复

正常的活动。某些精神疾病病人，在思维异常的同时伴有活动能力下降，如抑郁、精神分裂、木僵病人等，正常活动明显减少。

（二）活动受限对机体的影响

当一个人的活动能力因疾病的影响而发生改变，不仅直接影响机体各系统的生理功能，还会影响病人的心理状态。躯体方面会产生骨骼肌萎缩、无力及骨骼肌纤维类型的改变，由此导致压疮、关节僵硬、挛缩、肌张力下降、肌肉萎缩、便秘等并发症的发生；同时还会产生焦虑、自卑、抑郁等心理问题。

1. 对皮肤的影响　活动受限或长期卧床病人，对皮肤最主要的影响是形成压疮。

2. 对运动系统的影响　对某些病人来说，限制活动的范围和强度是必要的，但如果骨骼、关节和肌肉组织长期处于活动受限的状态，会导致下列情况的出现：①肌肉萎缩，全身或局部制动均可造成肌肉失用性萎缩，关节固定 2 周以上均可造成肌肉萎缩。健康人卧床休息 7 天，大腿肌肉容积即可降低 3%，1 个月肌纤维横断面积减少 10%～20%，2 个月可能减少至 50%。除了肌肉横断面积减少，肌肉长期保持在缩短状态可导致肌节缩短，致使肌纤维纵向挛缩，这在制动后的关节功能障碍中扮演了重要角色。②关节挛缩，肢体和关节长期制动，跨关节的肌肉、肌腱及周围滑液囊的挛缩和粘连，使肌腱上下滑移的程度缩小，导致关节活动度受限，是挛缩发展的重要因素。长期制动引发的肌肉节段性坏死、脂肪细胞增多和肌肉纤维化，将导致肌源性关节挛缩。重复的外伤和疼痛加上肿胀及长期制动将成为恶性循环，关节挛缩的晚期多不可逆。

3. 对心血管系统的影响　制动对心血管系统的影响主要表现在 4 个方面。

（1）血容量减少：直立位时血液流向下肢，这是血管内血液静压的结果，卧位时此静压解除，有 500～700 mL 血液从下肢回流到胸腔，回心血量增加，使右心负荷增加，对压力感受器的刺激增强，从而导致抗利尿激素分泌减少，肾小球滤过率明显增加，尿量增多，血容量减少。制动 1～2 h 血容量迅速减少，这是短时间卧床造成的最明显的心血管改变。制动 24 h 血容量减少 5%，6 天减少 10%，14 天减少 15%，20 天减少 20%。血容量减少对心肌梗死病人的康复非常不利，可造成非心源性的循环功能及相应的运动功能减退。

（2）心率增加：长期卧床者，基础心率增加。基础心率对保持一定水平的冠状动脉血流极为重要，因为冠状动脉的灌注在心搏的舒张期。基础心率加快，舒张期缩短，将减少冠状动脉的血流灌注，所以，长期卧床者即使从事轻微的体力活动也可能导致心动过速。卧床后最大摄氧量（VO_{2max}）下降，VO_{2max} 是衡量心血管功能的常用指标，它既反映心排血量又反映氧的分配和利用。VO_{2max} 下降，肌肉功能容量减退，肌力和耐力下降。

（3）血流速度减慢：由于制动后每搏量下降，使心排血量下降，交感神经兴奋性降低，血管外周阻力增加及血液本身理化特性发生改变，从而各动脉血流速度均有所减慢，以腹主动脉、股动脉及大脑中动脉血流速度减慢最为明显。动脉血流速度的下降及下肢静脉顺应性增加，导致下肢静脉血流阻力增加，这种血流动力学的变化为动、静脉血栓形成提供了条件。

（4）深静脉血栓形成：深静脉血栓形成（deep venous thrombosis，DVT）的三大原因是血流缓慢、静脉内膜损伤和血液高凝状态。长期卧床的病人，由于机体活动量减少，血容量相对不足，其中血浆的减少比血细胞减少得多，因此出现血液黏稠度增高，血液流速减慢，形成血栓的危险性增加。同时由于肢体活动减少，下肢肌肉处于松弛状态，导致血流缓慢，尤其是腓肠肌静脉窦内的血流依靠肌肉收缩而向心回流，所以大多数深静脉血栓始发于腓肠肌静脉丛。卧床的时间越长，发生深静脉血栓的危险性越高，特别是肥胖、脱水、贫血及休克的卧床病人，发生的概率更高。如果血液循环不良的时间超过机体组织受损的代偿时间，就会发生血管内膜损伤，进一步促进血栓的形成。血栓的整体或部分可以脱落形成栓子，随血流运行，引起栓塞。最主要的危险是血栓脱落栓塞于肺部血管，可导致严重的肺动脉栓塞。

4. 对呼吸系统的影响　长期卧床对呼吸系统的影响，主要表现为限制有效通气和影响呼吸道分泌物的排出，最终导致呼吸道感染的发生。

（1）对肺通气和换气的影响：卧位时胸廓外部阻力加大，弹性阻力增加，不利于胸部扩张，使肺的顺应性变小，肺活量明显下降。另外，卧位时膈肌的运动部分受阻，使呼吸运动减小。侧卧位时，下侧肺通气不良而血流灌注过度，造成动静脉短路，导致通气／血流比值失调，影响气体交换。

（2）对气管功能的影响：卧床使气管纤毛的功能下降，分泌物黏附于支气管壁，排出困难。侧卧位时，下部支气管壁附着的分泌物较上部为多，而由于咳嗽无力和卧位不便咳嗽，分泌物沉积于末梢支气管中，容易诱发呼吸道感染。

5. 对消化系统的影响　由于活动量的减少和疾病的消耗，病人常出现食欲下降、厌食，使摄入的营养物质减少，不能满足机体需要量，导致负氮平衡，甚至会出现严重的营养不良。长期卧床及病痛对精神和情绪的影响，可减少胃液的分泌，胃内食物排空减慢，食欲下降，造成蛋白和糖类吸收减少，产生一定程度的低蛋白血症。胃肠蠕动减弱，食物残渣在肠道内停留时间过长，水分吸收过多而变得干结，造成便秘。

6. 对泌尿系统的影响　正常情况下，当处于站姿或坐姿时，能使会阴部肌肉放松，同时肌肉下压刺激排尿。长期卧床的病人，由于其排尿姿势的改变，会影响正常的排尿活动。平躺时，上述情况改变，出现排尿困难；若长期存在，膀胱膨胀造成逼尿肌过度伸展，机体对膀胱胀满的感觉性变差，形成尿潴留。由于机体活动量减少，尿液中的钙磷浓度增加，因同时伴有尿潴留，进而可形成泌尿道结石。另外，由于尿潴留，正常排尿对泌尿道的冲洗作用减少，大量细菌繁殖，致病菌可由尿道口进入，上行到膀胱、输尿管和肾，造成泌尿系感染。

7. 对心理社会方面的影响　长期卧床，病人往往出现焦虑、恐惧、失眠、自尊的改变、愤怒、挫折感等，此外，有些制动病人容易在情绪上出现波动，甚至会在行为上处于敌对好斗的状态；另一些则变得胆怯畏缩；有的人还会出现定向力障碍，不能辨别时间和地点。

四、病人活动的评估

病人活动量的减少，对疾病的恢复有一定的益处，但同时也会给机体带来不利的影响。因此，指导病人进行适当的活动，对促进疾病康复、减少长期卧床出现的并发症是非常重要的。在指导活动前，护士应明确评估的重点，并采用适当的方法对病人的活动进行正确的评估，根据病人的实际情况制订相应的活动计划。

（一）评估重点

护士对病人活动的评估重点包括：病人的生命体征；对日常生活活动、康复运动的个体化需要的评估；生活自理能力；心肺耐力的评价；运动功能评定，如肌张力评定、肌力评定、关节活动范围评定等；影响病人活动的主要因素；活动受限对病人的主要影响。

（二）评估方法

评估活动的方法包括问诊、体格检查、辅助检查和采用量表进行结构化评估。通过询问病人的日常活动能力、活动耐力的情况及影响因素，以及对病人肌力、机体活动功能、心肺功能的体格检查，辅助实验室检查结果，综合判断病人的活动需要和活动能力。

（三）评估内容

1. 病人的一般资料　包括病人的年龄、性别、文化程度、职业及日常活动习惯等。对于病人活动状况的评估，首先应考虑病人的年龄，年龄是决定机体对活动的需要及耐受程度的重要因素之一；性别使运动方式及运动强度产生区别；文化程度和职业可以帮助护士分析病人对活动的态度和兴趣，并指导其活动计划的实施。护士在制订活动计划时应全面考虑以上因素，选择适合病人的活动方式，提高护理措施的针对性。

2. 心肺功能状态　活动会增加机体对氧的需要量，机体出现代偿性心率及呼吸加快、血压升高，给呼吸和循环系统带来压力和负担。当病人有循环系统或呼吸系统疾病时，不恰当的活动会加重原有疾病，甚至会发生心搏骤停。因此活动前应评估血压、心率、呼吸等指标，根据心肺功能确定活动负荷量的安全范围，根据病人的反应及时调整活动量。可以采用如 6 min 步行试验等来评估病人的心肺耐力。

3. 骨骼肌肉状态　机体进行活动要具有健康的骨骼组织和良好的肌力。肌力指肌肉的收缩力量，可以通过机体收缩特定肌肉群的能力来判断肌力。肌力一般分为 6 级：

0 级：没有可见收缩感。

1 级：感觉到或可见收缩，但没有肢体运动。

2 级：在非重力情况下可以移动。

3 级：运动可对抗重力。

4 级：运动可对抗重力并能够对抗测试员的中等阻力。

5 级：运动可对抗大阻力。

4. 关节功能状态　在评估关节的功能状况时，要根据疾病和卧床对关节的具体影响进行评估，通过病人自己移动关节的主动运动和护士协助病人移动关节的被动运动，观察关节是否有肿胀、僵硬、变形，关节活动范围有无受限，活动时关节有无声响或疼痛、不适等症状。

5. 机体活动能力　通过对病人日常活动情况的评估来判断其活动能力，可通过观察病人的行走、穿衣、修饰、如厕等活动的完成情况进行综合评价。机体活动能力可分为 5 级：

0 级：完全能独立，可自由活动。

1 级：需要使用设备或器械。

2 级：需要他人的帮助、监护和教育。

3 级：既需要帮助，也需要设备和器械。

4 级：完全不能独立，不能参加活动。

6. 活动耐力　指个体对活动的生理和心理耐受力。当活动的数量和强度超过耐受力时，机体会出现疲劳、心悸、胸闷、呼吸困难、头昏、四肢和腰背痛等症状。内脏、骨骼、肌肉、神经系统疾病，以及应用 β 受体阻断药、降压药等均可使机体活动耐力降低。特别是手术后病人，易出现如恶心、头晕、视物模糊、晕厥及低血压等站立耐受能力差的表现。认真做好病人围手术期的健康教育，告知正确下床活动的方法，采用术后下床"三部曲"〔即床上坐立（脚在床上）30 s，床旁坐立（脚落立）30 s，床旁站立 30 s］解除其顾虑，以利于病人配合早期活动。

7. 活动受限 接受外科手术的病人，术后常带多种管道，如输液管、胃管、尿管、伤口引流管等，病人担心活动时引流管脱出，不敢活动。护士要教会病人及家属如何管理好各个管道，保持引流通畅，防止活动时受压、脱落和引流液反流现象。

8. 目前的患病情况 疾病的性质和严重程度决定机体活动受限的程度。全面的评估有助于合理安排病人的活动量及活动方式，同时也有利于康复的需要。如截瘫、昏迷、骨折等病人的活动完全受限，应采取由护士协助为主的被动运动方式，预防因长期卧床诱发的并发症。如果为慢性病或疾病的恢复期，病情对活动的影响较小，护士应鼓励病人坚持进行主动运动，促进疾病的康复。另外，在评估病人疾病的同时，护士还要考虑到疾病治疗方案对运动的特殊要求，正确处理肢体活动与制动的关系，制订合理的护理计划。

9. 社会心理状况 心理状况对活动的完成具有重要影响。如果病人情绪低落、焦虑，对活动缺乏热情，甚至产生厌倦或恐惧心理，会严重影响活动的进行及预期效果。及时评估发现病人的心理问题，给予合适的指导非常重要。住院病人常存在以下心理问题：

（1）痛苦、紧张、恐惧心理：由于手术创伤、出血，多数病人虚弱、疲惫、情绪不稳加之疼痛，极易导致紧张、焦虑。

（2）疑虑心理：病人醒后会对手术效果、病灶切除情况、预后甚至对术后正常情况产生疑虑不安情绪。有些病人术后恶心呕吐、腹胀等症状引起负面情绪，影响其早期下床活动。

（3）角色强化：病人遭受手术或者疾病痛苦，病人角色强化，依赖性随之增强，加之多数病人经历较长时间恢复期，使病人悲伤、自怜等负面心理削弱了信心，影响早期活动及功能锻炼。因此，评估病人的心理状态，对术后病人应及时告知手术效果及预后，加强与病人的交流，观察和理解病人心理，有针对性地进行心理干预，以缓解病人的不良情绪，使病人保持最佳心理状态，提升对活动的兴趣，是完成高质量活动的必要条件。另外，家属的态度和行为也会影响病人的心理状态，因此，护士还应教育家属给予病人充分的理解和支持，帮助病人建立广泛的社会支持系统，共同完成护理计划。

五、协助病人活动的护理措施

长期卧床或身体受限的病人，由于缺乏活动，或长时间采取不适当的被动体位或强迫体位，会影响脊柱、关节及肌肉组织的活动。病人可能出现局部疼痛、肌肉僵硬等症状，也是发生压疮的重要危险因素。因此，根据病人的年龄、身心发育特点和疾病情况选择适宜的活动方式是促进康复的重要环节。

（一）协助病人采取合适的运动

1. 健康教育 与病人讨论与活动有关的问题，使其清楚活动的重要性，了解制动对机体的影响。掌握合适的活动方法，鼓励病人主动参与运动，必要时采用强度合适的被动运动，并鼓励病人尽力配合，使关节和肌肉得到最大范围的锻炼。

2. 对于身体活动受限的病人，协助其选择合适的卧位 体位应舒适、稳定，全身尽可能放松，同时保持脊柱的正常生理弯曲和各关节的功能位置，必要时在颈部和腰部以软枕支托。如病情许可，还应经常变换体位，并始终保持各关节处于最佳功能位置，防止关节变形、挛缩，保持肌肉和关节的功能。

3. 鼓励病人主动活动 对于可离床活动的病人，可选用主动活动的方式，并鼓励其下床活动，或者床上进行主动或被动踝泵运动，预防下肢深静脉血栓形成。

（二）进行关节活动度练习

进行全范围关节运动，维持关节的可动性。关节活动范围（range of motion，ROM）指根据每一特定关节可活动的范围来对此关节进行屈曲和伸展的运动，是维持关节可动性、防止关节挛缩和粘连形成、恢复和练习关节功能的有效锻炼方法。ROM 可分为主动性 ROM 和被动性ROM。主动性 ROM 指个体可以独立开始并完成全范围关节运动。被动性 ROM 指个体依靠护理人员才能开始并完成全范围关节运动。

对于活动受限的病人应根据病情尽快进行 ROM 练习，开始可由医务人员完全协助或部分协助完成，随后逐渐过渡到病人独立完成。被动性 ROM 练习可于护士为病人进行清洁护理、翻身和更换卧位时完成，既节省时间，又可观察病人的病情变化。本节主要介绍被动性 ROM 练习的具体方法。

【目的】

1. 维持关节活动度。

2. 预防关节僵硬、粘连和挛缩。

3. 促进血液循环，有利于关节营养的供给。

4. 恢复关节功能。

5. 维持肌张力。

【操作方法】

1. 护士运用人体力学原理，帮助病人采取自然放松姿势，面向操作者，并尽量靠近操作者。

2. 操作者在完成每个关节的活动时，应观察病人的反应，注意节力，当抬起病人的手脚时，移动自己的重心，尽量使用腿部的力量，以减少疲劳。

3. 操作时关节应予以支托。活动关节时，手应作环状或支架以支撑关节远端的肢体。当出现疼痛、疲劳、痉挛或抵抗反应时，应停止操作。

4. 根据各关节的活动形式和范围，依次对病人的颈部、肩、肘、腕、手指、髋、膝、踝、趾关节做屈曲、伸展、过伸、外展、内收、内旋、外旋等关节活动，比较两侧关节的活动情况，了解原来关节活动程度。每个关节每次可有节律地做 5~10 次完整的 ROM，并注意观察病人的身心反应。各关节的活动形式和范围见图 8-3~图 8-8。

5. 急性关节炎、骨折、肌腱断裂、关节脱位等进行 ROM 时，应与医生商量，以免造成进一步损伤；若为心脏病病人，应特别小心观察其有无胸痛症状，因剧烈的活动可诱发心脏病。

6. 指导病人利用健侧肢体帮助患侧肢体运动。

7. 运动结束后，测量生命体征，协助病人采取舒适的卧位，整理床单位。

8. 记录每日运动的项目、次数、时间及关节活动度的变化。

【注意事项】

1. 运动前要全面评估病人的疾病情况、机体活动能力、心肺功能状态、关节的现存功能，根据康复目标和病人的具体情况制订运动计划。

2. 运动前保持病室安静、空气清新、温湿度适宜，帮助病人更换宽松、舒适的衣服，以便于活动，注意保护病人的隐私。

3. 活动过程中，要注意观察病人对活动的反应及耐受性，注意观察有无关节僵硬、疼痛、

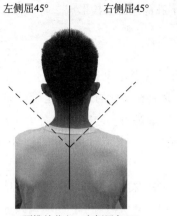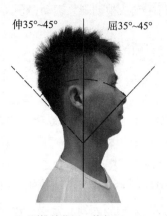

左侧屈45° 右侧屈45°

伸35°~45° 屈35°~45°

A. 颈椎关节左、右侧屈各45°　　　B. 颈椎关节屈、伸各35°~45°

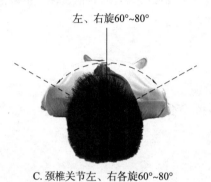

左、右旋60°~80°

C. 颈椎关节左、右各旋60°~80°

图 8-3　脊柱颈段活动范围

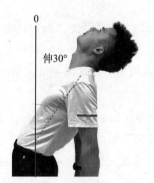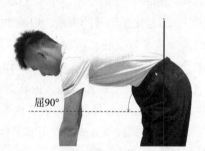

伸30°

屈90°

A. 腰椎关节伸30°　　　B. 腰椎关节屈90°

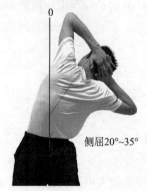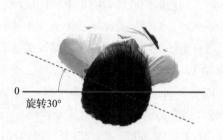

侧屈20°~35°

旋转30°

C. 腰椎关节侧屈20°~35°　　　D. 腰椎关节旋转30°

图 8-4　脊柱腰段活动范围

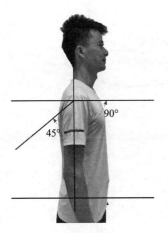

A. 肩关节屈90°、伸45°

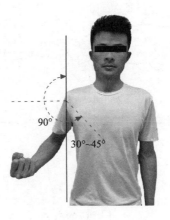

B. 肩关节内收30°~45°、外展90°

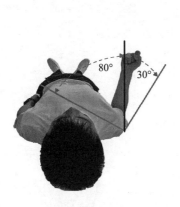

C. 肩关节内旋80°、外旋30°

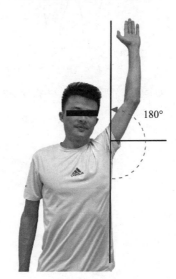

D. 肩关节上举180°

图 8-5　肩关节活动范围

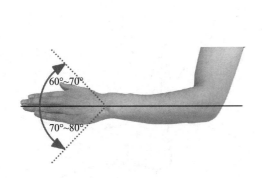

A. 腕关节屈70°~80°、伸60°~70°

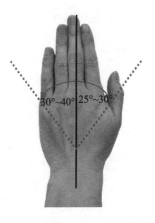

B. 腕关节桡侧倾斜25°~30°、尺侧倾斜30°~40°

图 8-6　腕关节活动范围

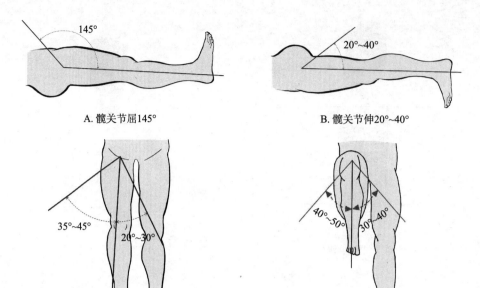

A. 髋关节屈145°

B. 髋关节伸20°~40°

C. 髋关节外展35°~45°、内收20°~30°

D. 髋关节内旋30°~40°、外旋40°~50°

图 8-7 髋关节活动范围

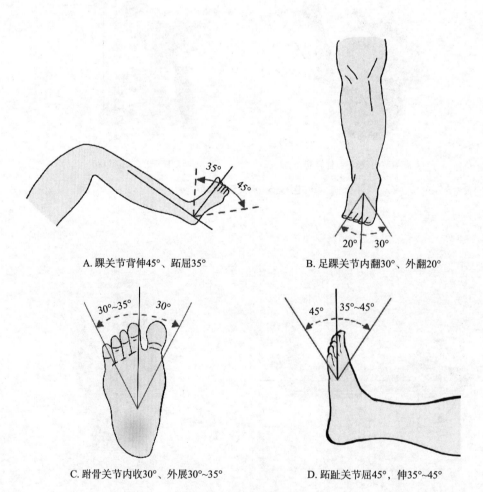

A. 踝关节背伸45°、跖屈35°

B. 足踝关节内翻30°、外翻20°

C. 跗骨关节内收30°、外展30°~35°

D. 跖趾关节屈45°，伸35°~45°

图 8-8 踝关节活动范围

痉挛及其他不良反应，出现异常情况及时报告医生给予处理。

4. 对急性关节炎、骨折、肌腱断裂、关节脱位的病人进行 ROM 练习时，应在临床医生和康复医生的指导下完成，避免出现再次损伤。

5. 对有心脏病的病人，在 ROM 练习时应特别注意观察病人有无胸痛，心律、心率、血压等方面的变化，避免因剧烈活动诱发心脏病。

6. 护士应结合病人病情，向病人及家属介绍关节活动的重要性，鼓励病人积极配合锻炼，并最终达到由被动转变为主动的活动。

7. 活动后，应及时、准确地记录活动的时间、内容、次数、关节的活动变化及病人的反应，为制订下一步护理计划提供依据。

（三）进行肌肉的等长运动和等张运动

1. 等长运动（isometric exercise） 肌肉收缩而肌纤维不缩短的运动，可增加肌肉的张力而不改变肌肉的长度。因不伴有明显的关节运动，等长运动又称静力运动。例如，膝关节完全伸直定位后，做股四头肌的收缩松弛运动。等长运动常用于受损后的病人加强其肌肉力量的锻炼。用 "tens" 法则进行练习，即收缩 10 s，休息 10 s，每组收缩 10 次，重复 10 组。一般认为，每次等长收缩 6 s 以上效果较好，收缩的次数越多越容易提高效果。等长运动的优点是不引起明显的关节运动，可在肢体被固定早期，在关节内损伤、积液、某些炎症存在的情况下应用，以预防肌肉萎缩。

2. 等张运动（isotonic exercise） 肌肉收缩时肌纤维缩短，即肌肉长度改变因而肢体活动。因伴有大幅度关节运动，等张运动又称动力运动。此运动可增加肌肉力量，并促进关节功能。常用于增强肌肉强度和肌肉耐力的练习，如肢体的屈曲和伸展运动。

等张运动的优点是肌肉运动符合大多数日常活动的肌肉运动方式，同时有利于改善肌肉的神经控制。等张运动可遵循大负荷、少重复次数、快速引起疲劳的原则进行，也可采用渐进抗阻训练法（progressive resistance exercise，PRE），逐渐增加肌肉阻力进行练习，即先找出 10RM（repetition maximum）的重量（即测定肌肉做连续 10 次运动的最大负荷），分 3 组循序渐进地采用 10RM 的 50%、70%、100% 进行运动练习，每组各做 10 次抗阻练习，每组运动的间隔休息时间一般为 1 min（也可视运动者的体力而定），每日练习 1 次，每周复测 10RM 值，以调整负荷重量。

3. 踝泵运动（ankle pump） 指人的踝关节进行的主动或被动的屈伸和环绕运动。通过踝关节的跖屈、内翻、背伸、外翻组合在一起的"环绕运动"，像泵一样可以有效促进整个下肢的血液循环和淋巴回流。踝泵运动分为屈伸和环绕动作（图 8-9、图 8-10）。具体操作如下：

屈伸动作：躺或坐在床上，下肢伸展，大腿放松，缓缓勾起脚尖，尽力使脚尖朝向自己，此时胫骨前肌收缩变短，小腿三头肌放松伸长。肌肉收缩时，血液和淋巴液受挤压回流；肌肉放松时，新鲜血液补充。至最大限度时保持 10 s，然后脚尖缓缓下压，小腿三头肌收缩变短，胫骨前肌放松伸长，至最大限度时保持 10 s，然后放松，这样一组动作完成，稍休息后可再次进行下一组动作，反复地屈伸踝关节。最好每小时练习 5~10 min，每天 5~8 次。

环绕动作：躺或坐在床上，下肢伸展，大腿放松，以踝关节为中心，脚趾做 360° 绕环，尽量保持动作幅度最大，环绕可以使更多的肌肉得到运动。

4. 肌肉运动的注意事项

（1）掌握运动量及频率，使每次运动达到肌肉适度疲劳，每次运动后有适当间歇让肌肉充

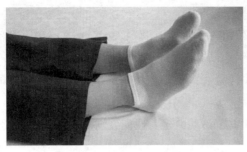

A.平卧或坐于床上，双腿放松

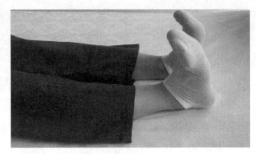

B.背伸：背伸（脚尖朝上）时，胫骨前肌收缩变短，
小腿三角肌收缩伸长

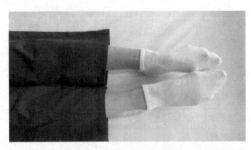

C.跖屈：跖屈（脚尖朝下）时，小腿三角肌收缩变
短，胫骨前肌放松伸长

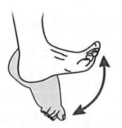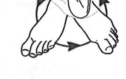

D.环绕动作：踝关节的跖屈、内翻、背伸、外翻组合
在一起

图 8-9　主动踝泵运动

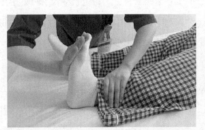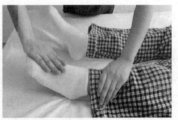

A.尽力使脚尖朝向病人，保持 10 s　　　　　　B.最大限度脚尖朝下，保持 10 s

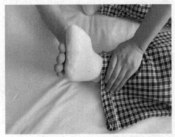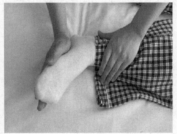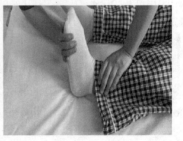

C.以踝关节为中心，脚趾做 360° 旋转，尽量保持动作幅度最大，旋转一周后放松

图 8-10　被动踝泵运动

分复原。

（2）运动效果与运动者的主观努力密切相关，须使病人充分理解、合作并使其掌握运动要领。

（3）运动不应引起明显疼痛，疼痛常为损伤信号，且反射性地引起前角细胞损伤，妨碍肌肉收缩，无法取得运动效果。

（4）运动前后应做准备及放松运动。

（5）注意肌肉等长收缩引起的升压反应及心血管负荷的增加。有轻度高血压、冠心病或其他心血管病变时慎用肌肉运动，有严重心脏疾病者忌做肌肉运动。

（周建辉）

数字课程学习

📥 教学 PPT　　　📝 自测题

第九章
生命体征的评估与护理

【学习目标】

知识：

1. 掌握体温、脉搏、呼吸、血压的生理变化。

2. 掌握体温、脉搏、呼吸、血压的正常范围。

3. 掌握概念：体温过高、体温过低、稽留热、弛张热、间歇热、不规则热、心动过速、心动过缓、间歇脉、脉搏短绌、洪脉、丝脉、交替脉、水冲脉、奇脉、高血压、低血压、呼吸增快、呼吸减慢、深度呼吸、潮式呼吸、间断呼吸、胸部叩击、体位引流、吸痰法及氧气疗法。

4. 掌握异常体温、脉搏、呼吸、血压的评估与护理。

5. 熟悉缺氧分类和氧疗适应证、缺氧程度判断、供氧装置、氧疗监护内容。

6. 了解体温的产生与调节、脉搏的产生、血压的形成和影响血压的因素、呼吸过程与呼吸运动的调节。

7. 了解家庭供氧方法。

技能：

1. 能正确运用所学知识为病人测量体温、脉搏、呼吸、血压。

2. 能准确识别异常的体温、脉搏、呼吸、血压。

3. 能正确运用所学知识，为体温过高的病人制订护理措施。

4. 能正确运用所学知识，为缺氧病人实施正确的氧气疗法。

5. 能根据病人情况，选择合适的清除呼吸道分泌物的护理技术。

素质：

1. 测量生命体征时具备职业责任感，操作规范，善于沟通、动作轻柔，体现人文关怀意识。

2. 分析生命体征测量结果时，能够使用评判性思维判断异常的原因，培养科学的思维方法。

情境导入

王某，女，63岁，因"反复咳嗽、咳痰伴喘息7余年，加重1天"来院就诊。既往慢性支气管炎病史7年，高血压病史5年，左上肢偏瘫3年。以"慢性支气管炎急性发作"收住入院。入院时神志清，步入病房。责任护士安置好床位并完成入院宣教，按入院护理常规测量生命体征。

生命体征（vital sign）是体温、脉搏、呼吸和血压的总称。生命体征受大脑皮质的控制，是机体内在活动的一种客观反映，也是衡量机体身心状况的可靠指标。正常人的生命体征在一定范围内相对稳定，但是当机体患病时，生命体征就会发生不同程度的变化。护士通过观察生命体征，可以及时发现病人现存或潜在的健康问题，为护理计划的制订和完善提供动态信息和可靠依据。生命体征的评估与护理是临床护理工作的重要内容之一。

第一节　体温的评估与护理

情境一：

病人夜间出现畏寒，护士为其测量体温，T 39.2℃。

请思考：

1. 该病人的发热程度如何？

2. 此时护士需要采取哪些护理措施？

机体温度包括体核温度和体表温度。体核温度（core temperature）即医学上所说的体温（body temperature），是指身体内部（胸腔、腹腔和中枢神经）的温度，是机体保持新陈代谢和生命活动的重要条件，其特点是相对稳定且较体表温度高。体表温度是指皮肤表面的温度，易受外部环境因素的影响而发生变化。

一、体温及生理变化

（一）体温的产生及调节

1. 机体的产热

（1）主要产热器官：机体的热量是三大营养物质在各组织器官中进行分解代谢时产生的。由于各器官的代谢水平不同，产热量有较大差异。肝和骨骼肌是机体主要的产热器官。安静状态下，肝作为人体代谢最旺盛的器官，产热量最大。机体活动时或在寒冷环境中，骨骼肌是主要的产热器官。

（2）产热的形式：当机体处于寒冷环境中，散热量明显增加，为维持正常的体温，机体可通过寒战产热和非寒战产热两种形式来增加产热量。寒战产热是指在寒冷环境中骨骼肌发生不随意的节律性收缩，是机体效率最高的产热形式。非寒战产热也称代谢产热，是机体通过提高代谢率来增加产热的现象。此种产热以褐色脂肪组织的产热量最大。褐色脂肪组织主要存在于新生儿体内，分布于腹股沟、腋窝、颈后部和肩胛间等处。由于新生儿不能发生寒战，非寒战产热对新生儿显得尤为重要。

2. 机体的散热　人体的主要散热部位是皮肤。当环境温度低于人的体表温度时，体内大部分热量通过皮肤的辐射、传导和对流等方式散失到周围环境中；当环境温度接近或高于体表温度时，蒸发就成为唯一有效的散热方式。此外，还有一小部分热量随呼出气、尿、便等排泄物而散失。

（1）辐射散热（radiative heat dissipation）：指人体以热射线的形式将体热传给外界的一种散热形式。辐射散热是机体在常温和安静状态下的最主要散热方式。辐射散热量的多少主要取决于皮肤温度与周围环境的温度差、有效辐射面积等因素。

（2）传导散热（conductive heat dissipation）：指机体的热量直接传给与其直接接触的温度较低物体的一种散热方式。传导散热量的多少主要与接触物体的面积、温度差和导热性能有关。由于水的导热性能较好，临床上常采用冰帽或冰袋为高热病人降温。

（3）对流散热（convective heat dissipation）：指机体通过气体流动进行热量交换的一种散热方式。对流散热是传导散热的一种特殊形式，通过这种方式散失的热量取决于皮肤与周围环境之间的温度差和风速。

（4）蒸发散热（evaporative heat dissipation）：指水分从体表汽化时吸收体热的散热方式。体表每蒸发 1 g 水可使机体散发 2.43 kJ 的热量。在临床上采用乙醇擦浴为高热病人降温，就是依据这一原理。蒸发散热的量受环境温度和湿度的影响。环境温度升高可加快蒸发速度，而环境湿度增高则减慢蒸发速度。蒸发散热可分为不感蒸发和发汗两种形式。

3. 体温的调节　人的体温是相对稳定的，维持体温的相对稳定依赖于行为性体温调节和自主性体温调节两种机制。行为性体温调节是指在大脑皮质的意识控制下，通过蜷缩、伸展肢体或增减衣着等行为来调节体温的方式。自主性体温调节是指在下丘脑体温调节中枢的控制下，机体受内、外环境温度刺激，通过一系列生理反应，调节机体的产热和散热，使体温保持相对恒定的体温调节方式。行为性体温调节是以自主性体温调节为基础，同时又是对自主性体温调节的补充。通常意义上的体温调节是指自主性体温调节。

（1）温度感受器：包括外周温度感受器和中枢温度感受器。外周温度感受器是分布在皮肤、黏膜、内脏和肌肉等组织中的游离神经末梢。根据对不同温度的不同敏感度，可分为热感受器和冷感受器。外周温度感受器的传入信息除到达大脑皮质引起温度觉之外，还可到达体温调节中枢影响体温调节。中枢温度感受器是指存在于中枢神经系统内的对温度变化敏感的神经元，分布于脊髓、脑干网状结构、下丘脑等部位，包括热敏神经元和冷敏神经元。

（2）体温调节中枢：体温调节的基本中枢位于下丘脑，其中视前区 – 下丘脑前部是重要的体温调节整合中枢。来自各方面的温度变化信息在下丘脑得到整合后，下丘脑产生反应，其传出指令可通过多条途径来调节机体的产热和散热，以维持体温的相对稳定。这些传出途径主要包括：①通过躯体神经系统调节骨骼肌紧张性或引起寒战反应；②通过自主神经系统调节皮肤血管的舒缩反应及汗腺的分泌活动；③通过内分泌系统分泌激素，如甲状腺激素、儿茶酚胺类激素等调节代谢水平。

（二）正常体温及生理变化

1. 正常体温　由于体核温度不易测得，临床上通常以直肠、口腔、腋窝等处的温度来代表体温。其中直肠温度最接近于体核温度，而日常生活中，采用口腔、腋下温度测量更为常见、方便。正常体温的范围见表9–1。

表9–1 成年人不同部位体温的正常范围及平均值

测量部位	正常范围（℃）	平均值（℃）
腋下	36.0～37.0	36.5
口腔	36.3～37.2	37.0
直肠	36.5～37.7	37.5

2. 生理变化　人的体温并不是固定不变的，而是受许多生理因素的影响，在一定范围内波动，波动的幅度一般不超过1℃。影响体温的生理因素如下。

（1）昼夜节律：在一昼夜之中，人的体温呈现周期性的波动，通常在2—6时最低，白天逐渐升高，13—18时最高。体温的这种昼夜周期性波动与人体的昼夜周期性活动规律有关，受内在的生物节律控制。

（2）年龄：由于能量代谢水平随年龄增长而降低，儿童、青少年的体温高于成年人，而成年人的体温高于老年人。新生儿尤其是早产儿，由于体温调节功能尚未发育完善，体温调节能力较差，体温容易受环境温度变化的影响。因此，对新生儿应加强护理，注意保持适宜的室温。老年人因基础代谢率较低，对环境变化的适应能力差，所以体温偏低，即使发热时，体温升高也可能不明显。因此在临床工作中，要能够根据老年人的体温特点，做出正确的判断和处理。

（3）性别：成年女性的体温平均比男性高0.3℃，可能与女性皮下脂肪层较厚，散热减少有关。另外，成年女性的基础体温随着月经周期而出现规律性变化。自月经来潮开始至排卵前体温较低，排卵日最低，排卵后体温升高，直至下次月经来潮。排卵后体温升高是孕激素作用的结果。因此，每天测量基础体温有助于了解有无排卵和排卵日期。

（4）活动：剧烈的肌肉活动可使骨骼肌紧张并强烈收缩，产热增加，导致体温升高。因此临床上应在病人安静状态下测量体温，小儿测量时应防止哭闹。

（5）药物：镇静和麻醉药物可抑制体温调节中枢或影响传入途径的活动，并能扩张血管，增加散热，降低机体对寒冷环境的适应能力。因此，对于手术病人应加强术中、术后的保暖护理。

（6）饮食：进食后，由于食物的特殊动力作用，体温可暂时性升高0.3℃左右；而饥饿、禁食时体温会降低。另外，进食冷或热的食物可以暂时影响口腔温度。

（7）其他：情绪激动、紧张、环境温度等因素都会对体温产生影响，在测量体温时应加以注意。

二、异常体温的评估及护理

（一）体温过高

1. 定义　体温过高（hyperthermia）又称发热，指机体在致热源的作用下，体温调节中枢的调定点上移，产热增加、散热减少，导致体温升高超过正常范围。一般而言，腋下温度超过37℃或口腔温度超过37.3℃，或一昼夜体温波动1℃以上，称为发热。

2. 原因　根据致热源的性质和来源不同，发热的原因可分为感染性发热和非感染性发热。感染性发热较为多见，主要由各种病原体感染引起，如细菌、病毒、真菌、螺旋体等。非感染性发热由病原体以外的其他病因引起，主要包括无菌性坏死物质的吸收所引起的吸收热，变态反应性发热，体温调节中枢功能紊乱引起的中枢性发热等。

3. 临床分级 以口腔温度为例，可将发热的程度分为 4 个等级：①低热，37.3 ~ 38.0℃；②中等热，38.1 ~ 39.0℃；③高热，39.1 ~ 41.0℃；④超高热，41℃以上。

4. 临床表现 典型的发热过程包括体温上升期、高热持续期和退热期 3 个阶段。

（1）体温上升期：其特点为体温调节中枢调定点上移，产热大于散热。病人主要表现为畏寒、皮肤苍白、干燥无汗、疲乏无力，部分病人可伴有寒战。体温上升有骤升和渐升两种方式。骤升是指体温在数小时内升至高峰，如肺炎球菌性肺炎。渐升是指体温逐渐上升，数日内达到高峰，如伤寒。

（2）高热持续期：其特点为产热和散热在较高水平上趋于平衡。病人表现为颜面潮红、皮肤灼热、呼吸加深加快、心率增快、头晕头痛、食欲下降、软弱无力，甚至部分病人可出现惊厥、谵妄、昏迷等。

（3）退热期：其特点为产热趋于正常，散热增加，体温下降至正常水平。病人表现为大量出汗、皮肤潮湿。体温下降有骤退和渐退两种方式。骤退是指体温在数小时内降至正常，如大叶性肺炎、疟疾等。渐退是指体温在数日内降至正常，如伤寒等。体温骤退者由于大量出汗，体液丧失，导致循环血容量不足，病人可出现虚脱或休克，护理中应加强观察并及时给予处理。

5. 热型（fever type） 指连续测得的体温绘制在体温单上而形成的曲线形态。某些发热性疾病具有独特的热型，通过分析曲线形态的变化，对判断病情、评价疗效和预后具有重要的参考价值。但是目前由于抗生素的广泛使用或应用了解热药、肾上腺皮质激素等药物，热型变得不典型。常见的热型有以下 4 种（图 9-1）。

（1）稽留热（continued fever）：体温高达 39 ~ 40℃，持续数日或数周，24 h 内体温波动不超过 1℃。常见于肺炎球菌肺炎、伤寒等。

（2）弛张热（remittent fever）：体温持续高于正常，24 h 内体温波动超过 1℃，体温最低时仍高于正常水平。常见于败血症、风湿热、化脓性疾病等。

（3）间歇热（intermittent fever）：体温突然上升到 39℃以上，持续数小时或更长，然后迅速下降至正常水平或正常以下，经过一个间歇，又反复发作，高热期与无热期反复交替出现。常见于疟疾。

（4）不规则热（irregular fever）：发热无一定规律，持续时间不定。常见于流行性感冒、癌性发热等。

6. 护理措施

（1）降低体温：可选用物理降温或药物降温的方法。物理降温有局部和全身冷疗两种方法。体温超过 39℃可采用局部冷疗，将冷毛巾、冰袋、化学制冷袋放在病人头部、腹股沟等处，通过传导方式散热。体温超过 39.5℃可采用全身冷疗，如温水拭浴、乙醇拭浴。药物降温常用退热药，通过体温调节中枢减少产热、加速散热达到降温的目的。使用药物降温时应注意药物的剂量，尤其对于年老体弱和心血管疾病者应防止出现虚脱或休克现象。实施降温后 30 min 应复测体温，并做好记录和交班。

（2）病情观察：定时测量体温，一般每日测量 4 次，高热病人应每 4 h 测量一次，待体温恢复至正常 3 天后，改为每日测 2 次。同时注意观察病人脉搏、呼吸、血压、意识的变化，以及发热的程度、热型、伴随症状，观察是否出现寒战、淋巴结肿大、出血、肝脾大、结膜充血、关节肿痛等。

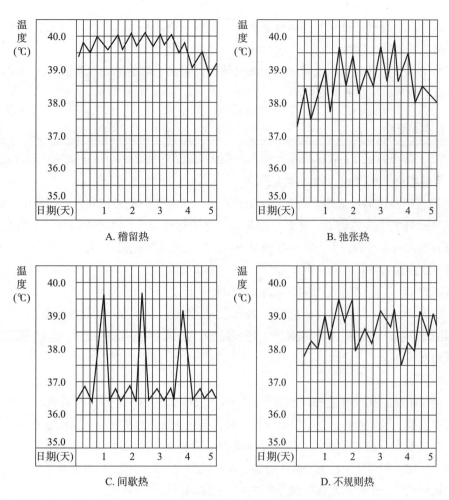

图 9-1 常见热型

（3）饮食护理：发热病人因摄入不足、消耗增加，常出现营养失衡和体液不足等现象，应根据病情、出入液量和体重变化等，合理调整饮食结构和饮水量。给予低脂肪、高热量、高蛋白质、高维生素、清淡易消化的流质或半流质饮食。注意食物的色、香、味，鼓励病人少量多餐。若无禁忌证者，鼓励病人多饮水，每日 2 500～3 000 mL，以补充高热消耗的大量水分，并促进毒素和代谢产物的排出。对于不能经口进食者，应遵医嘱给予静脉输液或鼻饲，以补充水、电解质和营养物质。

（4）生活护理：①休息：可减少机体的消耗，有利于机体康复。高热者需卧床休息，低热者可酌情减少活动，适当休息。为病人提供温湿度适宜、空气流通、安静的休息环境。②皮肤护理：高热病人在退热时往往大量出汗，护士应注意及时擦干汗液，更换衣服和床上用品，防止受凉，保持皮肤的清洁干燥。对于长期高热卧床者，应帮助其定期更换体位，保持舒适卧位，预防压疮、肺炎等并发症的发生。③口腔护理：发热病人由于唾液分泌减少，口腔黏膜干燥，且抵抗力下降，有利于病原体生长繁殖，易出现口腔感染。应在清晨、餐后及睡前协助病人清洁口腔，并注意观察口腔内的情况。

（5）安全护理：高热病人有可能出现躁动、谵妄、惊厥等，应注意防止坠床、舌咬伤，必要时用床挡、约束带等保护具保护病人安全。

（6）心理护理：高热时病人易出现焦虑、恐惧心理，护士应观察发热各阶段病人的心理反应。对体温变化、伴随的症状给予合理的解释，经常关心体贴病人，满足病人的需要，以消除其躯体不适，缓解紧张情绪。

（7）健康教育：教会病人及家属正确测量体温的方法、简易的物理降温方法，并告知病人及家属休息、营养、清洁的重要性。

（二）体温过低

1. 定义　体温过低（hypothermia）指各种原因引起的产热减少或散热增加导致体温低于正常范围。当体温低于 35℃ 时，称为体温不升。

2. 原因　造成体温过低的原因有：①散热过多：个体长时间暴露在低温环境中，机体散热过多；在寒冷环境中大量饮酒，血管过度扩张，导致热量散失。②产热减少：重度营养不良、极度衰竭等可使机体产热减少。③体温调节中枢未发育完善或受损：多见于早产儿、颅脑损伤、药物中毒、重症疾病等。

3. 临床分级　以口腔温度为例，可将体温过低的程度分为 4 个等级：①轻度，35.0~32.1℃；②中度，32.0~30.0℃；③重度，<30.0℃，瞳孔散大，对光反射消失；④致死温度，25.0~23.0℃。

4. 临床表现　皮肤苍白、四肢冰冷、呼吸减慢、血压下降、脉搏细弱、反应迟钝、意识障碍，甚至出现昏迷。

5. 护理措施

（1）保暖措施：提供合适的环境温度，维持室温在 22~24℃。新生儿放置在温箱中。还可给病人增加盖被、增加衣物，给予温热饮料，放置电热毯或热水袋等，但要注意避免烫伤。

（2）病情观察：密切观察病人的生命体征和病情变化，至少每小时测体温 1 次，直至体温恢复正常并稳定。同时还要注意呼吸、脉搏、血压的变化，随时做好抢救准备工作。

（3）病因治疗：去除引起体温过低的原因，使体温恢复正常。

（4）心理护理：经常巡视病人，多与病人交流，了解其情绪变化，做好心理疏导工作。

（5）健康教育：教会病人去除引起体温过低的原因，如增强营养、维持室温、提供保暖措施等。

三、体温的测量

（一）测量工具

1. 水银体温计（mercury thermometer）

（1）基本结构：水银体温计由装有水银的真空毛细玻璃管制成。玻璃管的一端为水银槽，当水银遇热膨胀后沿毛细管上升，上升高度与受热程度呈正比。真空毛细管下端与水银槽之间的凹陷，使水银遇热膨胀后不能自动回缩，从而保证体温测试值的准确性。水银温度计外标有摄氏温度值，刻度为 35~42℃，每一小格 0.1℃。

（2）特点：水银体温计因性能稳定、价格低廉、使用方便，成为医院和家庭普遍使用的体温测量工具。它的缺点主要表现为测量时间长，易破碎，有引起汞中毒的危险，存在交叉感染的风险。

（3）种类：水银体温计有口表、肛表和腋表 3 种（图 9-2）。口表、肛表的外观呈三棱柱状，腋表外观呈扁平状。腋表和口表的水银柱较细长，有助于测温时扩大接触面；而肛表的水银柱较粗短，可防止插入肛门时折断或损伤黏膜。

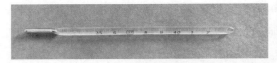

A. 口表

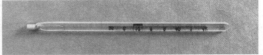

B. 肛表

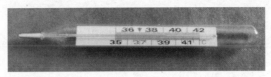

C. 腋表

图 9-2 水银体温计

（4）消毒与检测：将使用后的体温计放入盛有消毒液的容器中浸泡，5 min 后取出，冷水冲净后，用离心机将体温计的水银柱甩至 35℃ 以下，再放入另一消毒液容器中浸泡 30 min，取出后用冷水冲净，无菌纱布擦干后，放入清洁容器中备用。体温计消毒常用的消毒液有 1% 过氧乙酸、75% 乙醇等。

为保证测量结果的准确性，体温计应定期进行检测。检测时，将体温计水银柱甩至 35℃ 以下，放入已测温的 40℃ 以下温水中，3 min 后取出检视。如体温计读数相差 0.2℃ 以上，玻璃管有裂痕或水银柱自行下降，则不能再使用，应按医疗废弃物处理。

2. 电子体温计（clinical electrical thermometer） 采用电子感温探头测量体温，测得的温度直接由数字显示（图 9-3）。电子体温计形状如钢笔，方便易携带。测量时置于适当部位约 30 s，听到报警声，即可读取所显示的体温值。因其测量安全、读数容易，已在家庭生活中普遍应用。为防止交叉感染，电子体温计使用后需消毒电子感温探头部分，并根据制作材料的性质选用不同的消毒方法，如浸泡、熏蒸等。

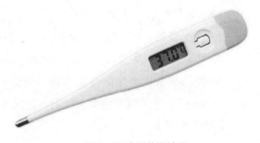

图 9-3 电子体温计

3. 红外线测温计 通过接收人体红外线辐射来检测体温，具有测量结果准确、操作方便、安全性能高、用时短、不影响病人休息和睡眠等特点。目前常用的红外线测温计有耳温计和额温计。耳温计使用时因接触耳道，需消毒探头或加戴隔离耳套（图 9-4）。额温计采用非接触式操作，将探头对准额头即可测得体温（图 9-5）。

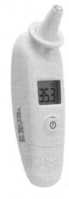

图 9-4 耳温计

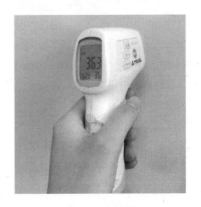

图 9-5 额温计

4. 感温胶片 是一种对温度敏感的胶片，可贴在前额或腹部，根据胶片颜色的改变来了解体温的变化。它不能显示具体的温度数值，只能用于判断体温是否在正常范围。适用于新生儿及婴儿的体温测量。

5. 报警体温计 是将体温计探头与报警器相连，当体温高于设定值时，它会自动报警。主要适用于危重病人。

（二）测量方法

【目的】

1. 判断体温有无异常。

2. 动态监测体温变化。

【操作前准备】

1. 评估病人并解释

（1）评估：评估病人的年龄、病情、意识状态、治疗情况、配合程度及测量部位状况。还应评估影响体温波动的因素，如 30 min 内有无运动、进食、冷热敷、淋浴、坐浴等。若有此类情况，应让病人休息 30 min 后再测量。

（2）解释：向病人及家属解释体温测量的目的、方法、注意事项及配合要点。

2. 病人准备

（1）了解体温测量的目的、方法、注意事项及配合要点。

（2）体位舒适，情绪稳定。

3. 护士准备 衣帽整洁，修剪指甲，洗手，戴口罩。

4. 环境准备 环境安静，温度适宜，光线充足。

5. 用物准备 治疗盘内备容器 2 个（一个用于盛放已消毒的体温计，另一个用于盛放测温后的体温计）、含消毒液纱布、秒表、记录本、笔。若测肛温，另备润滑油、棉签、卫生纸。

【操作步骤】

操作步骤见表 9-2。

表 9-2 体温测量操作步骤

操作步骤	要点与说明
1. 核对解释 备齐用物，携用物至病人床旁，核对病人床号、姓名、腕带，再次解释	• 便于操作 • 确认病人，取得病人理解和配合
2. 测量体温 选择测量体温的方法	
◆ 口温测量法	
（1）部位：嘱病人张口抬舌，将口表水银端放于舌下热窝（heat pocket）处	• 舌下热窝是口腔中温度最高的部位，在舌系带的两侧，左右各一
（2）方法：指导病人闭口用鼻呼吸，勿用牙咬体温计	• 避免体温计被咬碎，造成口腔损伤或水银中毒
（3）时间：测量时间 3 min	
◆ 腋温测量法	
（1）部位：将体温计水银端放于腋窝正中	
（2）方法：擦干腋窝汗液，体温计水银端放在腋窝处，体温计紧贴皮肤，屈臂过胸，夹紧	• 腋下有汗，导致散热增加，会影响测量结果的准确性 • 形成人工体腔，保证测量结果准确

续表

操作步骤	要点与说明
（3）时间：测量时间 10 min	
◆ 肛温测量法	
（1）部位：直肠肛门处	
（2）方法：病人取屈膝仰卧、侧卧或俯卧位，暴露臀部，润滑肛表水银端，轻轻插入肛门 3~4 cm	• 插入动作要轻柔，避免损伤肛门及直肠黏膜
（3）时间：测量时间 3 min	
3. 取表读数　测毕，取出体温计并用消毒纱布擦拭读数	• 若测肛温，用卫生纸擦净病人肛门处 • 评估体温是否正常，若与病情不符应重新测量，有异常及时处理
4. 安置病人　协助病人穿衣，整理床单位，取舒适卧位	
5. 记录　将测得体温值记录在体温本上	
6. 消毒　消毒体温计	
7. 绘制　洗手后绘制体温单	• 体温绘制见第五章第二节

【注意事项】

1. 测温前还应评估有无影响体温测量的因素，如进食、饮水、剧烈运动、沐浴、坐浴等。

2. 根据病人情况选择合适的测温方法。婴幼儿、昏迷、精神异常、口腔疾病、呼吸困难病人不宜测口温；直肠或肛门疾病及手术、腹泻、心肌梗死的病人不宜测肛温；腋下有创伤、手术或炎症，腋下出汗较多，肩关节受伤或消瘦夹不紧体温计者不宜测腋温。

3. 若病人不慎咬破体温计，首先应及时清除玻璃碎屑，以免损伤口腔黏膜，再口服蛋清或牛奶，以保护消化道黏膜，延缓汞的吸收。若病情允许，可进食粗纤维食物，加速汞的排出。

4. 发现体温与病情不符时，应重新测量，有异常及时处理。

【健康教育】

1. 向病人及家属解释体温监测的重要性，并教会其正确测量体温的方法，以保证测量结果的准确性。

2. 介绍体温的正常范围及测量过程中的注意事项。

3. 教会病人及家属对体温的动态观察，提供体温过高或体温过低的护理指导，增强自我保护能力。

拓展阅读 9-1
三种体温测量方法在急危重症患者中的应用效果评价

第二节　脉搏的评估与护理

情境二：

病人入院第 3 天，突然感觉心悸、胸闷，护士为其测量心率、脉搏。心率：180 次 /min，脉搏：95 次 /min。且心律完全不规则，心率快慢不一，心音强弱不等。

请思考：

1. 病人的脉搏属于哪种异常脉搏？

2. 护士应如何测量该病人的脉搏？

3. 测量后应如何记录？

4. 对此病人应如何护理？

在每个心动周期中，由于心脏节律性的收缩和舒张，动脉内的压力和容积也发生周期性的变化，导致动脉管壁产生有节律的搏动，称为动脉脉搏（arterial pulse），简称脉搏。

一、脉搏及生理变化

（一）脉搏的产生

脉搏的产生主要与心脏的舒缩和动脉管壁的弹性有关。当心脏收缩时，左心室将血液射入主动脉，主动脉内压力骤然升高，动脉管壁随之扩张；当心脏舒张时，动脉管壁弹性回缩。动脉管壁随着心脏的舒缩而出现周期性起伏波动，即形成动脉脉搏。

（二）正常脉搏及生理变化

1. 脉率（pulse rate） 指每分钟脉搏搏动的次数。正常情况下，脉率与心率是一致的。正常成年人在安静状态下，脉率为 60~100 次/min。脉率受许多生理因素的影响而发生一定范围的波动。

（1）年龄：脉率随着年龄的增长而逐渐减慢，老年时轻度增加（表9-3）。

表9-3 不同年龄人群脉率的正常范围和平均脉率

年龄	正常范围（次/min）		平均脉率（次/min）	
出生~1个月	70~170		120	
1~12个月	80~160		120	
1~3岁	80~120		100	
3~6岁	75~115		100	
6~12岁	70~110		90	
	男	女	男	女
12~14岁	65~105	70~110	85	90
14~16岁	60~100	65~105	80	85
16~18岁	55~95	60~100	75	80
18~65岁	60~100		72	
65岁以上	70~100		75	

（2）性别：青春期之后，女性脉率较男性稍快，通常相差 5 次/min。

（3）体型：因体表面积越大，脉率越慢，身材瘦高者比同龄身材矮胖者的脉率慢。

（4）活动：一般人运动后脉率可暂时增快，休息、睡眠时减慢。

（5）情绪：情绪波动可影响脉率。兴奋、恐惧、愤怒、焦虑可使脉率增快，抑郁、镇静可使脉率减慢。

（6）其他：饮食、药物等会影响脉率。兴奋剂、浓茶、咖啡可使脉率增快，镇静剂、洋地黄类药物可使脉率减慢。

2. 脉律（pulse rhythm） 指脉搏的节律性，反映左心室的收缩情况。正常脉搏搏动规则均匀，间隔时间和跳动力量相等。但在正常小儿、青少年和部分成年人可出现吸气时脉搏增快，呼气时脉搏减慢，这种现象称为窦性心律不齐，一般无临床意义。

3. 脉搏的强弱 指血流冲击血管壁力量强度的大小，其强弱取决于动脉充盈度和周围血管的阻力，与心搏量、脉压、外周阻力及动脉管壁的弹性有关。正常情况下，每搏强弱相等。

4. 动脉壁的情况 触诊时可感觉到的动脉壁的性质。正常动脉壁光滑、柔软，有一定的弹性。

二、异常脉搏的评估及护理

（一）异常脉搏的评估

1. 脉率异常

（1）心动过速（tachycardia）：又称速脉，指在安静状态下成年人脉率超过100次/min。常见于发热、甲状腺功能亢进、大出血、心力衰竭、休克等病人。一般体温每升高1℃，成年人脉率约增加10次/min，儿童则增加15次/min。

（2）心动过缓（bradycardia）：又称缓脉，指在安静状态下成年人脉率低于60次/min。常见于颅内压增高、房室传导阻滞、甲状腺功能减退等病人。正常人也可见生理性窦性心动过缓，如运动员。

2. 脉律异常

（1）间歇脉（intermittent pulse）：也称期前收缩或过早搏动，是指在一系列正常规则的脉搏中，出现一次提前而较弱的脉搏，其后有一较正常延长的间歇。每隔一个或两个正常搏动后出现一次期前收缩，前者称为二联律，后者称为三联律。其发生机制是心脏异位起搏点过早地发生冲动而引起的心脏搏动提早出现。常见于各种器质性心脏病或洋地黄中毒的病人。正常人在过度疲劳、兴奋、体位改变时会偶尔出现间歇脉。

（2）脉搏短绌（pulse deficit）：又称绌脉，指在同一单位时间内脉率少于心率。其特点为听诊心律完全不规则，心音强弱不等，心率快慢不一。发生机制是由于心肌收缩力强弱不等，有些心排血量少的搏动可以产生心音，但不能引起周围血管的搏动，导致脉率少于心率。脉搏短绌常见于心房颤动的病人。

3. 强弱异常

（1）洪脉：当心排血量增加，动脉充盈度和脉压较大时，脉搏强大有力，称洪脉。常见于高热、甲状腺功能亢进、主动脉瓣关闭不全等病人。

（2）丝脉：当心排血量减少，动脉充盈度降低，脉搏细弱无力，扪之如细丝，称丝脉。常见于大出血、休克、主动脉瓣狭窄等病人。

（3）水冲脉：收缩压升高、舒张压降低，脉压增大，导致脉搏骤起骤降、急促有力，称为水肿脉。触诊时，将病人手臂抬高过头，并紧握其腕部掌面，可感到急促有力的冲击。常见于主动脉瓣关闭不全、甲状腺功能亢进、动静脉瘘等病人。

（4）交替脉：指节律正常而强弱交替出现的脉搏，多与左心室收缩力强弱交替有关，是心肌损害的一种表现。常见于高血压性心脏病、急性心肌梗死等病人。

（5）奇脉：指吸气时脉搏明显减弱甚至消失。奇脉的产生主要与左心室搏出量减少有关。正常人吸气时肺循环血容量增加，循环血液向右心的灌注量也相应地增加，因此肺循环向左心回流的血流量无明显改变。但是在病理情况下，由于心脏受束缚，体循环向右心回流的血量不能随肺循环血量的增加而相应地增加，结果使肺静脉血液流入左心室的量较正常时减少，左心室搏出量减少，所以脉搏变弱甚至不能触及。奇脉常见于心包积液、缩窄性心包炎的病人，是心脏压塞的重要体征之一。

4. 动脉壁异常　正常动脉用手指压迫时，其远端动脉管不能触及，若可以触及提示动脉硬化。动脉硬化的管壁失去弹性，呈条索状，甚至有迂曲、呈结节状，如按琴弦。常见于动脉硬化的病人。

（二）异常脉搏的护理

1. 休息与活动　嘱病人适当活动，如活动后出现不适感应立即卧床休息，减少心肌耗氧量，并根据病情给予吸氧。

2. 病情观察　密切观察病人脉搏的频率、节律、强弱及动脉管壁弹性等变化。

3. 用药护理　指导病人按时服药，观察用药效果和不良反应。

4. 心理护理　针对病人及家属的紧张、焦虑、恐惧等心理反应，及时有效地给予解释和安慰，尽量满足其认知和情感需求，缓解不良反应，消除顾虑。

5. 健康教育　指导病人戒烟限酒，进清淡易消化饮食，勿用力排便；注意劳逸结合，生活有规律，保持情绪稳定，善于控制情绪。指导病人学会自我监测脉搏和观察药物不良反应。指导病人服用抗心律失常药物期间，不可自行随意调整药物剂量。

三、脉搏的测量

（一）测量部位

靠近骨骼的浅表大动脉均可作为测量脉搏的部位。常用诊脉部位见图9-6。临床上最常选择的诊脉部位是桡动脉。

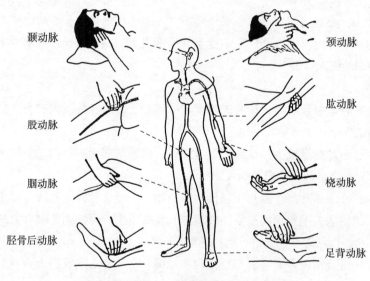

颞动脉　　　　　颈动脉

肱动脉

股动脉

腘动脉　　　　　桡动脉

胫骨后动脉　　　足背动脉

图9-6　常用诊脉部位

（二）测量方法

【目的】

1. 判断脉搏有无异常。

2. 动态监测脉搏变化，间接了解心脏状况。

【操作前准备】

1. 评估病人并解释

（1）评估：评估病人的年龄、病情、意识状态、治疗情况、配合程度及测量部位状况（如有无肢体偏瘫等）。还应评估影响脉搏变化的因素，如 30 min 内有无剧烈运动、情绪激动等。若有此类情况，应让病人休息 30 min 后再测量。

（2）解释：向病人及家属解释测量脉搏的目的、方法、注意事项及配合要点。

2. 病人准备

（1）了解脉搏测量的目的、方法、注意事项及配合要点。

（2）体位舒适，情绪稳定。

3. 护士准备　衣帽整洁，修剪指甲，洗手，戴口罩。

4. 环境准备　环境安静，温度适宜，光线充足。

5. 用物准备　治疗盘内备秒表、记录本、笔，必要时备听诊器。

【操作步骤】

操作步骤见表 9-4。

表 9-4　脉搏测量操作步骤

操作步骤	要点与说明
1. 核对解释　备齐用物，携用物至病人床旁，核对病人床号、姓名、腕带，再次解释	• 便于操作 • 确认病人，取得病人理解和配合
2. 体位　（协助）病人取卧位或坐位，手臂自然置于身体两侧，腕部舒展	• 一般选择手腕桡动脉为测量部位 • 偏瘫病人应选择在健侧肢体测脉搏
3. 测量方法 ◆　正常脉搏的测量 将示指、中指、环指并拢，指端轻按于桡动脉处，按压的力量大小以能清楚触及脉搏搏动为宜。正常脉搏测量 30 s，并将所得数值乘以 2，即为脉率。	• 不可用拇指诊脉，以免拇指小动脉的搏动与病人的脉搏相混淆 • 脉搏异常、危重病人应测量计数 1 min • 脉搏细弱而触摸不清时，应用听诊器测心率 1 min
◆　脉搏短绌的测量 应由 2 名护士同时测量，一人听心率，另一人测脉率，听心率者发出"起""停"的口令，两人同时开始，计数 1 min	• 将听诊器放在左锁骨中线第 5 肋间处
4. 记录　将测得脉搏值记录在记录本上	• 记录方式为：次/min • 绌脉的记录方式为：心率/脉率（次）/分，如 118/92 次/min
5. 整理　告知测量结果，协助病人取舒适卧位，整理床单位	
6. 绘制　洗手后绘制体温单	• 脉搏绘制见第五章第二节

【注意事项】

1. 测脉搏前还应评估有无影响脉搏测量的因素，如剧烈运动、情绪激动等。

2. 不可用拇指诊脉，因拇指小动脉搏动较强，易与病人的脉搏相混淆。

3. 为偏瘫病人测量脉搏，应选择健侧肢体。

4. 异常脉搏、危重症病人脉搏应测量 1 min；脉搏细弱难以触及、心律不齐或使用洋地黄类药物的病人，可用听诊器听心率 1 min 代替测脉搏，心脏听诊部位在左锁骨中线第 5 肋间处。

5. 测脉率的同时，还应注意脉搏的强弱、节律等，以便及时发现异常。

【健康教育】

1. 向病人及家属解释监测脉搏的重要性，并教会正确测量脉搏的方法，以保证测量结果的准确性。

2. 介绍脉搏的正常范围及测量过程中的注意事项。

3. 教会病人及家属对脉搏的动态观察，提供脉搏异常的护理指导，增强自我保护能力。

课程思政案例 9-1
反思日记：请不要忽视常规的体温、脉搏的测量

第三节　血压的评估与护理

情境三：

病人住院第 3 天，外出检查回病房后感觉头痛，护士为其测量血压，血压：170/110 mmHg。

请思考：

1. 护士应如何正确测量病人的血压？

2. 病人的血压属于何种程度的高血压？

血压（blood pressure，BP）指血管内流动的血液对单位面积血管壁的侧压力。在不同血管内，血压分别称为动脉血压、静脉血压和毛细血管压。一般临床上所说的血压指的是动脉血压。

动脉血压随心脏的收缩和舒张而发生规律性波动。在心室收缩期血压升高达到的最高值称为收缩压（systolic pressure），在心室舒张期血压降低达到的最低值称为舒张压（diastolic pressure）。收缩压和舒张压的差值称为脉压（pulse pressure）。一个心动周期中动脉血压的平均值称为平均动脉压。由于心动周期中心室舒张期通常较心室收缩期长，平均动脉压更接近于舒张压。平均动脉压 = 舒张压 +1/3 脉压。

一、血压及生理变化

（一）血压的形成

心血管系统是一个封闭的管道系统，在这个系统内有足够的血液充盈，是动脉血压形成的前提。心脏射血和外周阻力是血压形成的根本因素。主动脉和大动脉管壁的弹性对血压形成有重要的作用，可以缓冲收缩压，维持舒张压，减小脉压。

心室射血是形成血压的能量来源。在正常情况下，由于外周阻力的存在，心室肌收缩所释放的能量，一部分转化为血液的动能，用于推动血液的流动；另一部分转化为势能，形成血液

对血管壁的侧压力，即动脉血压。外周阻力是血压形成的另一个根本因素。如果不存在外周阻力，心脏射入动脉的血液将全部流至外周，对动脉血管壁不产生侧压力，也就不能形成动脉血压。由于外周阻力的存在，心室收缩时射出的血液约 1/3 流至外周，其余约 2/3 暂时贮存于主动脉和大动脉内，收缩期动脉血压升高。在心室舒张期，动脉瓣关闭，心室停止射血，动脉血压下降，被扩张的主动脉和大动脉弹性回缩，将收缩期贮存的势能转化为动能，推动血液继续向外流动，维持一定的舒张压。因此，心室的射血是间断的，但是动脉内的血流却是连续的。

（二）影响血压的因素

凡能影响动脉血压形成的因素，均可影响动脉血压。为了讨论方便，都是在假定其他条件不变时，单独分析某一因素变化对动脉血压产生的影响。

1. 每搏输出量　每搏输出量增加，在心室收缩期，由心室射入大动脉的血量增多，动脉管壁所承受的张力增大，收缩压明显升高。由于动脉血压升高，血流速度加快，在心室的舒张期，大动脉内增加的血量大部分流到了外周，大动脉内存留的血量增多不明显，舒张压虽有升高，但是幅度较小，因此脉压增大。相反，当每搏输出量减少时，收缩压明显降低，舒张压降低不多，脉压减小。一般情况下，收缩压的高低主要反映每搏输出量的多少。

2. 心率　心率加快时，心脏舒张期缩短比心脏收缩期缩短更明显，心脏舒张期内从大动脉流向外周的血流量减少，心脏舒张期末存留在大动脉内的血量增加，舒张压明显升高。由于动脉血压升高，血流速度加快，心脏收缩期内有较多的血液流向外周，收缩压虽有升高，但不如舒张压升高明显，脉压减小。如果心率过快，则心脏舒张期过短，心室充盈不足，导致心排血量减少，动脉血压下降；相反，当心率减慢时，舒张压降低比收缩压降低更明显，脉压增大。因此，心率主要影响舒张压。

3. 外周阻力　外周阻力增加时，血液从大动脉流向外周的速度减慢，心脏舒张期末存留在大动脉内的血量增多，舒张压明显升高。由于动脉血压升高，血流速度加快，心脏收缩期内较多的血液流向外周，留在大动脉内的血量增加不多，收缩压虽有升高，但不如舒张压升高明显，脉压减小。相反，外周阻力减小时，舒张压的降低比收缩压降低更明显，脉压增大。一般情况下，舒张压的高低主要反映外周阻力的大小。

4. 主动脉和大动脉管壁的弹性　主动脉和大动脉管壁的弹性可以缓冲动脉血压的波动，减小脉压。随着年龄的增大，血管中的胶原纤维增多，血管壁的弹性下降，对动脉血压的缓冲作用减弱，导致收缩压升高，舒张压降低，脉压增大。

5. 循环血量和血管容积　正常情况下，循环血量和血管容积相适应，以确保循环系统维持一定水平的充盈压。当发生大失血时，循环血量减少而血管容积不变，动脉血压下降；当发生药物过敏、细菌毒素中毒时，血管容积增加而循环血量不变，动脉血压也会下降。

以上都是在假定其他因素不变的情况下，对单个影响因素所做的分析。但是在完整机体中，动脉血压常同时受多种因素的影响，因此，分析动脉血压的影响因素，应根据不同情况进行综合考虑。

（三）正常血压及生理变化

1. 正常血压　临床上一般以肱动脉血压为准。正常成年人在安静状态下血压比较稳定，其正常范围为：收缩压 90~139 mmHg，舒张压 60~89 mmHg，脉压 30~40 mmHg。

血压的国际标准单位为 kPa，其换算公式为：

$$1 \text{ kPa} = 7.5 \text{ mmHg} \qquad 1 \text{ mmHg} = 0.133 \text{ kPa}$$

2. 生理变化 在各种生理情况下，动脉血压可在一定范围内波动，影响血压的生理因素主要有：

（1）年龄：随着年龄的增长，血压逐渐升高，其中收缩压升高更为明显（表9-5）。

表9-5 各年龄组的血压平均值

年龄	血压（mmHg）	年龄	血压（mmHg）
1个月	84/54	14～17岁	120/70
1岁	95/65	成年人	120/80
6岁	105/65	老年人	140～160/80～90
10～13岁	110/65		

（2）性别：同龄女性在围绝经期前，血压低于男性；围绝经期后，血压升高，差别减小。

（3）昼夜和睡眠：血压呈明显的昼夜波动，表现为夜间血压最低，清晨起床后血压开始升高，20:00时后血压呈缓慢下降趋势。而过度疲劳或睡眠不佳时血压会升高。

（4）身体部位：正常情况下，健康人双上肢血压可不相等，右上肢血压高于左上肢10～20 mmHg。其原因是右侧肱动脉起自主动脉弓第一大分支头臂干，左侧肱动脉起自主动脉弓第三大分支左锁骨下动脉，能量的消耗导致右上肢血压高于左上肢。下肢血压高于上肢血压20～40 mmHg，是由于股动脉的管径比肱动脉粗，血管内血流量也较多。

（5）体位：不同的体位，血压可有一定范围的变化。由于重力引起的代偿机制，站立时血压高于坐位，坐位高于卧位。对于长期卧床或应用某些降压药物的病人，由卧位变为立位时，可能会出现直立性低血压，表现为血压下降、头晕、心慌等，护理工作中要加以注意。

（6）环境：在寒冷的环境中，末梢血管收缩外周阻力增加，血压升高；高温环境下，皮肤血管扩张，血压下降。

（7）运动：血压的变化与肌肉运动的方式有关，以等长收缩为主的运动，如持续握拳，血压升高；以等张收缩为主的运动，如步行、骑车等，在运动开始时血压有所上升，继而由于血流量重新分配和有效循环血量的改变，血压会逐渐恢复正常。

（8）其他：情绪激动、紧张、恐惧、吸烟、饮酒等因素对血压也有一定影响。

二、异常血压的评估及护理

（一）异常血压的评估

1. 高血压（hypertension） 指在未使用降压药物的情况下，18岁以上成年人非同日3次测量诊室血压，收缩压≥140 mmHg和（或）舒张压≥90 mmHg。根据《中国高血压防治指南》（2018年修订版），高血压可以分为不同级别，具体见表9-6。根据引起高血压的原因，可将高血压分为原发性高血压和继发性高血压。其中95%病人的高血压病因不明，称为原发性高血压；约5%病人的血压升高是继发于某种疾病的临床表现，称为继发性高血压。

2. 低血压（hypotension） 指成年人血压低于90/60 mmHg。常见于大量出血、休克、急性心力衰竭等病人。

表 9-6　中国高血压分级标准

分级	收缩压（mmHg）		舒张压（mmHg）
正常血压	< 120	和	< 80
正常高值	120 ~ 139	和（或）	80 ~ 89
高血压	≥140	和（或）	≥90
1 级高血压（轻度）	140 ~ 159	和（或）	90 ~ 99
2 级高血压（中度）	160 ~ 179	和（或）	100 ~ 109
3 级高血压（重度）	≥180	和（或）	≥110
单纯收缩期高血压	≥140	和	< 90

注：当收缩压和舒张压分属于不同级别时，以较高的分级为准。

3. 脉压异常

（1）脉压增大：脉压超过 40 mmHg，常见于主动脉关闭不全、主动脉硬化、甲状腺功能亢进等病人。

（2）脉压减小：脉压低于 30 mmHg，常见于主动脉瓣狭窄、心包积液、缩窄性心包炎等病人。

（二）异常血压的护理

1. 休息与活动　病人血压过高时，应让其卧床休息，减少活动，保证充足的睡眠时间。血压过低时，应迅速安置平卧位，并立即报告医生采取措施。

2. 病情观察　根据医嘱和病情，监测血压的变化及用药后的反应，注意有无潜在并发症。监测血压时要做到"四定"，即定血压计、定体位、定部位、定时间。

3. 合理饮食　高血压病人应进食易消化、低脂、低胆固醇、高维生素、富含纤维的食物。根据血压的高低适当限制盐的摄入，避免辛辣等刺激性食物。

4. 心理护理　测量发现病人血压异常时，应给予病人合理的解释和安慰，减轻病人的紧张情绪，保持稳定情绪。

5. 健康教育　教会病人正确监测血压的方法，指导病人规律服药、合理膳食、适量运动、戒烟限酒、控制体重、稳定情绪、保持大便通畅，养成良好的生活方式等。

三、血压的测量

（一）测量工具

目前临床上广泛采用血压计进行间接测量法测量血压。血压计是根据血液通过狭窄的动脉管道而形成涡流时发出响声的原理设计的。血压计主要由输气球、袖带和测压计 3 部分组成。

1. 输气球　可以向袖带气囊内充气，压力阀门可以调节压力大小。

2. 袖带　由长方形扁平的橡胶气囊和外层布套组成。橡胶气囊上有两根橡胶管，其中一根接输气球，另一根与测压计相接。袖带宽度和长度一定要符合要求，宽度应该比被测肢体直径宽 20%，长度应能够完全包绕肢体。袖带太窄，须加大力量才能阻断动脉血流，测得数值偏高；袖带太宽，大段血管受阻，测得数值偏低。

3. 测压计　根据测压计的不同可分为以下 3 种。

（1）水银血压计：又称汞柱式血压计，由标尺、玻璃柱和水银槽 3 部分组成（图 9-7）。玻璃柱上的标尺采用双刻度，刻度范围为 0 ~ 300 mmHg 和 0 ~ 40 kPa，最小分度值分别为 2 mmHg 和 0.5 kPa。玻璃柱上端和大气相通，下端和水银槽相连。水银槽内装有 60 g 水银，并有控制开关。当输气球输入空气后，水银由玻璃管底部上升，水银顶端的中央凸起指示出压力的刻度。水银血压计测量血压的方法为听诊法，需要另备听诊器。水银血压计测量数值准确可靠，但是玻璃柱易破损导致水银外溢。

（2）无液式血压计：又称弹簧表式血压计（图 9-8）。外形呈圆盘状，正面盘上标有刻度，盘中央有一指针指示血压数值。无液式血压计携带方便，但测量数值欠准确。

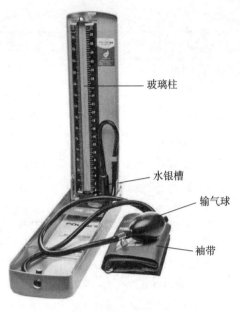

图 9-7　水银血压计

（3）电子血压计：袖带内有一换能器，可自动采样，微电脑控制数字运算，自动完成充气和放气程序，无需使用听诊器，在显示屏上直接显示收缩压、舒张压、脉搏数值等信息（图 9-9）。电子血压计操作方便，可排除听觉不灵敏和噪声干扰等造成的误差，但准确性较差。

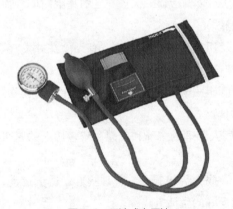

图 9-8　无液式血压计

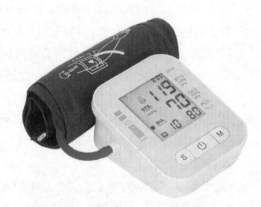

图 9-9　电子血压计

（二）测量方法

【目的】

1. 判断血压有无异常。

2. 动态监测血压变化，间接了解循环系统的功能状况。

【操作前准备】

1. 评估病人并解释

（1）评估：评估病人的年龄、病情、意识状态、治疗情况、配合程度及测量部位状况（如有无肢体偏瘫、功能障碍等）。评估病人是否存在影响血压变化的因素，如 30 min 内有无剧烈运动、洗澡、吸烟、进食、紧张等。若有此类情况，应让病人休息 30 min 后再测量。

（2）解释：向病人及家属解释测量血压的目的、方法、注意事项及配合要点。

2. 病人准备

（1）了解血压测量的目的、方法、注意事项及配合要点。

（2）体位舒适，情绪稳定。

3. 护士准备　着装整洁，修剪指甲，洗手，戴口罩。

4. 环境准备　环境安静，温度适宜，光线充足。

5. 用物准备　治疗盘内备血压计、听诊器、记录本、笔。

【操作步骤】

操作步骤见表 9-7。

表 9-7　血压测量操作步骤

操作步骤	要点与说明
1. 核对解释　备齐用物，携用物至病人床旁，核对病人床号、姓名、腕带，再次解释	• 便于操作 • 确认病人，取得病人理解和配合
2. 选择测量部位	
◆　上肢肱动脉测量法	
（1）体位：（协助）病人取舒适的仰卧位或坐位，被测肢体与心脏处于同一水平。坐位时肱动脉平第 4 肋软骨，仰卧位时肱动脉平腋中线	• 如肱动脉高于心脏水平，测得血压值偏低；反之，测得血压值偏高
（2）缠袖带：卷袖露臂，肘部伸直，掌心向上。放平并打开血压计，开启水银槽开关，水银柱处于"0"点，驱尽袖带内空气，平整地缠于上臂中部，袖带下缘距肘窝 2~3 cm，松紧以能放入一指为宜	• 必要时脱袖，以免衣袖过紧影响血流，测量不准 • 袖带缠得过松，有效测量面积变窄，使血压测量值偏高；袖带缠得过紧，未充气已受压，使血压测量值偏低
（3）置听诊器：戴听诊器，将胸件贴于肱动脉搏动最明显处	• 避免胸件塞于袖带下，以免局部受压较大和听诊时出现干扰声
◆　下肢腘动脉测量法	
（1）体位：（协助）病人取舒适的仰卧位、俯卧位或侧卧位。协助卷裤或脱去一侧裤子，露出大腿部	• 一般不采用屈膝仰卧位
（2）缠袖带：将袖带缠于大腿下部，袖带下缘距腘窝 3~5 cm	
（3）置听诊器：将听诊器置于腘动脉搏动最明显处	• 避免胸件塞于袖带下
3. 充气　关闭气门，一手固定听诊器，一手挤压输气球，充气至动脉搏动音消失再升高 20~30 mmHg	• 充气不可过猛、过快，以免水银溢出和病人不适 • 动脉搏动音消失表示袖带内压力大于心脏收缩压，血流被阻断
4. 放气　以每秒 4 mmHg 速度放气，使水银柱缓慢下降，观察水银柱所指刻度。当闻及第一声搏动音时，水银柱所指刻度为收缩压；继续放气，当搏动音突然变弱或消失时，水银柱所指刻度为舒张压	• 放气太慢，静脉充血，舒张压值偏高；放气太快，未注意到听诊间隔，影响测量准确性 • 眼睛视线保持与水银柱弯月面同一水平。视线低于水银柱弯月面，则读数偏高；反之，则读数偏低 • 第一声搏动音出现表示袖带内压力降至与心脏收缩压相等，血液通过受阻的动脉 • WHO 规定成年人应以动脉搏动音消失作为判断舒张压的标准

操作步骤	要点与说明
5. 整理血压计 测量后解开袖带，排尽袖带内空气，关闭气门，整理袖带放入血压计盒内，将血压计盒盖右倾45°，使水银全部进入水银槽内，关闭水银槽开关	• 妥善整理，防止玻璃管破裂，以防水银槽内水银溢出
6. 整理 协助病人穿衣，取舒适体位，整理床单位	
7. 记录 洗手后记录，用分数形式表示，收缩压/舒张压 mmHg，如 120/80 mmHg	• 当舒张压的变音与消失音有差异时，两读数都应记录，方式为收缩压/变音/消失音 mmHg 如 130/90/60 mmHg

【注意事项】

1. 血压计应定期检测与校对。在每次测量前，应检查血压计水银柱是否保持在零点水平，玻璃管有无破裂，水银是否充足，橡胶管和输气球是否漏气。

2. 需密切观察血压的病人，应做到四定：定时间、定部位、定体位、定血压计，以便准确观察血压的动态变化。

3. 为偏瘫、肢体外伤、手术的病人测量血压时，应选择健侧肢体，避免因血液循环障碍影响血压测量值。

4. 当血压听不清或异常时，应重测。重测时，应待水银柱降至零点，稍等片刻后再测量。

5.《中国高血压防治指南》（2018 年修订版）对血压测量的要求：应间隔 1~2 min 重复测量，取 2 次读数的平均值记录。如果收缩压或舒张压的 2 次读数相差 5 mmHg 以上，应再次测量，取 3 次读数的平均值记录。首诊时应测量两上臂血压，以血压读数较高的一侧作为测量的上臂。

【健康教育】

1. 向病人及家属解释监测血压的重要性，并教会正确测量血压的方法，以便病人及时掌握自己血压的动态变化。

2. 介绍血压的正常范围及测量过程中的注意事项。

3. 教会病人及家属对血压的动态观察，提供血压异常的护理指导，增强自我保健能力。

拓展阅读 9-2
《中国高血压防治指南》（2018 年修订版）

第四节 呼吸的评估与护理

情境四：

护士查房发现病人气促明显，阵发性咳嗽、咳痰，咳大量脓痰，痰不易咳出。

请思考：

1. 如何协助病人有效清除呼吸道分泌物？

2. 为病人吸氧时需要注意哪些问题？

机体从外界环境不断摄取氧气，并将所产生的二氧化碳排出体外，以实现机体与外环境之间进行气体交换的过程，称为呼吸（respiration）。呼吸是机体进行新陈代谢所必需的生理活动之一，呼吸停止，生命也将结束。

一、呼吸及生理变化

（一）呼吸过程

呼吸全过程由外呼吸、气体运输、内呼吸三个环节组成。

1. 外呼吸（external respiration）　是指外界环境与血液在肺部进行的气体交换，分为肺通气和肺换气两个过程。

（1）肺通气：通过呼吸运动使肺与外界环境进行的气体交换。该过程由呼吸道、肺泡和胸廓等协同完成。

（2）肺换气：肺泡与肺毛细血管之间的气体交换。交换方式为分压差扩散，即气体从高分压处向低分压处扩散。如肺泡内氧分压高于静脉血氧分压，其二氧化碳分压低于静脉血二氧化碳分压，通过分压差扩散的作用，肺毛细血管的血液可从肺泡中获得氧，并释放出二氧化碳，最终使静脉血变成动脉血。

2. 气体运输（gas transport）　是指通过血液循环将氧气由肺运输到组织细胞，并将二氧化碳经组织细胞运送至肺的过程。

3. 内呼吸（internal respiration）　是指血液与组织、细胞之间的气体交换。交换方式与肺换气相同，由体循环毛细血管血液将氧气释放到组织细胞，并从组织中获得二氧化碳，最终使动脉血变成静脉血。

（二）呼吸运动的调节

1. 呼吸中枢（respiratory center）　是调节呼吸运动的"司令部"，是中枢神经系统产生呼吸节律和调节呼吸运动的神经细胞群，分布在脊髓、延髓、脑桥、间脑、大脑皮质等部位，各级中枢发挥各自的作用并相互协调和制约，共同完成人体呼吸运动的调节。

2. 呼吸的反射性调节

（1）肺牵张反射（pulmonary stretch reflex）：又称黑－伯反射，是由肺的扩张或缩小所引起的吸气抑制或兴奋的反射。肺扩张时可引起吸气动作的抑制而产生呼气，肺缩小时可引起呼气动作的终止而产生吸气。此反射是一种负反馈调节机制，其生理意义在于使吸气不至于过深过长，促使吸气变为呼气，达到维持正常呼吸节律的目的。

（2）呼吸肌本体感受性反射（proprioceptive reflex of respiratory muscle）：指呼吸肌的本体感受器肌梭在受到牵张刺激时，反射性引起受牵拉的同一肌肉收缩。呼吸肌本体感受性反射参与正常呼吸运动的调节，特别在呼吸肌负荷增加时发挥明显的作用，若呼吸肌负荷增加，呼吸运动相应增强。如慢性阻塞性肺疾病病人，通过呼吸肌本体感受性反射的作用克服气道阻力，维持肺通气。

（3）防御性呼吸反射（defensive respiratory reflex）：此反射对机体具有保护作用，包括咳嗽反射、喷嚏反射，当喉、气管、支气管或鼻黏膜受到机械或化学刺激时，通过咳嗽反射或喷嚏反射，排出呼吸道异物和刺激物。

3. 呼吸的化学性调节　动脉血氧分压（PaO_2）、二氧化碳分压（$PaCO_2$）和氢离子（H^+）浓度的变化对呼吸运动的影响，即为化学性调节。$PaCO_2$是调节呼吸中最重要的生理性化学因素，其对呼吸的调节是通过中枢和外周化学感受器实现的，H^+ 浓度对呼吸的调节同 $PaCO_2$，而 PaO_2 是通过外周化学感受器对呼吸运动进行调节。化学性调节对呼吸会产生不同的影响（表 9-8）。

表 9-8　化学性调节对呼吸运动的影响

变化因素	呼吸变化	备注
$PaCO_2$ 下降	呼吸运动减弱或暂停	
$PaCO_2$ 升高	呼吸加深加快，肺通气增加	$PaCO_2$ 超过一定水平，则抑制中枢神经系统活动，包括呼吸中枢，出现呼吸困难、头晕头痛，甚至昏迷，即二氧化碳麻醉
H^+ 浓度升高	导致呼吸加深加快，肺通气增加	
H^+ 浓度降低	呼吸受到抑制	
PaO_2 降低	引起呼吸加深加快，肺通气增加	

（三）正常呼吸及生理变化

1. 正常呼吸　正常成年人安静状态下的呼吸节律规则，呼吸运动均匀无声且不费力，频率为 16 ~ 20 次 /min。呼吸与脉搏的比例为 1 : 4。男性及儿童以腹式呼吸为主，女性以胸式呼吸为主。

2. 生理变化

（1）年龄：年龄越小，呼吸频率越快。如新生儿呼吸为 40 ~ 45 次 /min。

（2）性别：同年龄女性的呼吸比男性稍快。

（3）情绪：强烈的情绪变化，如恐惧、紧张、愤怒、害怕、悲伤等，可引起呼吸加快或屏气。

（4）活动：休息和睡眠时呼吸减慢，剧烈运动时呼吸加深加快。

（5）血压：血压大幅度变动可反射性引起呼吸发生变化，如血压升高，呼吸减慢减弱；血压降低，则呼吸加快加强。

（6）其他：如环境温度升高，可导致呼吸加深加快。

二、异常呼吸的评估及护理

（一）异常呼吸的评估

1. 频率异常

（1）呼吸过速（tachypnea）：即呼吸频率超过 24 次 /min，也称为气促。常见于疼痛、发热、甲状腺功能亢进等。一般情况，体温每升高 1℃，呼吸增加 3 ~ 4 次 /min。

（2）呼吸过缓（bradypnea）：即呼吸频率低于 12 次 /min。常见于巴比妥类药物中毒、颅内压增高等。

2. 节律异常

（1）潮式呼吸（tidal breathing）（陈 – 施呼吸，Cheyen-Stokes respiration）：呼吸由浅慢逐渐转变成深快，再由深快转变成浅慢，然后出现一段呼吸暂停（5 ~ 20 s），又开始重复以上过程的周期性变化。其呼吸形态如潮水涨落，呼吸的周期可长达 0.5 ~ 2 min。常见于脑膜炎、脑炎、颅内压增高、巴比妥类药物中毒等。

（2）间停呼吸（meningitic breathing）（比奥呼吸，Biot respiration）：即有规律地呼吸几次后，突然停止呼吸，且间隔一个短时间后又开始呼吸，如此反复交替。表现为呼吸和呼吸暂停现象交替出现，常出现在病人临终前，预后不良。

3. 深度异常

（1）深度呼吸（库斯莫尔呼吸，Kussmaul respiration）：是一种深而规则的大呼吸。常见于尿毒症酸中毒、糖尿病酮症酸中毒等。

（2）浅快呼吸（rapid shallow breathing）：是一种浅表而不规则的呼吸，有时呈叹息样。见于呼吸肌麻痹、某些肺与胸膜疾病、濒死的病人。

4. 声音异常

（1）蝉鸣样（strident）呼吸：吸气时产生一种极高音调，似蝉鸣样音响，多因声带附近阻塞，导致空气吸入困难。常见于喉头水肿、喉头异物等。

（2）鼾声（stertorous）呼吸：呼吸时发出一种粗大的鼾声，多因气管或支气管内有较多的分泌物积蓄所致。多见于昏迷病人。

5. 形态异常

（1）胸式呼吸减弱，腹式呼吸增强：正常成年女性以胸式呼吸为主。由于肺、胸膜或胸壁的疾病所引起的剧烈疼痛，可使胸式呼吸减弱，腹式呼吸增强。如肋骨骨折、肺炎、胸膜炎等。

（2）腹式呼吸减弱，胸式呼吸增强：正常成年男性及儿童以腹式呼吸为主。某些疾病导致膈肌下降受限，造成腹式呼吸减弱，胸式呼吸增强。如大量腹水、腹膜炎、腹腔内巨大肿瘤等。

6. 呼吸困难（dyspnea）　是一种常见的症状及体征，表现为呼吸频率、节律、深浅度的异常，病人主观上感到空气不足，客观上表现为呼吸费力，出现发绀、鼻翼扇动、端坐呼吸，辅助呼吸肌参与呼吸过程。临床上可分为：

（1）吸气性呼吸困难：其特点是吸气费力，吸气时间延长，表现出明显的"三凹征"（吸气时胸骨上窝、锁骨上窝、肋间隙出现凹陷）。此类呼吸困难是由于上呼吸道部分梗阻，气流进入肺内不畅，吸气时呼吸肌收缩，肺内负压极度增高所致。常见于气管阻塞、喉头水肿等。

（2）呼气性呼吸困难：其特点是呼气费力，呼气时间延长。此类呼吸困难是由于下呼吸道部分梗阻，气流呼出不畅所致。常见于支气管哮喘、阻塞性肺气肿等。

（3）混合性呼吸困难：其特点是吸气、呼气均感费力，呼吸频率增加。此类呼吸困难是由于肺部广泛性病变导致呼吸面积减少，影响了换气功能。常见于重症肺炎、广泛性肺纤维化、大面积肺不张、大量胸腔积液等。

（二）异常呼吸的护理

1. 观察　加强观察病人的呼吸频率、节律、深度、声音、形态有无异常，有无发绀、咳嗽、咳痰、咯血、呼吸困难等表现，并观察药物疗效和不良反应。

2. 保持呼吸道通畅　及时清除呼吸道分泌物，指导病人有效咳嗽，协助病人翻身、拍背，必要时进行体位引流、雾化吸入、吸痰。

3. 协助治疗，改善呼吸　根据病人病情予以吸氧或人工呼吸机辅助呼吸。呼吸中枢抑制者，遵医嘱予以呼吸中枢兴奋剂。呼吸停止者，立即进行人工呼吸，予以抢救。

4. 提供舒适环境　保持环境整洁、安静、舒适，室内空气流通、清新，温度、湿度适宜，以利于病人休息和放松。

5. 饮食和水分 选择营养丰富、易于咀嚼和吞咽的食物，注意水分的摄入，避免过饱及产气食物，以免膈肌上升影响呼吸。

6. 心理护理 维持良好的护患关系，根据病人的心理状态，实施相应的心理护理，以稳定病人情绪，保持良好心态。

7. 健康教育 讲解保持呼吸道通畅的重要性及方法，告知戒烟限酒，减少对呼吸道黏膜的刺激；培养良好的生活习惯；指导病人学会有效咳嗽及呼吸训练的方法，如缩唇呼吸、腹式呼吸等。

三、呼吸的测量

【目的】

1. 判断呼吸有无异常。

2. 动态监测呼吸变化，间接了解呼吸功能情况。

【操作前准备】

1. 评估病人并解释

（1）评估：评估病人的年龄、病情、治疗情况、心理状态及合作程度。

（2）解释：向病人及家属进行自我介绍，解释测量呼吸的目的、方法及注意事项。

2. 病人准备

（1）理解呼吸测量的目的、方法及注意事项。

（2）情绪平稳，体位舒适，保持自然呼吸状态。

（3）测量前如剧烈运动、情绪激动等，休息 20～30 min 后再行测量。

3. 护士准备 着装整洁，修剪指甲，洗手，戴口罩。

4. 环境准备 病室温湿度适宜，光线充足，环境安静。

5. 用物准备 治疗盘、表（带有秒针）、记录本、笔，必要时备棉花。

【操作步骤】

操作步骤见表9-9。

表 9-9 呼吸测量操作步骤

操作步骤	要点与说明
1. 核对 携用物至病人床旁，核对病人床号、姓名及腕带	• 确认病人
2. 体位 协助病人取舒适体位	• 精神放松，保持自然呼吸状态，避免引起病人紧张
3. 方法 将手放于病人桡动脉处似诊脉状，眼睛观察其胸部或腹部起伏	• 男性及儿童以腹式呼吸为主，女性以胸式呼吸为主
4. 观察 呼吸频率（即一起一伏为一次呼吸）、节律、深度、音响、形态及有无呼吸困难	
5. 计数 正常呼吸计数 30 s，乘以 2	• 异常呼吸的病人或婴儿应测量 1 min
6. 记录	• 记录测量数值，必要时记录呼吸运动情况

【注意事项】

1. 由于呼吸会受到意识的控制，因此在测量前不必加以解释，以免病人紧张而影响测量结果的准确性。

2. 为危重病人测量呼吸时，如病人呼吸微弱，可将少许棉花放于病人鼻孔前，观测棉花被吹动的次数，计时 1 min。

【健康教育】

1. 向病人及家属解释呼吸监测的重要性和必要性，指导其学会测量呼吸的正确方法。

2. 引导病人精神放松，学会识别及判断异常呼吸。

3. 教会病人自己对异常呼吸进行护理。

四、促进呼吸功能的护理技术

（一）清除呼吸道分泌物的护理技术

1. 促进有效咳嗽　咳嗽是一种防御性呼吸反射，可排出呼吸道内的异物、分泌物，具有清洁、保护和维护呼吸道通畅的作用。适用于神志清醒、一般状况良好、能够主动配合的病人。促进有效咳嗽的主要措施有：①变换病人姿势，使分泌物流入大气道内，有利于痰液咳出。②指导并鼓励病人做缩唇呼吸（即用鼻吸气，口缩唇呼气），以引发咳嗽反射。③病情许可的情况下，增加病人活动量，促进痰液松动。④双手稳定地按压胸壁下侧，形成一个坚实的力量，有助于咳嗽。具体步骤为：病人取坐位或半卧位，屈膝，上身前倾，双手抱膝或在胸部和膝盖上放置一枕头并用两肘夹紧，深吸气后屏气 3 s（有伤口者，护士应将双手压在切口的两侧），然后病人腹肌用力，双手抓紧支持物（脚和枕），用力做爆破性咳嗽，将痰液咳出。主动咳嗽时酌情含漱或饮用白开水有助于咳出痰液。如果病人在咳嗽时不放松喉部肌肉，则会出现舌回缩，不但影响咳嗽效果，而且气体会加重局部损伤，引起刺激性咳嗽，因此咳嗽前必须放松喉部肌肉和舌。

2. 叩击　用手叩打胸背部，借助振动，使堆积在气道内的分泌物松脱，移行至病人的中心气道，并借助病人自身咳嗽将痰液排出体外。适用于长期卧床、久病体弱、排痰无力的病人。具体操作方法：病人取坐位或侧卧位，操作者五指并拢，手背隆起，手指弯曲，手掌中空，用腕关节的力量从肺底由外向内自下而上进行叩击，并指导病人做主动有效的咳嗽将痰液排出。叩击的力量以病人可耐受或痰液可以顺利排出为宜，不可在裸露的皮肤、肋骨上下、脊柱、乳房等部位叩击。

3. 体位引流　指病人通过摆放特殊体位，借助重力作用，将肺与支气管所蓄积的分泌物流入大气管并咳出体外。适用于痰量较多、呼吸功能尚好的病人，如支气管扩张、肺脓肿等，对严重高血压、心力衰竭、极度衰弱、意识不清等病人应禁忌。其实施要点为：

（1）将病人患肺置于高位，使其引流的支气管开口向下，有利于分泌物顺体位引流而出。临床上则根据病变部位不同采取相应的体位进行引流。

（2）指导病人间歇深呼吸并尽力咳痰，护士轻叩相应部位，以提高引流效果。

（3）体位引流每日 2～4 次，每次 15～30 min，宜选择空腹时进行。

（4）体位引流时应监测：①病人的反应，如出现头晕、面色苍白、出冷汗、血压下降等，应停止引流；②观察并记录引流液的色、质、量。如引流液大量涌出时，应注意防止病人窒息。如引流液小于 30 mL/d，可停止引流。

（5）叩击与体位引流后，随即指导病人深呼吸和咳嗽，有利于分泌物的排出。

（6）痰液黏稠不易引出时，可配合蒸汽吸入、超声雾化吸入、祛痰药，有利排出痰液。

4. 吸痰法 指利用负压的原理，经口、鼻腔、人工气道将呼吸道的分泌物吸出，以保持呼吸道通畅。临床上主要用于年老体弱、危重、昏迷、麻醉未清醒前等各种原因引起的不能有效咳嗽、排痰的病人。

（1）电动吸引器吸痰法：电动吸引器由马达、偏心轮、气体过滤器、负压表、安全瓶、贮液瓶组成（图9-10）。安全瓶和贮液瓶可贮液1 000 mL，瓶塞上有两个玻璃管，并通过橡胶管相互连接。接通电源后马达带动偏心轮，从吸气孔吸出瓶内空气，并由排气孔排出，不断循环转动，使瓶内产生负压，从而将痰液吸出。

【目的】

1）清除呼吸道分泌物，保持呼吸道通畅。

2）促进呼吸功能，改善肺通气。

3）预防肺不张、坠积性肺炎等并发症的发生。

【操作前准备】

1）评估病人并解释

① 评估：病人的年龄、病情、意识状态、治疗情况、口腔及鼻腔情况，有无将呼吸道分泌物排出的能力，心理状态及合作程度。

② 解释：向病人及家属解释吸痰的目的、方法、注意事项及配合要点。

2）病人准备：体位舒适，情绪稳定。了解吸痰的目的、方法、注意事项及配合要点。

3）环境准备：病室温湿度适宜，光线充足，环境安静。

4）护士准备：着装整洁，修剪指甲，洗手，戴口罩。

5）用物准备

① 治疗车上层：治疗盘内备一次性连接导管、有盖罐（瓶）2只（内盛无菌生理盐水，用于试吸和冲洗吸痰管），无菌纱布、手电筒、听诊器，一次性吸痰管，手消毒剂，无菌血管钳，无菌手套，必要时备压舌板、口咽管、开口器、舌钳。

② 治疗车下层：生活垃圾桶、医疗垃圾桶。必要时备电插板等。

③ 其他：电动吸引器（性能良好、处于备用状态）。

【操作步骤】

操作步骤见表9-10。

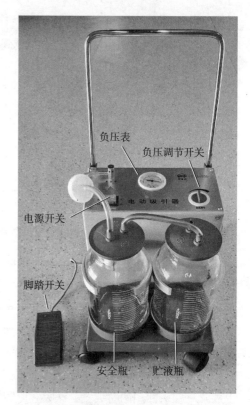

负压表
负压调节开关
电源开关
脚踏开关
安全瓶　贮液瓶

图9-10 电动吸引器

操作视频9-1
电动吸引器吸痰法

表9-10 电动吸引器吸痰法操作步骤

操作步骤	要点与说明
1）核对：携用物至病人床旁，核对病人床号、姓名及腕带	• 确认病人
2）调节：接通电源，打开开关，调节负压	• 一般成年人40.0～53.3 kPa（300～400 mmHg），儿童<40.0 kPa（300 mmHg）
3）检查：病人口腔、鼻腔，取下活动义齿	• 口腔吸痰有困难时，可从鼻腔吸引；昏迷病人可用压舌板或张口器辅助张口

续表

操作步骤	要点与说明
4）体位：病人头转向一侧，面向操作者	
5）试吸：连接导管，打开吸痰管外包装，戴手套，连接一次性吸痰管，在试吸罐（瓶）中试吸少量生理盐水	• 检查管道是否通畅，同时润滑吸痰管前端
6）吸痰：一手反折吸痰管末端（如吸痰管末端有侧孔，则不堵侧孔），另一手用无菌血管钳或戴手套的手持吸痰管前端，插入口咽部（10～15 cm），然后放松吸痰管末端（如吸痰管末端有侧孔，用拇指堵住侧孔），左右旋转向上提拉，吸尽痰液	• 插管时不可有负压，以免引起呼吸道黏膜损伤 • 先吸口咽部分泌物，再吸气管内分泌物 • 若气管切开吸痰，注意无菌操作，先吸气管切开处，再吸口（鼻）部 • 每次吸痰时间 < 15 s
7）抽吸：退出吸痰管，在冲洗罐（瓶）中抽吸生理盐水	• 避免分泌物积聚、堵塞吸痰管和连接管 • 一根吸痰导管只使用一次
8）观察：病人的反应，吸痰效果、气道通畅情况，评估吸出液的色、质、量	• 动态评估病人
9）安置病人：再次核对病人，擦净其口鼻分泌物，放置舒适体位，询问病人感受，整理床单位	• 使病人舒适
10）整理用物：将医疗垃圾、生活垃圾分类放置，吸痰管放入医疗垃圾袋内，倾倒贮液瓶痰液，吸痰器消毒处理	• 吸痰用物根据吸痰操作性质每班更换或每日更换1～2次
11）记录：洗手，记录	• 记录痰液的量、颜色、黏稠度、气味及病人的反应等

【注意事项】

1）吸痰前应检查电动吸引器性能，处于完好备用状态。

2）严格执行无菌操作，吸痰前保护吸痰管不受污染，每次吸痰应更换吸痰管。

3）吸痰动作轻稳，防止呼吸道黏膜损伤。每次吸痰时间 < 15 s，以免造成缺氧。

4）电动吸引器不宜连续使用过久；贮液瓶内液体达 2/3 时，应及时倾倒，以免液体过多吸入马达而损坏仪器。贮液瓶内应放少量消毒液，以便吸出液不致黏附于瓶底，便于清洗消毒。

5）病人在吸痰时，若临床上有明显的血氧饱和度下降，可在吸痰前给予 100% 的高浓度氧气吸入 30～60 s。

【健康教育】

1）教会清醒病人配合吸痰的正确方法，向病人及其家属讲解呼吸道疾病的预防保健方法。

2）指导病人呼吸道有分泌物时应及时吸出，以保持气道通畅，改善呼吸，纠正缺氧。

（2）中心负压吸引装置吸痰法：目前多数医院设有中心负压吸引装置，吸引器管道连接到各病室床单位。使用时，关闭中心负压表调节阀开关及负压调节开关，打开中心负压吸引安全帽，将中心负压表插头快速插入中心负压终端插孔内，听到"咔嚓"声响，表示插头与插孔锁住。将第一根连接导管的一端与吸引瓶口 I 连接，另一端与中心负压表上的接头相接；将第二根连接导管的一端与吸引瓶上的瓶口 II 相连，另一端接吸引头或玻璃接头（图 9-11）。吸痰前，缓慢打开负压调节开关，反折吸引头端连接管检测负压，调节好负压，连接吸痰导管，试吸并检查管道通畅性，其余操作同电动吸引器吸痰。

（3）注射器吸痰或口对口吸痰：在无吸引装置的紧急状态下，可采用注射器吸痰或口对口吸痰。注射器吸痰一般用 50 mL 或 100 mL 注射器连接吸痰管进行抽吸；口对口吸痰则由操作者托起病人下颌，使其头后仰，并捏住病人鼻孔，口对口吸出分泌物，以保持呼吸道通畅。

附：经气管插管 / 切开吸痰法

【目的】

同电动吸引器吸痰法。

【操作前准备】

同电动吸引器吸痰法。

【操作步骤】

操作步骤见表 9-11。

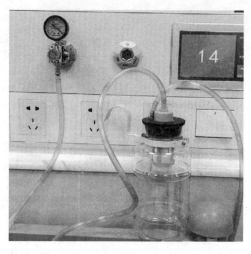

图 9-11　中心负压吸引装置

表 9-11　经气管插管 / 切开吸痰操作步骤

操作步骤	要点与说明
1）核对：携用物至病人床旁，核对病人床号、姓名及腕带	• 确认病人
2）调节：接通电源，打开开关，调节负压	• 一般成年人 40.0 ~ 53.3 kPa（300 ~ 400 mmHg），儿童 < 40.0 kPa（300 mmHg）
3）体位：病人头转向一侧，面向操作者	
4）吸痰前吸氧：听病人双肺呼吸音，调高氧流量，使用呼吸机病人给予 100% 纯氧吸入 30 ~ 60 s	• 改善机体缺氧状况，避免吸痰时缺氧
5）试吸：连接导管，撕开吸痰管外包装前端，一只手戴无菌手套，将吸痰管抽出并盘绕在戴有无菌手套的手中，根部与负压管相连，试吸少量生理盐水	• 检查管道是否通畅，同时润滑吸痰管前端
6）吸痰：非无菌的另一只手断开呼吸机与气管导管，然后反折吸痰管末端（如吸痰管末端有侧孔，则不堵侧孔），用戴无菌手套的一只手迅速并轻轻地沿气管导管送入吸痰管，放松反折的吸痰管末端（如吸痰管末端有侧孔，用拇指堵住侧孔），吸痰管遇阻力略上提后加负压，边上提边旋转边吸引	• 插管时不可有负压，以免引起呼吸道黏膜损伤 • 严格无菌操作，先吸气管切开处，再吸口（鼻）部 • 每次吸痰时间 < 15 s，避免在气管内上下提插
7）抽吸：退出吸痰管，用生理盐水抽吸	• 避免分泌物积聚、堵塞吸痰管和连接管 • 一根吸痰导管只使用一次
8）吸痰后吸氧：吸痰结束后立即接呼吸机通气，可给予病人 100% 的纯氧 30 ~ 60 s，或血氧饱和度升至正常水平后再将氧浓度调至原来水平	• 改善机体缺氧状况
9）观察：病人的反应，吸痰效果、气道通畅情况，评估吸出液的色、质、量	• 动态评估病人
10）安置病人：再次核对病人，擦净其口鼻分泌物，放置舒适体位，询问病人感受，整理床单位	• 使病人舒适

续表

操作步骤	要点与说明
11）整理用物：将医疗垃圾、生活垃圾分类放置，吸痰管放入医疗垃圾袋内，倾倒贮液瓶痰液，吸痰器消毒处理	• 吸痰用物根据吸痰操作性质每班更换或每日更换 1～2 次
12）洗手，记录	• 记录痰液的量、颜色、黏稠度、气味及病人的反应等

【注意事项】

1）观察病人的生命体征、呼吸机参数及 SpO_2 变化。

2）遵循无菌原则，每次吸痰时均须更换吸痰管。

3）吸痰前整理呼吸机管路，倾倒冷凝水。

4）开放气道后迅速自深部旋转上提吸尽痰液，避免反复上提。

5）吸痰前后听病人双肺呼吸音，给予 100% 纯氧吸入 30～60 s。

6）选择型号适宜的吸痰管，建议成年人和儿童使用的吸痰管（直径）应小于其使用的气管插管直径的 50%，婴儿则应小于 70%。

【健康教育】

教会清醒病人配合吸痰的正确方法，向病人及其家属宣教呼吸道疾病的预防保健知识。

（二）氧气疗法

氧气疗法（oxygen therapy）简称氧疗，是指通过给氧，提高动脉血氧分压（PaO_2）和动脉血氧饱和度（SaO_2），增加动脉血氧含量（CaO_2），以纠正各种原因导致的缺氧状态，促进组织新陈代谢，维持机体生命活动的治疗方法。

1. 缺氧分类和氧疗适应证　缺氧可分为低张性缺氧、血液性缺氧、循环性缺氧和组织性缺氧（表 9–12）。

表 9–12　缺氧的分类、发生原因与常见疾病

分类	发生原因	常见疾病
低张性缺氧	由于吸入气氧分压过低，外呼吸功能障碍，静脉血分流入动脉血所致。主要特点为动脉血氧分压降低，使动脉血氧含量减少，组织供氧不足	高山病、慢性阻塞性肺疾病、先天性心脏病等
血液性缺氧	由于血红蛋白数量减少或性质改变，造成血氧含量降低或血红蛋白结合的氧不易释放所致	贫血、一氧化碳中毒、高血红蛋白血症等
循环性缺氧	由于组织血流量减少使组织供氧量减少所致。其原因为全身性循环性缺氧和局部性循环性缺氧	常见于休克、心力衰竭、栓塞等
组织性缺氧	由于组织细胞利用氧异常所致。其原因为组织中毒、细胞损伤、呼吸酶合成障碍	常见于氰化物中毒、大量放射线照射等

以上 4 种类型的缺氧中，低张性缺氧（除静脉血分流入动脉外）病人的 PaO_2 和 SaO_2 明显低于正常，吸氧能提高 PaO_2、SaO_2、CaO_2，使组织供氧增加，因而氧疗疗效最好。氧疗对于心功能不全、心排血量严重下降、大量失血、严重贫血及一氧化碳中毒，也有一定的治疗作用。

2. 缺氧程度判断　根据临床表现、动脉血氧分压（PaO₂）和动脉血氧饱和度（SaO₂）可以将缺氧分为轻度低氧血症、中度低氧血症和重度低氧血症（表 9–13）。

表 9–13　缺氧程度及表现

缺氧类型	呼吸困难	发绀	血氧分析 动脉血氧分压（PaO₂）	动脉血氧饱和度（SaO₂）	临床处理
轻度低氧血症	不明显	无发绀	> 6.67 kPa（50 mmHg）	> 80%	一般不需氧疗，如有呼吸困难，可给予低流量低浓度（氧流量 1 ~ 2 L/min）氧气吸入
中度低氧血症	明显	明显	4 ~ 6.67 kPa（30 ~ 50 mmHg）	60% ~ 80%	需氧疗
重度低氧血症	严重，出现"三凹征"	显著	< 4 kPa（30 mmHg）	< 60%	需氧疗（此型缺氧是氧疗的绝对适应证）

血气分析检查是监测用氧效果的客观指标，当病人 PaO₂ 低于 6.6 kPa（50 mmHg）时，应给予吸氧。

3. 供氧装置　分为氧气筒及氧气压力表、氧气管道装置（中心供氧装置）两种。

（1）氧气筒及氧气压力表装置（图 9–12）

1）氧气筒：为圆柱形无缝钢筒，可耐高压达 14.7 MPa（150 kg/cm²），容纳氧气 6 000 L。顶部有总开关，控制氧气的进出。颈部的侧面有一气门，与氧气表相连，是氧气从筒中输出的途径。

2）氧气压力表：由压力表、减压器、流量表、湿化瓶及安全阀 5 部分组成。

压力表上的指针能反映氧气筒内压力，以 MPa 或 kg/cm² 表示，压力越大，说明氧气筒内氧气越多。

减压器是一种弹簧自动减压装置，能将来自氧气筒内的压力减至 0.2 ~ 0.3 MPa（2 ~ 3 kg/cm²），可使流量平稳，保证安全。

流量表则用于测量每分钟氧气的流出量，表内有浮标，浮标上端平面所指刻度即为每分钟氧气的流出量。

湿化瓶用于湿化氧气及观察氧气流量，常选用一次性或内装 1/3 ~ 1/2 灭菌蒸馏水的湿化瓶，氧疗时将通气管浸入水中，湿化瓶出口和鼻氧管连接。

安全阀的作用是当氧气流量过大、压力过高时，安全阀内部的活塞可自行上推，使过多的氧气从其四周小孔流出，以保证安全。

氧气筒内的氧气供应时间可按下列公式计算：

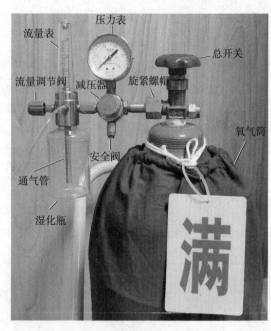

图 9–12　氧气筒及氧气压力表供氧装置

$$可供应时间 = \frac{\left[压力表压力 -5\left(kg/cm^2\right)\right] \times 氧气筒容积\left(L\right)}{1\,kg/cm^2 \times 氧流量\left(L/min\right) \times 60\,min}$$

氧气浓度与流量的关系：

$$吸氧浓度\left(\%\right) = 21 + 4 \times 氧流量\left(L/min\right)$$

（2）氧气管道装置（中心供氧装置）：将供氧管道设入病区、门诊、急诊，氧气集中由医院供应站负责供给，供应站设总开关控制，各用氧单位配氧气表，打开流量表即可使用，操作方便（图9-13）。

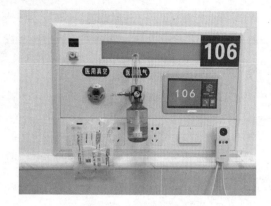

图9-13　中心供氧装置

4. 氧疗方法

（1）鼻氧管给氧法：将鼻氧管前端插入鼻孔内约1 cm，导管环绕固定于耳后至下颌。此方法较简单，病人感觉较舒适，容易接受，是目前临床上常用的给氧方法之一。

【目的】

1）提高动脉血氧分压（PaO_2）和动脉血氧饱和度（SaO_2），增加动脉血氧含量（CaO_2），纠正各种原因导致的缺氧状态。

2）促进组织新陈代谢，维持机体生命活动。

【操作前准备】

1）评估病人并解释

① 评估：病人的年龄、病情、意识状态、治疗情况、缺氧程度、血气分析结果、鼻腔黏膜情况、心理状态及合作程度。

② 解释：向病人及家属解释吸氧的目的、方法、注意事项及配合要点。

2）病人准备

① 了解吸氧法的目的、方法、注意事项及配合要点。

② 体位舒适，情绪稳定，愿意配合。

3）环境准备：病室温、湿度适宜，光线充足，环境安静，远离火源。

4）护士准备：着装整洁，修剪指甲，洗手，戴口罩。

5）用物准备

① 治疗车上层：氧气压力表装置、湿化瓶、鼻氧管、蒸馏水、小药杯（内盛冷开水）、纱布、弯盘、棉签、扳手（氧气筒吸氧备用）、用氧记录单、笔。

② 治疗车下层：生活垃圾桶、医疗垃圾桶。

③ 其他：中心供氧装置或氧气筒及氧气压力表供氧装置。

【操作步骤】

操作步骤见表9-14。

操作视频9-2
鼻氧管给氧法

表9-14　鼻氧管给氧法操作步骤

操作步骤	要点与说明
◆ 给氧	
1）核对：携用物至病人床旁，核对病人床号、姓名及腕带	• 确认病人

续表

操作步骤	要点与说明
2）装表	
➢ 氧气筒供氧	
①吹尘：打开总开关（逆时针转 1/4 周），使少量气体从气门处流出，随即迅速关上（顺时针）	• 吹尘的目的是避免灰尘吹入氧气表，清洁气门
②安装流量表：将氧气表稍向后倾置于氧气筒气门上，用手初步旋紧，再用扳手拧紧	• 使氧气表直立于氧气筒旁，与地面垂直
③备湿化瓶：将蒸馏水倒入湿化瓶至 1/3～1/2 满	• 急性肺水肿用 20%～30% 乙醇 • 或厂家说明书所示湿化液刻度位置
④连接湿化瓶：将内盛蒸馏水的湿化瓶接于流量表上	
⑤检查有无漏气：确认流量开关呈关闭状态，打开总开关，检查氧气装置无漏气。	
➢ 中心供氧	
① 备湿化瓶：将蒸馏水倒入湿化瓶至 1/3～1/2 满	
② 连接湿化瓶：将内盛蒸馏水的湿化瓶接于流量表上	
③ 检查有无漏气：关闭流量开关，取下中心供氧装置氧气安全帽，将氧气表插头快速插入供氧终端插座，听到"咔嚓"声响，表示插头与插座锁紧，并检查有无松动及漏气	
3）清洁检查：用棉签蘸取冷开水清洁鼻腔	
4）调流量：打开开关，调节流量，检查氧气流出是否通畅	• 根据病情遵医嘱调节流量
5）湿润：将鼻氧管放入小药杯冷开水中湿润，并检查鼻氧管是否通畅	
6）插管：将鼻氧管插入病人鼻孔 1 cm	• 动作轻柔，以免损伤黏膜
7）固定：将鼻氧管导管环绕耳后至下颌，妥善固定，调节松紧度	• 松紧适宜，避免太紧引起局部皮肤受损
8）安置病人：再次核对病人，放置舒适体位	• 使病人舒适
9）整理用物：将医疗垃圾、生活垃圾分类放置	
10）记录：用氧时间、氧流量、病人反应，签名	
11）观察：有无氧疗不良反应，询问病人感受，氧气装置有无漏气及通畅性，交代注意事项	• 有异常情况时，及时处理
◆ 停氧	
1）核对、停吸氧：再次核对、解释，取下鼻氧管	• 防止操作不当，导致组织损伤
2）卸表	
➢ 氧气筒	
关闭总开关，放尽余气，关闭流量开关，再卸表	
➢ 中心供氧	
关闭流量开关，取下流量表，盖上中心供氧装置氧气安全帽	
3）安置病人：协助病人取舒适体位，整理床单位	• 使病人舒适
4）整理用物：将医疗垃圾、生活垃圾分类放置	• 一次性用物消毒后集中处理 • 氧气筒上悬挂"空"或"满"标志
5）洗手、记录：停氧时间及用氧后效果	

【注意事项】

1）用氧前，检查用氧装置有无漏气，是否通畅。

2）吸氧时先调好氧流量再将鼻氧管插入病人鼻腔，停氧时先取下鼻氧管，再关闭氧流量表；使用中需改变流量，应先分离鼻氧管与湿化瓶连接处，调节好流量再接上，以免开关开错，致使大量氧气进入呼吸道而损伤肺部组织。

3）用氧过程中，保持呼吸道和吸氧管路通畅。加强监测，新生儿吸氧应严格控制用氧浓度和用氧时间。

4）注意用氧安全，氧气筒应放阴凉处，周围严禁烟火及易燃品，距明火至少 5 m，距暖气至少 1 m。尤其是使用氧气筒给氧时，应切实做好"四防"，即防热、防火、防油、防震。搬运时要避免倾倒撞击。氧气表及螺旋口勿上油，勿用带油的手装卸氧气表。

5）未用完或已用完的氧气筒，应分别悬挂"满"或"空"的标志及"四防"标识，便于及时调换、急用时搬运，提高抢救速度。

6）氧气筒内氧气勿用尽，至少保留 0.5 MPa（5 kg/cm²），以免灰尘进入筒内，再充气时引起爆炸。

7）常用湿化液为灭菌蒸馏水，急性肺水肿病人可使用20%～30%乙醇，其主要目的是降低肺泡内泡沫的表面张力，使肺泡泡沫破裂、消散，改善肺部气体交换，减轻缺氧症状。

【健康教育】

1）向病人及家属解释氧疗的重要性、正确使用氧气的方法及注意事项。

2）介绍呼吸道疾病的预防保健知识。

（2）鼻塞法：鼻塞是一种用塑料制成的球状物，操作时将鼻塞塞入一侧鼻孔鼻前庭内给氧，鼻塞管固定于耳后。该方法比鼻氧管给氧法更为简便，对鼻黏膜刺激性小，病人感觉舒适，且两侧鼻孔可交替使用。适用于长期吸氧的病人。

（3）面罩法：将氧气管连接到面罩的氧气进孔处，氧气自面罩底部输入孔进入，呼出的气体从面罩两侧小孔排出，用面罩紧贴病人口、鼻部，松紧带固定于头部（图9-14）。由于口、鼻部均能吸入氧气，效果较好。给氧时必须有足够的氧流量，一般需 6～8 L/min。适用于张口呼吸且病情较重的病人。

（4）氧气头罩法：将氧气管连接于头罩顶部的进气孔，病人头部置于透明的氧气头罩里吸氧，罩面上有多个孔，通过开、闭孔的多少调节罩内氧浓度。头罩与颈部之间要保持适当的空隙，以防止二氧化碳潴留及重复吸入（图9-15）。此法主要用于小儿。

（5）氧气枕法：氧气枕是一长方形橡胶枕，枕上有一橡胶管，管上设有调节器可调节氧流

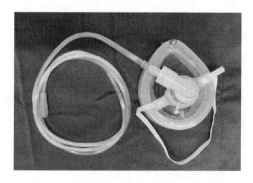

图9-14 吸氧面罩及管道

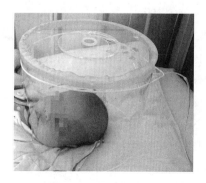

图9-15 氧气头罩给氧

量，氧气枕充入氧气后接上湿化瓶即可使用（图9-16）。使用时，病人将头部枕于氧气枕上或由其他人帮助按压氧气枕，以供给氧气。此法适用于家庭氧疗、危重病人的抢救或转运途中。

（6）高压氧疗法：指在大于一个标准大气压的环境中呼吸纯氧或混合氧（图9-17），以达到治疗各种疾病的目的。高压氧疗法可迅速提高血氧分压，增加血氧含量。一般情况，当机体全身性或局部性缺氧、急性或慢性缺氧引起各种缺氧性疾病时都可采用高压氧疗法。如心搏呼吸骤停复苏后、急性一氧化碳中毒及其迟发性脑病、各种意外造成的急性缺氧（溺水、窒息、触电）等。

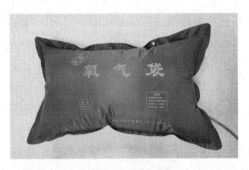

图9-16 氧气枕

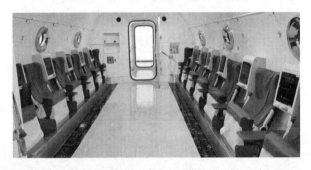

图9-17 高压氧舱

5. 家庭供氧方法 家庭供氧一般采用制氧器、小型氧气瓶及氧气枕等方法，病人可在家中进行氧疗，改善其健康状况，提高生活质量和运动耐力。常用于一些慢性呼吸系统疾病和持续低氧血症的病人，如冠心病、肺源性心脏病、哮喘、支气管炎、肺气肿等慢性疾病病人。

（1）便携式制氧器：其原理为制氧剂和催化剂在反应仓中与水产生化学反应从而制造出氧气。优点：①纯度高：制氧纯度高，符合医用标准，纯度 > 99.0%。②供氧快：立用立得，方便快捷。③易操作：操作简便，易学易会。④易携带：制氧器小巧轻便，便于携带。缺点：维持时间短（一次制氧仅维持 20 min 吸氧），如需反复用氧，则要不断更换制剂。

（2）小型氧气瓶：小型瓶装医用氧，同医院用氧一样，有 2、2.5、4、8、10、12、15 L 等不同容量。具有安全、小巧、经济、实用、方便等特点。

6. 氧疗监护

（1）缺氧症状：病人由烦躁不安转为安静、呼吸平稳、心率变慢、血压上升、发绀消失、皮肤红润温暖，说明缺氧症状改善。

（2）实验室检查：检查指标作为氧疗监护的客观指标。观察氧疗后 PaO_2（正常值 12.6 ~ 13.3 kPa 或 95 ~ 100 mmHg）、$PaCO_2$（正常值 4.7 ~ 5.0 kPa 或 35 ~ 45 mmHg）、SaO_2（正常值 95%）等的变化。

（3）氧气装置：有无漏气，管道是否通畅。

（4）氧疗的不良反应：若氧浓度高于 60%，持续用氧时间超过 24 h，可出现氧疗不良反应。常见的不良反应有：

1）氧中毒：其特点是肺实质的改变，表现为胸骨下不适、疼痛、灼热感，继而出现呼吸增快、恶心、呕吐、烦躁、断续干咳。预防措施是避免长时间、高浓度氧疗，监测血气分析，动态观察用氧效果。发生氧中毒时应及时脱离高浓度用氧环境并处理肺部病变。

2）肺不张：吸入高浓度氧气后，肺泡内的氮气被大量置换，一旦支气管出现阻塞时，其所属肺泡内的氧气会被肺循环血液迅速吸收，从而引起吸入性肺不张。表现为烦躁，呼吸、心率增快，血压上升，继而出现呼吸困难、发绀、昏迷。预防措施是鼓励病人做深呼吸，多咳嗽，经常改变卧位、姿势，防止分泌物阻塞。

3）呼吸道分泌物干燥：吸氧后可导致呼吸道黏膜干燥，分泌物黏稠，不易咳出，且有损纤毛运动。因此，氧气吸入前一定要先湿化再吸入，以此减轻刺激作用，并定期雾化吸入。条件允许下可应用加温加湿吸氧装置，有效防止气道黏膜干燥。

4）晶状体后纤维组织增生：过高浓度的氧可造成视网膜血管收缩、视网膜纤维化，晶状体后纤维组织增生，最后出现不可逆转的失明，仅见于新生儿，以早产儿多见，因此新生儿应控制氧浓度和吸氧时间。凡是经过氧疗，符合眼科筛查标准的早产儿，应在出生后 4~6 周时进行晶状体后纤维增生症筛查，以早发现、早治疗。

5）呼吸抑制：主要见于 II 型呼吸衰竭病人，该类病人 PaO_2 降低、$PaCO_2$ 增高，因其 $PaCO_2$ 长期处于高水平，致使呼吸中枢失去了对二氧化碳的敏感性，呼吸的调节主要依靠缺氧对外周化学感受器的刺激来维持，当吸入高浓度氧时，会解除缺氧对呼吸的刺激作用，反而使呼吸中枢抑制加重，甚至呼吸停止。因此，II 型呼吸衰竭的病人应予以低浓度、低流量（1~2 L/min）持续吸氧，维持 PaO_2 在 8.0 kPa 即可。

拓展阅读 9-3
高流量鼻导管吸氧在儿科的应用

（吴子敬　陈凌云）

数字课程学习

📥 教学 PPT　　　📝 自测题

▶▶▶ 第十章

冷、热疗法

【学习目标】

知识：

1. 掌握冷、热疗法的目的与禁忌。

2. 掌握各种冷、热疗法的目的和方法。

3. 熟悉冷、热疗法及继发效应的概念。

4. 熟悉冷、热疗法的生理效应和继发效应。

5. 了解影响冷、热疗法效果的因素。

技能：

1. 正确运用所学知识为病人进行各种冷、热疗法的操作。

2. 正确运用所学知识对病人进行各种冷、热疗法注意事项的健康宣教。

素质：

1. 实施冷、热疗法时善于沟通、动作轻柔，注意隐私保护，体现人文关怀意识。

2. 实施冷、热疗法时具备高度的责任感、同情心、团结协作精神和慎独精神。

3. 学习过程中培养警觉意识、批判性思维、创新性思维及应对突发情况的能力。

冷、热疗法是临床上常用的物理治疗方法。作为冷、热疗法的实施者，护士应熟悉冷、热疗法的效应，掌握冷、热疗法正确的使用方法，观察病人应用冷、热疗法过程中的反应，并对冷、热疗法的治疗效果进行及时的评价，以达到促进疗效、减少损伤的目的。

第一节　概　述

情境一：

入院时护士测量病人的生命体征，BP 120/90 mmHg，R 27 次 /min，P 126 次 /min，T 39.3℃。护士小王遵医嘱使用冰袋置于病人腹股沟、腋窝处为病人进行冷敷物理降温，连续使用 40 min 后，病人主诉冷敷处麻木、疼痛，局部出现蓝紫色斑驳外观。

请思考：

1. 该病人出现了什么问题？
2. 哪些因素可以影响冷、热疗法的效果？

一、冷、热疗法的概念

冷、热疗法（cold and heat therapy）是利用低于或高于人体温度的物质作用于体表皮肤，通过神经传导引起皮肤和内脏器官血管的收缩或舒张，从而改变机体各系统体液循环和新陈代谢，达到局部和全身治疗目的的一种治疗方法。在实施冷、热疗法前应了解冷、热疗法的相关知识，确保病人安全。

应用冷、热疗法时机体能保持正常体温，主要依赖于皮肤表面的温度感受器向下丘脑发出信号引起全身和局部反应。全身反应主要通过散热机制（出汗和血管舒张）、保温机制（血管收缩和立毛肌收缩）和产热机制（寒战）来维持人体正常的体温。局部反应主要是冷、热疗法刺激皮肤内的温度感受器，下丘脑感知温度感受器发出的信号后引发适应性反应，从而维持正常的体温。

二、冷、热疗法的效应

冷、热疗法应用于皮肤表面，会使机体产生生理效应和继发效应。

（一）生理效应

冷、热疗法的应用使机体产生不同的生理效应（表 10-1）。

表 10-1 冷、热疗法的生理效应

生理指标	热疗	冷疗
血管扩张 / 收缩	扩张	收缩
细胞代谢率	增加	减少
需氧量	增加	减少
毛细血管通透性	增加	减少
血液黏稠度	降低	增加
血液流动速度	增快	减慢
淋巴流动速度	增快	减慢
结缔组织伸展性	增强	减弱
神经传导速度	增快	减慢
体温	上升	下降

（二）继发效应

冷疗或热疗超过一定时间，会产生与生理效应相反的作用，这种现象称为继发效应（secondary effect）。例如，热疗会在 20~30 min 产生最大的血管舒张作用，如果持续使用热疗超过 30 min，会导致组织充血，之后血管会收缩。由于血管收缩，人体无法通过血液循环充分地散热，会破坏上皮细胞，导致红肿、压痛，甚至起水疱，即病人有烧伤的危险。使用冷疗能降低皮肤及皮下组织的温度，引起血管收缩，血流减少，使皮肤发白、变冷。而长时间使用冷疗会引起反射性血管扩张，皮肤发红，这是保护性机制，有助于防止身体出现冻伤。随后由于循环受损和组织缺血，皮肤可出现蓝紫色斑驳外观，伴麻木和疼痛。血管的收缩或舒张是机体避免由于长时间用冷或热造成组织损伤的防御反应。因此，应用冷、热疗法时间要控制好，以 20~30 min 为宜，如需反复使用，中间需间隔 1 h，让组织有一个复原的过程，防止产生继发效应而抵消生理效应。

三、影响冷、热疗法效果的因素

（一）方式

冷、热疗法方式不同，效果也不同。冷、热疗法分为干法（干冷及干热）和湿法（湿冷及湿热）两大类。以热疗为例，湿热法优势在于穿透力强（因为水是一种良好的导体，其传导能力及渗透力比空气强），不易使病人皮肤干燥，不会促进排汗（因此体液丢失较少），潮湿的敷布适合身体的大部分区域且病人的主观感觉较好。而缺点是长时间应用湿热法会导致皮肤浸软，敷布可因湿气蒸发而迅速冷却，且湿热会增加热传导从而增加皮肤烫伤的风险。干热法则具有保温时间较长，不会浸软皮肤，烫伤危险性较小等优点。而缺点是出汗增加导致体液流失，干燥的敷料不会渗透到组织深处，可导致皮肤更加干燥。在同样的温度条件下，湿冷、湿热的效果优于干冷、干热。在临床应用中，应根据病变部位和病情特点选择冷、热疗法的方式。如伤口或损伤的类型、身体部位及是否有引流或炎症都是在选择应用干法或湿法时要考虑的因素。

（二）面积

冷、热疗法的效果与冷、热疗法应用面积的大小有关。冷、热疗法应用面积越大，冷、热疗法的效果就越强；反之，则效果越弱。但须注意，使用面积越大，病人的耐受性越差，且会引起全身反应。大面积热疗可以给病人提供更多的热量，但烫伤的可能性也比小面积热疗更大，同时也会导致广泛性周围血管扩张，血压下降，若血压急剧下降，病人容易发生晕厥；而大面积冷疗法，则会引起血管收缩，并使周围皮肤的血液分流至内脏血管，造成病人血压升高。

（三）时间

冷、热疗法使用的时间对治疗效果有直接影响，在一定时间内其效应随着时间的增加而增强，以达到最大的治疗效果。如果冷疗时间过长，已收缩的小动脉会扩张而出现继发效应，甚至还可引起不良反应，如疼痛、皮肤苍白、冻伤等。如果用热时间过长，已扩张的小动脉会收缩而出现继发效应，甚至引起疼痛、烫伤等。

（四）温度

冷、热疗法的温度与机体治疗前体表的温度相差越大，机体对冷、热刺激的反应越强；反之，则反应越弱。此外，环境温度也会影响冷、热疗法的效应，如环境温度高于或等于身体温度时用热疗，传导散热被抑制，热效应会增强；而在干燥或温度较低的环境中用冷疗，散热会增加，冷效应会增强。

（五）部位

不同厚度的皮肤对冷、热疗法的应用效果不同。皮肤较厚的区域，如手背、足背对冷、热的耐受性大，冷、热疗法效果比较差；而皮肤较薄的区域，如眼睑、手腕内侧、前臂内侧、颈部，对冷、热的敏感性强，冷、热疗法效果比较好。皮肤的不同层次对冷、热反应也不同。皮肤浅层，冷觉感受器较温觉感受器位置表浅且数量多，故浅层皮肤对冷较敏感。血液循环也能影响冷、热疗法的效果，血液循环良好的部位，可增强冷、热疗法应用的效果。因此，临床上为高热病人物理降温，将冰袋、冰囊放置在病人颈部、腋下、腹股沟等体表大血管流经处增加散热。皮下组织和内脏组织没有温度感受器且疼痛感受器较少，因此开放性的伤口、破损的皮肤，使用冷、热疗法时风险增加。瘢痕部位皮肤增厚或水肿处液体集聚，可导致局部对温度刺激的感觉减弱，使用冷、热疗法时风险增加。

（六）个体差异

年龄、性别、身体状况、居住习惯、肤色等均会影响冷、热疗法的治疗效果。婴幼儿由于神经系统发育尚未成熟且皮肤层较薄，对冷、热刺激的耐受性较低；老年人由于感觉功能减退，对冷、热刺激的敏感性降低，反应比较迟钝。女性比男性对冷、热刺激更为敏感。动脉硬化和糖尿病时外周血管可能受损，从而导致循环障碍和局部组织损伤，使肢体对温度和疼痛刺激的敏感性降低，而冷疗会进一步减少血流，易造成损伤。休克、意识不清、昏迷、感觉迟钝的病人，对冷、热刺激的敏感性降低，尤要注意防止冻伤与烫伤。脊髓损伤的病人由于感觉传导通路受损，应用冷、热疗法时，易造成损伤。接受放疗、化疗或瘫痪的病人，可能因为免疫系统受损或皮肤完整性受损，应用热疗时特别容易引起烫伤。长期居住在热带地区者对热的耐受性较高，而长期居住在寒冷地区者对冷的耐受性较高。浅肤色者比深肤色者对冷、热的反应更强烈，而深肤色者对冷、热刺激更为耐受。

第二节 冷疗法的应用

情境二：

住院第 2 天，测病人体温 39.8℃，根据医嘱，护士拟给病人进行乙醇拭浴。

请思考：

1. 乙醇拭浴降温的原理是什么？

2. 哪些因素可以影响乙醇拭浴的治疗效果？拭浴过程中在哪些部位应适当延长拍拭时间？哪些部位应禁忌拍拭？

3. 乙醇拭浴时如何配合使用冰袋与热水袋？使用冰袋与热水袋有什么作用？

冷疗法（cold therapy）是使用低于人体温度的物质，作用于机体的局部或全身，以达到止血、止痛、消炎和退热等目的的一种物理疗法。冷疗法可分为局部冷疗法和全身冷疗法两种。局部冷疗法常用的有冰袋、冰囊、冰帽、冰槽、冷湿敷料和化学制冷袋等。全身冷疗法常用的有乙醇拭浴、温水拭浴和冰毯机等。

冷疗的目的包括：

1. 减轻局部充血、水肿与疼痛　冷疗可使毛细血管通透性降低，减少渗出，减轻局部充血水肿，继而减轻由于组织肿胀压迫神经末梢所引起的疼痛，但是，冷疗通常不会减轻已经存在的水肿。冷疗可抑制细胞的活动，减慢神经冲动的传导，降低神经末梢的敏感性（产生麻木感）而减轻疼痛，促进舒适感。适用于局部软组织损伤的初期、急性损伤初期、某些类型手术后的疼痛、胀大乳房的疼痛、牙痛、烫伤等病人。冷疗是软组织损伤后 48 h 内首选的治疗方法。

2. 控制出血　冷疗使血流减慢，血液的黏稠度增加，有利于血液凝固而控制出血。适用于鼻出血、扁桃体摘除术后的病人。

3. 限制炎症扩散　冷疗使局部血管收缩，血流减少，不仅降低体温，使细胞的新陈代谢和对氧气的需求下降，也抑制了细菌的活力，从而限制炎症的扩散。适用于炎症早期的病人。

4. 降低全身或局部温度　全身用冷疗，通过与皮肤接触时的传导与蒸发作用，降低体温，适用于高热、中暑等病人。头部用冷疗可降低脑细胞代谢，降低其耗氧量，提高脑组织对缺氧的耐受性，减少脑细胞损害，适用于脑外伤、脑缺氧的病人。

冷疗的禁忌包括：

1. 循环障碍　外周血管疾病、糖尿病、心力衰竭、全身微循环障碍、休克、动脉硬化、水肿等病人存在循环不良、组织营养不足等问题。若使用冷疗，会使血管收缩，加重血液循环障碍，继而导致局部组织缺血缺氧，变性坏死。此外，雷诺病病人使用冷疗可导致动脉痉挛。

2. 感觉或意识障碍　感觉异常或昏迷的病人不易察觉冷疗带来的不适，易造成组织损伤。

3. 组织破损或有开放性伤口　冷疗不仅降低伤口局部的血流量，增加组织损伤，而且影响伤口愈合。尤其是大范围组织损伤，应禁止用冷疗。

4. 慢性炎症或局部化脓病灶　因冷疗可使局部血管收缩，血流减少，影响炎症的吸收。

5. 冷过敏　对冷刺激过敏者使用冷疗可表现为炎症反应，出现红斑、荨麻疹、关节疼痛、肌肉痉挛等过敏症状。有些病人对冷刺激过度敏感，可导致血压突然升高。

6. 慎用冷疗法的情况　年老体弱、婴幼儿、关节疼痛、心脏病、哺乳期产妇胀奶等应慎用冷疗法。

7. 禁忌部位　因枕后、耳郭、阴囊处用冷疗法易引起冻伤；心前区用冷疗法可导致反射性心率减慢、心房颤动或心室颤动及房室传导阻滞；腹部用冷疗法易引起腹泻；足底用冷疗法可导致反射性末梢血管收缩，影响散热或引起一过性冠状动脉收缩，故枕后、耳廓、阴囊、心前区、腹部、后颈、足底为拭浴的禁忌部位。

一、局部冷疗法

（一）冰袋

【目的】

降温、止血、镇痛、消炎。

【操作前准备】

1. 评估病人并解释

（1）评估：病人的年龄、病情、体温、治疗情况、局部皮肤状况、活动能力、意识状态及合作程度。

（2）解释：向病人及家属解释使用冰袋的目的、方法、注意事项及配合要点。

2. 病人准备

（1）了解使用冰袋的目的、方法、注意事项及配合要点。

（2）取舒适、安全且易于操作的体位，愿意合作。

3. 护士准备　衣帽整洁，修剪指甲，洗手，戴口罩。

4. 环境准备　宽敞，光线充足，室温适宜，酌情关闭门窗，避免对流风直吹病人。

5. 用物准备

（1）治疗车上层：治疗盘内备冰袋与布套（图 10-1）或冰囊、毛巾。治疗盘外备冰块、帆布袋、木槌、脸盆及冷水、勺、手消毒液。

（2）治疗车下层：生活垃圾桶、医疗垃圾桶。

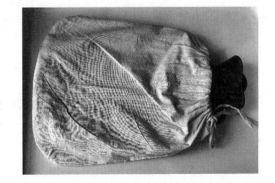

图 10-1　冰袋与布套

【操作步骤】

操作步骤见表 10-2。

表 10-2　冰袋冷疗操作步骤

操作步骤	要点与说明
1. 准备冰袋	
（1）备冰：将冰块装入帆布袋内用木槌敲碎，把碎冰块放入盆内用冷水冲去棱角	• 避免棱角引起病人不适及损坏冰袋

续表

操作步骤	要点与说明
（2）装袋：将碎冰块装袋至 1/2～2/3 满	• 便于冰袋与病人皮肤接触
（3）排气：排出冰袋内空气并夹紧袋口	• 空气可加速冰的融化，且使冰袋无法与病人皮肤完全接触，影响治疗效果
（4）检查：用毛巾擦干冰袋，倒提，检查	• 检查冰袋有无破损、漏水
（5）加套：将冰袋装入布套	• 避免冰袋与病人皮肤直接接触，也可吸收冷凝水气
2. 核对解释　携用物至病人床旁，检查腕带，核对病人床号、姓名，做好解释	• 确认病人，向病人或家属解释使用冰袋的意义，并取得同意
3. 放置位置　高热降温置冰袋于前额、头顶部和体表大血管流经处（颈部两侧、腋窝、腹股沟等），扁桃体摘除术后将冰袋置于颈前颌下	• 放置前额时，应将冰袋悬吊在支架上减轻局部压力，但冰袋必须与病人前额皮肤接触
4. 放置时间　不超过 30 min	• 防止产生继发效应
5. 观察　效果与反应，倾听病人主诉	• 如局部皮肤出现发紫、麻木感，则停止使用
6. 操作后处理　撤去治疗用物，协助病人取舒适体位，整理床单位，对用物进行处理	• 冰袋内冰水倒空，倒挂晾干，吹入少量空气，夹紧袋口备用，布袋送洗
7. 洗手、记录	• 记录用冷的部位、时间、效果及病人的反应等，便于评价

【注意事项】

1. 随时观察、检查冰袋有无漏水，是否夹紧。冰块融化后应及时更换，保持布袋干燥。

2. 注意观察病人冰袋部位局部皮肤变化并倾听病人主诉，防止冻伤。每 10 min 查看一次皮肤颜色，如出现苍白、青紫、麻木，立即停止使用冰袋。

3. 高热病人降温时，冰袋使用后 30 min 需测体温，并在体温单上做好记录。当体温降至 39℃以下，应取下冰袋，停止冷疗。

【健康教育】

1. 向病人及家属介绍使用冰袋的目的、作用及正确的使用方法。

2. 向病人及家属说明使用冰袋的注意事项及应达到的治疗效果。

3. 向病人及家属说明冷疗的禁忌部位。

（二）冰帽

【目的】

头部降温，预防脑水肿。

【操作前准备】

1. 评估病人并解释

（1）评估：病人的年龄、病情、治疗情况、头部状况、意识状态及合作程度。

（2）解释：向病人及家属解释使用冰帽的目的、方法、注意事项及配合要点。

2. 病人准备

（1）了解使用冰帽的目的、方法、注意事项及配合要点。

（2）取舒适、安全、易于操作的体位，愿意合作。

3. 护士准备 衣帽整洁，修剪指甲，洗手，戴口罩。

4. 环境准备 宽敞明亮，室温适宜，酌情关闭门窗。

5. 用物准备

（1）治疗车上层：治疗盘内备冰帽（图 10-2）、肛表、海绵，治疗盘外备冰块、帆布袋、木槌、盆及冷水、勺、手消毒液。

（2）治疗车下层：生活垃圾桶、医疗垃圾桶。

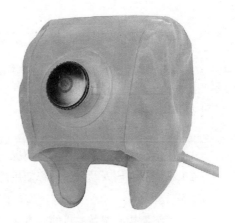

图 10-2 冰帽

【操作步骤】

操作步骤见表 10-3。

表 10-3 冰帽冷疗操作步骤

操作步骤	要点与说明
1. 备冰（同冰袋法）	
2. 核对解释 携用物至病人床旁，检查腕带，核对病人床号、姓名，做好解释	• 确认病人，向病人或家属解释使用冰帽的意义，并取得同意
3. 降温 头部置冰帽中，后颈部、双耳郭垫海绵，排水管放水桶内	• 防止枕后、外耳冻伤
4. 观察 效果与反应，倾听病人主诉	• 维持肛温在 33℃ 左右，不可低于 30℃，以防止心室颤动等并发症出现
5. 操作后处理 撤去治疗用物，协助病人取舒适体位，整理床单位，对用物进行处理	• 处理方法同冰袋
6. 洗手、记录	• 记录用冷的部位、时间、效果及病人的反应等，便于评价

【注意事项】

1. 观察冰帽有无破损、漏水，冰帽内的冰块融化后，应及时更换或添加。

2. 用冷时间不得超过 30 min，以防产生继发效应。如需继续冷疗，需要休息 1 h，让局部组织复原后方可继续使用。

3. 观察头部皮肤变化，每 10 min 查看一次局部皮肤颜色，尤其注意耳郭部位有无发紫、麻木及冻伤发生。

4. 严密观察病人体温及心率变化，每 30 min 测一次生命体征，注意肛温不得低于 30℃。

【健康教育】

1. 向病人及家属介绍使用冰帽的目的、作用及正确的使用方法。

2. 向病人及家属说明使用冰帽的注意事项及应达到的治疗效果。

3. 向病人及家属说明出现任何心脏不适立即报告，以防发生心房颤动、心室颤动或房室传导阻滞。

（三）冷湿敷

【目的】

止血、消炎、消肿、止痛。

【操作前准备】

1. 评估病人并解释

（1）评估：病人的年龄、治疗情况、局部皮肤状况、活动能力、意识状态及合作程度。

（2）解释：向病人及家属解释使用冷湿敷的目的、方法、注意事项及配合要点。

2. 病人准备

（1）了解使用冷湿敷的目的、方法、注意事项及配合要点。

（2）取舒适、安全、易于操作的体位，愿意合作。

3. 护士准备　衣帽整洁，修剪指甲，洗手，戴口罩。

4. 环境准备　宽敞明亮，室温适宜，酌情关闭门窗，必要时用屏风或床帘遮挡。

5. 用物准备

（1）治疗车上层：治疗盘内备敷布2块、凡士林、纱布、棉签、一次性治疗巾、手套、换药用物；治疗盘外备盛放冰水的容器，手消毒液。

（2）治疗车下层：生活垃圾桶、医疗垃圾桶。

【操作步骤】

操作步骤见表10-4。

表10-4　冷湿敷操作步骤

操作步骤	要点与说明
1. 核对解释　携用物至病人床旁，检查病人腕带核对床号、姓名，做好解释	• 确认病人，向病人或家属解释冷湿敷的意义，并取得同意
2. 患处准备　病人取舒适卧位，暴露患处，垫一次性治疗巾于受敷部位下，受敷部位涂凡士林，上盖一层纱布	• 保护皮肤及床单位 • 必要时用屏风或床帘遮挡，保护病人隐私
3. 冷敷	
（1）戴上手套，将敷布浸入冰水中后拧至半干（图10-3）	• 敷布须浸透，拧至不滴水为宜
（2）抖开敷布敷于患处（图10-4）	• 若冷湿敷部位为开放性伤口，须按无菌技术处理伤口
（3）每3~5 min更换一次敷布，持续15~20 min	• 确保冷湿敷效果，以防产生继发效应
4. 观察　局部皮肤变化及病人反应，倾听病人主诉	
5. 操作后处理	
（1）擦干冷湿敷部位，擦掉凡士林，脱去手套。协助病人取舒适体位，整理床单位	
（2）用物处理	• 消毒后备用
6. 洗手、记录	• 记录冷湿敷的部位、时间、效果及病人的反应等，便于评价

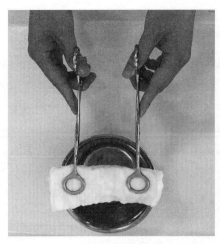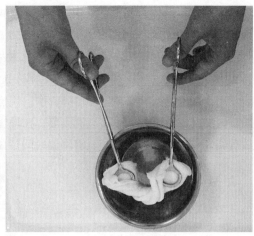

A. 卵圆钳夹取敷布　　　　　　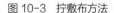B. 拧干敷布

图 10-3　拧敷布方法

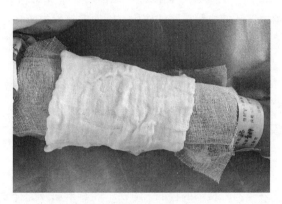

图 10-4　冷湿敷

【注意事项】

1. 每 10 min 检查一次冷湿敷局部皮肤颜色变化及病人反应。

2. 敷布湿度得当，以不滴水为度。使用过程中检查冷湿敷情况，及时更换敷布，如冷湿敷部位为开放性伤口，须按无菌技术操作处理伤口。

3. 为高热病人降温时，使用冷湿敷 30 min 后应测量体温，并将体温记录在体温单上。

4. 敷布的大小取决于需要治疗的部位。

【健康教育】

1. 向病人及家属介绍冷湿敷的目的、作用及方法。

2. 向病人及家属说明冷湿敷的注意事项及应达到的治疗效果。

3. 病情允许时，病人可以自己进行冷湿敷。冷湿敷过程中需要经常更换敷布，以防敷布吸收身体热量变暖，影响效果。

（四）其他局部冷疗法

1. 化学制冷袋（chemical cold pack）　可代替冰袋，维持时间 2 h，具有方便、实用的特点。化学制冷袋有两种：一种是一次性的，它是将两种化学制剂分成两部分装在特制密封的聚乙烯塑料袋内，使用时将两种化学制剂充分混合。在使用过程中，观察有无破损、漏液现象，如有异常，需立即更换，以防损伤皮肤。另一种可反复使用，又称超级冷袋。它是内装凝胶或其他冷冻介质的冷袋，将其放入冰箱内 4 h，其内容物由凝胶状态变为固态，使用时取出，在常温下吸热，又由固态变为凝胶状态（可逆过程）。使用后，冷袋外壁用消毒液擦拭，置冰箱内，可再次使用。使用过程中，观察病人是否有灼热、麻木及皮肤斑驳、发红、苍白或变色等不良反应。

2. 半导体降温帽　是利用半导体温差电制冷技术，造成帽内局部的低温环境，从而降低脑代谢率。多用于脑外伤、脑缺氧、脑水肿、颅内压增高等。半导体降温帽由冰帽和整流电源两部分组成。帽内温度由整流电源输出电流调节，在环境温度不高于 35℃ 时，帽内温度在 0 ~ 25℃ 范围内连续可调。与传统冰帽比较，具有降温时间持久，操作简便，能随意控制温度等特点。

二、全身冷疗法

（一）温水拭浴或乙醇拭浴

【目的】

为高热病人降温。乙醇是一种挥发性的液体，拭浴时在皮肤上迅速蒸发，吸收和带走机体大量的热，乙醇还具有刺激皮肤使血管扩张的作用，因而散热能力较强。

【操作前准备】

1. 评估病人并解释

（1）评估：病人的年龄、病情、体温、治疗情况，是否有乙醇过敏史，皮肤状况、活动能力、意识状态及合作程度。

（2）解释：向病人及家属解释使用温水拭浴或乙醇拭浴的目的、方法、注意事项及配合要点。

2. 病人准备

（1）了解使用温水拭浴或乙醇拭浴的目的、方法、注意事项及配合要点。

（2）取舒适、安全、易于操作的体位，愿意合作。

3. 护士准备　衣帽整洁，修剪指甲，洗手，戴口罩。

4. 环境准备　宽敞明亮，室温适宜，酌情关闭门窗，必要时用屏风或床帘遮挡。

5. 用物准备

（1）治疗车上层：治疗盘内备大毛巾、小毛巾、热水袋及布套、冰袋及布套；治疗盘外备脸盆（内盛放 32 ~ 34℃ 温水 2/3 满或盛放 30℃ 的 25% ~ 35% 乙醇 200 ~ 300 mL），手消毒液。必要时备干净衣裤。

（2）治疗车下层：生活垃圾桶、医疗垃圾桶，必要时备便器。

【操作步骤】

操作步骤见表 10-5。

表 10-5　温水拭浴或乙醇拭浴操作步骤

操作步骤	要点与说明
1. 核对解释　携用物至病人床旁，检查腕带，核对病人床号、姓名，做好解释	• 确认病人，向病人或家属解释温水擦拭的意义，并取得同意
2. 松被尾、脱衣　松开床尾盖被，协助病人脱去上衣	• 便于拭浴
3. 置冰袋、热水袋　冰袋置头部，热水袋置足底	• 头部置冰袋，以助降温并防止头部充血而致头痛；热水袋置足底，以促进足底血管扩张而减轻头部充血，使病人感到舒适

续表

操作步骤	要点与说明
4. 拭浴	
（1）方法：脱去衣裤，大毛巾垫于擦拭部位下方，小毛巾浸入温水或乙醇中，拧至半干，缠于手上成手套状，以离心方向拭浴，拭浴毕，用大毛巾擦干皮肤	• 毛巾套成套状可以保护床单位不受潮，也可增加病人舒适感
（2）顺序	
1）双上肢：病人取仰卧位，按顺序擦拭	
①颈外侧→肩→肩上臂外侧→前臂外侧→手背	• 擦至腋窝、肘窝、手心时应稍用力并延长停留时间，以促进散热
②侧胸→腋窝→上臂内侧→前臂内侧→手心	
2）腰背部：病人取侧卧位，从颈下肩部→臀部。擦拭毕，穿好上衣	
3）双下肢：病人取仰卧位，按顺序擦拭	
①外侧：髂骨→下肢外侧→足背	• 擦至腹股沟、腘窝处稍用力并延长停留时间，以促进散热
②内侧：腹股沟→下肢内侧→内踝	
③后侧：臀下→大腿后侧→腘窝→足跟	
（3）时间：每侧（四肢、腰背部）3 min，全过程20 min 以内	• 以防产生继发效应
5. 观察　病人是否出现寒战、面色苍白、脉搏和呼吸异常等症状	• 如有异常，应立即停止拭浴，及时处理
6. 操作后处理	
（1）拭浴毕，取下热水袋，根据需要协助病人更换干净衣裤并取舒适体位	
（2）整理床单位，打开窗户并拉开床帘或撤去屏风	
（3）整理用物	• 用物处理后备用
7. 洗手、记录	• 拭浴的部位、时间、效果及病人的反应等，便于评价 • 拭浴后 30 min 测量体温，若低于 39℃，取下头部冰袋，在体温单上记录降温后的体温

【注意事项】
1. 拭浴过程中，注意观察局部皮肤情况及病人反应。
2. 因婴幼儿用乙醇拭浴皮肤易造成中毒，甚至导致昏迷和死亡，血液病病人用乙醇拭浴易导致或加重出血，故婴幼儿及血液病高热病人禁用乙醇拭浴。
3. 拭浴时，以拍拭（轻拍）方式进行，避免用摩擦方式，因摩擦易生热。

【健康教育】
1. 向病人及家属介绍全身冷疗法的目的、作用及方法。
2. 向病人及家属说明全身冷疗法的注意事项及应达到的治疗效果。
3. 向病人及家属说明如有任何身体不适应立即报告。

（二）其他全身冷疗法

医用冰毯全身降温仪简称冰毯机（ice blanket machine）（图 10-5），分为单纯降温法和亚低

拓展阅读 10-1
新型冰帽
拓展阅读 10-2
头皮冷却疗法在预防癌症病人化疗性脱发中的应用进展

温治疗法两种。前者用于高热病人降温，后者用于重型颅脑损伤病人。冰毯机是利用半导体制冷原理，将水箱内蒸馏水冷却后通过主机与冰毯内的水进行循环交换，促进与冰毯（图 10-6）接触的皮肤散热，达到降温目的。使用时，在毯面上覆盖中单，助病人脱去上衣，整个背部贴于冰毯上。冰毯机上连有肛温传感器，可设置肛温上、下限，根据肛温变化自动切换"制冷"开关，将肛温控制在设定范围。冰毯机使用过程中应注意监测肛温，传感器是否固定在肛门内，水槽内水量是否足够等。

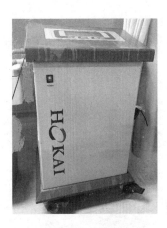

图 10-5　冰毯机

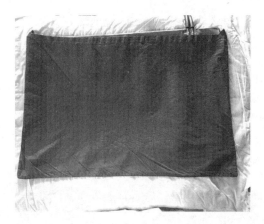

图 10-6　冰毯

第三节　热疗法的应用

情境三：
经治疗，病人病情好转，主诉最近感觉手脚冰凉。护士遵医嘱给病人进行热水袋热疗。
请思考：
1. 为病人进行热水袋热疗有哪些禁忌？
2. 如何为病人进行热水袋热疗？操作过程中需要注意哪些问题？

热疗法（heat therapy）是使用高于人体温度的物质，作用于机体的局部或全身，使血管扩张，促进血液循环，以达到消炎、解痉、止痛、舒适的目的的一种物理疗法。热疗法可分为干热法和湿热法。

病人护理过程中经常用到热疗法。热疗的目的包括：

1. 促进炎症消散和局限　炎症早期用热疗，可促进炎性渗出物吸收与消散。因为热刺激会引起局部血管扩张，增加血流，从而增加输送到局部组织的氧气、营养各种血细胞。血管扩张还有助于清除受伤组织中的代谢废物，如吞噬作用产生的碎片。炎症后期用热疗，可促进白细胞释放蛋白溶解酶，使炎症局限。原因是热疗时局部血流量增多，白细胞数量增多，吞噬能力和新陈代谢增加，使机体局部或全身的抵抗和修复力增强。适用于睑腺炎（麦粒肿）、乳腺炎等病人。

2. 缓解僵硬或疼痛　热疗可使肌肉松弛，增强结缔组织伸展性，增加关节的活动范围，从而减轻肌肉痉挛、僵硬、关节强直及其所致的疼痛。热疗还可降低痛觉神经兴奋性，改善血液循环，加速致痛物质排出和炎性渗出物吸收，解除对神经末梢的刺激和压迫，从而减轻疼痛。适用于腰肌劳损、肾绞痛、胃肠痉挛等病人。

3. 减轻充血　热疗使皮肤血管扩张，平时大量呈闭锁状态的动静脉吻合支开放，皮肤血流量增多。由于全身循环血量重新分布，热疗可减轻深部组织充血。

4. 保暖并促进舒适　热疗可使局部血管扩张，血液循环加快，将热量带至全身，以帮助维持正常体温或提高体温，使寒冷的病人感到舒适。适用于年老体弱、早产儿、末梢循环不良或危重病人。

热疗通常需要较高的温度才有效，但是不恰当的热疗可能会导致烫伤。使用热疗时温度必须在既产生疗效又确保安全的范围内。热疗时皮肤中的神经容易麻木，尤其是经常使用热疗的病人，可能感觉不到烫伤造成的疼痛，因此应用热疗时要非常谨慎。热疗的禁忌包括：

1. 未明确诊断的急性腹痛　热疗虽能减轻疼痛，但易掩盖病情真相，贻误诊断和治疗，有引发腹膜炎的危险。

2. 感染　面部危险三角区的血管丰富，面部静脉无静脉瓣，且与颅内海绵窦相通，如果面部危险三角区有感染，使用热疗可使此处血管扩张血流增多，导致细菌和毒素进入血液循环，促进炎症扩散，易造成颅内感染和败血症。如病人有牙龈炎、中耳炎、结膜炎，热疗可使局部温度升高，有利于细菌的繁殖及分泌物增多，从而加重病情。

3. 出血、出血性疾病　热疗可使局部血管扩张，增加脏器的血流量和血管通透性而加重出血。血液凝固障碍的病人，热疗会增加出血的倾向。

4. 软组织损伤或扭伤的初期（48 h 内）　热疗可促进血液循环，加重皮下出血、肿胀、疼痛。

5. 特殊部位　如皮肤有湿疹，热疗可增加痒感等不适症状，如有水疱，热疗可加重皮肤损伤；金属是热的良好导体，金属移植物部位、人工关节处使用热疗易造成病人烫伤；恶性病变部位使用热疗可使细胞新陈代谢加速而加重病情，同时又可促进血液循环加剧肿瘤扩散、转移；睾丸局部热疗会抑制精子发育并破坏精子。

6. 特殊人群　孕妇使用热疗可影响胎儿的生长；麻痹、感觉异常、昏迷者、婴幼儿、老年人对热刺激的敏感程度和耐受程度较差，易造成烫伤；心、肝、肾功能不全者大面积热疗会使皮肤血管扩张，内脏器官的血液供应减少，从而加重病情。

一、干热疗法

（一）热水袋

【目的】
保暖、解痉、镇痛、舒适。
【操作前准备】
1. 评估病人并解释
（1）评估：病人的年龄、病情、体温、治疗情况、局部皮肤状况、活动能力、意识状态及合作程度。
（2）解释：向病人及家属解释使用热水袋的目的、方法、注意事项及配合要点。

2. 病人准备

（1）了解使用热水袋的目的、方法、注意事项及配合要点。

（2）取舒适、安全且易于操作的体位，愿意合作。

3. 护士准备　衣帽整洁，修剪指甲，洗手，戴口罩。

4. 环境准备　宽敞，光线充足，室温适宜，酌情关闭门窗，避免对流风直吹病人。

5. 用物准备

（1）治疗车上层：治疗盘内备热水袋及布套（图10-7）、水温计、毛巾；治疗盘外备盛水容器、热水，手消毒液。

（2）治疗车下层：生活垃圾桶、医疗垃圾桶。

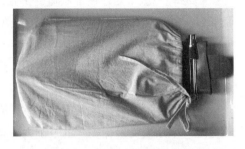

图 10-7　热水袋及布套

【操作步骤】

操作步骤见表10-6。

表 10-6　热水袋热疗操作步骤

操作步骤	要点与说明
1. 核对、解释　检查病人腕带，核对床号、姓名，做好解释	• 确认病人，向病人及家属解释使用热水袋的意义，并取得同意
2. 测量、调节水温	• 成年人 60～70℃；老年人、婴幼儿及感觉迟钝、循环不良、昏迷等病人，水温应低于 50℃
3. 备热水袋	
（1）检查：检查热水袋有无破损	• 确认热水袋能正常使用
（2）灌水：放平热水袋、去塞，一手持袋口边缘，一手灌水，灌水 1/2～2/3 满	• 边灌水边提高热水袋，使水不致溢出 • 灌水过多，会使热水袋膨胀变硬，柔软舒适感下降
（3）排气：热水袋缓慢放平，排出袋内空气并拧紧塞子	• 以防影响热的传导
（4）再次检查：用毛巾擦干热水袋，倒提检查	• 以防漏水烫伤病人
（5）加套：将热水袋装入布套	• 可避免热水袋与病人皮肤直接接触，增进舒适
4. 再次核对　携用物至病人床旁，再次核对	• 确认病人
5. 放置位置　放置所需部位，袋口朝身体外侧	• 热水袋外面可用毛巾包裹，或将热水袋置于两层盖被之间，避免烫伤
6. 放置时间　不超过 30 min	• 以防产生继发效应
7. 观察　效果与反应，倾听病人主诉	• 如皮肤出现潮红、疼痛，应停止使用，并在局部涂凡士林以保护皮肤 • 保证热水温度，达到治疗效果
8. 操作后处理　撤去治疗用物，协助病人取舒适体位，整理床单位，对用物进行处理	• 热水倒空，倒挂晾干，吹入少量空气防止热水袋内面粘连，旋紧塞子，放阴凉处；布袋洗净备用
9. 洗手、记录	• 记录用热的部位、时间、效果及病人的反应等，便于评价

【注意事项】

1. 经常检查热水袋有无破损，热水袋与塞子是否配套，以防漏水。

2. 炎症部位热敷时，热水袋灌水 1/3 满，以免压力过大，引起疼痛。

3. 婴幼儿、老年人及昏迷、肢体麻痹等特殊病人使用热水袋时，温度应在 50℃ 以内或在布套外再包块大毛巾，以防烫伤。

4. 加强巡视，定期检查局部皮肤情况，如发现皮肤潮红、疼痛，应立即停止使用热水袋热疗，并在局部涂上凡士林以保护皮肤。

【健康教育】

1. 向病人及家属介绍使用热水袋的目的、作用及正确的使用方法。

2. 向病人及家属说明使用热水袋的注意事项及应达到的治疗效果。

3. 向病人及家属说明禁忌热疗的疾病类型。

（二）红外线灯或烤灯

可由红外线灯或鹅颈型烤灯（普通灯泡）提供辐射热，用于婴儿红臀、会阴部伤口及植皮供皮区等的热疗。

【目的】

消炎、镇痛、解痉、促进创面干燥结痂、保护肉芽组织生长。

【操作前准备】

1. 评估病人并解释

（1）评估：病人的年龄、病情、治疗情况、局部皮肤状况、活动能力、意识状态及合作程度。

（2）解释：向病人及家属解释使用烤灯的目的、方法、注意事项及配合要点。

2. 病人准备

（1）了解使用烤灯的目的、方法、注意事项及配合要点。

（2）取舒适、安全且易于操作的体位，愿意合作。

3. 护士准备　衣帽整洁，修剪指甲，洗手，戴口罩。

4. 环境准备　调节室温，酌情关闭门窗，必要时屏风或床帘遮挡。

5. 用物准备

（1）治疗车上层：备手消毒液，纱布，必要时备有色眼镜。

（2）治疗车下层：生活垃圾桶、医疗垃圾桶。

（3）另备红外线灯或鹅颈型烤灯。

【操作步骤】

操作步骤见表 10-7。

表 10-7　红外线灯或烤灯操作步骤

操作步骤	要点与说明
1. 核对、解释　携用物至病人床旁，检查病人腕带，核对床号、姓名，做好解释	• 确认病人，向病人或家属解释使用红外线灯或烤灯的意义，并取得同意
2. 暴露　暴露患处，体位舒适，清洁治疗部位	• 必要时用屏风或床帘遮挡，以保护病人隐私

操作步骤	要点与说明
3. 调节　调节灯距、温度，一般灯距为 30～50 cm，温热为宜（用手试温）	• 防止烫伤
4. 照射　20～30 min，注意保护局部	• 前胸、面颈照射时应戴有色眼镜或用纱布遮盖，以保护眼睛 • 以防产生继发效应
5. 观察　每 5 min 观察治疗效果与反应	• 观察有无过热、心悸、头晕及皮肤有无发红、疼痛等，如果出现则停止使用，并报告医生 • 皮肤出现红斑为合适
6. 操作后处理　协助病人取舒适体位，整理床单位，将烤灯或红外线灯擦拭整理后备用	
7. 洗手、记录	• 记录用热的部位、时间、效果及病人的反应等，便于评价

【注意事项】

1. 根据治疗部位选择不同功率的灯泡：胸、腹、腰、背 500～1000 W，手、足部 250 W（鹅颈型烤灯 40～60 W）。

2. 一般照射时间为 20～30 min，治疗过程中应注意观察病情，如病人出现发热、心悸、头晕等不适或照射部位皮肤出现紫红色，应立即停止照射，并在发红处涂抹凡士林保护皮肤。

3. 由于眼内含有较多的液体，对红外线吸收较强，一定强度的红外线直接照射可引发白内障。因此使用红外线进行前胸、面颈照射时，应戴有色眼镜或用纱布遮盖。

4. 烤灯距离治疗部位 30～50 cm，意识不清、局部感觉障碍、血液循环障碍、瘢痕者，治疗时应加大灯距，防止烫伤。

5. 红外线多次治疗后，治疗部位皮肤可出现网状红斑、色素沉着。

6. 使用时避免触摸灯泡或用布覆盖烤灯，以免发生烫伤及火灾。

【健康教育】

1. 向病人及家属介绍使用烤灯或红外线灯的目的、作用及正确的使用方法。

2. 向病人及家属说明使用烤灯或红外线灯的注意事项及应达到的治疗效果。

3. 向病人及家属说明治疗结束后，病人应在室内休息 15 min 后方可外出，防止感冒。

二、湿热疗法

（一）热湿敷

【目的】

解痉、消炎、消肿、止痛。

【操作前准备】

1. 评估病人并解释

（1）评估：病人的年龄、病情、治疗情况、局部皮肤状况、伤口状况、活动能力、意识状态及合作程度。

（2）解释：向病人及家属解释热湿敷的目的、方法、注意事项及配合要点，取得病人同意。

2. 病人准备

（1）了解使用热湿敷的目的、方法、注意事项及配合要点。

（2）取舒适、安全且易于操作的体位，愿意合作。

3. 护士准备　衣帽整洁，修剪指甲，洗手，戴口罩。

4. 环境准备　调节室温，酌情关闭门窗，必要时用屏风或床帘遮挡。

5. 用物准备

（1）治疗车上层：治疗盘内备敷布2块、凡士林、纱布、棉签、一次性治疗巾、棉垫（或毛巾）、水温计、手套。治疗盘外备热水瓶，脸盆（内盛放热水），手消毒液。必要时备大毛巾、热水袋、换药用物。

（2）治疗车下层：生活垃圾桶、医疗垃圾桶。

【操作步骤】

操作步骤见表10-8。

表 10-8　热湿敷操作步骤

操作步骤	要点与说明
1. 核对、解释　携用物至病人床旁，检查病人腕带，核对床号、姓名，做好解释	• 确认病人，向病人或家属解释热湿敷的意义，并取得同意
2. 患处准备　协助病人取舒适卧位，暴露治疗部位，垫一次性治疗巾于受敷部位下，受敷部位涂凡士林，上盖一层纱布	• 保护皮肤及床单位 • 必要时用屏风或床帘遮挡，以保护病人隐私
3. 局部热湿敷	
（1）戴上手套，将敷布浸入热水中后拧至半干	• 水温为50~60℃，拧至不滴水为宜
（2）抖开敷布，用手腕掌侧皮肤试温后折叠敷布敷于患处，上盖棉垫或毛巾	• 手腕内侧试温，以不烫手为宜 • 若热湿敷部位有伤口，须按无菌技术处理伤口 • 棉垫、毛巾等可维持热湿敷温度
（3）每3~5 min更换一次敷布，持续15~20 min	• 及时更换盆内热水维持水温，若病人感觉过热，可掀起敷布一角散热 • 以防产生继发效应
4. 观察　观察局部皮肤及病人反应，倾听病人主诉	• 观察皮肤颜色及全身情况，以防烫伤
5. 操作后处理	
（1）敷毕，用纱布轻轻拭去凡士林并轻轻拭干热湿敷部位，脱去手套，协助病人取舒适体位，整理床单位	• 勿用摩擦方法擦干，因皮肤长时间处于湿热气中，容易破损
（2）整理用物	• 按规定消毒后放回原处备用
6. 洗手、记录	• 记录热湿敷的部位、时间、效果及病人的反应等，便于评价

【注意事项】

1. 若病人热湿敷部位不禁忌压力，可用热水袋放置在敷布上再盖以大毛巾，以维持温度。

2. 热湿敷过程中随时与病人交流并检查敷布的温度和病人的皮肤颜色，以便能及时更换敷布，从而维持适宜的热敷温度，同时能避免烫伤。

3. 伤口部位热湿敷应严格执行无菌操作，治疗后应按外科换药法处理伤口。

【健康教育】

1. 向病人及家属介绍热湿敷的目的、作用及方法。

2. 向病人及家属说明热湿敷的注意事项及应达到的治疗效果。

3. 向病人及家属说明面部热湿敷者，应间隔 30 min 后方可外出，以防感冒。

（二）热水坐浴

【目的】

消炎、消肿、止痛，促进引流。促进会阴部、肛门区手术后愈合。

【操作前准备】

1. 评估病人并解释

（1）评估：病人的年龄、病情、治疗情况、局部皮肤状况、有无伤口、活动能力、意识状态及合作程度。

（2）解释：向病人及家属解释热水坐浴的目的、方法、注意事项及配合要点。

2. 病人准备

（1）了解使用热水坐浴的目的、方法、注意事项及配合要点。

（2）排空大小便，并清洗坐浴部位局部皮肤。

3. 护士准备　衣帽整洁，修剪指甲，洗手，戴口罩。

4. 环境准备　调节室温，酌情关闭门窗，用屏风或床帘遮挡病人。

5. 用物准备

（1）治疗车上层：治疗盘内备水温计、药液（遵医嘱配制）、毛巾、无菌纱布；治疗盘外备消毒坐浴盆、热水瓶，手消毒液。必要时备换药用物。

（2）治疗车下层：生活垃圾桶、医疗垃圾桶。

（3）其他：坐浴盆置于坐浴椅上。

【操作步骤】

操作步骤见表 10-9。

表 10-9　热水坐浴操作步骤

操作步骤	要点与说明
1. 核对、解释　携用物至病人床旁，检查病人腕带，核对床号、姓名，做好解释	• 确认病人，向病人或家属解释热水坐浴的意义，并取得同意
2. 配药、调温　遵医嘱配置药液置于浴盆内 1/2 满，水温调节到病人可以耐受的温度	• 坐浴部位有伤口者用无菌坐浴盆、坐浴溶液及换药用物 • 水温 40～45℃，避免烫伤
3. 置浴盆于坐浴椅上（图 10-8）	
4. 暴露　用屏风或床帘遮挡，暴露患处	• 保护病人隐私
5. 坐浴	
（1）协助病人将裤子脱至膝部后取坐姿	• 便于操作，促进舒适
（2）嘱病人用纱布蘸药液擦拭臀部皮肤	
（3）待适应水温后，臀部再完全坐入浴盆中，持续 15～20 min	• 随时调节水温，尤其冬季注意室温与保暖，防止病人着凉

续表

操作步骤	要点与说明
6. 观察　注意观察病人面色、脉搏、呼吸有无异常，倾听病人主诉	• 若出现面色苍白、脉搏加快、眩晕、软弱无力，应停止坐浴
7. 操作后处理	
（1）坐浴毕，用纱布擦干臀部，协助病人穿好裤子并卧床休息	
（2）打开窗户，拉开床帘或撤去屏风，整理床单位，整理用物	• 用物消毒后备用
8. 洗手、记录	• 记录热水坐浴的时间、药液、效果及病人的反应等，便于评价

【注意事项】

1. 热水可刺激肛门、会阴部，易引起排尿、排便反射，因此热水坐浴前先嘱病人排尿、排便。

2. 会阴、肛门部位如有伤口，必须使用无菌坐浴盆、溶液及用物；坐浴后按外科换药法处理伤口。

3. 坐浴过程中，应注意观察病人的面色、脉搏、呼吸，倾听病人的主诉。有头晕、乏力、心慌时应立即停止坐浴，扶病人上床休息，并报告医生。

【健康教育】

1. 向病人及家属介绍热水坐浴的目的、作用及方法。

2. 向病人及家属说明热水坐浴的注意事项及应达到的治疗效果。

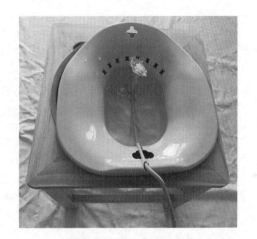

图 10-8　坐浴盆与坐浴椅

3. 向病人及家属说明女性病人经期、妊娠后期、产后 2 周内及阴道出血和盆腔急性炎症时等不宜坐浴，以免引起感染。

（三）温水浸泡

【目的】

消炎、镇痛、清洁、消毒创口，用于手、足、前臂、小腿部感染。

【操作前准备】

1. 评估病人并解释

（1）评估：病人的年龄、病情、治疗情况、局部皮肤状况、伤口状况、活动能力、意识状态及合作程度。

（2）解释：向病人及家属解释温水浸泡的目的、方法、注意事项及配合要点。

2. 病人准备

（1）了解使用温水浸泡的目的、方法、注意事项及配合要点。

（2）坐姿舒适，愿意合作。

3. 护士准备　衣帽整洁，修剪指甲，洗手，戴口罩。

4. 环境准备　调节室温，酌情关闭门窗。

5. 用物准备

（1）治疗车上层：治疗盘内备长镊子、纱布、毛巾。治疗盘外备热水瓶、药液（遵医嘱准备）、浸泡盆（根据浸泡部位选用），手消毒液。必要时备换药用物。

（2）治疗车下层：生活垃圾桶、医疗垃圾桶。

【操作步骤】

操作步骤见表10-10。

表 10-10　温水浸泡操作步骤

操作步骤	要点与说明
1. 核对、解释　携用物至病人床旁，检查病人腕带，核对床号、姓名，做好解释	• 确认病人，向病人或家属解释温水浸泡的意义，并取得同意
2. 配药、调温　配制药液置于浸泡盆内1/2满，调节水温	• 水温43～46℃
3. 暴露患处　取舒适体位	• 便于操作，舒适
4. 浸泡	
（1）指导病人将肢体缓慢放入浸泡盆	• 使病人逐渐适应
（2）有伤口者可用长镊子夹纱布轻擦创面，使之清洁	• 预防感染
（3）及时添加热水及药物，添加热水时应将病人肢体移出浸泡盆	• 保证治疗效果 • 如水温降低，应先移开肢体后再加热水，以免烫伤
5. 持续时间　30 min	• 以防发生继发效应
6. 观察　观察局部皮肤及病人的反应，倾听病人的主诉	• 局部皮肤有无发红、疼痛等
7. 操作后处理	
（1）浸泡毕，用毛巾擦干浸泡部位	• 如有伤口应按无菌技术进行处理
（2）撤去治疗用物，协助病人取舒适体位，整理床单位和用物	• 用物按规定消毒后放回原处备用
8. 洗手、记录	• 记录温水浸泡时间、药液、效果及病人的反应等，便于评价

【注意事项】

1. 浸泡部位如有伤口，必须使用无菌浸泡盆、药液及用物，操作过程严格执行无菌操作；浸泡后按外科换药法处理伤口。

2. 浸泡过程中随时观察局部皮肤情况并倾听病人主诉，若局部出现发红、疼痛等反应，应立即停止浸泡并给予相应的处理。

3. 浸泡过程中，应注意及时调节水温，防止水温降低，影响疗效。

【健康教育】

1. 向病人及家属介绍温水浸泡的目的、作用及方法。

2. 向病人及家属说明温水浸泡的注意事项及应达到的治疗效果。

3. 向病人及家属说明大面积温水浸泡可能使血压降低，起床时要注意安全，避免损伤。

（四）其他热疗方法

1. 化学加热袋（chemical hot pack） 是密封的塑料袋，使用时通过揉捏或挤压塑料包装袋，将内盛的两种化学物质充分混合，使其发生反应而产热。反应初期化学加热袋热温不足，以后温度逐渐升高出现高峰期。化学加热袋最高温度可达76℃，平均温度为56℃，可持续使用2 h左右。化学加热袋使用方法与热水袋相同，一定要加布套或包裹后方可使用。必要时可加双层布包裹使用。

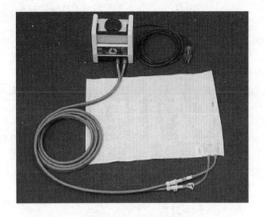

图 10-9　水热垫

2. 水热垫（aquathermia pad） 由防水塑料或橡胶垫和一个电控制装置组成，通过两条软管连接（图10-9）。该装置蓄水池装了2/3的蒸馏水，可加热后在垫子中循环。成人所需的温度通常设定在45℃。使用前需用薄布或枕套盖住垫子。治疗通常持续20~30 min。用于治疗肌肉扭伤和轻度炎症。

3. 透热疗法（diathermy） 是利用高频电流来提高组织深部的热度，主要用于类风湿关节炎、变形性关节疾病、创伤、肌肉痉挛、筋膜炎等病人的物理治疗。使用透热疗法时应注意病人体内不能有金属移植物，以免烫伤。

课程思政案例 10-1
暖婴转运包

（薛晓燕）

数字课程学习

教学 PPT　　　自测题

第十一章

饮食与营养

【学习目标】

知识：

1. 掌握普通饮食、治疗饮食、试验饮食、要素饮食、胃肠外营养的概念。

2. 掌握医院饮食的分类及不同饮食种类的临床意义。

3. 熟悉病人营养状况的评估。

4. 熟悉病人的一般饮食护理。

5. 了解饮食、营养与健康的关系。

技能：

1. 能正确进行鼻饲操作。

2. 能正确评估病人的营养状况，应用掌握的饮食护理理论知识正确指导并实施一般病人的饮食护理。

素质：

1. 培养尊重、爱护病人的护理职业素质。

2. 树立整体护理的职业观念。

情境导入

张某，男，65岁，身高175 cm，体重60 kg，因"进行性吞咽困难1个月"入院，入院诊断：食管癌。

饮食与营养（diet and nutrition）是维持机体正常生长发育、促进组织修复、提高机体免疫力等生命活动的基本条件。合理的饮食调配和适当的营养供给，不但能够满足人们的生理需求，也是协助临床诊断和治疗、促进疾病康复的有效手段。在饮食护理中，护士必须具有一定的营养和饮食方面的知识，正确评估病人的营养与饮食状况，制订科学合理的饮食治疗计划，并采取适宜的供给途径实施饮食治疗计划，满足病人对营养的需要，以促进病人尽快康复。

第一节 概 述

情境一：

张某，男，65岁，身高175 cm，体重60 kg，胃溃疡病史，因"进行性吞咽困难1个月"主诉入院，入院诊断：食管癌，拟行手术治疗。

请思考：

1. 该病人每天需要多少热量及蛋白质？

2. 说出合理膳食与健康的关系。

一、饮食与营养相关的解剖

消化系统由消化道和消化腺两部分组成。

消化道是一条起自口腔延续咽、食管、胃、小肠、大肠到肛门的很长的肌性管道，包括口腔、咽、食管、胃、小肠（十二指肠、空肠、回肠）及大肠（盲肠、结肠、直肠）等部（图11-1）。

消化腺有小消化腺和大消化腺两种。小消化腺散在于消化道各部的管壁内，如胃腺、肠腺；大消化腺包括3对唾液腺（腮腺、下颌下腺、舌下腺）、肝和胰，它们均借助导管，将分泌物排入消化道内。唾液腺分泌唾液及唾液淀粉酶，将淀粉初步分解成麦芽糖；胃腺分泌胃液将蛋白质初步分解成多肽；肝分泌胆汁并储存在胆囊中，将大分子的脂肪初步分解成小分子的脂肪，称为物理消化，也称"乳化"；胰腺分泌胰液，消化糖类、脂肪、蛋白质；肠腺分泌肠液，将麦芽糖分解成葡萄糖，将多肽分解成氨基酸，将小分子的脂肪分解成甘油和脂肪酸，也是对糖类、脂肪、蛋白质有消化作用的消化液。

二、饮食与营养相关的生理

消化系统的基本生理功能是摄取、转运、消化食物，吸收营养，为机体新陈代谢提供物质

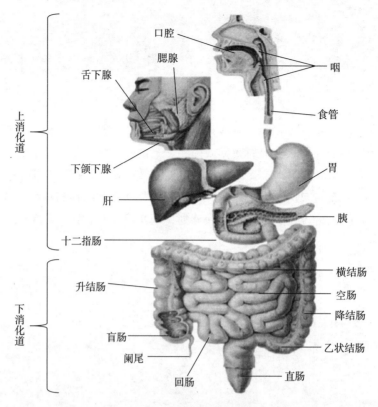

图 11-1 消化系统解剖图

和能量来源，而未被消化吸收的食物残渣，最终以粪便形式排出体外。胃可容纳摄入的大量食物，通过机械性和化学性消化，形成食糜随着胃的运动而逐渐排入小肠。小肠是消化、吸收的主要场所，食物进入小肠后，受到胰液、胆汁和小肠液的化学性消化及小肠蠕动的机械性消化后形成小分子物质，后者经消化道黏膜上皮细胞进入血液和淋巴液而被吸收。大多数营养物质在小肠被吸收，难于消化吸收的食物残渣则进入大肠。大肠仅有一定的吸收功能，主要是吸收水分、电解质，以及形成、贮存、排泄粪便。

消化（digestion）过程包括物理性（也称机械性）消化和化学性消化两种功能。

物理性消化指食物经过口腔的咀嚼，牙齿的磨碎，舌的搅拌、吞咽，胃肠肌肉的活动，将大块的食物变成碎小的，使消化液充分与食物混合，并推动食团或食糜下移，从口腔推移到肛门的过程，也称为机械性消化。

化学性消化指消化腺分泌消化液对食物进行化学分解的过程。由消化腺所分泌的各种消化液，将复杂的各种营养物质分解为肠壁可以吸收的简单的化合物，如糖类分解为单糖，蛋白质分解为氨基酸，脂类分解为甘油及脂肪酸。这些分解后的营养物质被小肠（主要是空肠）吸收进入血液和淋巴液。

物理性消化和化学性消化两种功能同时进行，共同完成消化过程。

三、饮食与营养对人体健康的意义

（一）合理的日常膳食

2016 年，国家卫生和计划生育委员会（2018 年重组为卫生健康委员会）修订的《中国居民膳食指南（2016）》为我国制定科学的健康饮食指导奠定了基础。

2021 年，由中国营养学会组织编写的《中国居民膳食指南科学研究报告（2021）》正式发布，提出 6 条核心推荐内容：①强调植物性食物为主的膳食结构。②优化动物性食物消费结构。③保证膳食能量来源和营养素充足。④进一步控制油、盐摄入。⑤控制糖摄入，减少含糖饮料消费。⑥杜绝食物浪费，促进可持续发展。

中国居民平衡膳食宝塔是由中国营养学会推出，根据中国居民膳食指南的核心推荐内容以简明直观的图片及数字形式制定而成（图 11-2）。

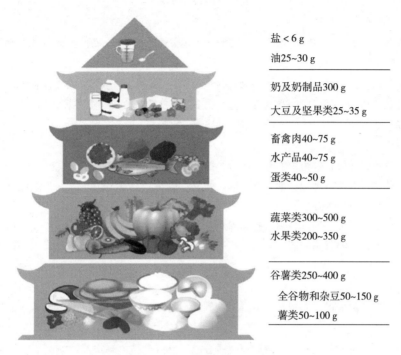

图 11-2　中国居民膳食宝塔图

（二）优质蛋白质及营养素

1. 优质蛋白质的作用　食物所含蛋白质中各种必需氨基酸组成齐全、数量充足、比例合理、结构模式接近人体生理所需模式，这种蛋白质被称为优质蛋白质。大豆蛋白质和动物性蛋白质属于优质蛋白质。

（1）大豆蛋白质：是植物蛋白质中的优质蛋白。具有降低血浆胆固醇，防治心血管疾病；阻止尿钙损失，防止骨质疏松；调节女性生理周期，降低乳腺癌的发生率等作用。

（2）牛奶蛋白（主要为含乳蛋白）：是一种比其他任何动物蛋白质营养价值都高，且来源充分的蛋白质。其作用包括：提供丰富营养素，提高机体免疫力，预防高血压。在理想的蛋白质摄入中，要求动物蛋白质占 30% 左右。牛奶是当前人们获得优质蛋白质的重要食品。

2. 各种营养素的功能、来源及每日供给量　具体见表 11-1。

表 11-1　营养素的功能、来源及供给量

营养素	生理功能	主要来源	每日供给量
蛋白质	构成、更新及修复人体组织；构成人体内的酶、激素、抗体、血红蛋白、尿纤维蛋白等，以调节生理功能；维持血浆渗透压；提供热能	禽肉类、水产类、蛋、乳及豆类	男性80 g，女性70 g；占总热能的10%~14%
脂肪	提供及储存热能；构成身体组织；供给必需脂肪酸；促进脂溶性维生素的吸收；维持体温，保护脏器；增加饱腹感	食用油、肉类、黄油及奶油等	25 g，占总热能的20%~25%
糖类	提供热能，参与构成身体组织，保肝解毒，抗生酮作用	谷类、根茎类、薯类、豆类、食糖、水果等	占总热能的60%~70%
钙	构成骨骼与牙齿的主要成分，调节心脏和神经的正常活动，维持肌肉紧张度，参与凝血过程，激活多种酶，降低毛细血管和细胞膜的通透性	奶及奶制品、海带、小虾米皮、芝麻酱、豆类、绿色蔬菜、骨粉、蛋壳粉	800 mg
磷	构成骨骼、牙齿、软组织的重要成分，促进物质活化，参与多种酶、辅酶的合成，调节能量释放，调节酸碱平衡	广泛存在于动、植物食品中	700 mg
镁	多种酶的激活剂，维持骨骼生长和神经肌肉的兴奋性，影响胃肠功能，影响甲状旁腺分泌等	大黄米、大麦、黑米、麦皮、黄豆等	330 mg
铁	组成血红蛋白和肌红蛋白，参与氧的运输；构成某些呼吸酶的重要成分，促进生物氧化还原反应	动物肝、动物全血、肉鱼禽蛋类、豆类、绿色蔬菜	男性：15 mg 女性：20 mg
锌	促进身体发育和组织再生，酶的组成成分或酶的激活剂，促进食欲，促进维生素A的正常代谢和生理功能，促进性器官与性功能的正常发育，参与免疫过程	动物食品、海产品、奶、蛋、坚果类等	男性：15 mg 女性：11.5 mg
碘	参与甲状腺素的合成，调节甲状腺功能	海产品、海盐	150 μg
脂溶性维生素	维生素A：维持正常夜视功能，保持皮肤与黏膜的健康，增强机体免疫力，促进生长发育	动物肝、鱼肝油、奶制品、禽蛋类、有色蔬菜及水果等	男性：800 μgRE 女性：700 μgRE（RE：视黄醇当量）
	维生素D：调节钙磷代谢，促进钙磷吸收	海鱼及动物肝、蛋黄、奶油（体内转化）	10 μg
	维生素E：抗氧化作用，保持红细胞完整性，改善微循环；参与DNA、辅酶Q的合成	植物油、谷类、坚果类、绿叶蔬菜等	140 mg α-TE（α-TE：α生育酚当量）
	维生素K：参与合成凝血因子，促进血液凝固	肠内细菌合成，绿色蔬菜、乳酪、蛋黄、动物肝	80 μg
水溶性维生素	维生素B_1：构成辅酶TPP，参与糖代谢过程，影响某些氨基酸与脂肪的代谢，调节神经系统功能	动物内脏、肉类、豆类、花生、未过分精细加工的谷类	男性：1.4 mg 女性：1.3 mg

续表

营养素	生理功能	主要来源	每日供给量
	维生素 B_2：构成体内多种辅酶，参与人体内多种生物氧化过程；促进生长，维持健康；保持皮肤和黏膜完整性	动物内脏、禽蛋、奶类、豆类、花生、新鲜绿叶蔬菜等	男性：1.4 mg 女性：1.2 mg
	维生素 B_6：构成多种辅酶，参与物质代谢	畜禽肉及其内脏、鱼类及豆类等	男性：1.4 mg 女性：2.4 mg
	维生素 B_{12} 及叶酸：为细胞的核酸和核蛋白合成代谢过程中所必需的物质，促进红细胞发育与成熟	动物内脏、发酵豆制品、新鲜绿叶蔬菜	维生素 B_{12}：2.4 μg 叶酸：400 μg DFE （DFE：叶酸当量）
	维生素 C：保护细胞膜，防治维生素 C 缺乏病；治疗贫血，促进铁吸收和利用；促进胶原、神经递质、抗体合成；参与胆固醇代谢	新鲜蔬菜和水果	100 mg
水	构成人体组织，调节体温，溶解并运送营养素和代谢产物，维持消化、吸收功能，润滑作用，直接参加体内氧化还原反应	饮用水、食物中水、体内代谢水	2～3 L

注：表中营养素供给是采用 2013 年中国营养学会正式发布的《中国居民膳食营养素参考摄入量》中成年人中等劳动强度的标准。

拓展阅读 11-1
阿特金斯减肥法

（三）合理膳食与健康

古有"民以食为天"的说法，充分说明了人类很早就认识到饮食与人类健康的密切关系。合理膳食与健康的关系具体表现在以下几个方面。

1. 促进生长发育　合理的膳食与营养对人身体和精神的发育都起着决定性的作用，是维持生命活动的重要物质基础。

2. 构成机体组织　蛋白质是构成人体细胞的重要成分，糖脂、磷脂是构成细胞膜的重要成分，糖类参与构成神经组织，维生素参与合成酶及辅酶，钙、磷等是构成骨骼的主要成分等。

3. 供给热能　人体的各种生命活动都需要消耗热能。热能来源于产热营养素，每克糖、脂肪和蛋白质在体内氧化后分别产生 16.74 kJ（4 kcal），37.66 kJ（9 kcal）和 16.74 kJ（4 kcal）的热能。根据中国营养学会发布的《中国居民膳食营养素参考摄入量》，我国成年男性的能量供给量为 11 290 kJ/d，成年女性为 9 260 kJ/d。

4. 调节人体功能　人体活动是在神经系统、内分泌系统及各种酶的共同调节下完成的，各种营养素是构成上述调节系统的物质基础。

理想状态下，人体的能量需要等于能量消耗。成年人的能量消耗主要包括基础代谢、体力活动和食物热效应，人体每日摄入的能量应能满足这三个方面的需要，以此保证健康的体质和良好的工作状态。

（四）饮食、营养与疾病痊愈的关系

人体患病时伴随着不同程度的代谢变化和营养不良，因而合理的膳食与营养是治疗疾病、促进康复的重要措施。饮食、营养对疾病的主要作用有以下几个方面。

1. 补充额外损失和消耗的营养素　当机体处于疾病应激状态时，会出现营养素或热能的消

耗增加及某些特定营养素的额外损失，针对性的饮食治疗可以有效地改善这一状态，及时、合理地调整营养素摄入量可增加机体抗病能力，促进疾病痊愈和创伤组织修复。

2. 辅助治疗和诊断疾病　根据疾病治疗和诊断的需要，调整食物组成，控制某些营养素的摄入量，可以减轻脏器负荷，控制疾病的发展。通过选择符合饮食治疗原则的食品和恰当的烹饪方法以改变食物的性质，或提供特殊饮食如要素食品、胃肠外营养等，还可有效地供给足够的、科学的营养，为治疗和疾病恢复创造有利的条件。此外，通过试验饮食也可以辅助临床诊断。

课程思政案例 11-1
孙思邈的食品养生观

第二节　营养状况的评估

情境二：
拟行手术治疗，请准确评估病人的营养状况。
请思考：
1. 可采用哪些指标评估病人的营养状况？
2. 哪些因素可影响病人的营养状况？

营养评估是人体健康评估中的重要组成部分。及时了解影响因素，评估病人的营养状况，为病人制订科学、合理的营养计划，并根据计划对病人进行相应的饮食护理，对于改善病人的营养状况、促进病人康复具有重要的意义。

一、影响因素的评估

影响饮食与营养的因素有身体因素和心理 - 社会因素。

（一）身体因素

1. 生理因素

（1）年龄、活动量：年龄不同，每日所需的食物量和特殊营养素也不同。如处在生长发育期的儿童、青少年对营养的需求较多；老年人新陈代谢所需的热量逐渐减少，但对钙的需求增加。各种活动是能量代谢的主要因素，活动量大的人所需热能及营养素高于活动量小的人。

（2）特殊生理状况：女性在妊娠和哺乳期对营养素的需求量明显增加。妊娠期女性摄入营养素的比例应均衡，同时需要增加蛋白质、铁、碘、叶酸的摄入量。在妊娠期的后 3 个月尤其要增加钙的摄入量。哺乳期女性在每日饮食的基础上，需再增加 500 kcal 热量，蛋白质的需要量增加到 65 g/d，同时应注意维生素 B 和维生素 C 的摄入。

（3）身高和体重：一般情况下，体格高大强壮的人热量及营养素的需求量较高。

2. 病理因素

（1）疾病：疾病本身所带来的不良情绪及疼痛等因素会使病人食欲减退；口腔黏膜、牙齿病变可造成咀嚼困难，影响食物摄入；胃肠道疾病可影响食物的消化吸收；创伤、发热、恶性肿瘤、甲状腺功能亢进症等某些高代谢性疾病需要更多营养素。有些疾病可引起机体营养素流失，如肾炎病人所需营养也应增加。

（2）药物：在治疗过程中，一些药物的使用亦可促进或抑制食欲，如抗组胺药赛庚啶等能增进食欲，非肠溶性红霉素可降低食欲。有的药物则可影响营养素的吸收，如苯妥英钠（抗惊厥）可干扰维生素 C 的吸收和代谢。

（3）饮酒：长期大量饮酒也可致食欲减退，对营养的摄入造成影响。

（二）心理 – 社会因素

1. 心理因素　轻松、愉悦的心理状态能促进食欲，利于食物的消化和吸收；而焦虑、恐惧、抑郁、痛苦与悲哀等不良情绪则可引起交感神经兴奋，抑制消化功能，使病人食欲减退，进食量减少，甚至厌食。此外，清新整洁的进食环境、良好的食物感官性状，使人具有轻松、愉快的心情，可促进食欲。

2. 社会因素　人的饮食多受经济状况、文化背景、宗教信仰、地域环境等影响。

3. 营养知识　对营养知识的掌握和理解影响对食物的选择，当营养知识缺乏时，食物的搭配不合理，可导致不同程度的营养障碍。

二、饮食与营养的评估

（一）饮食状况的评估

对病人饮食状况的评估可明确病人是否存在影响营养状况的饮食问题。

1. 用餐情况　用餐的时间、频次、方式、规律等。

2. 摄食种类及摄入量　摄入食物的种类、数量及比例是否适宜，是否易被人体消化吸收。

3. 食欲　食欲有无改变，若有改变，注意分析原因。

4. 其他　是否服用药物、补品并注意其种类、剂量、服入时间，有无食物过敏史、特殊喜好，有无咀嚼不便、口腔疾患等可影响其饮食状况的因素。

（二）体格检查

通过对病人的外貌、皮肤、毛发、指甲、口唇、骨骼和肌肉等方面的评估，可初步确定病人的营养状况（表 11-2）。

表 11-2　不同营养状况的身体征象

项目	营养良好	营养不良
外貌	发育良好、精神、有活力	消瘦、发育不良、缺乏兴趣、倦怠、疲劳
皮肤	皮肤有光泽、弹性良好	无光泽、干燥、弹性差，肤色过淡或过深
毛发	浓密、有光泽	缺乏自然光泽、干燥稀疏
指甲	粉色、坚实	粗糙、无光泽，易撕裂
口唇	柔润、无裂口	肿胀，口角炎症
肌肉和骨骼	肌肉结实、皮下脂肪丰满、有弹性，骨骼无畸形	肌肉松弛无力，皮下脂肪菲薄，肋间隙、锁骨上窝凹陷，肩胛骨和髂骨突出

（三）人体测量

人体测量通过对人体有关部位的长度、宽度、厚度及围度的测量，以达到根据个体的生长发育情况了解其营养状况的目的。临床最常用的是身高、体重、皮褶厚度和上臂围。

1. 身高、体重　是综合反映生长发育及营养状况的最重要指标。由于身高、体重除受营养因素影响外，还受遗传、种族等多方面因素的影响，因此，在评价营养状况时需要测量身高、体重，并用测得的数值与人体正常值进行比较。测量出病人的身高、体重，然后按公式计算出标准体重，并计算实测体重占标准体重的百分数。百分数在 ±10% 之内为正常范围；增加 10%~20% 为超重，超过 20% 为肥胖；减少 10%~20% 为消瘦，低于 20% 为明显消瘦。

我国常用的标准体重的计算公式为 Broca 公式的改良公式：

男性：标准体重（kg）= 身高（cm）–105

女性：标准体重（kg）= 身高（cm）–105–2.5

实测体重占标准体重的百分数 =［（实测体重 – 标准体重）/ 标准体重］× 100%

2. 体重指数（body mass index，BMI）　是反映成人营养状况的较好指标，其计算公式：BMI = 体重（kg）/ 身高的平方（m^2）。BMI 判断人体营养状况的标准见表 11–3。

表 11–3　BMI 营养状况评价标准

BMI	评价标准
18.5~23.9	正常
<18.5	轻度营养不良
<17.5	中度营养不良
≤16	重度营养不良
≥24	超重
≥28	肥胖

3. 皮褶厚度　又称皮下脂肪厚度，反映身体脂肪含量，对判断消瘦或肥胖有重要意义。常用测量部位有：肱三头肌部，即右上臂肩峰与尺骨鹰嘴连线中点处；肩胛下部，即右肩胛下角处；腹部，即距脐左侧 1 cm 处。测量时选用准确的皮褶计，测定 3 次取平均值。三头肌皮褶厚度最常用，其正常参考值为：男性 12.5 mm，女性 16.5 mm。所测数据可与同年龄的正常值相比较，较正常值少 35%~40% 为重度消耗，25%~34% 为中度消耗，24% 以下为轻度消耗。

4. 上臂围　是测量上臂中点位置的周长。可反映肌蛋白贮存和消耗程度，是快速而简便的评价指标，也可反映热能代谢的情况。我国男性上臂围平均值为 27.5 cm。测量值 > 标准值 90% 为营养正常，90%~80% 为轻度营养不良，80%~60% 为中度营养不良，<60% 为严重营养不良。

（四）生化指标及免疫功能的评估

生化检验可以测定人体内各种营养素水平，是评价人体营养状况的较客观指标，可以早期发现亚临床营养不足。免疫功能测定可了解人体的免疫功能状况，间接反映机体营养状况。生化指标检测的常用方法有测量血、尿中某些营养素或排泄物中代谢产物的含量，如血、尿、粪便常规检验，血清蛋白、血清转铁蛋白、血脂、血清钙的测定，电解质、pH 等的测定，亦可进行营养素耐量试验或负荷试验，或根据体内其他生化物质的检查间接推测营养素水平等。目前常用的检查包括血清蛋白质水平、氮平衡试验及免疫功能测定。

第三节 医院饮食

情境三：
病人主诉胃部不适，经医生检查怀疑胃溃疡出血，护士遵医嘱留粪便隐血试验标本。
请思考：
1. 隐血试验的目的是什么？
2. 隐血试验前饮食的注意事项是什么？

医院饮食分为三大类，即基本饮食、治疗饮食和试验饮食，可以满足不同病人的诊断、治疗和康复需要。

一、基本饮食

基本饮食包括普通饮食、软质饮食、半流质饮食和流质饮食，其适用范围、饮食原则及用法见表 11-4。

表 11-4 医院基本饮食

类别	适用范围	饮食原则	用法
普通饮食（general diet）	消化功能正常，体温正常，无饮食限制，病情较轻或疾病恢复期的病人	易消化、无刺激性食物，营养均衡、美味可口，限制油煎、坚硬、易胀气食物及强烈刺激性调味品	每日进餐 3 次，蛋白质 70～90 g/d，脂肪 60～70 g/d，糖类 450 g 左右，水分 2 500 mL 左右，总热量 2 200～2 600 kcal
软质饮食（soft diet）	消化不良，低热，咀嚼不便，术后和肠道疾病的恢复期及老幼病人等	含足够的营养素，以软烂无刺激性为主，易咀嚼消化，如面条、软饭，切碎、煮烂的菜和肉等	每日进餐 3～4 次，蛋白质 60～80 g/d，每日总热量 2 200～2 400 kcal
半流质饮食（semi-liquid diet）	口腔及消化道疾病，中等发热，吞咽咀嚼困难，术后病人	含足够的营养素，无刺激、易于咀嚼及吞咽；膳食纤维含量少；食物呈半流质状，如粥、面条、馄饨、蒸鸡蛋、肉末、豆腐等	每日进餐 5～6 次，主食 ≤300 g/d，蛋白质 50～70 g/d，总热量 1 500～2 000 kcal
流质饮食（liquid diet）	颜面、口腔、头颈等疾病及各种大手术后，吞咽困难；高热；急性消化道疾病、食管狭窄及心肌梗死、重症或全身衰竭等病人	食物呈流体状，易吞咽、易消化，如奶类、豆浆、米汤、稀藕粉、肉汁、菜汁、果汁等；此饮食热能及营养素不足只能短期使用	每日进餐 6～7 次，每 2～3 h 一次，每次 200～300 mL，蛋白质 40～50 g/d，总热量 836～1 195 kcal

二、治疗饮食

治疗饮食是指在基本饮食的基础上，根据病情需要，适当调整热能和某些营养素，以达到辅助治疗目的的一类饮食。治疗饮食的适用范围、饮食原则及用法见表 11-5。

表 11-5 医院治疗饮食

饮食种类	适用范围	饮食原则及用法
高热量饮食（high calorie diet）	用于热能消耗较高的病人，如甲状腺功能亢进症、高热、大面积烧伤、胆道疾病、结核病及产妇等	在基本饮食的基础上加餐 2 次。可进食牛奶、豆浆、鸡蛋、蛋糕、巧克力及甜食等。总热能约为 12.5 MJ/d（3 000 kcal/d）
高蛋白质饮食（high protein diet）	慢性消耗性疾病，如结核病、恶性肿瘤、甲状腺功能亢进症、营养不良、贫血、大面积烧伤、肾病综合征、低蛋白血症及大手术前后等病人，妊娠期和哺乳期女性等	在基本饮食的基础上增加富含蛋白质的食物，如肉类、鱼类、蛋类、乳类、豆类等。蛋白质供给量为 1.5 ~ 2.0 g/（kg·d），总量不超过 120 g/d。总热量为 10.5 ~ 12.5 MJ/d（2 500 ~ 3 000 kcal/d）
低蛋白质饮食（low protein diet）	用于急性肾炎、尿毒症、肝性脑病等限制蛋白质摄入的病人	饮食中的蛋白质按医嘱执行，一般成年人不超过 40 g/d，视病情可减少至 20 ~ 30 g/d。应多补充蔬菜和含糖高的食物，维持正常热量。肾功能不全的病人应摄入动物蛋白质，忌食豆制品；而肝性脑病的病人应以植物蛋白质为主
低脂肪饮食（low fat diet）	用于肝、胆、胰疾病，高脂血症、动脉硬化、冠心病、肥胖症及腹泻等病人	食物清淡、少油，尤其要限制动物脂肪的摄入，禁食肥肉、蛋黄、脑等。高脂血症及动脉硬化病人不必限制植物油（椰子油除外）。成年人脂肪量 < 50 g/d，肝胆胰疾病病人 < 40 g/d
低胆固醇饮食（low cholesterol diet）	用于高胆固醇血症、动脉硬化、冠心病、高血压、胆石症等病人	胆固醇的摄入量 < 300 mg/d，禁用或少用含胆固醇高的食物，如动物内脏、脑、鱼子、蛋黄、肥肉和动物油等
低盐饮食（low salt diet）	用于心脏病、急慢性肾炎、肝硬化腹水、高血压但水肿较轻者及各种原因所致水钠潴留的病人	成年人进食盐 < 2 g/d（含钠 0.8 g），但不包括食物内自然存在的氯化钠。禁食腌制品，如咸菜、皮蛋、火腿、香肠、咸肉、虾米等
无盐低钠饮食（non salt low sodium diet）	适用范围同低盐饮食，但水肿较重者	无盐饮食，除食物内自然含钠量外，烹调时不放食盐，饮食中含钠量 < 0.7 g/d；低钠饮食，除无盐外，还需控制摄入食物中自然存在的含钠量（< 0.5 g/d）；以上两者均禁食腌制食品及含钠多的食物和药物，如含碱食品（油条、挂面、汽水等）和碳酸氢钠等药物，烹调时可加糖、醋、无盐酱油、少钠酱油等调味
高纤维素饮食（high fiber diet）	用于便秘、肥胖、高脂血症、糖尿病等病人及大肠癌的预防	含纤维素多的食物，如各种粗粮、韭菜、芹菜、大豆及新鲜水果等
低渣或无渣饮食（low residue diet）	用于伤寒、痢疾、肛门疾病、腹泻、肠炎、食管胃底静脉曲张、咽喉部及消化道手术后的病人	选用膳食纤维素少的食物，如蛋类、豆腐等，不用强刺激性调味品和坚硬的食物；肠道疾病者少用油脂

三、试验饮食

试验饮食（test diet）是指在特定的时间内，通过对饮食内容的调整，达到协助诊断和保证检查结果正确的一类饮食。试验饮食的目的、方法及注意事项见表 11-6。

表 11-6　医院试验饮食

饮食种类	试验目的	方法及注意事项
隐血试验饮食	用于配合粪便隐血试验，以诊断有无消化道出血	试验前 3 日禁食肉类、动物肝、血类食品、含铁剂药物及绿色蔬菜等，以免产生假阳性反应。可食用牛奶、豆制品、白菜、冬瓜、土豆、白萝卜、菜花、山药等，第 4 日留取粪便做隐血试验检查
胆囊造影饮食	适用于需要造影检查有无胆囊、胆管及肝胆管疾病的病人	检查前 1 日中午进食高脂肪饮食（如油煎荷包蛋 2 只或奶油巧克力 40~50 g，脂肪量为 25~50 g），以刺激胆囊收缩和胆汁排空，有助于造影剂进入胆囊；晚餐进无脂肪、低蛋白质、高糖类、清淡的饮食，晚餐后服造影剂，服药后禁食、禁饮、禁烟至次日上午。检查当日早晨禁食，服药后 14 h 第 1 次摄 X 线片，如胆囊显影良好，让病人进食高脂肪餐，服后 30~60 min，进行第 2 次摄片，观察胆囊的收缩情况
甲状腺 ^{131}I 试验饮食	用于协助检查甲状腺功能，明确诊断	检查或治疗前 7~60 天，禁食含碘高的食物。需禁食 60 天的食物包括海带、海蜇、紫菜、淡菜、苔菜等，需禁食 14 天的食物包括干贝、海蜒、毛蚶、干贝、蛏子等，需禁食 7 天的食物包括带鱼、鲳鱼、黄鱼、目鱼、虾等
肌酐试验饮食	用于协助检查、测定肾小球滤过功能	试验期 3 天。试验期禁食肉类、禽类、鱼类，忌饮茶和咖啡。全日主食在 300 g 以内，限制蛋白质摄入，蛋白质供给量 < 40 g/d，以排除外源性肌酐的影响。蔬菜、水果、植物油不限。热量不足可添加藕粉和含糖的点心等。第 3 天测尿肌酐清除率及血浆肌酐含量
尿浓缩功能试验饮食	用于检查肾小管的浓缩功能	试验期 1 天，控制全天饮食中的水分总量在 500~600 mL。可进食含水分少的食物，如米饭、馒头、面包、炒鸡蛋、土豆等，烹饪时尽量少加水或不加水；避免进食过甜或过咸的食物；禁饮水及食用含水量高的食物，如糖类、粥、水果、白菜、冬瓜、豆腐等

第四节　一般饮食护理

情境四：

病人入院第 1 天，因担心病情及对病区环境陌生，无胃口吃饭、拒绝进食，产生了烦躁、焦虑情绪。

请思考：

1. 如何为刚入院的食管癌病人做好饮食健康宣教？

2. 需提醒病人及家属注意饮食方面的哪些问题？

病人饮食管理是医院临床管理的重要组成部分，合理的饮食可增强机体抵抗力，缩短住院周期，促进病人早日康复。现如今，随着经济及医疗文化水平的提高，饮食护理也被纳入医院优质护理服务的考核范畴。护士在向病人讲解饮食与人体健康、疾病痊愈的关系时，要让病人理解治疗饮食、试验饮食的必要性和重要性，使其能愉快地接受和积极配合。

一、病区饮食管理

病人入院后，由管床医生根据病人病情开具饮食医嘱，护士填写好病人入院饮食通知单送交营养室，并在病区饮食单、病人的床尾或床头卡上填写饮食相关信息，悬挂饮食种类警示牌。

当病人因病情变化需要更改饮食时，如半流质饮食改为软质饮食、手术前需禁食或出院需停止饮食时，应由医生及时开具医嘱，护士按医嘱填写饮食更改或停止通知单送交营养室，由其做出相应处理。

二、病人饮食护理

为了合理地安排病人进食，护士应根据病人病情做好饮食相关工作。

（一）病人进食前的护理

1. 做好饮食教育　由于饮食习惯不同、缺乏营养知识，病人可能对于医院的某些饮食不理解，难以接受。护士应根据病人所需的饮食种类进行解释和指导，说明意义，明确可选用和不宜选用的食物及进食次数等，取得病人的配合。饮食指导时应尽量符合病人的饮食习惯，根据具体情况指导和帮助病人摄取合理的饮食，尽量用一些病人容易接受的食物代替限制的食物，使用替代的调味品或佐料，以使病人适应饮食习惯的改变。

2. 进食环境的准备

（1）进食前暂停非紧急的治疗及护理工作，注意病室卫生，清除一切污物。

（2）保持病室环境安静整洁，营造轻松愉悦的进餐氛围，整理床单位，收拾床旁桌椅上多余的杂物，备好清洁的餐具方便病人进餐。

（3）鼓励病人集体进餐、互相交流，以促进食欲。

（4）若有病情危重或躁动不安的病人，应做好屏风遮挡。

3. 病人的准备

（1）协助病人减轻或去除各种不舒适因素，调整体位，取舒适的进餐姿势。若病情允许，可协助病人下床进食；不便下床者，可采取床上小餐桌进食；卧床病人可安排侧卧位或仰卧位（头转向一侧）并给予适当的支托。

（2）协助病人洗手及清洁口腔，对病情严重的病人给予口腔护理，以去除异味，增进食欲。

（3）对焦虑或抑郁的病人给予心理安慰及指导，以减轻不良情绪，鼓励家属陪伴进餐。

4. 工作人员的准备

（1）衣帽应穿戴整洁，戴好口罩，操作前洗净双手。

（2）根据饮食单上的饮食种类进行配发，注意当日需禁食、限量或延迟进食等特殊病人，防止差错。

（3）检查家属或探视者带来的食物是否符合该病人的治疗原则。

（二）病人进食中的护理

1. 鼓励并协助病人进食

（1）鼓励卧床病人自行进食，将食物、餐具等放于病人易拿取的位置，必要时护士应给予协助。

（2）进食期间，护士可简单地、有针对性地向病人讲解饮食方面的知识，做好健康宣教，帮助纠正病人不良的饮食习惯。

（3）对不能自行进食者，应根据病人的进食习惯（如进食的次序与方法等）耐心喂食，每次喂食的量及速度可依病人的情况和要求而定，不要催促病人，以便于其咀嚼和吞咽。

（4）病人进食的温度要适宜，防止烫伤。饭和菜、固状和液状食物要轮流喂食。进流质饮食者，可用吸管吸吮。

（5）对双目失明或眼部被遮盖的病人，除遵守上述喂食要求外，应告诉病人喂食内容以增加其进食的兴趣。若病人要求自己进食，可按时钟平面图放置食物，并告知方向、食品名称，利于病人按顺序摄取，如"6点"放饭，"12点"放汤，"3点""9点"放菜等（图11-3）。

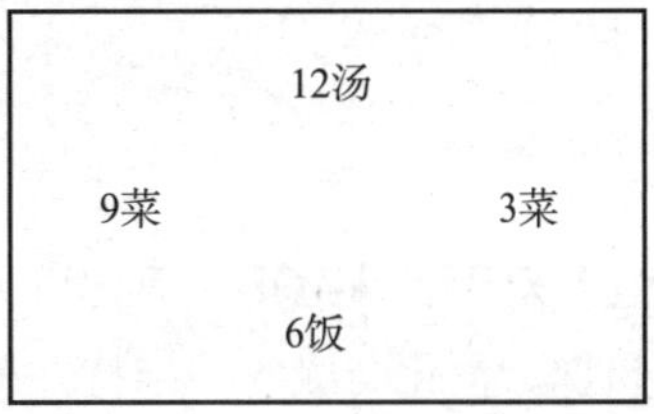

（6）对禁食或限量饮食者，应告知病人原因，以取得配合，并在床头或床尾卡上悬挂醒目标去牌，做好交接班。

```
          12汤

9菜                3菜

          6饭
```

图11-3 食物放置平面图

（7）对于需要增加饮水量者，应向病人解释大量饮水的目的及重要性。督促病人在白天饮入一天总饮水量的3/4，以免夜间饮水多，增加排尿次数而影响睡眠。病人无法一次大量饮水时，可少量多次饮水，并注意改变液体种类，以保证液体的摄入。

（8）对限制饮水量者，护士应向病人及家属说明限水的目的及饮水量，以取得合作，病人床边应悬挂限水标志。若病人口干，可用5 mL透明小喷壶多次、少量、均匀喷洒病人口唇，或用不锈钢勺背面蘸水湿润病人嘴唇。

2. 特殊问题的处理

（1）恶心：若病人在进食过程中出现恶心，可鼓励其做深呼吸并暂时停止进食。

（2）呕吐：若病人发生呕吐，应及时给予帮助。将病人头偏向一侧，防止呕吐物进入气管内；给病人提供盛装呕吐物的容器；尽快清除呕吐物并及时更换被污染的被服等；开窗通风，帮助病人漱口或行口腔护理，去除口腔不良异味；询问病人是否愿意继续进食，对不愿意继续进食者，可帮助其保存好剩下的食物，待愿意进食时再给予；观察并记录呕吐物的性质、颜色、量和气味。

（3）呛咳：告知病人在进食过程中应细嚼慢咽，进食时不要说话以免呛咳。若病人发生呛咳，应帮助病人拍背；若异物进入喉部，应及时在腹部剑突下、肚脐上用手向上、向下推挤数次，使异物排出，防止发生窒息。

（三）病人进食后的护理

1. 及时清理餐具和食物残渣，撤去餐巾，协助病人漱口或行口腔护理，鼓励病人饭后洗手，协助整理床单位，以保持病人的干净与舒适。

2. 根据治疗需要做好用餐记录，包括病人进食的种类、数量，进餐时和进餐后的反应，评价病人的营养需求是否达标。

3. 对禁食或有特殊饮食要求的病人应严格交代注意事项，并做好交接班。

第五节 特殊饮食护理

情境五：

入院第 4 天，病人在全身麻醉下行食管癌根治术，术后转入胸外科 ICU，留置胃肠减压管深度 55 cm，鼻胃肠营养管深度 90 cm。

请思考：

1. 食管癌术后病人的饮食护理措施是什么？
2. 应如何保持胃肠减压管和鼻胃肠营养管的通畅？

对于病情危重、消化道吸收功能障碍、不能经口或不愿经口进食的病人，为保证营养素的摄取、消化与吸收，维持并改善病人的营养状态，促进康复，临床上常根据病人的病情采用不同的特殊饮食护理，包括肠内营养和肠外营养。

一、肠内营养

肠内营养（enteral nutrition，EN）是采用口服或管饲等方式经胃肠道提供能量及营养素的支持方式。根据所提供营养食品的不同，可分为要素饮食和非要素饮食。要素饮食主要以管饲饮食为主，是指经胃肠插入导管，供给病人必需的食物、营养液、水及药物的方法。按喂养管的入口处和导管尖端所处的位置分为口胃管、鼻胃管、鼻肠管、胃造瘘、空肠造瘘等。当给病人通过导管注入营养液时，可用注射器将管饲物直接注入，也可应用肠内营养泵注入。

（一）要素饮食

要素饮食（elemental diet）是一种化学组成明确的精制食品，含有人体所必需的易于消化吸收的营养成分，与水混合后可形成溶液或较为稳定的悬浮液。它的主要特点是无需经过消化过程即可直接被肠道吸收和利用，为人体提供热能及营养。适用于低蛋白血症、严重烧伤、胃肠道瘘、大手术后胃肠功能紊乱、营养不良、消化和吸收不良、急性胰腺炎、短肠综合征、晚期癌症等病人。

1. 目的　保证危重病人的能量及氨基酸等营养素的摄入，促进伤口愈合，改善病人营养状况，以达到治疗及辅助治疗的目的。

2. 分类　要素饮食根据治疗用途可分为营养治疗用和特殊治疗用两大类。营养治疗用要素饮食主要包含游离氨基酸、单糖、重要脂肪酸、维生素、无机盐类和微量元素等。特殊治疗用要素饮食主要有适用于肝功能损害的高支链氨基酸低芳香族氨基酸要素饮食、适用于肾衰竭的以必需氨基酸为主的要素饮食、适用于苯丙酮尿症的低苯丙氨酸要素饮食等。

3. 用法　根据病情需要，可将粉状要素饮食按比例添加水，配制成适宜浓度和剂量的要素饮食后，通过口服、鼻饲、经胃或空肠造瘘口滴注的方法供给病人。管喂滴注要素饮食时一般有以下三种方式：

（1）分次注入：将配制好的要素饮食或现成制品用注射器通过鼻胃管注入胃内，每日 4~6

次，每次 250 ~ 400 mL，主要用于非危重、经鼻胃管或造瘘管行胃内喂养的病人。

（2）间歇滴注：将配制好的要素饮食或现成制品放入有盖吊瓶内，经输注管缓慢注入，每日 4 ~ 6 次，每次 400 ~ 500 mL，每次输注持续时间 30 ~ 60 min。

（3）连续滴注：输注装置与间歇滴注的相同，要求在 12 ~ 24 h 内持续滴入要素饮食，或用肠内营养泵保持恒定滴速，多用于经空肠鼻胃管喂养的病人。

4. 并发症　在病人应用过程中，可因营养制剂选择不当、配置不合理、营养液污染或护理不当等因素引起机械性、感染性、代谢性等并发症，或发生恶心、呕吐、腹胀、腹痛、便秘、腹泻等其他并发症。

5. 注意事项

（1）配制要素饮食时，应严格遵守无菌操作的原则，所有配制用具均需消毒灭菌后使用。

（2）每一种要素饮食的营养成分、浓度、用量、滴入的速度等，应根据病人的病情，由医生、责任护士及营养师共同商议而定。原则上应由低、少、慢开始，逐渐增加，待病人耐受后再稳定配餐标准、用量及速度。

（3）尽量新鲜配制，如需存放，要在 4℃ 以下冰箱内冷藏，并保证在 24 h 内用完，防止食物污染或变质。

（4）要素饮食不能用高温蒸煮，但可适当加温，适合口服的温度一般为 37℃，鼻饲及造瘘口注入时的温度宜为 41 ~ 42℃。现临床上也会使用一些营养液加温装置，以保持温度，避免病人发生腹泻、腹胀等。

（5）要素饮食滴注前后都应用温开水冲净管腔，防止食物滞留管腔内而腐败变质。

（6）应用过程中应加强巡视观察，若病人出现恶心、呕吐、腹痛、腹泻等消化道症状，应及时查明原因，并根据情况调整浓度、温度或速度，反应严重者应暂停滴入。

（7）应用要素饮食期间需定期记录体重，并观察尿量、大便次数及性状，检查血糖、尿糖、血尿素氮、电解质、肝功能等指标，做好营养评估。

（8）停用要素饮食时需逐渐减量，骤停易引起低血糖反应。

（二）鼻饲法

鼻饲法（nasogastric gavage）是将导管经鼻腔插入胃内，从管内灌注流质食物、水分和药物的方法。

【目的】

对下列不能自行经口进食病人以鼻胃管供给食物和药物，以维持病人营养和治疗的需要。

1. 昏迷病人。

2. 口腔疾患或口腔手术后病人，上消化道肿瘤引起吞咽困难病人。

3. 不能张口的病人，如破伤风病人。

4. 其他病人，如早产儿、病情危重者、拒绝进食者等。

【操作前准备】

1. 评估病人并解释

（1）评估：病人的年龄、病情、意识、心理状态、自理能力、合作程度及口鼻腔情况。

1）口腔：有无做过口腔手术，口腔黏膜是否完好无破损，有无活动性义齿或龋齿。

2）鼻腔：是否做过鼻腔手术，有无鼻中隔偏曲或鼻息肉，鼻腔黏膜是否完好无破损、无出血、无红肿等。

3）做通气试验：评估病人鼻腔是否通畅。

（2）解释：向病人及家属解释操作目的、过程及操作中配合方法。

2. 病人准备　了解鼻饲饮食的目的、操作过程及注意事项，愿意配合，鼻腔通畅。

3. 环境准备　环境清洁，无异味。

4. 护士准备　衣帽整洁，修剪指甲，洗手，戴口罩。

5. 用物准备

（1）治疗车上层：无菌鼻饲包（内备：治疗碗、镊子、止血钳、压舌板、纱布、胃管、50 mL 注射器、治疗巾；胃管可根据鼻饲持续时间、病人的耐受程度选择橡胶胃管、硅胶胃管或新型胃管）、液状石蜡、棉签、胶布、别针、夹子或橡皮圈、手电筒、听诊器、弯盘、鼻饲流食（38～40℃），温开水适量（也可取病人饮水壶内的水），按需准备漱口或口腔护理用物及松节油、手消毒液。

（2）治疗车下层：生活垃圾桶、医用垃圾桶。

【操作步骤】

操作步骤见表 11-7。

表 11-7　鼻饲法操作步骤

操作步骤	要点与说明
◆ 插胃管法	
1. 核对并解释　护士备齐用物携至病人床旁，核对病人姓名、床号、腕带	• 认真执行查对制度，确认病人
2. 安置体位　有义齿者取下义齿，能配合者取半坐位或坐位，无法坐起者取右侧卧位，昏迷病人取去枕平卧位，头向后仰	• 取下义齿，防止脱落、误咽 • 坐位有利于减轻病人咽反射，利于胃管插入 • 昏迷病人头向后仰利于胃管插入
3. 垫治疗巾　将治疗巾垫于病人颌下，弯盘置于方便取用处	
4. 清洁鼻腔　观察鼻腔是否通畅，选择通畅一侧，用棉签清洁鼻腔	• 鼻腔通畅，利于插管
5. 标记胃管　测量胃管插入的长度，并标记	• 插入长度一般为前额发际至胸骨剑突处或由鼻尖经耳垂至胸骨剑突处的距离 • 一般成年人插入长度 45～55 cm，应根据病人的身高等确定个体化长度 • 为防止反流、误吸，插管长度可在 55 cm 以上，若需经胃管注入刺激性药物，可将胃管再向深部插入 10 cm
6. 润滑胃管　将少许液状石蜡倒于纱布上，润滑胃管前端	• 润滑胃管可减少插入时的摩擦阻力，减轻对病人鼻腔及胃肠黏膜的损伤
7. 开始插入胃管	
（1）一手持纱布托住胃管，一手持镊子夹住胃管前端，沿选定侧鼻孔轻轻插入	• 插管时动作轻柔，镊子尖端勿碰及病人鼻黏膜，以免造成损伤
（2）插入胃管 10～15 cm（咽喉部）时，根据病人具体情况进行插管	

续表

操作步骤	要点与说明
1）清醒病人：嘱病人做吞咽动作，顺势将胃管向前推进，至预定长度	• 吞咽动作可帮助胃管迅速进入食管，减轻病人不适，护士应随病人的吞咽动作插管。必要时，可让病人饮少量温开水
2）昏迷病人：左手将病人头托起，使下颌靠近胸骨柄，缓缓插入胃管至预定长度	• 下颌靠近胸骨柄可增大咽喉通道的弧度，便于胃管顺利通过会厌部（图11-4）
8. 插管过程中的特殊处理	
（1）若插管中出现恶心、呕吐，可暂停插管，并嘱病人做深呼吸	• 深呼吸可分散病人注意力，缓解紧张、恐惧情绪
（2）如胃管误入气管，应立即拔出胃管，休息片刻后重新插管	• 胃管误入气管时，病人可能会出现严重的刺激性呛咳、呼吸困难、气促等
（3）插入不畅时应检查口腔，了解胃管是否盘在口咽部，或将胃管抽出少许，再小心插入	
9. 确认胃管位置	• 确认胃管是否在胃内有三种方法： （1）在胃管末端连接注射器抽吸，能抽出胃液 （2）置听诊器于病人胃部，快速经胃管向胃内注入10 mL空气，听到气过水声 （3）将胃管末端置于盛水的治疗碗中，无气泡逸出
10. 固定胃管 确定胃管在胃内后，将胃管用胶布在鼻翼及颊部固定	• 防止胃管移动或脱出
11. 灌注食物	
（1）连接注射器于胃管末端，抽吸见有胃液抽出，再注入少量温开水	• 每次灌注食物前应抽吸胃液以确定胃管在胃内及胃管是否通畅 • 温开水可润滑管腔，防止鼻饲液黏附于管壁，造成胃管堵塞
（2）缓慢注入鼻饲液或药液	• 每次鼻饲量不超过200 mL，间隔时间大于2 h • 每次注入前应先用水温计测试温度，以38～40℃为宜 • 每次抽吸鼻饲液后应反折胃管末端，避免灌入空气，引起腹胀
（3）鼻饲完毕后，再次注入少量温开水冲净胃管	• 防止鼻饲液积存于管腔中变质，造成胃肠炎或堵塞管腔
12. 处理胃管末端 将胃管末端反折，用纱布包好，用橡皮筋扎紧或用夹子夹紧，用别针固定于大单、枕旁或病人衣领处	• 防止食物反流 • 防止胃管脱落
13. 操作后处理	
（1）协助病人清洁鼻腔、口腔	
（2）整理床单位	
（3）嘱病人维持原卧位20～30 min	• 维持原卧位有利于防止呕吐
（4）洗净鼻饲用的注射器，放于治疗盘内，用纱布盖好备用	
14. 洗手，记录	• 记录鼻饲的时间，鼻饲物的种类、量及病人反应等

拓展阅读 11-2
检查胃管在胃内的其他方法

续表

操作步骤	要点与说明
◆ 拔胃管法	• 用于停止鼻饲或长期鼻饲需要更换胃管时 • 长期鼻饲应定期更换胃管，晚间拔管，次晨再从另一侧鼻孔插入
1. 拔管前准备　置弯盘于病人颌下，夹紧胃管末端，以免拔管时管内液体反流，轻轻揭去固定的胶布	
2. 拔出胃管	
（1）用纱布包裹近鼻孔处的胃管，嘱病人深呼吸，在病人呼气时拔管，边拔边用纱布擦胃管，到咽喉处快速拔出	• 到咽喉处快速拔出，以免管内残留体滴入气管
（2）将胃管放入弯盘，移出病人视线	• 避免污染床单位，减少病人的视觉刺激
3. 清洁局部　清洁病人口鼻、面部，用松节油擦去胶布痕迹，协助病人漱口	
4. 整理归位	• 协助病人取舒适卧位，整理床单位，清理用物
5. 洗手，记录	• 记录拔管时间和病人反应

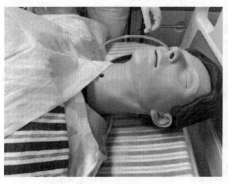　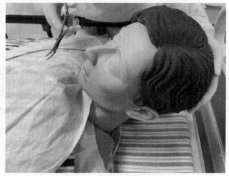

A. 测量胃管长度　　　　　　　　　　B. 下颌靠近胸骨柄

图 11-4　昏迷病人插胃管示意图

【注意事项】

1. 插管时动作应轻柔，避免损伤食管黏膜，尤其是通过食管 3 个狭窄部位（环状软骨水平处、平气管分叉处、通过膈肌处）时。

2. 插入胃管至 10 ~ 15 cm（咽喉部）时，若为清醒病人，嘱其做吞咽动作；若为昏迷病人，则用左手将其头部托起，使下颌靠近胸骨柄，以利插管。

3. 插管过程中若病人出现呛咳、呼吸困难、发绀等，表明胃管误入气道，应立即拔出胃管。

4. 每次鼻饲前应证实胃管在胃内且通畅，并用少量温开水冲管后再进行喂食，鼻饲完毕后再次注入少量温开水，防止鼻饲液凝结。

5. 鼻饲液温度应保持在 38 ~ 40℃，避免过冷或过热；新鲜果汁与奶液应分别注入，防止产生凝块；药片应研碎溶解后注入。

6. 食管静脉曲张、食管梗阻的病人禁忌使用鼻饲法。

7. 长期鼻饲者应每天进行 2 次口腔护理，并定期更换胃管，普通胃管每周更换一次，硅胶胃管每月更换一次。

【健康教育】

1. 向病人讲解鼻饲饮食的目的、所取卧位、操作过程，鼻饲液的温度、时间、量，胃管冲洗方法、更换时间等，以减轻病人焦虑，提高健康教育知晓率。

2. 告知病人鼻饲过程中或鼻饲结束后如有任何不适，应及时告知医护人员。

（三）肠内营养泵

肠内营养泵（enteral nutrition pump）是一种肠内营养输注系统，是通过鼻胃管或鼻肠管连接泵管及其附件，以微电脑精确控制输注的速度、剂量、温度、输注总量等的一套完整、封闭、安全、方便的系统。多用于昏迷或需准确控制营养输入的管饲饮食病人。

1. 主要优点　肠内营养泵以固定的流速持续或间歇泵入流质液体，比传统用注射器灌注的病人大便次数明显减少，特别对于长期卧床的昏迷病人来说，可以降低团块注射引起的反流和呕吐风险。

2. 可能出现的问题

（1）管道堵塞：多因营养液黏附管壁所致，应在持续滴注时每 2～4 h 用 37℃左右的温开水冲洗管道。

（2）营养泵报警：原因包括管道堵塞、滴管内液面过高或过低、液体滴空、电源不足等，应及时排查报警原因，确保管道输注通畅。

3. 常见的喂养模式

（1）连续喂养模式：喂养速度一般为 1～400 mL/h，增幅为 1 mL/h，每次冲洗剂量为 10～500 mL，即刻冲洗管路。

（2）间歇喂养模式：喂养速度为 1～400 mL/h，每次喂养容量为 1～3 000 mL，喂养间隔一般 1～24 h。

（3）重力喂养模式：在喂养速度设置界面内选择"BOLU MAX"，速度为 999 mL/h，每次冲洗剂量 10～500 mL，冲洗间隔 1～24 h。

二、肠外营养

肠外营养（parenteral nutrition，PN）是按照病人的需要，通过周围静脉或中心静脉输入病人所需的全部能量及营养素，包括氨基酸、脂肪、各种维生素、电解质和微量元素的一种营养支持方法。

（一）目的

肠外营养用于各种原因引起的不能从胃肠道摄入营养、胃肠道需要充分休息、消化吸收障碍及存在超高代谢等的病人，保证热量及营养素的摄入，从而维持机体新陈代谢，促进病人康复。

（二）分类

1. 根据补充营养的量可分为部分肠外营养（PPN）和全胃肠外营养（TPN）。

2. 根据应用途径不同分为周围静脉营养和中心静脉营养，一般短期、部分营养支持或中心静脉置管困难时采用周围静脉营养，长期、全量补充营养时采取中心静脉营养。

（三）用法

1. 全营养混合液 将每天所需的营养物质在无菌条件下按次序混合输入由聚合材料制成的输液袋或比例容器后再输注的方法。这种方法热氮比例平衡，多种营养素同时进入体内而增加节氮效果；同时简化输液过程，节省时间；还可减少污染，并降低代谢性并发症的发生。

2. 单瓶输注 在无条件进行全营养混合液输注时，可单瓶输注。但单瓶输注因各种营养素非同步进入体内，造成营养素的浪费，也易发生代谢性并发症。

（四）并发症

1. 机械性并发症 在中心静脉置管时，可因病人体位不当、穿刺方向不正确等引起气胸、皮下气肿、血肿甚至神经损伤；若穿破静脉及胸膜，可发生血胸或液胸；输注过程中若大量空气进入输注管道，可发生空气栓塞甚至死亡。

2. 感染性并发症 若置管时无菌操作不严格、营养液污染或导管长期留置，可引起穿刺部位感染、导管性脓毒症等感染性并发症。长期肠外营养也可发生肠源性感染。

3. 代谢性并发症 糖代谢紊乱、肝功能损害、肠黏膜萎缩、胆汁淤积等。

（五）注意事项

1. 加强配制营养液及静脉穿刺过程中的无菌操作。

2. 配制好的营养液应储存于 4℃ 冰箱内备用，若存放超过 24 h 则不宜使用。

3. 输液导管及输液袋应每 12 ~ 24 h 更换一次，导管进入静脉处的敷料每 24 h 更换一次，更换时严格无菌操作，注意观察局部皮肤有无异常征象。

4. 输液过程中应加强巡视，注意输液是否通畅，开始时缓慢，逐渐增加滴速，保持输液速度均匀。

5. 输液过程中应防止液体输空或静脉导管脱出，以防空气栓塞。

6. 静脉营养导管内严禁输入其他液体、药物及血制品，也不可在输液端采集血标本或测量中心静脉压。

7. 使用前及使用过程中要对病人进行严密的实验室监测。

8. 应密切观察病人的临床表现，注意有无并发症的发生，若出现异常情况应及时与医生联系，配合处理。

9. 停用肠外营养时应在 2 ~ 3 天内逐渐减量。

拓展阅读 11-3
出入液量记录
微课 11-1
饮食与营养

（汤小华 曾苏华）

数字课程学习

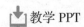教学 PPT 自测题

▶▶▶ 第十二章

排尿与排便护理

【学习目标】

知识：

1. 掌握导尿术、留置导尿术、膀胱冲洗护理的评估内容、操作目的和注意事项。

2. 掌握多尿、少尿、无尿、膀胱刺激征、尿潴留、尿失禁的概念，尿潴留、尿失禁发生的原因及护理措施。

3. 掌握便秘、腹泻病人的护理，大量不保留灌肠法的操作目的和注意事项。

4. 熟悉排尿评估的内容。

5. 熟悉排便活动的评估，肠胀气病人的护理，简易通便法，小量不保留灌肠法，保留灌肠法，肛管排气法。

6. 了解与排便有关的解剖和生理，排便失禁病人的护理。

技能：

1. 正确运用所学知识为病人进行排尿护理。

2. 正确运用所学知识对病人进行各种排尿护理技术的健康教育。

3. 正确指导病人采取有效措施预防尿路感染的发生。

4. 正确运用所学知识为排便异常病人选择恰当的护理措施，并对病人规范进行大量不保留灌肠和保留灌肠的护理操作。

5. 正确运用所学知识对排便异常病人进行排便的健康教育。

6. 正确指导病人采取有效措施预防便秘的发生。

7. 运用所学知识，正确实施尿失禁、尿潴留的预防和护理措施。

8. 运用所学知识，正确实施便秘的治疗和护理措施。

素质：

1. 在进行排泄护理时善于沟通、动作轻柔，注意隐私保护，尊重爱护病人，体现人文关怀意识。

2. 学习排泄护理的过程中，培养护生的警觉意识、慎独精神，高度的责任感、同情心、团结协作精神。

情境导入

李某，男，68岁，自诉近2年多反复出现尿频、尿急、尿滴沥，伴夜尿增多，3天前排尿困难加重，入院就诊。

排泄（excrete）是人体基本的生理需要之一，指机体在新陈代谢过程中，把所产生的不能再利用的代谢产物排出体外的过程，与呼吸、饮食营养、休息睡眠等生理活动一样是维持生命的必要条件。人体通过皮肤、呼吸道、消化道及泌尿道排泄代谢产物，其中消化道和泌尿道是主要的排泄途径。许多因素可直接或间接地影响人体的排泄活动和形态，每个个体的排泄形态及影响因素也不尽相同。因此，护士应掌握与排泄有关的护理知识和技术，帮助或指导病人保持正常的排泄功能，满足其排泄的需要，使之获得最佳的健康和舒适状态。

第一节 排尿护理

情境一：

病人行B超检查，提示前列腺增生，再结合全身检查结果，诊断为前列腺增生。1周后，完善相关检查，全身麻醉下行经前列腺电切手术，术后留置导尿，3天时出现尿色黄、混浊。医嘱：抗感染治疗，膀胱冲洗。

请思考：

1. 什么是导尿术？实施中需要注意哪些问题？

2. 什么是留置导尿术？如何正确实施？

3. 什么是膀胱冲洗？如何正确实施？

泌尿系统产生的尿液不仅将机体所产生的代谢产物（尿素、尿酸等）排出体外，同时将过剩的（水和无机盐类）及进入人体的各种异物（药物等）排出体外，对调节机体的水、电解质及酸碱平衡，维持人体内环境相对稳定起到重要的作用。当排尿功能受损时，个体生理及心理方面均会受到影响。在工作中，护士要严密观察病人的排尿情况，了解病人的身心需要，提供适宜的护理措施，解决病人存在的排尿问题，促进其身心健康。

一、与排尿有关的解剖与生理

（一）泌尿系统的结构与功能

泌尿系统由肾、输尿管、膀胱及尿道组成，主要功能为生成尿液、排出尿液，保持机体内环境的平衡和稳定。

1. 肾 为实质性器官，左、右各一，位于腹膜后脊柱两侧的脂肪囊内。左肾上极平第11胸椎，下极与第2腰椎下缘齐平。右肾位置略低于左肾，上方与肝相邻，上极平第12胸椎，下极平第3腰椎。肾由肾单位、肾小球旁器、肾的皮质和髓质、血管和神经组成。肾单位是肾的结构和功能单位，每个肾由约100万个肾单位组成，每个肾单位由肾小体及与之相连的肾小管组成。血液经肾小球的滤过作用生成原尿，再通过肾小管和集合管的重吸收和分泌作用产生终尿，经肾盂排向输尿管，经尿道排出体外。

肾的主要生理功能是产生尿液、排泄人体新陈代谢的终末产物（如尿素、肌酐、尿酸等物质）、过剩盐类、有毒物质和药物，同时调节水、电解质及酸碱平衡，从而维持人体内环境的相对稳定。此外，肾还是一个内分泌器官，可合成和分泌促红细胞生成素、前列腺素和激肽类物质等。

2. 输尿管　是一对细长肌性管道，连接肾和膀胱，起于肾盂，止于并开口于膀胱。成年人输尿管全长20~30 cm，粗细不等，有3个狭窄，即输尿管的起始部、跨骨盆入口缘和穿膀胱壁处，是结石常嵌顿之处。

输尿管的生理功能是通过输尿管平滑肌每分钟1~5次的蠕动刺激和尿液的重力作用，将尿液由肾输送至膀胱，此时尿液是无菌的。

3. 膀胱　为储存尿液的肌性囊状器官，其形状、大小、位置和壁的厚度随尿液充盈的程度而异。膀胱的肌层由三层纵横交错的平滑肌组成，称为逼尿肌，排尿活动需靠此肌肉收缩来协助完成。通常正常成年人的膀胱容量平均为300~500 mL，超过500 mL时，因膀胱壁张力过大而产生疼痛。膀胱的最大容量为800 mL，新生儿膀胱容量约为成人的1/10，女性的容量小于男性，老年人因膀胱肌肉张力低而容量增大。

膀胱的主要功能是储存和排泄尿液。

4. 尿道　尿液最终通过尿道排出体外。男、女尿道解剖结构有差别。男性尿道起自膀胱内口，止于阴茎头的尿道外口。成年男性尿道长16~22 cm，分为前列腺部、膜部和海绵体部三部分。其尿道有3个狭窄，分别是尿道内口、尿道膜部和尿道外口；2个弯曲，即耻骨下弯和耻骨前弯。耻骨下弯为恒定弯曲，固定无变化；耻骨前弯在将阴茎向上提起与腹壁成60°时，此弯曲即变直而消失。女性尿道较男性尿道短、宽而直，尿道内口低于男性，尿道外口位于阴道口前方，与阴道口、肛门相邻，比男性容易发生感染。

尿道的主要生理功能是将尿液从膀胱排出体外。男性尿道还是生殖器官，具有排精功能。

（二）排尿生理

尿液生成是一个连续不断的过程，生成的尿液不断进入肾盂，肾盂内的压力随之增高，再加上肾盂的收缩和输尿管的周期性蠕动，将尿液输送至膀胱暂时储存。当膀胱内尿液积聚到一定量时，便引起排尿反射，将尿液经尿道排出体外，故排尿是间断进行的。

在一般情况下，膀胱逼尿肌在副交感神经紧张性冲动的影响下，处于轻度收缩状态，使膀胱内压经常保持在10 cmH₂O（0.981 kPa）以下。因为膀胱具有较大的伸展性，因此膀胱内压稍升高可很快回降。当尿量增加至400~500 mL时，膀胱内压超过10 cmH₂O（0.981 kPa），出现尿意。如果尿量增加至700 mL，膀胱内压随之升高至35 cmH₂O（3.43 kPa）时，逼尿肌便出现节律性收缩，排尿欲将明显增强，但此时还可有意识地控制排尿。当膀胱内压达70 cmH₂O（6.86 kPa）以上时，出现明显的痛感，产生强烈尿意。

排尿反射是一种脊髓反射，受高级中枢控制，可受意识支配。当膀胱内尿量充盈达400~500 mL时，膀胱壁的牵张感受器受压力的刺激而兴奋，冲动沿盆神经传入脊髓骶段的排尿反射初级中枢（S_2~S_4）；同时冲动也到达脑干（脑桥）和大脑皮质的排尿反射高位中枢，产生排尿欲。在条件允许时，骶髓排尿中枢发出冲动，冲动沿盆神经传出，引起逼尿肌收缩，内括约肌松弛，尿液进入后尿道。此时尿液刺激尿道感受器，冲动再次沿盆神经传至脊髓骶段初级排尿中枢，以加强排尿并反射性抑制阴部神经使膀胱外括约肌松弛，于是尿液被强大的膀胱内压驱出。这是一种正反馈调节，它使排尿反射一再加强，直至尿液排完为止。如果环境不适宜，排尿反射将受到抑制。此外，排尿时腹肌和膈肌收缩，腹内压增加，克服排尿阻力。但小儿大脑发育不完善，对初级排尿中枢的控制能力较弱，所以小儿排尿次数多，且易发生夜间遗尿现象。

二、排尿的评估

（一）排尿的评估内容

排尿的评估包括排尿次数、尿量及尿液的性状。具体见表 12-1。

表 12-1　尿液的评估

评估内容	正常情况	异常情况	常见原因
排尿次数	一般成年人白天排尿 3~5 次，夜间 0~1 次	尿频：单位时间内排尿次数增多，严重时几分钟排一次，每次尿量仅几毫升	膀胱及尿道感染和机械性刺激。尿频、尿急、尿痛三者同时出现，称为膀胱刺激征
		尿急：病人突然有强烈尿意，不能控制立即排尿，每次尿量很少，常与尿频同时存在	
		尿痛：排尿时感到尿道疼痛，可以发生在排尿初、中、末或排尿后	
尿量	正常情况下每次尿量 200~400 mL，24 h 的尿量 1 000~2 000 mL，平均在 1 500 mL 左右	多尿：尿量 > 2 500 mL/24 h	暂时性多尿见于短时间内饮用大量液体，进食有利尿作用的食物，使用利尿药或有利尿作用的药物，还见于女性妊娠期
			病理性多尿见于：①内分泌代谢障碍性疾病，如糖尿病、尿崩症；②肾小管浓缩功能不全性疾病，如慢性肾炎、急性肾衰竭（多尿期）；③精神性多尿症
		少尿：尿量 < 400 mL/24 h 或 17 mL/h	发热、液体摄入过少、休克等病人体内血液循环不足。心脏、肾、肝衰竭病人
		无尿或尿闭：尿量 < 100 mL/24 h 或 12 h 内无尿液产生者	严重休克、急性肾衰竭及药物中毒等病人

续表

评估内容	正常情况	异常情况	常见原因
颜色	正常新鲜尿液呈淡黄色或深黄色,是由于尿胆原和尿色素所致。当尿液浓缩时,量少色深	血尿:一般认为新鲜尿离心后,尿沉渣每高倍视野红细胞≥3个,表示尿液中红细胞异常增多,称为血尿。仅显微镜下红细胞增多,称为镜下血尿;出血量多者尿色常呈洗肉水色、浓茶色或红色,称为肉眼血尿	急性肾小球肾炎、输尿管结石,泌尿系肿瘤、结核及感染等
		血红蛋白尿:尿液中含有血红蛋白。一般尿液呈浓茶色、酱油样色	血型不合所致的溶血、恶性疟疾和阵发性睡眠性血红蛋白尿,也可见于正常人剧烈运动后
		胆红素尿:尿中含有胆红素。一般尿液呈深黄色或黄褐色,振荡尿液后泡沫也呈黄色	阻塞性黄疸和肝细胞性黄疸
		乳糜尿:呈乳白色,因肾周围淋巴通道阻塞,从肠道吸收的淋巴液逆流进入尿中所致	丝虫病,部分肾结核和肿瘤病人也可出现乳糜尿
透明度	正常新鲜尿液清澈透明,放置后可出现微量絮状沉淀物,系黏蛋白、核蛋白、盐类及上皮细跑凝结而成。新鲜尿液发生混浊主要是尿液含有大量尿盐时,尿液冷却后可出现混浊,但加热、加酸或加碱后,尿盐溶解,尿液即可澄清	白色絮状混浊	泌尿系感染时,尿液中含有大量的红细胞、上皮细胞、细菌或炎性渗出物,排出的新鲜尿液即呈白色絮状混浊,此种尿液加热、加酸或加碱后,其浑浊度不变
酸碱反应	新鲜尿液呈弱酸性,pH为4.5~7.5,平均为6	酸性增高	见于多食肉类、蛋白质及代谢性酸中毒、痛风
		碱性增高	见于进食大量蔬菜时,服用碳酸氢钠类药物、代谢性碱中毒、膀胱炎,严重呕吐病人的尿液可呈强碱性
相对密度	正常人在普通饮食的情况下,尿相对密度波动于1.015~1.025	尿相对密度经常固定于1.010左右	提示肾功能严重障碍
气味	正常尿液气味来自尿内的挥发性酸,尿液久置出现氨臭味	烂苹果气味	糖尿病酮症酸中毒
		蒜臭味	有机磷中毒

（二）影响排尿的因素

1. 生理因素

（1）年龄：婴儿因大脑发育不完善，其排尿由反射作用产生，不受意识控制，2岁后才能自我控制。老年人因膀胱肌肉张力减弱，易出现尿频、尿失禁。

（2）饮食：如果其他影响体液的因素不变，液体的摄入量将直接影响尿量和排尿的次数。排尿量和排尿次数与液体的摄入量成正比。摄入液体的种类也影响排尿，如咖啡、茶、酒类饮料，有利尿作用；有些食物的摄入也会影响排尿，如含水量多的水果、蔬菜等可增加液体摄入量，使尿量增多。摄入含盐较高的饮料或食物则会造成水钠潴留，使尿量减少。

（3）生理变化：女性在妊娠时，可因子宫增大压迫膀胱致排尿次数增多。在月经周期中排尿型态也有改变，行经前，大多数女性有液体潴留、尿量减少的现象，行经开始，尿量增加。

2. 疾病因素　神经系统的损伤和病变会使排尿反射的神经传导和排尿的意识控制发生障碍，出现尿失禁；肾的病变会使尿液的生成发生障碍，出现少尿或无尿；泌尿系统的肿瘤、结石或可导致排尿障碍，出现尿潴留。老年男性因前列腺增生，尿道受压迫变窄，可出现排尿困难。

3. 手术及检查　外科手术、外伤可导致失血、失液，若补液不足，机体处于脱水状态，尿量减少。手术中使用麻醉剂可干扰排尿反射，外科手术或外伤使输尿管、膀胱、尿道肌肉损伤而失去正常功能，改变病人的排尿型态，导致尿潴留或尿失禁。某些药物直接影响排尿，如利尿药可使尿量增加，止痛剂、镇静剂影响神经传导而干扰排尿。

4. 心理因素　对正常排尿有很大的影响，压力会影响会阴部肌肉和膀胱括约肌的放松或收缩。例如，当个体处于过度焦虑和紧张的情形下，有时会出现尿频、尿急，有时也会抑制排尿出现尿潴留。排尿还受暗示的影响，如有人听见流水声便产生尿意。

5. 环境因素　排尿应该在隐蔽的场所进行。如排尿环境缺乏隐蔽时，容易产生心理压力，而影响正常的排尿。

6. 气候变化　夏季炎热，身体大量出汗，导致尿液浓缩和尿量减少；冬季寒冷，身体外周血管收缩，循环血量增加，体内水分相对增加，反射性地抑制抗利尿激素的分泌，而使尿量增加。

7. 个人习惯　儿童期的排尿训练对成年后的排尿形态也有影响。大多数人会在潜意识里形成排尿时间的习惯，如早晨起床第一件事是排尿及睡前排空膀胱等。此外，排尿的姿势、环境是否合适也会影响排尿的完成。

（三）尿潴留、尿失禁

1. 尿潴留（retention of urine）　指尿液大量存留在膀胱内而不能自主排出。膀胱高度膨胀，容积可增至 3 000～4 000 mL，可至脐部。病人主诉下腹痛，排尿困难。体检可见耻骨上膨隆，触及囊样包块，叩诊呈实音，有压痛。产生尿潴留的常见原因有：

（1）机械性梗阻：由于各种原因造成排尿通道受阻。常发生在膀胱颈部病变，如前列腺增生、肿瘤，膀胱内结石、血块，子宫肌瘤等膀胱颈邻近器官病变；尿道外口的某一部位存在梗阻，如炎症或损伤后的尿道狭窄，尿道结石、结核、肿瘤等。

（2）动力性梗阻：由于各种原因造成控制排尿的中枢或周围神经受损害，导致膀胱逼尿肌无力或尿道括约肌痉挛。如颅脑或脊髓肿瘤，脑炎等疾病引起控制排尿的周围神经损害；某些手术导致控制排尿的骨盆神经损伤或功能障碍；抗胆碱药、抗抑郁药、抗组胺药和阿片制剂等药物的影响等。

（3）其他：由于各种原因导致不能用力排尿或不习惯排尿方式，过度紧张、焦虑等均可引起排尿困难，导致尿潴留。

2. 尿失禁（urine incontinence） 指排尿失去意识控制或不受意识控制，尿液不自主地流出。根据临床表现，尿失禁一般分为4种类型。

（1）完全性尿失禁：又称真性尿失禁、持续性尿失禁。即膀胱不能储存尿液膀胱处于空虚状态，尿液持续流出。常见的原因为外伤、手术、产伤或先天性疾病，如产伤所造成的膀胱阴道瘘。

（2）充溢性尿失禁：又称假性尿失禁。膀胱内贮存尿液，膀胱过度充盈，造成尿液从尿道不断溢出。常见原因有神经系统病变，如脊髓损伤早期的脊髓休克阶段、脊髓肿瘤等导致的膀胱瘫痪等；下尿路梗阻，如前列腺增生、膀胱颈梗阻及尿道狭窄等。

（3）急迫性尿失禁：是膀胱过度活动的表现，或是膀胱肌肉紧张过度和尿道括约肌的合作不当所引起的尿频、尿急等症状。常见于脑血管意外、脑瘤及帕金森病等中枢神经系统疾病。

（4）压力性尿失禁：当咳嗽、喷嚏、大笑、举重运动等使腹内压突然增高，少量尿液不自主地由尿道溢出。常见于多次分娩或绝经后的妇女，由于阴道前壁和盆底支持组织张力减弱或缺失所致。

三、排尿异常的护理

（一）尿潴留病人的护理

1. 提供隐蔽的排尿环境 关闭门窗，屏风遮挡或拉好隔帘，请无关人员回避。必要时，调整治疗和护理时间，使病人安心排尿。

2. 体位姿势 尽可能使病人以习惯姿势排尿，如扶卧床病人略抬高上身或坐起，对需绝对卧床休息或某些手术病人，应事先有计划地训练床上排尿，以免因不适应排尿姿势的改变而导致尿潴留。

3. 利用条件反射诱导排尿 如听流水声或用温水冲洗会阴，诱导排尿；热敷膀胱区；中医针灸或艾灸相关穴位，刺激排尿。

4. 按摩 按摩可放松肌肉，促进排尿。切记不可强力按压，以防膀胱破裂。

5. 心理护理 安慰病人，加强沟通，消除焦虑和紧张情绪。

6. 健康教育 向病人讲解影响排尿的因素，指导养成定时排尿的习惯。

7. 导尿术 以上措施无效时，根据医嘱实施导尿术。

（二）尿失禁病人的护理

1. 皮肤护理 保持皮肤清洁干燥。床上铺橡胶单和中单（一次性尿垫或一次性纸尿裤）。经常用温水清洗会阴部皮肤，勤换衣裤、床单、尿垫。根据皮肤情况，定时按摩受压部位，防止压疮的发生。

2. 引流尿液 女性病人可用女式尿壶紧贴外阴部接取尿液；男性病人可用尿壶，也可用阴茎套连接集尿袋，接取尿液，但此方法不宜长时间使用，每天要定时取下阴茎套和尿壶，清洗会阴部和阴茎，并将局部暴露于空气中。

3. 重建正常的排尿功能

（1）摄入足量的水分：指导病人每日摄入液体2 000～3 000 mL，促进排尿反射，预防泌尿系统的感染。

（2）建立规律排尿习惯：观察排尿反应，建立规律的排尿习惯，每1~2 h使用便器一次，夜间4 h一次，以后间隔时间酌情延长，促进排尿功能的恢复。

（3）盆底肌训练：指导病人进行骨盆底部肌肉的锻炼，以增强控制排尿的能力。具体方法是病人取立、坐或卧位，试做排尿（排便）动作，先慢慢收紧盆底肌肉，再缓缓放松，每次10 s左右，连续10次，每日进行数次，以不觉疲乏为宜。

4. 长期尿失禁病人的护理　对长期尿失禁的病人，可行导尿术留置导尿。根据病人的情况定时夹闭和引流尿液，锻炼膀胱壁肌肉张力，重建膀胱储存尿液的功能。

5. 心理护理　无论什么原因引起的尿失禁，都会给病人造成很大的心理压力，如精神苦闷、抑郁、丧失自尊等。医务人员应尊重和理解病人，给予安慰、开导和鼓励，使其树立恢复健康的信心，积极配合治疗和护理。

四、与排尿有关的护理技术

（一）导尿术

导尿术（catheterization）是指在严格无菌操作下，用导尿管经尿道插入膀胱引流尿液的方法。

【目的】

1. 引出尿液　为尿潴留病人引流出尿液，以减轻痛苦。

2. 协助临床诊断　如留取未受污染的尿标本作细菌培养，测量膀胱容量、压力及检查残余尿液，进行尿道或膀胱造影等。

3. 治疗疾病　为膀胱肿瘤病人进行膀胱化疗。

【操作前准备】

1. 评估病人并解释

（1）评估：病人年龄、性别、病情、生命体征、意识状态、自理能力等，病人对导尿术的认识和合作程度、会阴部皮肤情况。

（2）解释：向病人及家属解释有关导尿的目的、方法、注意事项和配合要点。

2. 病人准备

（1）了解导尿的目的、过程、注意事项及配合要点。

（2）清洁外阴，做好导尿的准备。

3. 护士准备　着装整洁，戴口罩，按七步洗手法洗手。

4. 环境准备　关闭门窗，使用隔帘或屏风遮挡病人。保持合适的室温。

5. 用物准备

（1）治疗车上层：一次性导尿包（包括初步消毒、再次消毒和导尿用物。初步消毒用物有：方盘一个，内盛数个聚维酮碘消毒棉球袋1个，镊子1把，纱布2块，手套；再次消毒和导尿用物有：手套，孔巾，弯盘，气囊导尿管，内盛4个聚维酮碘消毒液的棉球袋1个，镊子2把，自带无菌液体的10 mL注射器，液状石蜡棉球袋1个，标本瓶，纱布2块，集尿袋，方盘，外包治疗巾），手消毒液、弯盘、一次性治疗巾、浴巾。

导尿管的种类：一般分为单腔导尿管（用于一次性导尿）、双腔导尿管（用于留置导尿管）、三腔导尿管（用于膀胱冲洗或向膀胱内滴药）三种。其中双腔导尿管和三腔导尿管均有一个气囊以达到将尿管头端固定在膀胱内防止脱落的目的。根据病人情况选择大小合适的导尿管。

（2）治疗车下层：生活垃圾桶、医疗垃圾桶。

（3）其他：根据环境情况酌情准备屏风。

【操作步骤】

操作步骤见表12-2。

表 12-2　导尿术操作步骤

操作步骤	要点与说明
1. 核对、解释　备齐用物，携用物至病人床旁，核对病人床号、姓名、腕带，再次解释	• 便于操作 • 确认病人，取得病人理解和配合
2. 准备	
（1）移开床旁椅置于同侧的床尾，将便盆放于床旁椅上，打开便盆巾	• 方便操作，节省时间、体力
（2）松开病人床尾盖被，协助病人脱去对侧的裤腿，盖在近侧腿部，并盖上浴巾，盖被盖于对侧腿	• 防止受凉
3. 体位　协助病人取屈膝仰卧位，两腿略外展，暴露外阴	• 利于护士操作
4. 铺巾置盘　铺治疗巾于病人臀下，一弯盘置于近外阴处，消毒双手，再次核对、检查并打开导尿包，取出初步消毒用物，操作者左手戴手套，将聚维酮碘消毒液棉球倒入另一弯盘内	• 防止床单被污染 • 严格无菌操作，预防感染的发生
5. 根据病人尿道的解剖特点进行消毒、导尿	
◆ 女性病人	
（1）初次消毒：操作者右手持镊夹取聚维酮碘消毒液棉球初步消毒阴阜、大阴唇，戴手套的左手分开大阴唇，消毒小阴唇，消毒尿道口；使用后的污棉球置于弯盘内；消毒完毕后脱下手套置于弯盘内，使用后的用物放于治疗车下医用垃圾桶	• 每个棉球限用一次 • 消毒顺序是由外向内、自上而下 • 镊子不可接触肛门区域 • 严格无菌操作，棉球不可重复使用
（2）打开导尿包：用洗手消毒液消毒双手后，将导尿包放在病人两腿之间，按无菌技术操作原则打开治疗巾	• 嘱病人勿动肢体，保持安置体位，避免无菌区污染
（3）戴无菌手套，铺孔巾：取出无菌手套，按无菌技术操作原则戴好手套，取出孔巾，铺在病人的外阴处并暴露会阴部	• 孔巾和治疗巾内层形成一连续无菌区，扩大无菌区域，利于无菌操作，避免污染
（4）整理用物，润滑尿管：按操作顺序整理好用物，取出导尿管，用液状石蜡棉球润滑导尿管前段，根据需要将导尿管和集尿袋的引流管连接，取聚维酮碘消毒液棉球放于盘内	• 操作便捷 • 润滑尿管可减轻尿管对尿道黏膜的刺激和插管时的阻力
（5）再次消毒：弯盘置于外阴处，一手分开并固定小阴唇，一手持镊子夹取聚维酮碘消毒液棉球，分别消毒尿道口、两侧小阴唇、尿道口。污棉球、镊子放于床尾弯盘内	• 再次消毒顺序是内→外→内，自上而下 • 每个棉球限用一次 • 消毒尿道口时稍停片刻，使消毒液充分发挥效果

操作步骤	要点与说明
（6）导尿：将方盘置于孔巾口旁，嘱病人张口呼吸，用另一镊子夹持尿管对准尿道口轻轻插入尿道 4~6 cm，见尿液流出再插入 1 cm 左右，松开固定小阴唇的手下移固定导尿管，将尿液引入集尿袋内	• 张口呼吸可使病人肌肉和尿道括约肌松弛，有助于插管 • 插管时，动作要轻柔，避免损伤尿道黏膜
◆ 男性病人	
（1）初次消毒：操作者右手持镊夹取聚维酮碘消毒液棉球初步消毒，依次为阴阜、阴茎、阴囊。另一只戴手套的手取无菌纱布裹住阴茎将包皮向后推暴露尿道口，自尿道口由外向后旋转擦拭尿道口、龟头及冠状沟。使用后的污棉球置于弯盘内；消毒完毕脱下手套置于弯盘内，使用后的用物放于治疗车下医用垃圾桶	• 每个棉球限用一次 • 自阴茎根部向尿道口消毒 • 包皮和冠状沟易藏污垢，应注意仔细擦拭，预防感染
（2）打开导尿包：用洗手消毒液消毒双手后，将导尿包放在病人两腿之间，按无菌技术操作原则打开治疗巾	• 嘱病人勿动肢体，保持安置体位，避免无菌区污染
（3）戴无菌手套，铺孔巾：取出无菌手套，按无菌技术操作原则戴好手套，取出孔巾，铺在病人的外阴处并暴露会阴部	• 孔巾和治疗巾内层形成一连续无菌区，扩大无菌区域，利于无菌操作，避免污染
（4）整理用物，润滑尿管：按操作顺序整理好用物，取出导尿管，用液状石蜡棉球润滑导尿管前段，根据需要将导尿管和集尿袋的引流管连接，取聚维酮碘消毒液棉球放于盘内	• 操作便捷 • 润滑尿管可减轻尿管对尿道黏膜的刺激和插管时的阻力
（5）再次消毒：弯盘置于外阴处，一手用纱布包住阴茎将包皮向后推，暴露尿道口。另一只手持镊子夹聚维酮碘消毒棉球再次消毒尿道口、龟头、冠状沟。污棉球、镊子放于床尾弯盘内	• 消毒顺序由内向外 • 每个棉球限用一次 • 消毒尿道口时稍停片刻，使消毒液充分发挥效果
（6）导尿：一手继续持无菌纱布固定阴茎并提起，使之与腹壁成 60°，将方盘置于孔巾口旁，嘱病人张口呼吸，用另一镊子夹持尿管对准尿道口轻轻插入尿道 20~22 cm，见尿液流出再插入 1~2 cm，将尿液引入集尿袋内	• 使耻骨前弯消失，利于插管 • 插管动作轻柔，男性尿道有 3 个狭窄，切忌用力过快过猛，损伤尿道黏膜
6. 夹管、倒尿　将尿液引流入集尿袋内至合适量	• 注意观察病人的反应并询问其感觉
7. 取标本　若需做尿培养，用无菌标本瓶接取中段尿液 5 mL，盖好瓶盖，放置于合适处	• 避免污染或碰洒
8. 操作后处理	
（1）撤去弯盘及治疗巾	
（2）协助病人取舒适卧位，整理床单位	• 使病人舒适
（3）整理用物、测量尿量，及时送检标本	• 标本及时送检，避免污染 • 弃用物于医用垃圾桶内
（4）洗手，记录	• 记录导尿时间、尿量、病人的情况及护理效果

【注意事项】

1. 严格执行三查七对制度。严格无菌技术操作，预防泌尿系感染。

2. 注意保护病人的隐私，避免暴露过多。注意保暖，防止病人着凉。

3. 操作中动作轻柔，避免损伤尿道黏膜，引起血尿。

4. 对膀胱高度膨胀且极度虚弱的病人，放尿的速度不可太快，第一次不得超过 1 000 mL。因大量放尿可使腹腔内压急剧下降，血液大量滞留在腹腔内，导致血压下降而虚脱；另外膀胱内压突然降低，还可导致膀胱黏膜急剧充血，发生血尿。

5. 老年女性尿道口回缩，插管时应仔细观察、辨认，避免误入阴道，如导尿管误入阴道，应更换无菌导尿管，然后重新插管。

【健康教育】

1. 向病人解释导尿的目的。

2. 教会病人如何配合操作，减少污染。

3. 介绍相关疾病的知识。

（二）留置导尿管术

留置导尿管术（retention catheterization）是在导尿后，将导尿管保留在膀胱内，引流尿液的方法。

【目的】

1. 记录尿量，观察病情变化　抢救危重、休克病人时正确记录每小时尿量，测量尿相对密度，以密切观察病人的病情变化。

2. 避免术中膀胱损伤　为盆腔手术排空膀胱，使膀胱持续保持空虚状态，避免术中误伤。

3. 促进切口愈合　某些泌尿系疾病手术后留置导尿管，便于引流和冲洗，并减轻手术切口的张力，促进切口的愈合。

4. 保持局部清洁　为尿失禁或会阴部有伤口的病人引流尿液，保持会阴部的清洁干燥。

5. 功能锻炼　为尿失禁病人行膀胱功能训练。

【操作前准备】

1. 评估病人并解释

（1）评估：病人年龄、性别、病情、生命体征、意识状态、自理能力、病人对留置导尿术的认识和合作程度、会阴部皮肤情况。

（2）解释：向病人及家属解释有关导尿的目的、方法、注意事项和配合要点。

2. 护士准备　着装整洁，按七步洗手法洗手，戴口罩。

3. 病人准备

（1）了解留置导尿的目的、过程、注意事项及配合要点。

（2）清洁外阴，做好留置导尿的准备。

4. 环境准备　同本节导尿术。

5. 用物准备　同本节导尿术。

【操作步骤】

操作步骤见表 12-3。

表 12-3 留置导尿术操作步骤

操作步骤	要点与说明
1. 核对、解释 备齐用物，携用物至病人床旁，核对病人床号、姓名、腕带，再次解释	• 确认病人，取得病人理解和配合
2. 消毒、导尿 同导尿术初步消毒、再次消毒会阴部及尿道口，插入导尿管	• 严格无菌操作，预防感染的发生
3. 固定尿管 见尿液后再插入 7～10 cm。夹住导尿管尾端或连接集尿袋，连接注射器，根据导尿管上注明的气囊容积向气囊注入等量的无菌溶液，轻拉导尿管有阻力感，即证实导尿管固定于膀胱内（图 12-1）	• 注入等量无菌溶液的气囊，容积增大，固定于膀胱内，防止尿管滑脱
4. 固定集尿袋 导尿成功后，夹闭引流管，撤下孔巾，擦净外阴，用安全别针将集尿袋的引流管固定在床单上，集尿袋固定于床沿下，开放导尿管	• 集尿袋应低于耻骨联合以下，妥善地固定防止床单被污染 • 别针固定稳妥，保证病人安全 • 引流管要流出足够的长度，防止因翻身牵拉，使尿管脱出 • 及时更换集尿袋，防止尿液收集过量造成尿液逆流引起泌尿系感染
5. 操作后处理	
（1）撤去弯盘及治疗巾	
（2）协助病人穿裤子，取舒适卧位，整理床单位	• 使病人舒适 • 保护病人隐私
（3）整理用物	• 弃用物于医用垃圾桶内
（4）洗手，记录	• 记录留置导尿时间、病人的情况及护理效果

【注意事项】

1. 同本节导尿术。

2. 保持引流通畅，避免导尿管受压、扭曲、堵塞。

3. 防止逆行性感染：①保持尿道口清洁，每天定时更换集尿袋一次；②根据尿液 pH 及尿管材质，2～4 周更换导尿管一次；③在病情允许的情况下，应鼓励病人每日摄入 2 000 mL 以上水分（包括通过口服和静脉输液等），达到冲洗尿道的目的；④每周检查尿常规 1 次，发现尿液混浊、沉淀、有结晶时，应及时处理。

4. 促进膀胱功能的恢复。可采用间歇性夹管方式，夹闭导管，每 3～4 h 开放 1 次，使膀胱定时充盈和排空，促进膀胱功能的恢复。

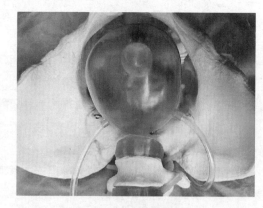

图 12-1 气囊导尿管固定方法

【健康教育】

1. 向病人及家属解释留置导尿的目的和护理方法，并鼓励其主动参与护理。

2. 注意保持引流通畅，避免因导尿管受压、扭曲、堵塞等导致泌尿系统的感染。

（三）膀胱冲洗

膀胱冲洗（bladder irrigation）是利用三通的导尿管，将无菌溶液灌入到膀胱内，再用虹吸原理将灌入的液体引流出来的方法。

【目的】

1. 保持引流通畅　对留置导尿的病人，保持尿液引流通畅。

2. 清洁膀胱　清除膀胱内的血凝块、黏液及细菌等，预防感染。

3. 治疗疾病　某些膀胱疾病，如膀胱炎、膀胱肿瘤。

【操作前准备】

1. 评估病人并解释

（1）评估：病人的年龄、病情、临床诊断、膀胱冲洗的目的、意识状态、生命体征、合作程度和心理状况。

（2）解释：向病人及家属解释有关膀胱冲洗的目的、方法、注意事项和配合要点。

2. 病人准备　病人及家属了解膀胱冲洗的目的、过程和注意事项，学会在操作时如何配合。

3. 护士准备　着装整洁，修剪指甲，洗手，戴口罩。

4. 环境准备　酌情拉隔帘或用屏风遮挡。

5. 用物准备（密闭式膀胱冲洗术）

（1）治疗车上层：按导尿术准备的导尿用物，遵医嘱准备的冲洗液，无菌膀胱冲洗器1套、消毒液，无菌棉签，医嘱执行本，手消毒液。

（2）治疗车下层：便盆及便盆巾，生活垃圾桶，医用垃圾桶。

（3）其他：根据医嘱准备药液，常用冲洗溶液有生理盐水、0.02%呋喃西林溶液等。灌入溶液的温度为38～40℃。

【操作步骤】

操作步骤见表12-4。

表 12-4　膀胱冲洗操作步骤

操作步骤	要点与说明
1. 核对、解释　备齐用物，携用物至病人床旁，核对病人床号、姓名、腕带，再次解释	• 确认病人，取得病人理解和配合
2. 导尿、固定　按留置导尿术安置并固定导尿管	• 严格无菌操作，预防感染的发生
3. 排空膀胱　按导尿术插入无菌导尿管，连接集尿袋并固定，排空膀胱	
4. 准备冲洗膀胱	
（1）连接冲洗液与膀胱冲洗器，将冲洗液倒挂于输液架上，排气后关闭导管	
（2）分开导尿管与集尿袋引流管接头连接处，消毒导尿管尾端开口和引流管接头，将导尿管和引流管分别与Y形管的两个分管相连接，Y形管的主管连接冲洗导管（图12-2）	• 膀胱冲洗装置类似静脉输液导管，其末端与Y形管的主管连接，Y形管的一个分管连接引流管，另一个分管连接导尿管 • 三腔导尿管，可免用Y形管
5. 冲洗膀胱	

续表

操作步骤	要点与说明
（1）关闭引流管，开放冲洗管，使溶液滴入膀胱，调节滴速。待病人有尿意或滴入溶液 200~300 mL 后，关闭冲洗管，放开引流管，将冲洗液全部引流出来后，再关闭引流管	• 瓶内液面距床面 60 cm，以便产生一定的压力，使液体能够顺利滴入膀胱 • 滴速一般为 60~80 滴 /min，滴速不宜过快，以免引起病人强烈尿意，迫使冲洗液从导尿管侧溢出尿道外
（2）按需要如此反复冲洗	
6. 冲洗后处理	
（1）撤去冲洗管，消毒导尿管口和引流接头并连接	
（2）清洁外阴部，固定好导尿管	• 减少外阴部细菌数量
（3）协助病人取舒适卧位，整理床单位及用物	
（4）洗手，记录	• 记录冲洗液名称、冲洗量、引流量、引流液性质及冲洗过程中病人的情况

【注意事项】

1. 严格无菌技术操作，防止感染。

2. 密切观察。如有血块或脓液阻塞，可增加冲洗次数或更换导尿管，避免用力回抽造成黏膜损伤。

3. 如病人出现疼痛，嘱病人深呼吸，尽量放松。若病人出现腹痛、腹胀、膀胱剧烈收缩等情形，应暂停冲洗；如出血较多或血压下降，应立即停止冲洗，报告医生给予处理。

4. 准确记录冲洗液量及性状。

拓展阅读 12-1
膀胱按摩促进病人早期排尿
课程思政 12-1
万米高空 37 min 急救医生用嘴为病人吸出 800 mL 尿液

【健康教育】

1. 向病人及家属解释膀胱冲洗的目的和护理方法，并鼓励其主动配合。

2. 鼓励病人多饮水。每天饮水量应维持在 2 000 mL 左右，以产生足够的尿量冲洗尿路，达到预防感染发生的目的。

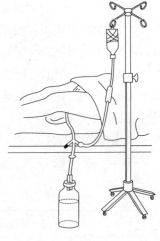

图 12-2 膀胱冲洗术

第二节 排便的护理

情境二：

病人住院第 5 天，主诉腹胀、腹痛，3 天未排便。触诊腹部较硬实且紧张，可触及包块，肛诊可触及粪块。医嘱：大量不保留灌肠 1 次。

请思考：

1. 灌肠筒（或袋）内液面与肛门距离是多少？肛管插入直肠的深度是多少？

2. 当液体灌入 100 mL 时病人感觉腹胀并有便意，正确的护理措施是什么？

粪便是食物经过消化道消化吸收后的食物残渣，储存于大肠内，当肠道内压力达到一定高度时由肠道排出体外。粪便的性状、颜色、气味、次数和量及所含的混合物，可反映整个消化系统的功能状况。人的排便受生理、心理、社会等因素影响较大，护理人员应能正确评估病人的排便活动及所排粪便情况，及时了解病情动态变化，及早发现和鉴别消化道疾患，制订合理有效的治疗、护理措施，帮助病人恢复健康。

一、与排便有关的解剖与生理

（一）大肠的解剖

大肠是人体参与排便的主要器官，全长 1.5 m，起自回肠末端，止于肛门，分盲肠、结肠、直肠和肛管 4 个部分。

1. 盲肠　为大肠与小肠的衔接部分，其内有回盲瓣，起括约肌的作用，既可控制回肠内容物进入盲肠的速度，又可防止盲肠内容物逆流。

2. 结肠　位于盲肠的上方，分升结肠、横结肠、降结肠和乙状结肠，围绕在小肠周围。

3. 直肠　位于盆腔内，全长约 16 cm，从矢状面上看，有两个弯曲，即骶曲和会阴曲。会阴曲是直肠绕过尾骨尖形成凸向前方的弯曲，骶曲是直肠在骶尾骨前面下降形成凸向后方的弯曲。直肠壁内的感受器可感受直肠内压力，并将冲动传至中枢引起便意和排便反射。

4. 肛管　肛管上续直肠，下止于肛门，长约 4 cm，为肛门内外括约肌所包绕。肛门内括约肌为平滑肌，有协助排便的作用；肛门外括约肌为骨骼肌，是控制排便的重要肌束。

（二）大肠的生理功能

1. 吸收水分、电解质和维生素。
2. 形成粪便并排出体外，也排出少量气体。
3. 利用肠内细菌制造维生素。
4. 分泌碱性黏液润滑黏膜。

（三）大肠的运动

大肠口径较大，管壁较薄。管壁由内至外分为黏膜层、黏膜下层、肌层和外膜 4 层。其肌层一般呈内环外纵两层排列，在盲肠、结肠的纵行平滑肌集中形成三条肉眼可见的结肠带，由于结肠带长度短于肠管长度，使肠壁形成一些袋状膨出的结肠袋。大肠通过以下几种运动形式将粪便送至直肠内最终排出体外。

1. 袋状往返运动　是空腹时最常见的一种运动形式，主要是由环行肌无规律地收缩引起。使结肠袋中内容物向前后两个方向作短距离移动，并不向前推进。

2. 分节或多袋推进运动　是进食后较多的一种运动形式，由一个结肠袋或一段结肠收缩推移肠内容物至下一结肠段。当结肠受到拟副交感神经药物（如扁豆碱、新斯的明等）的刺激时，此种运动会增加。

3. 蠕动　是一种推进运动，由一些稳定的收缩波组成，收缩波前面的肌肉舒张，收缩波后面的肌肉则保持收缩状态，使肠管闭合并排空。蠕动对肠道排泄起重要作用。

4. 集团蠕动　是一种进行很快且前进很远的蠕动，起源于横结肠，强烈的蠕动波可将肠内容物推至乙状结肠和直肠。此蠕动每天发生 3 ~ 4 次，最常发生在早餐后的 60 min 内，是由胃 -

结肠反射和十二指肠－结肠反射刺激引起的，此两种反射对训练排便习惯有重要意义。

（四）排便

从大肠排出废物的过程称为排便。正常人的直肠内除排便前和排便时通常无粪便。当肠蠕动将粪便推入直肠时，直肠壁扩张、直肠内压上升，刺激直肠壁内的感受器，通过盆神经和腹下神经将冲动传至脊髓腰骶段的初级排便中枢和大脑皮质，引起便意及排便反射。如果环境许可，大脑皮质发出冲动至初级排便中枢，使降结肠、乙状结肠和直肠收缩，肛门内、外括约肌舒张，粪便排出体外；同时腹肌、膈肌收缩，腹内压增加，促进粪便排出体外。

排便活动受大脑皮质的控制，意识可以促进或抑制排便。个体经过一段时间的排便训练后，便可以自主地控制排便。正常人的直肠对粪便的压力刺激有一定的阈值，达到此阈值就可产生便意。如果个体经常有意识地抑制便意，不及时排便，会使直肠渐渐失去对粪便压力刺激的敏感性，导致粪便在大肠内停留时间过久，水分被吸收过多而变得干硬，从而引起排便困难，这也是产生便秘最常见的原因之一。

二、排便的评估

（一）排便影响因素的评估

1. 生理因素

（1）年龄：可影响人们对排便的控制。婴幼儿由于神经肌肉系统发育不全，不能控制排便，需要经过训练才能增强对排便的控制能力；老年人由于腹部肌张力降低，肠蠕动减弱，肛门括约肌松弛等，导致肠道控制能力下降而出现排便功能的异常。

（2）饮食与饮水：是影响排便的主要因素，保证足够的液体和纤维素的摄入是维持正常排便的重要条件。摄入富含纤维的饮食可提供必要的粪容积，有助于增加排便反射。如果食物中缺少纤维素或摄入的液体不足等，均会引起排便困难或便秘。

（3）活动：适度的活动有助于维持肌肉张力，刺激肠蠕动，维持正常的排便功能。长期卧床或缺乏活动使腹部和盆腔张力降低、肠蠕动减慢，易发生排便困难。

2. 疾病相关因素

（1）疾病：各种胃肠道病变和某些导致病人运动、感觉障碍的疾病均会影响正常排便。如肠道感染时，肠蠕动增加可导致腹泻；痔疮、肠道肿瘤等可引起生理性阻塞，导致便秘和粪便形态的改变；脊髓损伤、脑卒中等可引起排便失禁。

（2）药物：可干扰消化道的正常功能，引起病人排便异常。如缓泻药可刺激肠蠕动，减少肠道水分吸收，促进排便；麻醉剂或止痛药，可使肠运动能力减弱而导致便秘；有的抗生素因破坏肠道内正常的细菌代谢而造成腹泻；另外，预防便秘药物使用不当时，可引起腹泻或加重便秘。

（3）治疗与检查：某些治疗和检查会影响个体的排便活动。例如腹部、肛门部位手术，会因为肠壁肌肉的暂时麻痹或伤口疼痛而造成排便困难；胃肠 X 线检查常需灌肠或服用钡剂，也可影响排便；胃肠道手术病人由于需要禁食以终止肠道蠕动，进而影响排便。

3. 心理因素 是影响排便的重要因素。精神抑郁时，身体活动减少，肠蠕动减慢而易导致便秘；情绪紧张、焦虑时，迷走神经兴奋性增强，肠蠕动增加，而致腹泻和吸收不良。

4. 社会文化因素

（1）排便环境：社会文化教育影响个人的排便观念。在现代社会，排便被认为是一项个人隐私行为。排便环境缺乏隐私可能引起排便困难。如个体因疾病或治疗的限制需要求助于他人时，就可能抑制或减少排便的次数，从而影响正常排便，易引起便秘。

（2）排便习惯：日常生活中，许多人有自己固定的排便时间、排便环境、排便姿势及排便前进食某些食物等排便的习惯。一旦个体日常生活的规律性受到影响，如作息时间的改变、排便姿势及环境的改变等都会影响正常排便。因此，养成并维持规律的排便习惯非常重要。

（二）排便的评估内容

食物经过消化吸收后，存留在大肠内的食物残渣经细菌的发酵和腐败作用而形成了粪便。粪便的性状可以反映消化系统的功能状况。故护士通过对病人排便活动及粪便性状的观察与分析，可以帮助了解机体消化系统的功能活动情况，为确定诊断和制订治疗、护理措施提供依据，具体见表 12-5。

表 12-5　排便的评估

观察内容	正常现象	异常现象及原因
量与次数	成人 1~2 次/天，每次 150~200 g；婴幼儿 3~5 次/天	>3 次/天：腹泻；<3 次/周：便秘
形状	成形软便	糊状或水样便：消化不良或急性肠炎 粪便干结，甚至呈栗子样：便秘 扁条形或带状：直肠、肛门狭窄或部分肠梗阻
颜色	黄褐色或棕黄色	柏油样便：上消化道出血 暗红色：下消化道出血 白陶土色：胆道阻塞 果酱样便：阿米巴痢疾或肠套叠 便后有鲜滴血：肛裂或痔疮 白色米泔水样：霍乱、副霍乱
气味	氨臭味	恶臭味：严重腹泻 腐臭味：直肠溃疡或肠癌 腥臭味：上消化道出血 酸臭味：消化不良
成分	食物的残渣、细菌、大量脱落的肠上皮细胞及机体代谢后的废物	大量黏液：肠炎 黏液血便：痢疾、肠套叠 脓血便：痢疾、直肠癌 蛔虫、蛲虫：肠道寄生虫病

（三）异常排便的评估

正常情况下，排便活动受意识所控制，但许多生理和心理因素可以影响肠道的活动，从而引起排便活动异常。

1. 便秘（constipation） 指正常的排便形态改变，排便次数减少，排出过于干硬的粪便，且排便不畅、困难。可出现腹痛、腹胀、消化不良、乏力及食欲减退等症状，腹部触诊较硬实且紧张，有时可触及包块。引起便秘常见的原因有：病人精神紧张，排便习惯不良，饮食中水分或纤维摄入量不足，长期卧床缺乏活动，环境或生活习惯的突然改变，滥用缓泻剂造成药物依赖。此外，各类直肠肛门手术后及器质性病变，如肠梗阻、神经系统疾病、全身性疾病及肛周疾病等，均可抑制肠道功能而导致便秘的发生。

2. 粪便嵌塞（fecal impaction）　指粪便持久滞留堆积在直肠内，坚硬不能排出。其原因是粪便滞留在直肠内，水分被持久吸收，同时从乙状结肠下来的粪便又不断加入直肠内的粪块，使粪便变得又硬又大，坚实如石，最终无法从肛门生理性排出，而引起机械性肠梗阻。常发生于慢性便秘病人。

3. 腹泻（diarrhea）　指正常排便形态改变，肠蠕动增快，排便次数增多，粪便稀薄不成形，甚至水样便。常伴有肠痉挛、腹痛、恶心、呕吐、乏力、肠鸣音亢进等症状和体征。腹泻是一种保护性反应，有助于将肠道内刺激物或有害物质排出，但严重腹泻可造成大量胃肠液丧失而发生水、电解质和酸碱平衡紊乱。常见原因：饮食不当，如进食过冷、过油腻、不洁或过敏的食物；胃肠道疾病；情绪紧张、焦虑；某些药物的作用；营养障碍或吸收不良综合征，免疫力降低等。

4. 排便失禁（fecal incontinence）　指肛门括约肌不受意识控制而不自主地排便。任何引起肛门括约肌功能完整性受损的情况均可导致排便失禁。常见的原因有神经肌肉病变或损伤、胃肠道疾患和情绪失调等。

5. 肠胀气（intestinal tympanites）　指胃肠道内有过多的气体积聚而不能排出。表现为腹部膨隆，扣之呈鼓音，腹胀、痉挛性疼痛、呃逆及肛门排气增多。当肠胀气压迫膈肌和胸腔时，可出现气急和呼吸困难。引起肠胀气的主要原因：肠道功能异常、摄入过多产气性食物、肠梗阻及肠道手术后，以及药物的不良反应等。

三、排便异常的护理

（一）便秘病人的护理

1. 心理护理　针对病人紧张不安的情绪给予解释、指导，减轻顾虑。

2. 提供排便环境　创造一个安全舒适的隐蔽环境及充裕的排便时间，并适当调整查房和治疗时间。

3. 选择适宜的排便姿势　病情允许时下床排便。手术病人，术前训练床上使用便盆，床上使用便盆时，如无特殊禁忌，最好采取蹲式或抬高床头，利用重力作用增加腹内压，促进排便。

4. 腹部按摩　用单手或双手的示指、中指和环指重叠在左下腹乙状结肠部深深按下，由近心端向远心端作环状按摩，以刺激肠蠕动，帮助排便。

5. 健康教育　①生活规律，定时排便；②合理饮食，多摄入蔬菜、水果及粗粮等高纤维素食物，多饮水，病情允许时每天可饮水 2 000 mL 以上；③适当运动，如散步、做操或打太极拳等，卧床病人可进行床上活动。

6. 其他　按医嘱给予人工缓泻剂，如蓖麻油、植物油、液状石蜡及硫酸镁等，指导病人使用并观察药物疗效。指导或协助病人使用简易通便法，如使用开塞露或甘油栓等。必要时给予灌肠、人工取便。

拓展阅读 12-2
便秘给老年人带来的危害

（二）粪便嵌塞病人的护理

1. 早期可使用口服缓泻剂、简易通便栓剂来促进排便。

2. 必要时可行油类保留灌肠，并于 2 ~ 3 h 后做清洁灌肠。

3. 上述两种方法无效时，可行人工取便。操作者戴手套，将示指套涂润滑剂并慢慢插入病人直肠内，机械性地将粪块破碎取出。操作时动作应轻柔，避免损伤直肠黏膜。操作中如果病人出现心悸、头晕等不适，应立即停止取便。

4. 向病人及家属讲解有关排便的知识，协助建立合理膳食结构，指导病人重建并维持正常排便习惯，防止便秘的发生。

课程思政 12-2
护士用手为病人取出大便——感动同病房患者

（三）腹泻病人的护理

1. 心理护理 主动关心安慰病人，消除其焦虑不安的情绪，保持床褥、衣物清洁、干燥。

2. 卧床休息 减少体力消耗。提供安静、舒适的休息环境，并注意保暖。

3. 饮食护理 鼓励病人多饮水，酌情给予低脂少渣、清淡的流质或半流质饮食，腹泻严重时暂禁食。

4. 防止水电解质紊乱 遵医嘱给药，如止泻剂、抗感染药物、口服补液盐或静脉输液等。

5. 保护肛周皮肤 每次便后用软纸轻擦，温水清洗，并在肛门周围涂油膏，以保护局部皮肤。

6. 观察排便情况 观察并记录排便的性质、次数等，必要时留标本送检，疑为传染病时，按肠道隔离原则护理。

7. 健康教育 ①向病人解释引起腹泻的原因和防治措施；②教育病人饮食宜清淡，并注意饮食卫生；③指导病人观察排便情况，有异常时能及时与医护人员联系。

（四）排便失禁病人的护理

1. 心理护理 排便失禁病人常感自卑和抑郁，护士应尊重理解病人，给予安慰和鼓励，帮助其树立信心，配合治疗和护理。

2. 皮肤护理 床上铺橡胶单或一次性中单。每次便后用温水洗净肛周及臀部皮肤，保持局部皮肤清洁干燥。必要时肛周皮肤涂油膏保护，防止破损感染。

3. 排便功能训练 建立条件反射，重建正常的排便功能，帮助病人恢复对排便的控制能力。①观察排便的习惯，在排便前给病人使用便盆。无规律可循者，可每隔 2~3 h 让病人试行排便，每次试行排便时间限制在 15~20 min。②指导病人进行肛门括约肌及盆底肌收缩锻炼，先慢慢收紧，再缓缓放松，每次 10 s，连续 10 次，每次锻炼 20~30 min，每天 5~10 次，以病人感觉不疲乏为宜，逐步恢复肛门括约肌的控制能力。

4. 提供舒适的环境 及时更换污染的衣、被，定时开窗通风、去除不良气味，保持室内空气清新。

5. 健康教育 合理饮食，适当摄入液体，进行适当的运动。

（五）肠胀气病人的护理

肠胀气主要的原因为食入产气性食物过多、吞入大量空气、肠蠕动减少、肠道梗阻及肠道手术后。

1. 养成良好的饮食习惯 进食时细嚼慢咽，勿食产气多的食物和饮料。

2. 适当活动 协助病人下床活动，卧床病人可做床上活动或变换体位，以促进肠蠕动。

3. 积极治疗肠道疾患。

4. 轻微肠胀气 可进行腹部热敷、按摩和针刺疗法。

5. 严重肠胀气 遵医嘱给予药物治疗或肛管排气。

四、与排便有关的护理技术

（一）口服溶液清洁肠道法

1. 口服高渗溶液清洁肠道法

【目的】

高渗溶液在肠道内不吸收而造成高渗环境，使肠道内水分大量增加，从而软化粪便，刺激肠蠕动，加速排便，达到清洁肠道的目的。适用于直肠、结肠检查和手术前肠道准备。

【方法】

（1）甘露醇法：病人术前 3 日进半流质饮食，术前 1 日进流质饮食，术前 1 日下午 2—4 时口服甘露醇溶液 1 500 mL（20% 甘露醇 500 mL + 5% 葡萄糖 1 000 mL 混匀）。一般服用后 15 ~ 20 min 即反复自行排便。

（2）硫酸镁法：病人术前 3 日进半流质饮食，每晚口服 50% 硫酸镁 10 ~ 30 mL。术前 1 日进流质饮食，术前 1 日下午 2—4 时，口服 25% 硫酸镁 200 mL（50% 硫酸镁 100 mL + 50% 葡萄糖盐水 100 mL），然后再口服温开水 1 000 mL。一般服后 15 ~ 30 min，即可反复自行排便，2 ~ 3 h 内可排便 2 ~ 5 次。

【注意事项】

服药速度不宜过快，以免引起呕吐。服药中护士应观察病人的一般情况，注意排便次数及粪便性质并记录，确定是否达到清洁肠道的目的。

2. 口服电解质等渗溶液清洁肠道法

【目的】

电解质等渗溶液口服后几乎不吸收、不分解，有效增加肠道体液成分，从而软化粪便，刺激肠蠕动，加速排便，达到清洗肠道的目的。适用于直肠、结肠检查和手术前肠道准备。常用溶液有复方聚乙二醇电解质散等。复方聚乙二醇电解质散主要成分为聚乙二醇 400、氯化钠、氯化钾、无水硫酸钠及碳酸氢钠。

【方法】

（1）配制方法（每 100 mL）：取药品 1 盒（内含 A、B、C 各 1 小包），将盒内各包药粉一并倒入带有刻度的杯（瓶）中，加温开水至 1 000 mL，搅拌使完全溶解。

（2）服用方法：①大肠手术前：病人手术前日午餐后禁食（可以饮水），午餐 3 h 后开始给药。②大肠内镜检查前：检查当日给药，当日早餐禁食（可以饮水），预定检查时间 4 h 前给药；检查前日给药，前日晚餐后禁食（可以饮水），晚餐后 1 h 给药，病人前日的早餐、午餐应食残渣少的食物，晚餐进流质饮食。

（3）用量：3 000 ~ 4 000 mL，首次服用 600 ~ 1 000 mL，每隔 10 ~ 15 min 服用 1 次，每次 250 mL，直至服完或直至排出水样清便，总给药量不能超过 4 000 mL。

【注意事项】

口服清洁肠道溶液后，护士应观察病人的一般情况。①排便次数、粪便性质：先为软便，后为水样便，待排出液为清水样时，即说明已达到清洁肠道的目的。②服药后症状：服药后约 1 h，肠道蠕动加快，部分病人会出现恶心、腹胀，若症状严重，可加大间隔时间或暂停给药，直至症状消失后再恢复用药。如出现腹痛、休克、过敏样症状等不良反应，应停止服药，立即接受治疗。③排便后感觉：无腹痛，无直肠下坠感。如口服溶液清洁肠道效果差，应在术前晚、术日晨清洁灌肠。及时记录。

（二）简易通便术

【目的】

使用简易通便剂，通过软化粪便，润滑肠壁、刺激肠蠕动而促进排便。此法简单易行，经济有效。适用于老年人、体弱和久病卧床病人。

【操作前准备】

1. 评估病人并解释

（1）评估：

1）病人的病情、临床诊断及排便情况。

2）病人的意识状态、生命体征、心理状况。

3）病人的自理能力、合作程度。

（2）解释：向病人及家属解释简易通便剂应用的目的、方法、注意事项及配合要点。

2. 病人准备　了解简易通便的目的、过程和注意事项，配合操作。

3. 护士准备　着装整洁，按七步洗手法洗手，戴口罩，熟悉简易通便术的操作流程及注意事项。

4. 环境准备　关门窗，根据季节调节室温，用屏风或床帘遮挡，请无关人员回避，注意操作环境的隐蔽性。

5. 用物准备　通便剂、卫生纸、剪刀。

【操作方法】

1. 开塞露法　开塞露用甘油或山梨醇制成，装在塑料容器内。使用时将封口端剪去，先挤出少许液体润滑开口处。病人取左侧卧位，放松肛门括约肌，将开塞露的前端轻轻插入肛门，再将药液全部挤入直肠内。用量：成年人 20 mL，小儿 10 mL，保留 5～10 min 后排便。

2. 甘油栓法　甘油栓是用甘油和明胶制成的栓剂。使用时手垫纱布或戴手套捏住甘油栓底部，轻轻插入肛门至直肠内 6～7 cm，抵住肛门处轻轻按摩，保留 5～10 min 后排便。

3. 肥皂栓法　将普通肥皂削成圆锥形（底部直径约 1 cm、长 3～4 cm），使用时手垫纱布或戴手套，将肥皂栓蘸热水后轻轻插入肛门。注意：有肛门黏膜溃疡、肛裂及肛门剧烈疼痛者，不宜使用肥皂栓通便。

【注意事项】

1. 操作时，手法要轻柔，避免损伤肠黏膜或引起肛门水肿。

2. 对大便嵌塞者，经灌肠或通便后仍无效时，可采取人工取便法，以解除病人痛苦。

3. 发现病人出现面色苍白、出汗、疲倦等不适时，应暂停操作，并报告医生处理。

【健康教育】

向病人及家属讲解维持正常排便习惯的重要性，并指导病人及家属保持健康的生活习惯以维持正常排便。

（三）灌肠法

灌肠法（enema）是将一定量的液体由肛门经直肠灌入结肠，以帮助病人清洁肠道、排出粪便和积气或由肠道供给药物及营养，达到确定诊断和治疗目的的方法。

根据灌肠的目的可分为不保留灌肠和保留灌肠。不保留灌肠根据灌入的液量又分为大量不保留灌肠和小量不保留灌肠。为了达到清洁肠道的目的而反复进行的大量不保留灌肠称为清洁灌肠。

大量不保留灌肠

【目的】

1. 排便排气 软化和清除粪便，驱除肠内积气。
2. 清洁肠道 为肠道手术、检查或分娩做准备。
3. 减轻中毒 稀释并清除肠道内的有害物质。
4. 高热降温 灌入低温溶液，为高热病人降温。

【操作前准备】

1. 评估病人并解释

（1）评估

1）病人的病情、意识状态、生命体征、排便情况、生活自理能力、心理状态、治疗情况，病人肛周皮肤及黏膜情况。

2）病人对疾病、治疗、灌肠等相关知识的了解与合作程度。

（2）解释：向病人及家属解释大量不保留灌肠的目的、方法、注意事项及配合要点。

2. 病人准备 了解灌肠的目的、过程和注意事项，并配合操作，排尿。

3. 护士准备 着装整洁，按七步洗手法洗手，戴口罩。

4. 环境准备 宽敞，光线充足或有足够的照明，关闭门窗，屏风遮挡，调节适宜的室温。

5. 用物准备

（1）治疗盘内备：无菌灌肠筒一套或一次性灌肠袋、肛管、血管钳（或液体调节开关）、润滑剂、棉签、弯盘、卫生纸、橡胶单、治疗巾、水温计、一次性手套。

（2）便盆、便盆巾、输液架、屏风。

（3）灌肠溶液：常用 0.1%～0.2% 的肥皂液、生理盐水。成年人每次用量为 500～1 000 mL，老年人用量为 500～800 mL，小儿 200～500 mL。溶液温度一般为 39～41℃，降温时为 28～32℃，中暑者降温时为 4℃。

【操作步骤】

操作步骤见表 12-6。

表 12-6 大量不保留灌肠操作步骤

操作步骤	要点与说明
1. 核对、解释 备齐用物携至床旁，核对床号、姓名、腕带，再次解释	• 尊重病人，严格查对 • 耐心解释，取得病人配合
2. 体位 协助病人取左侧卧位，双膝屈曲，脱裤至膝部，臀部移至床沿	• 保护隐私，防止受凉 • 不能自行控制排便的病人可取仰卧位，臀下垫便盆
3. 铺巾置盘 垫橡胶单和治疗巾于臀下，置弯盘于臀边	• 保护床单位
4. 挂筒调压 灌肠筒挂于输液架上，液面距肛门 40～60 cm	• 依据病情调整高度和液量 • 伤寒病人灌肠，筒内液面距肛门小于 30 cm，液体量少于 500 mL

续表

操作步骤	要点与说明
5. 润管排气　戴手套，连接肛管，润滑肛管前端。排尽气体，夹管或关调节器	• 避免溶液污染床单
6. 插入肛管　护士一手执卫生纸分开臀裂显露肛门，嘱病人深呼吸，另一手将肛管轻轻插入直肠 7~10 cm，小儿插入深度 4~7 cm	• 动作轻柔 • 如插入受阻，退出少许，旋转后缓缓插入
7. 灌液观察　固定肛管，松钳或打开调节器，灌入液体，密切观察液面下降情况及病人反应	• 如液面下降过慢或停止，多因粪块阻塞肛管前端，可移动肛管或挤捏肛管使粪块松动脱落 • 如病人感觉腹胀或有便意，可嘱其深呼吸以减轻腹压，同时降低灌肠筒高度以减慢流速，或暂停片刻 • 如病人出现面色苍白、脉速、出冷汗、剧烈腹痛、心慌气促等，应立即停止灌肠，与医生联系，及时给予处理
8. 拔出肛管　灌肠液即将流尽时夹管，用卫生纸包裹肛管轻轻拔出。分离肛管置于弯盘内。用卫生纸擦净肛门	• 避免空气进入肠道及灌肠液和粪便随管流出 • 必要时留取标本送检
9. 保留溶液　嘱病人尽量保留 5~10 min 后再排便，以利粪便软化	• 降温灌肠，液体应保留 30 min，排便 30 min 后测量体温并记录
10. 协助排便　辅助能下床的病人上厕所排便；对不能下床的病人，给予便盆，将卫生纸放于易取处；对危重病人应等候至排便完毕，清洁局部，取出便盆、橡胶单及治疗巾	• 保证病人安全
11. 操作后处理	
（1）撤去弯盘及治疗巾	
（2）协助病人穿裤子，整理床单位	• 开窗通风，去除异味
（3）整理用物	• 清理用物，冲洗肛管并按常规消毒法处理 • 按相关要求处理用物
（4）洗手，记录	• 在体温单大便栏目内记录灌肠结果。灌肠后排便一次记为 1/E；灌肠后未排便记为 0/E；自行排便一次，灌肠后又排便一次记为 ^{1}1/E • 记录灌肠时间，灌肠液的种类、量及病人的反应

【注意事项】

1. 正确选用灌肠溶液，掌握溶液的温度、浓度和量。

2. 肝性脑病病人禁用肥皂液灌肠，以减少氨的产生和吸收；充血性心力衰竭和水钠潴留病人禁用生理盐水灌肠；急腹症、消化道出血、妊娠、严重心血管疾病等病人禁忌灌肠。

3. 伤寒病人灌肠时，灌肠筒内液面不得高于肛门 30 cm，液体量不得超过 500 mL。

4. 灌肠过程中随时观察病人的病情变化，如发现脉速、面色苍白、出冷汗、剧烈腹痛、心慌气急，应立即停止灌肠，报告医生给予及时处理。

【健康教育】

向病人及家属讲解维持正常排便习惯的重要性，并指导病人及家属保持健康的生活习惯以 •

拓展阅读 12-3
大量不保留灌肠口诀

维持正常排便。

<h2 style="text-align:center">小量不保留灌肠</h2>

【目的】

软化粪便，排出肠道内粪便与积气，减轻腹胀。为腹部或盆腔手术后、危重病人及年老体弱、小儿、孕妇等解除便秘和肠胀气。

【操作前准备】

1. 评估病人并解释

（1）评估

1）病人的病情、临床诊断、意识状态、生命体征、心理状态、排便状况和肛周皮肤、黏膜的状况。

2）病人对小量不保留灌肠的目的、过程和注意事项的理解与合作程度。

（2）解释：向病人及家属解释小量不保留灌肠的目的、方法、注意事项及配合要点。

2. 病人准备　了解灌肠的目的、过程和注意事项，并配合操作，排尿。

3. 护士准备　着装整洁，按七步洗手法洗手，戴口罩。

4. 环境准备　宽敞，光线充足或有足够的照明，关闭门窗，用屏风遮挡，调节适宜的室温。

5. 用物准备

（1）治疗盘内备：小容量灌肠器、量杯、肛管（12～16号）、血管钳、润滑剂、棉签、弯盘、卫生纸，5～10 mL温开水、橡胶单、治疗巾、一次性手套。

（2）便盆、便盆巾、屏风。

（3）常用灌肠液："1、2、3"溶液（50%硫酸镁30 mL、甘油60 mL、温开水90 mL），甘油或液状石蜡50 mL加等量温开水，各种食用植物油120～180 mL。液体温度为39～41℃。

【操作步骤】

操作步骤见表12-7。

表 12-7　小量不保留灌肠操作步骤

操作步骤	操作要点
1. 核对、解释　正确选用灌肠溶液，掌握溶液的温度、浓度和量，备齐用物携至病人床旁，核对病人床号、姓名、腕带，再次解释	• 尊重病人，严格查对 • 耐心解释，取得病人配合
2. 体位　同大量不保留灌肠法	
3. 垫巾置盘　垫橡胶单和治疗巾于臀下，臀部移至床沿，置弯盘于臀边，暴露臀部	• 减少不必要的暴露，保护隐私
4. 润管连管　戴手套，灌肠器内倒入药液，连接肛管，润滑肛管前端、排气夹管	
5. 插入肛管　护士一手持卫生纸分开臀裂，暴露肛门，嘱病人深呼吸，另一手将肛管轻轻插入直肠7～10 cm	• 不污染肛管 • 关心体贴病人
6. 灌注溶液　缓缓灌入溶液，直至溶液全部灌入。如使用小容量灌肠筒，液面距肛门高度小于30 cm，灌注完毕，注入温开水5～10 mL，抬高肛管尾端，使管内溶液全部流入	• 灌注不宜过快

续表

操作步骤	操作要点
7. 拔出肛管　反折肛管，用卫生纸包住肛管轻轻拔出，分离肛管置于弯盘，擦净肛门，脱手套	• 协助病人取舒适卧位 • 询问病人感觉，健康教育 • 必要时留取标本送检
8. 保留溶液　嘱病人尽量保留溶液 10～20 min，充分软化粪便，以利排便	
9. 协助排便　不能下床的病人给予便盆，将卫生纸、呼叫器置于易取处；协助能下床的病人上厕所排便	
10. 操作后处理	
（1）撤去弯盘及治疗巾	
（2）协助病人取舒适卧位，整理床单位	• 开窗通风，去除异味
（3）整理用物	• 清理用物，保持病房的整洁 • 冲洗肛管并按常规消毒法处理
（4）洗手，记录	• 在体温单大便栏目内记录灌肠时间、结果，灌肠液的种类、量和时间

【注意事项】

1. 正确选用灌肠溶液，掌握溶液的温度、浓度和量。

2. 如用小容量灌肠筒，液面距肛门高度小于 30 cm。

【健康教育】

同大量不保留灌肠。

拓展阅读 12-4
婴幼儿灌肠法溶液量
及肛管和长度的选择

清洁灌肠

反复多次进行大量不保留灌肠，首次用肥皂水，以后用生理盐水，直到排出液澄清无粪质为止，从而达到彻底清除滞留在结肠内的粪便和协助排除体内毒素的目的。适用于直肠、结肠 X 线摄片和手术前的肠道准备。操作方法同大量不保留灌肠。操作中，注意灌肠时压力要低，液面距肛门不超过 40 cm，每次灌肠后让病人休息片刻。

保留灌肠

【目的】

将药液灌入直肠或结肠内，通过肠黏膜吸收达到治疗的目的。常用于镇静、催眠和治疗肠道感染。

【操作前准备】

1. 评估病人并解释

（1）评估

1）病人的病情（肠道病变部位）、意识状态、生命体征、排便情况、治疗情况和肛周皮肤黏膜情况。

2）病人的心理状态，对保留灌肠的了解与合作程度。

（2）解释：向病人及家属解释保留灌肠的目的、方法、注意事项及配合要点。

2. 病人准备　了解保留灌肠的目的、过程和注意事项，排空大小便，配合操作。

3. 护士准备　着装整洁，按七步洗手法洗手，戴口罩。

4. 环境准备 关闭门窗，用屏风遮挡。

5. 用物准备

（1）同小量不保留灌肠。

（2）常用溶液：药物及剂量遵医嘱准备。镇静催眠用 10% 水合氯醛，治疗肠道感染用 2% 小檗碱、0.5% ~ 1% 新霉素或其他抗生素溶液。灌肠溶液量不超过 200 mL，温度 39 ~ 41℃。

【操作步骤】

操作步骤见表 12-8。

表 12-8 保留灌肠操作步骤

操作步骤	操作要点
1. 核对、解释 携用物至床旁，核对病人床号、姓名、腕带，再次解释，嘱病人排便、排尿	• 尊重病人，严格查对
2. 体位 依据病情取卧位，双膝屈曲，脱裤至膝部，臀部移近床沿。抬高臀部 10 cm	• 减少不必要的暴露，保护隐私 • 慢性细菌性痢疾，病变部位多在直肠或乙状结肠，取左侧卧位；阿米巴痢疾病变多在回盲部，取右侧卧位
3. 垫巾置盘 铺橡胶单及治疗巾于臀下，置弯盘于臀边	• 保护床褥
4. 润管连管 戴手套，灌肠器内倒入药液，连接肛管，润滑肛管前端、排气夹管	
5. 插入肛管 轻轻插入肛管 15 ~ 20 cm，防止空气进入肠腔，引起腹胀不适	• 保证插入深度
6. 灌注溶液 松开调节夹，缓缓灌入溶液。注毕夹管，取下灌肠器再倒入溶液，灌注，如此反复直至溶液注完，灌注完毕，注入温开水 5 ~ 10 mL，抬高肛管尾端，使管内溶液全部流入	• 注药慢，再次倒入溶液时，反折肛管
7. 拔出肛管 分离肛管置于弯盘，暂时留橡胶单及治疗巾于病人臀下	
8. 保留溶液 用卫生纸轻揉肛门，嘱病人保留药液在 1 h 以上	• 使药液充分吸收，达到治疗目的 • 注意观察病人的反应
9. 协助排便 排便毕，取出便盆，取下手套	
10. 操作后处理	
（1）撤去弯盘及治疗巾	
（2）协助病人取舒适卧位，整理床单位	• 开窗通风，去除异味
（3）整理用物	• 清理用物，冲洗肛管并按常规消毒法处理
（4）洗手，记录	• 在体温单大便栏目内记录灌肠结果、灌肠时间，灌肠液的种类和量，病人的反应

【注意事项】

（1）灌肠前了解病变部位，以便选用适当的卧位和插入肛管的深度。

（2）为保留药液，减少刺激，提高疗效，灌肠前嘱病人先排便，掌握"细、深、少、慢、温、静"的操作原则，即肛管要细，插入要深，注入药液量要少，流速要慢，温度适宜，灌后静卧。

（3）肛门、直肠、结肠等手术后病人及排便失禁者不宜保留灌肠。

【健康教育】

向病人及家属讲解有关的疾病知识，指导建立良好的健康行为。

（四）肛管排气法

肛管排气法是将肛管从肛门插入直肠，以排出肠腔内积气，缓解腹胀的方法。

【目的】

排出肠腔积气，减轻腹胀。

【操作前准备】

1. 评估病人并解释

（1）评估

1）病人的意识状态、生命体征、腹胀情况、临床诊断及心理状况。

2）病人相关知识及合作理解程度。

（2）解释：向病人及家属解释肛管排气法的目的、方法、注意事项及配合要点。

2. 病人准备　了解肛管排气的目的、过程和注意事项，配合操作。

3. 护士准备　着装整洁，按七步洗手法洗手，戴口罩。

4. 环境准备　关闭门窗，用屏风遮挡。

5. 用物准备　治疗盘内备：肛管，玻璃接头，橡胶管，玻璃瓶（内盛水 3/4 满），瓶口系带，润滑油，棉签，胶布（1 cm×15 cm），别针，卫生纸，弯盘，屏风。

【操作步骤】

操作步骤见表 12-9。

表 12-9　肛管排气法操作步骤

操作步骤	操作要点
1. 核对、解释　携用物至床旁，核对床号、姓名、腕带，再次解释	• 尊重病人，严格查对 • 耐心解释，取得病人配合
2. 体位　取左侧卧位或仰卧位，双膝屈曲，脱裤至膝部	• 减少不必要的暴露，保护隐私 • 此体位有利于肠腔气体排出
3. 系瓶连管　将玻璃瓶系在床边，橡胶管一端插入玻璃瓶液面下；另一端与肛管相连接	• 防止空气进入直肠内，加重腹胀 • 观察气体排出量
4. 润管插入　戴手套，润滑肛管前端，嘱病人张口呼吸，将肛管轻轻插入 15～18 cm	
5. 妥善固定　固定肛管，橡胶管用别针固定在床单上	• 留足长度，便于病人翻身
6. 观察处理　观察气体排出情况。如排气不畅，帮助病人更换体位或按摩腹部以促进排气	• 如有气体排出，可见瓶内液面下有气泡逸出 • 变换体位或按摩腹部可以促进排气
7. 保留时间　不超过 20 min	• 必要时 2～3 h 后再行排气一次
8. 拔管擦拭　分离肛管置于弯盘内，擦净肛门，脱下手套	• 勿污染床单位
9. 操作后处理	

续表

操作步骤	操作要点
（1）撤去弯盘及治疗巾	
（2）协助病人取舒适卧位，整理床单位	• 开窗通风，去除异味
（3）整理用物	• 清理用物，冲洗肛管并按常规消毒法处理
（4）洗手、记录	• 记录排气与腹胀改善情况

【注意事项】

1. 保留肛管不超过 20 min，长时间留置肛管，会降低肛门括约肌的反应，甚至导致肛门括约肌永久性松弛，必要时可隔 2~3 h 后再重复插管排气。

2. 排气不畅时，沿结肠解剖位置作离心按摩或协助病人更换卧位，以促进排气。

【健康教育】

养成良好的饮食习惯，进食时细嚼慢咽，勿食产气多的食物和饮料；适当活动，以促进肠蠕动。

（赵学荣　莫合德斯·斯依提）

数字课程学习

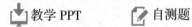 教学 PPT　　　 自测题

第十三章

给　药

【学习目标】

知识：

1. 掌握给药的种类、领取和保存方法。

2. 掌握注射原则。

3. 掌握各种注射方法的目的、常用部位及注意事项。

4. 掌握常用过敏试验液的浓度和注入剂量。

5. 掌握青霉素过敏反应的原因、临床表现和注意事项。

6. 熟悉给药原则、途径及给药的次数和时间。

7. 熟悉静脉注射失败的原因。

8. 熟悉破伤风抗毒素脱敏注射的原理。

9. 熟悉舌下给药、滴入给药、插入给药、皮肤给药的目的。

10. 了解影响药物疗效的因素。

技能：

1. 能正确运用所学知识为病人进行用药健康宣教及指导。

2. 能以正确的方法进行抽吸药液的操作。

3. 能以正确的方法完成各种注射法的操作。

4. 能正确配制常用过敏试验液。

5. 能运用所学知识正确判断药物过敏试验结果。

6. 能运用所学知识对过敏性休克病人实施抢救。

7. 能运用所学知识正确实施破伤风抗毒素脱敏注射法。

8. 能正确实施舌下给药法、滴入给药法、插入给药法、皮肤给药法。

9. 能运用应变能力处理突发情况。

素质：

1. 给药时善于沟通和指导，动作轻柔，注意隐私保护，体现人文关怀意识。

2. 具有高度的责任感、同情心、团结协作精神和慎独精神。

情境导入

王某，50岁，因反复哮喘发作13年，加重3天入院。3天前无明显诱因出现呼吸困难。对花粉、粉尘及海鲜过敏。以"支气管哮喘急性发作"收治入院。

第一节 给药的基本知识

情境一：

医生针对病人病情开具"万托林（沙丁胺醇）喷雾吸入 qd，多索茶碱 0.1 g 口服 q12 h"的医嘱。

请思考：

1. 护士在执行给药时，应注意什么？
2. 哪些因素会影响药物的疗效？

给药是护士日常护理工作之一，在给药的过程中，护士不仅要熟悉药物的药理学知识，还必须掌握药物的领取与管理方法，给药的时间和途径等，严格遵守给药原则，根据病人的具体情况，对病人进行全面、安全的给药护理，以达到药物治疗的最佳效果。

一、药物的种类、领取和保管

（一）药物的种类

常用药物的种类依据给药的途径不同可分为：

1. 内服药 分为固体剂型和液体剂型，固体剂型包括片制、丸剂、散剂、胶囊等，液体剂型包括口服液、酊剂和合剂等。

2. 外用药 包括膏剂、擦剂、洗剂、滴剂、粉剂、栓剂、油剂、糊剂、膜剂、气雾剂等。

3. 注射药 包括水溶液、油溶液、混悬液、乳浊液、粉末针剂等。

（二）药物的领取

药物的领取必须凭医生的医嘱或处方进行。目前大多医院常规是门诊病人按医生处方在门诊药房自行领取。住院病人药物的领取方法根据各医院的规定和管理方式大致如下：

1. 病区 病区内常规设有小药柜，备有一定基数的常用药物，指定专人负责管理，指定班次每日进行数量清点，使用后及时补充；病人使用的贵重药品和特殊药品凭医生的处方领取；毒麻药（如吗啡、盐酸哌替啶等），病区应固定数量，专人专管，密码锁双重上锁管理，有条件的医院建议使用保险柜。使用后护士凭医生的处方及时领取补充。

2. 中心药房 各医院均设有中心药房，中心药房药师根据病区发送的医嘱进行药物的配置和核对，病区护士再次核对无误后取回，按照医嘱按时发放给病人服用。

（三）药物的保管

1. **药柜放置** 药柜应放在通风、干燥、光线明亮处，避免阳光直射，保持整洁，由专人负责管理，以确保药品质量和用药安全有效。

2. **分类放置** 药品应按内服、外用、注射、高危、毒麻等分类放置。先进先出，以防失效。贵重药、毒麻药应有专柜，加锁保管，专人负责，专本登记，每班清点数量严格交接班。

3. **标签明显** 药瓶标签清楚：普通药物标签为蓝色边，高危药物标签为红色边，外用药物标签为粉色。标签要字迹清楚，标签上应标明药名（中、英文对照）、浓度、剂量。

4. **定期检查** 药物要定期检查，注明有效期，如有沉淀、混浊、异味、潮解、霉变等现象，或标签脱落、辨认不清，应立即停止使用。

5. **妥善保存** 根据药物的性质及药物包装储存方法妥善保存。

（1）易燃易炸易挥发的药物，如乙醇、乙醚、环氧乙烷等，除应单独放置于低温处外，还应该密闭保存并远离明火。

（2）易氧化和遇光易变质的药物，如维生素 C、氨茶碱、盐酸肾上腺素等，应装在棕色瓶内或避光容器内，放于阴暗处保存。肾上腺素类、硝普钠等药物，使用时也应遮光或避光。

（3）易因受热而变质的药品，如胰岛素、缩宫素、蛋白制剂、疫苗、益生菌、干扰素等，应置于 2~10℃ 低温处保存。

（4）易过期的药物，如各种抗生素、胰岛素等，应做到近有效期先出先用。过期不得再使用，并严格按要求处理。

二、给药的原则

1. **根据医嘱准确给药** 严格根据医嘱给药。护士应熟悉常用药物的作用、副作用、用法和毒性反应，对有疑问的医嘱应及时向医生提出，确认无误后方可执行。

2. **严格执行查对制度** 护士在执行给药时，应首先认真检查药物的质量，对疑有变质或已超过有效期的药物，应立即停止使用。要将准确的药物（right drug）、按准确的剂量（right dose）、用准确的途径（right route）、在准确的时间（right time）内、给予准确的病人（right client），即给药的"五个准确"。因此，在执行给药时，护士应做好"三查七对一注意"。

三查：指操作前、操作中、操作后查（查"七对"的内容）。

七对：对床号、姓名、药名、浓度、剂量、用法、时间。

一注意：注意药物的反应。

3. **安全正确用药** 准确掌握给药时间、方法；给药前应评估病人的病情、治疗方案、过敏史和所用的药物，评估病人前次用药后的药效、副作用，并给予相应的用药指导。坚持药物现配现用，注意药物配伍禁忌。

4. **密切观察用药反应** 给药中、给药后做好药物疗效和不良反应的观察和记录，一旦出现药物不良反应，应主动与医生沟通，采取减量或停药等措施，确保病人用药安全。如用硝苯地平治疗心绞痛时，应观察心绞痛发作的次数、强度、心电图等情况。

5. **注意配置药物环境** 独立、明亮、洁净；有条件时，静脉用药在静脉药物配置中心集中配制；化疗和细胞毒性药物应在安全的环境下配制，有条件的可使用生物安全柜配制。

6. **遵循原则** 无菌技术原则、标准预防原则、职业防护原则。

拓展阅读 13-1
关联规则法用于护士给药错误的数据挖掘分析

三、给药的途径

临床上主要依据病情和药物的特点决定给药途径，常用的给药途径有口服、注射、局部给药等。除动、静脉注射药液直接进入血液循环外，其他药物均有一个吸收过程，吸收速度由快到慢依次为：气雾吸入、舌下含服、直肠给药、肌内注射、皮下注射、口服给药、皮肤给药。

1. 口服 是最安全方便的给药法，也是最常用的方法。但遇到下列情形时不便采用：病人昏迷不醒或不能咽下时，药效易受胃肠功能及胃肠内容物影响时，药物会对胃肠产生严重不良刺激时。

2. 注射 也是一种重要的给药途径，注射方法有皮下、皮内、肌内、静脉、鞘内等数种。皮下注射只适用于少量药液（一般 1～2 mL），同时可引起一定程度的疼痛和刺激，临床应用受到一定限制；肌内注射药物吸收比皮下注射快，疼痛程度亦比皮下注射轻，刺激性药物宜用肌内注射；静脉注射一次性注射量可较大，且起效迅速，常用于某些急救情况。

3. 局部给药 目的是在皮肤、眼、鼻、咽喉和阴道等部位产生局部作用以达到治疗目的，如涂擦、喷雾、湿敷、含漱、滴入等，其他包括灌肠、吸入、植入、离子渗透、舌下给药、阴道给药等方法。

四、给药的次数与时间

给药次数与时间取决于药物的半衰期，以能维持药物在血液中的有效浓度为最佳选择，同时考虑药物的特性及人体的昼夜节奏。临床工作中常用外文缩写来描述给药时间、给药部位和给药次数等（表 13-1）。

表 13-1 常用给药次数与时间外文缩写

缩写	原文（拉丁 / 英文）	中文译意
qd	quaque die/every day	每日 1 次
bid	bis in die/twice a day	每日 2 次
tid	ter in die/three times a day	每日 3 次
qid	quater in die/four times a day	每日 4 次
qh	quaque hora/every hour	每小时 1 次
qm	quaque mane/every morning	每晨 1 次
qn	quaque nocte/every night	每晚 1 次
qod	quaque omni die/every other day	隔日 1 次
ac	ante cibum/before meals	饭前
pc	post cibum/after meals	饭后
hs	hora somni/at bed time	临睡前
am	ante meridiem/before noon	上午
pm	post meridiem/afternoon	下午
qw	quadword/every week	每周 1 次
st	statim/immediately	立即
prn	pro re nata/as necessary	必要时

续表

缩写	原文（拉丁/英文）	中文译意
DC	prestani/discontinue	停止
im	injectio muscularis/intramuscular injection	肌内注射
iv	injectio venosa/intravenous injection	静脉注射
ivgtt	injectio venosa gutta/intravenous drip	静脉滴注
po	per os/oral medication	口服
id	injectio intradermica/intradermal injection	皮内注射
ih	injectio hypodermica/subcutaneous injection	皮下注射

五、影响药物疗效的因素

药物有其固有的药效学和药动学特点，但也可因病人的个体差异、病原体及环境条件、联合用药等影响其疗效，甚至发生不良反应。因此，在用药时除考虑药物的药理作用以外，还应掌握诸多影响因素，以便更全面地合理使用药物。这些因素可来自机体和药物两个方面，前者可表现为药物效应在量的方面甚至是质的方面的差异，后者主要表现为药效的增强或减弱。

（一）机体因素

1. 生理因素

（1）年龄与体重：一般来说，药物用量与体重成正比。但儿童和老年人对药物的反应与成年人不同，除体重因素外，还与生长发育和机体的功能状态有关。儿童的各种生理功能及调节机制尚未发育完善，与成年人的差别较大，对药物的反应比较敏感。如小儿对影响水电解质代谢和酸碱平衡的药物较为敏感，使用利尿药后容易出现严重的血钾和血钠降低。老年人各种器官功能尤其是肝、肾功能的衰退可影响到药物的代谢和排泄，因而对药物的耐受性降低。另外，由于老年人记忆力减退而对药物应用的依从性较差，应注意督促其按医嘱服药，并须反复交代清楚用药方法。

（2）性别：性别不同对药物的反应差异并不明显，但女性病人在月经、妊娠、分娩、哺乳期，用药应特别注意。如月经期和妊娠期子宫对泻药和其他强烈刺激性药物比较敏感，有引起月经过多、流产、早产的危险。妊娠和哺乳期的女性，有些药物可能通过胎盘进入胎儿，或经乳汁排出被乳儿摄入体内，引起中毒。此外，一些药物如抗肿瘤药物、抗癫痫药物等可致胎儿畸形或影响胎儿发育，故在妊娠期间用药应更谨慎。

2. 病理状态　疾病可影响机体对药物的敏感性，也可改变药物在体内的过程，从而增强或减弱药物的效应。在病理因素中，应特别注意肝肾功能受损程度。肝功能不良时，肝药酶活性降低，使药物代谢速度变慢，造成药物作用增强，半衰期延长。如地西泮（安定）的正常半衰期为 46.6 h，肝硬化病人该药的半衰期延长可达 105.6 h，因此地西泮、苯巴比妥、洋地黄毒苷等主要在肝代谢的药物要注意减量、慎用或禁用。同样，肾功能不良时，药物排泄减慢、半衰期延长，某些经肾消除的药物（如氨基糖苷类抗生素等）应减少剂量或适当延长给药间隔时间，避免引起蓄积中毒。

3. 精神因素　医护人员的语言、态度及病人的情绪均可影响药物的疗效。安慰剂（指无药理活性的物质）对一些慢性疾病，如高血压、心绞痛、神经症等能产生一定的疗效，就是精神因素的影响。

4. 昼夜节律 例如，人的肾上腺皮质激素分泌高峰出现在清晨；血浆皮质醇浓度在上午 8 时左右最高，其后血浆浓度逐渐下降，直到午夜 0 时降到最低值。因此，临床上根据这种节律应用皮质激素，可提高疗效，减少不良反应。排泄速度也有昼夜节律，例如，水杨酸钠在上午给药排泄慢，下午给药排泄快。

（二）药物因素

1. 药物的剂量 药物剂量大小与效应强弱之间呈一定关系，药物必须达到一定的剂量才能产生效应。在一定范围内，药物剂量增加，其药效相应增强；剂量减少，药效减弱。当剂量超过一定限度时，则会产生中毒反应。在使用安全范围小的药物，如洋地黄类药物时，护士应特别注意监测其中毒反应情况。有些药物，如氯化钾溶液，静脉用药时特别要控制静脉输液速度，速度过快会造成单位时间内进入体内的药量过大，引起毒性反应。

2. 药物剂型 同一药物的不同剂型由于吸收量和速度不同，也会影响药效的快慢和强弱。如口服给药时，液体制剂比固体制剂吸收快；肌内注射时，水溶液比混悬液、油剂吸收快，因而作用发生也较快。

3. 给药途径与时间 不同的给药途径能影响药效的强弱，甚至个别药物会出现质的差别。如硫酸镁口服给药产生缓泻和利胆作用，肌内注射则产生抗惊厥和降压作用。应根据病人的具体情况，选择恰当的给药途径，充分发挥药物的治疗作用，减少不良反应的发生。用药的次数与间隔时间取决于药物的半衰期，应根据病人的具体情况，以维持药物在血中的有效浓度为最佳选择。用药时间要综合考虑药物性质及其吸收情况、需要药物作用的时间等因素。

4. 联合用药 指为了达到治疗的目的而采取的两种或两种以上药物同时或先后应用。联合用药可发生药物之间或机体与药物的相互作用，导致药物的吸收、分布、生物转化、排泄及作用效应等方面的相互干扰，从而改变药物的效应和毒性。合理的联合用药可以增强疗效，减少毒性作用；不合理的联合用药则会降低疗效，增加毒性。如异烟肼和乙胺丁醇合用可增强抗结核作用。庆大霉素若与依他尼酸和呋塞米配伍，可致永久性耳聋；若与阿米卡星、链霉素配伍可导致肾功能损害、神经性聋等。维生素 C 若与磺胺类药物合用，会使药效降低。静脉滴注青霉素的病人不能同时口服琥乙红霉素片，因为后者可干扰青霉素的杀菌效能。因此，药物的相互作用已成为合理用药内容的组成部分，护士应根据用药情况，从药效学、药动学及机体情况等方面分析，判断联合用药是否合理，并指导病人安全用药。临床静脉滴注药物时，注射剂在混合使用或大量稀释时容易发生化学或物理改变，因此要遵守"常见药物配伍禁忌"的规定。

（三）饮食因素

饮食可以影响药物的吸收和排泄，进而影响药物的疗效。

1. 饮食能促进药物的吸收而增加疗效 高脂饮食可以促进脂溶性维生素 A、维生素 D、维生素 E 的吸收，因此维生素 A、维生素 D、维生素 E 宜在餐后服用。酸性食物可增加铁剂的溶解度，促进铁的吸收。

2. 饮食能干扰药物的吸收而降低疗效 在补钙时不宜同食菠菜，因菠菜中含有大量的草酸，草酸与钙结合成草酸钙而影响钙的吸收。服铁剂时不能与茶水、高脂饮食同时服用，因茶叶中的鞣酸与铁结合形成铁盐妨碍吸收；脂肪抑制胃酸分泌，也会影响铁的吸收。

3. 饮食能改变尿液的 pH 而影响药物疗效 鱼、肉等在体内代谢产生酸性物质，豆制品、蔬菜等素食在体内代谢产生碳酸氢盐，这些物质排出时会影响尿液的 pH，进而影响药物疗效。如氨苄西林在酸性尿液中杀菌力强，在治疗泌尿系感染时，应多食素食，使尿液呈酸性，增强抗菌作用。磺胺类药物在碱性尿液中抗菌力较强，应多食肉食，以碱化尿液增加疗效。

第二节 口服给药法

情境二：

病人查电解质七项，结果显示：K^+ 2.8 mmol/L，Na^+ 142 mmol/L，医嘱：氯化钾缓释片 1 g bid 口服。

请思考：

1. 口服补钾有哪些不良反应？
2. 护士给药时应如何做好健康宣教？

口服给药法（medication administration：oral）是临床上最常用、方便、经济、安全、适用范围广的给药方法，药物经口服后被胃肠道吸收入血液循环，从而达到局部治疗和全身治疗的目的。但因吸收较慢，故不适用于危急重病人的紧急救治，意识不清、呕吐不止、禁食等病人也不宜用此法给药。

【目的】

协助病人遵照医嘱安全准确服药到口，以达到减轻症状、治疗疾病、维持正常生理功能、协助诊断和预防疾病的目的。

【操作前准备】

1. 评估病人并解释

（1）评估

1）病人的病情、年龄、意识状态及治疗情况。

2）病人的吞咽能力，有无口腔、食管疾患，有无恶心、呕吐状况。

3）病人对药物的相关知识了解程度。

（2）解释：向病人及家属解释给药目的和服药的注意事项。

2. 病人准备 了解服药目的、方法、注意事项和配合要点，取舒适体位。

3. 护士准备 衣帽整洁，修剪指甲，洗手，戴口罩。

4. 环境准备 环境清洁、安静，光线充足或有足够的照明。

5. 用物准备

（1）药物准备：病人所需口服药物由中心药房负责准备。病区护士负责把口服药医嘱发送至药房电脑端，中心药房的药师负责摆药、核对并按病人分类包装，由病区护士至药房将口服药取回病区。备药顺序：固体—水剂—油剂。

（2）用物准备：口服药车、口服药发放本、口服药、饮水管（必要时）、开水壶（内盛温开水）等。

【操作步骤】

操作步骤见表 13-2。

表 13-2 口服给药法操作步骤

操作步骤	要点说明
1. 备齐用物	• 检查药品质量，不得使用变质或失效药物
2. 发药	
（1）在规定时间内送药至病人床前	
（2）核对药物	• 核对药物准确无误后才能发药
（3）核对床号、姓名、腕带	
（4）协助病人取舒适体位，解释服药目的及注意事项	• 如病人提出疑问，应重新核对确认无误后再发药
（5）提供温开水，协助病人服药，并确认病人服下	• 如病人不在或因故暂不能服药，应将药物带回保管，病人返回后发药或交班 • 对危重病人及不能自行服药的病人应喂药，用水溶解后，从胃管注入，再用少量温开水冲净胃管 • 告知药物疗效、不良反应等注意事项
（6）再次核对病人，协助病人取舒适体位	
（7）发药完毕，药袋按要求作相应处理，清洁发药车	• 防止交叉感染
3. 观察与记录，洗手	
（1）发药完毕，在口服药单上签名	• 若有异常，及时与医生联系，酌情处理
（2）随时观察用药后的效果及不良反应，必要时做好记录	• 记录药物名称、剂量、服药的时间

【注意事项】

1. 严格执行查对制度和无菌操作原则。

2. 需吞服的药物通常用 40~60℃温开水送下，禁用茶水服药。

3. 婴幼儿、鼻饲或上消化道出血病人所用的固体药，发药前需将药片研碎，缓释片、肠溶片等不可研碎。

4. 增加或停用某种药物时，应及时告知病人。

5. 婴幼儿服药时抱起取半坐卧位，鼻饲病人应抬高床头 30°。

6. 口服降糖药、降压药前应先评估血糖、血压，必要时报告医生。

7. 抗排斥药、抗凝药、精神镇静类药等特殊药物，服药时间要精确。

8. 服用碘剂的病人可将碘剂滴入食物中或稀释后服用，确保剂量准确。

9. 呕吐者应在呕吐间隙给药，剧烈呕吐者不宜口服给药。

10. 注意药物之间的配伍禁忌。

【健康教育】

解释用药的目的和注意事项，根据药物的特性进行正确的用药指导。

1. 要求充分吸收、起效快而无刺激性的药物一般选择空腹给药，因为空腹时胃和小肠内基本无食物，服药后不会受食物干扰而影响吸收，使药物能保持较高浓度，迅速发挥药物作用。

2. 对牙齿有腐蚀作用的药物，如酸类和铁剂，应用吸水管吸服后漱口，以保护牙齿。

3. 缓释片、肠溶片、胶囊吞服时不可嚼碎，舌下含片应放舌下或两颊黏膜与牙齿之间待其自行溶化。

4. 健胃药、稀盐酸、胃蛋白酶等药物宜在饭前服，可促进胃液分泌；助消化药及对胃黏膜有刺激性的药物宜在饭后服，如硫酸亚铁、阿司匹林等药物对胃黏膜有刺激性，易造成恶心、呕吐，在饭后服用可减轻其刺激性；驱虫药宜在空腹或半空腹服用。

5. 抗生素及磺胺类药物应准时服药，以保证有效的血药浓度。

6. 服用对呼吸道黏膜起安抚作用的药物如止咳糖浆后，不宜立即饮水。

7. 某些磺胺类药物经肾排出，尿少时易析出结晶堵塞肾小管，服药后要多饮水。

8. 服强心苷类药物时需加强对心率及节律的监测，脉率低于 60 次 /min 或节律不齐时应暂停服用，并告知医生。

9. 催眠药诱导入睡，应在睡前服，如地西泮、艾司唑仑等。

拓展阅读 13-2
流程改进降低 CCU 患者极小剂量口服药漏服的效果

第三节　注射给药法

情境三：
入院第 5 天，病人突发中上腹、脐周疼痛，数小时后腹痛转移并固定于右下腹。体格检查：T 37.8℃，P 122 次 /min，BP 110/80 mmHg，急性病容，表情痛苦。腹肌紧张如板状，麦氏点压痛和反跳痛阳性。实验室检查：血白细胞计数 $12×10^9$/L，中性粒细胞87%。初步诊断为"急性阑尾炎"。护士遵医嘱进行术前准备。
请思考：
1. 术前医嘱"苯巴比妥钠，0.1 g，im"，护士应选择什么部位进行操作？
2. 手术麻醉起始步骤应采用何种注射法进行局部浸润麻醉？

注射给药法（administering injection）是将无菌药液注入体内，以达到预防和治疗疾病目的的方法，适用于需要药物迅速发生作用或因各种原因不能经口服药的病人。常用的注射给药法包括皮内注射、皮下注射、肌内注射和静脉注射。

一、注射原则

1. 严格执行查对制度
（1）严格执行"三查七对"：确保准确无误给药。
（2）检查药物及外包装质量：若发现药物过期、出现质量（如混浊、沉淀、变色、变质等）或外包装问题（如瓶口松动、瓶身裂痕、漏液漏气等），不得使用。
（3）注意药物配伍禁忌：同时注射多种药物，应确认无药物配伍禁忌方可备药。
2. 严格遵守无菌操作原则
（1）环境：保持操作环境清洁宽敞、无尘埃飞扬，符合无菌操作的基本要求。
（2）护士：注射前必须洗手、戴口罩，衣帽整洁，必要时戴手套。

（3）注射器：空筒内壁、活塞体、乳头、针梗、针尖及针栓内壁必须保持无菌。

（4）注射部位：按要求进行消毒，并保持无菌。①用棉签蘸取0.5%聚维酮碘，以注射点为中心，由内向外螺旋式消毒2遍，直径在5 cm以上；②用棉签蘸取碘酊，同法消毒，待碘酊干后，用75%乙醇以同法脱碘，范围大于碘酊消毒面积，待乙醇挥发后方可注射。

（5）物品使用：一次性使用注射用具应当保证一人一用，可重复使用的注射用具应当一人一用一清洗灭菌，杜绝注射用具及注射药品的共用、复用等不规范使用。注射相关用具（如止血带、治疗巾等）应当一人一用一更换。

3. 选择合适的注射器及针头

（1）选择依据：根据药物剂量、黏稠度和刺激性的强弱选择。

（2）检查质量：注射器应完整无损，不漏气；针头锐利、无钩、不弯曲、不生锈；注射器和针头衔接紧密；一次性注射器包装密封，在有效期内使用。

4. 注射药液现配现用 药液在规定注射时间临时抽取，即刻注射，以防药物效价降低或被污染。

5. 选择合适的注射部位

（1）注射部位的选择：对需长期注射的病人，应经常更换注射部位。静脉注射时，除非急救，应有计划地由远心端到近心端选择静脉。

（2）禁止注射的部位：注射部位应避开神经、血管（动、静脉注射除外）、感染、瘢痕、硬结、皮肤受损或患病处进针。

6. 注射前排尽空气

（1）排尽空气：注射前必须排尽注射器内空气，特别是静脉注射，以防气体进入血管形成空气栓塞。

（2）节约药液：排气时避免药液浪费，以保证给药剂量的准确性。

7. 注射前检查回血 进针后、注射药液前，务必检查有无回血。静脉注射必须见回血后方可注入药物。皮下、肌内注射无回血方可注射，如有回血，须拔出针头重新进针注射。

8. 掌握合适的进针角度和深度

（1）控制角度：严格按照各种注射法的规定角度进针。

（2）控制深度：进针时不可将针梗全部刺入注射部位，以防断针增加处理的难度。

9. 掌握无痛注射技术

（1）病人准备：解除病人思想顾虑，分散其注意力。

（2）合适体位：帮助病人取合适体位，使肌肉松弛，便于进针。

（3）注射速度：注射时做到进针快、拔针快，推药速度缓慢并均匀。

（4）针头选择：注射刺激性较强的药物时，应选用细长针头，进针要深。

（5）注射顺序：同时注射多种药物，一般应先注射刺激性弱的药物，再注射刺激性强的药物。

10. 严格遵守锐器伤职业防护制度

（1）操作环境：在进行侵袭性护理操作时，需保证光线充足，防止被针头等锐器刺伤。

（2）避免锐器伤：禁止双手回套针帽，禁止徒手传递锐器，禁止徒手分离注射器针头或对针头进行二次分拣，禁止手持锐器随意走动。如果由于各种原因不能立即给予注射，即注射延迟时，应使用单手技术盖上针帽，妥善放置容器中。

11. 严格遵守医疗废物处置制度 针头置于锐器盒盖楔形槽内与注射器分离；去除针头后的

注射器和输液袋等无需毁形；注射产生的医疗废物用黄色包装袋或容器收集，并确保其无破损、无渗漏、无穿透；当锐器容器已有 3/4 满时，将其密封并更换。

二、注射用物

1. 治疗车上层

（1）治疗盘：常规放置：①无菌持物镊及其容器；② 0.5% 聚维酮碘或 2% 碘酊、75% 乙醇等皮肤消毒液；③无菌棉签、无菌纱布或棉球；④弯盘、砂轮，静脉注射时备止血带、一次性垫巾、垫枕等。

（2）注射器及针头：普通注射器包含乳头、空筒、活塞体、活塞轴、活塞柄，针头由针尖、针梗、针栓组成（图 13-1）。

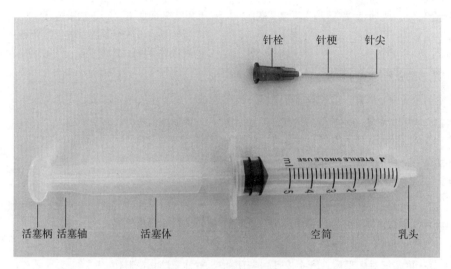

图 13-1 注射器与针头结构图

（3）注射药液：按医嘱准备。

（4）无菌盘：放置抽吸完药液的注射器。

（5）注射执行单 / 卡：作为注射给药的依据。

（6）其他：速干手消毒液。

2. 治疗车下层 锐器收集盒、医用垃圾桶、生活垃圾桶。

三、药物抽吸法

【目的】

用注射器抽吸适量药液，为注射做准备。

【操作前准备】

1. 护士准备 衣帽整洁，修剪指甲，洗手，戴口罩。

2. 环境准备 宽敞，光线充足或有足够的照明。

3. 用物准备 见注射用物。

【操作步骤】

操作步骤见表 13-3。

表 13-3 药物抽吸法操作步骤

操作步骤	要点与说明
1. 查对药物	• 严格执行查对制度
2. 铺无菌盘	
3. 抽吸药液	
◆ 自安瓿内抽吸药液	
（1）将安瓿尖端药液弹至体部，在安瓿颈部划一锯痕，消毒液消毒颈部后，垫无菌纱布或棉球折断安瓿	• 垫无菌纱布或棉球折断安瓿，以防止锐器伤 • 安瓿颈部若有蓝色标记，则无需划痕，消毒颈部后，垫无菌纱布或棉球直接折断
（2）持注射器，将针头斜面向下置入安瓿内的液面下，持活塞柄，抽动活塞，抽吸药液（图 13-2、图 13-3）	• 针头不可触及安瓿外口 • 针尖斜面向下，利于抽吸药液 • 针栓不要进入安瓿内，防止污染药液 • 抽药时不可手握活塞体，以免污染药液
◆ 自密封瓶内抽吸药液	
（1）除去密闭瓶盖中心部分，常规消毒瓶塞，待干	
（2）注射器内吸入与所需药液等量的空气，手指固定针栓，将针头插入瓶内，注入空气	• 增加瓶内压力，利于吸药
（3）倒转药瓶，使针头在液面下，抽吸药液至所需量（图 13-4），以示指固定针栓，拔出针头	
4. 排尽空气 将针头垂直向上，轻拉活塞，使针头内的药液流入注射器，并使气泡集中于乳头口，轻推活塞，驱出气体	• 排气时，使注射器乳头向上，使气泡集中于乳头口，驱出气体
5. 保持无菌 再次核对无误后，套上安瓿、密闭瓶或护针帽，放在无菌盘内备用	• 注意防止锐器伤

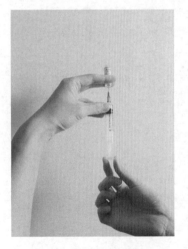 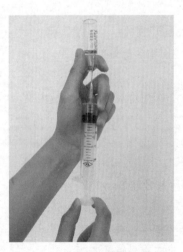 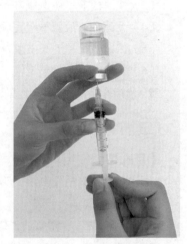

图 13-2 自小安瓿内抽吸药液　　图 13-3 自大安瓿内抽吸药液　　图 13-4 自密封瓶内抽吸药液

【注意事项】
1. 严格执行无菌操作原则和"三查七对"制度。
2. 抽药时手不能碰触活塞体，避免污染空筒内壁和药液。

3. 排气时避免浪费药液，否则会影响药量的准确性。

4. 根据药液的性质抽吸药液：结晶、粉剂药物要用无菌生理盐水、注射用水或专用溶媒将其充分溶解后抽吸；混悬剂摇匀后立即抽吸；油剂可稍加温或用双手对搓药瓶后，用稍粗针头抽吸。

5. 药液需现用现配，避免效价降低或被污染。

6. 保存药液的空安瓿或密封瓶，以备注射时查对。

四、常用注射法

常用注射方法有皮内注射法、皮下注射法、肌内注射法和静脉注射法。

（一）皮内注射法

皮内注射法（intradermal injection，id）是将少量药液或生物制品注射于表皮与真皮之间的方法。

【目的】

1. 药物过敏试验。

2. 预防接种，如接种卡介苗。

3. 局部麻醉起始环节。

【操作前准备】

1. 评估病人并解释

（1）评估：病人的年龄、病情、意识、心理状态、自理能力、配合程度、用药史、过敏史、家族史、身体状况及注射部位皮肤状况。

1）病人用药史、过敏史、家族史，如病人对需要注射的药物有过敏史，则不可进行注射，应及时与医生联系，更换其他药物。

2）病人是否有饥饿、头晕、心悸、气短等身体不适。

3）注射部位皮肤是否存在感染、瘢痕、硬结、破损等。

（2）解释：向病人及家属解释皮内注射的目的、方法、注意事项、配合要点、药物作用及不良反应。

2. 病人准备

（1）了解皮内注射的目的、方法、注意事项、配合要点、药物作用及不良反应。

（2）取舒适体位，暴露注射部位。

（3）皮内注射部位，如药物过敏试验常选用前臂掌侧下段，卡介苗预防接种常选用上臂三角肌中部略下处，局部麻醉则选择麻醉处。

3. 护士准备 衣帽整洁，修剪指甲，洗手，戴口罩，戴手套。

4. 环境准备 宽敞，光线充足或有足够的照明。

5. 用物准备

（1）治疗车上层：无菌持物镊及其容器、皮肤消毒液（0.5% 聚维酮碘或 2% 碘酊、75% 乙醇，药物过敏试验仅准备 75% 乙醇）、无菌棉签、无菌纱布或棉球、砂轮、弯盘、无菌盘、1 mL 注射器、药液（按医嘱准备），做药物过敏试验时应备 0.1% 盐酸肾上腺素，注射执行单，速干手消毒液。

（2）治疗车下层：锐器收集盒、医用垃圾桶、生活垃圾桶。

【操作步骤】

操作步骤见表 13-4。

表 13-4 皮内注射法操作步骤

操作步骤	要点与说明
1. 抽吸药液 遵医嘱抽吸药液,置于无菌盘内	• 严格执行查对制度和无菌操作原则
2. 核对、解释 携用物至病人床旁,核对病人床号、姓名、腕带,再次解释	• 操作前查对
3. 定位消毒 选择注射部位,常规消毒皮肤,待干	• 做药物过敏试验消毒皮肤时,忌用含碘消毒剂消毒,可选择 75% 乙醇消毒,以免着色影响对局部反应的观察及与碘过敏反应相混淆
4. 核对、排气 第二次核对,排尽空气	• 操作中查对:床号、姓名及药名、浓度、剂量、用法、时间 • 排气时不可浪费药液,以免影响药量的准确性
5. 进针推药 绷紧局部皮肤,以平执式持注射器,针头斜面向上,与皮肤成 5° 进针。待针头斜面完全进入皮内后,放平注射器,注入药液 0.1 mL,使局部隆起一半球状皮丘,皮肤变白并显露毛孔(图 13-5)	• 注入剂量要准确 • 进针角度不能过大,否则会刺入皮下,影响结果的观察和判断
6. 拔针观察 注射完毕,迅速拔出针头,勿按压针眼	• 如为皮肤过敏试验,嘱病人勿按揉注射部位,勿离开病室或注射室,20 min 后观察局部反应,做出判断
7. 第三次核对	• 操作后查对:床号、姓名及药名、浓度、剂量、用法、时间
8. 操作后处理 (1)协助病人取舒适卧位 (2)清理用物 (3)洗手 (4)记录	• 记录注射时间、药物名称、浓度、剂量、给药方式及病人的反应 • 将过敏试验结果记录在病历上,阳性用红笔标记"+",阴性用蓝笔或黑笔标记"–"

【注意事项】

1. 做药物过敏试验前,护士应详细询问病人的用药史、过敏史及家族史,如病人对需要注射的药物有过敏史,不可做皮内注射,应及时与医生联系,更换其他药物。

2. 做药物过敏试验消毒皮肤时忌用含碘消毒剂,以免着色影响对局部皮肤的观察,或与碘过敏反应相混淆。

3. 在为病人做药物过敏试验前,要备好急救药品,以防发生意外。

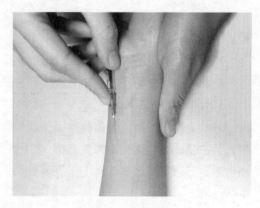

图 13-5 皮内注射

4. 药物过敏试验结果如为阳性反应，告知病人或家属，不能再用该种药物，并记录在病历上。

5. 如药物过敏试验结果不能确认或怀疑假阳性时，应采取对照试验。方法为在另一前臂相应部位注入 0.1 mL 生理盐水，20 min 后对照观察反应。

【健康教育】

1. 药物过敏试验后，嘱病人勿按揉注射部位，勿离开病室或注射室，20 min 后观察结果。同时告知病人，如有不适应立即通知护士，以便及时处理。

2. 将药物过敏试验结果告知病人或家属，如为阳性反应，强调不能使用该种药物。

（二）皮下注射法

皮下注射法（subcutaneous injection，ih）是将少量药液或生物制剂注入皮下组织的方法。

【目的】

1. 注入小剂量药物，用于不宜口服给药且需在一定时间内发生药效时，如胰岛素注射。

2. 预防接种疫苗，如麻疹疫苗、流行性乙型脑炎疫苗、甲肝减毒活疫苗等。

3. 局部麻醉用药。

【操作前准备】

1. 评估病人并解释

（1）评估：病人的年龄、病情、意识、心理状态、自理能力、配合程度、用药史、过敏史、身体状况、注射部位皮肤及皮下组织状况、肢体活动能力。

1）病人是否有饥饿、头晕、心悸、气短等身体不适。

2）注射部位皮肤是否存在感染、瘢痕、破损、硬结等。

3）注射部位的肢体活动是否自如等。

（2）解释：向病人及家属解释皮下注射的目的、方法、注意事项、配合要点、药物作用及不良反应。

2. 病人准备

（1）了解皮下注射的目的、方法、注意事项、配合要点、药物作用及其不良反应。

（2）取舒适体位，暴露注射部位。

（3）皮下注射部位：上臂三角肌下缘、双侧腹部、大腿前外侧的上 1/3、臀部外上侧、背部等。

3. 护士准备　衣帽整洁，修剪指甲，洗手，戴口罩，戴手套。

4. 环境准备　宽敞，光线充足或有足够的照明，必要时用屏风遮挡病人。

5. 用物准备

（1）治疗车上层：无菌持物镊及其容器、皮肤消毒液（0.5% 聚维酮碘或 2% 碘酊、75% 乙醇）、无菌棉签、无菌纱布或棉球、砂轮、弯盘、无菌盘、1~2 mL 注射器、药液（按医嘱准备）、注射执行单、速干手消毒液。

（2）治疗车下层：锐器收集盒、医用垃圾桶、生活垃圾桶。

【操作步骤】

操作步骤见表 13-5。

操作视频 13-1
皮下注射技术

表 13-5 皮下注射法操作步骤

操作步骤	要点与说明
1. 抽吸药液 按医嘱抽吸药液，置于无菌盘内	• 严格执行查对制度和无菌操作原则
2. 核对、解释 携用物至病人床旁，核对病人床号、姓名、腕带，再次解释	• 操作前查对
3. 定位消毒 选择注射部位，常规消毒皮肤，待干	
4. 核对、排气 第二次核对，排尽空气	• 操作中查对：床号、姓名及药名、浓度、剂量、用法、时间
5. 进针推药 绷紧局部皮肤，持注射器，以示指固定针栓，针头斜面向上，与皮肤成 30°~40°，将针梗的 1/2~2/3 快速刺入皮下（图 13-6）。松开绷紧皮肤的手，抽动活塞，如无回血，缓慢注射药液	• 进针角度不宜超过 45°，以免刺入肌层 • 确保针头未刺入血管内
6. 拔针按压 注射毕，用无菌干棉签轻压针刺处，快速拔针后按压至不出血为止	
7. 第三次核对	• 操作后查对：床号、姓名及药名、浓度、剂量、用法、时间
8. 操作后处理 （1）协助病人取舒适卧位 （2）清理用物 （3）洗手 （4）记录	• 记录注射时间、药物名称、浓度、剂量、给药方式及病人的反应

【注意事项】

1. 刺激性强的药物不宜用皮下注射。

2. 长期皮下注射者，应有计划地经常更换注射部位，防止局部产生硬结。

3. 过于消瘦者，护士可捏起局部组织，适当减小进针角度。

【健康教育】

对长期自行皮下注射的病人，如胰岛素注射，应叮嘱病人有计划轮流更换注射部位，以促进药物的充分吸收。

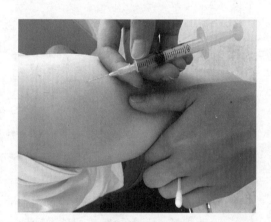

图 13-6 皮下注射

拓展阅读 13-3
胰岛素注射指南有循证依据吗？各国胰岛素注射指南的系统评价

（三）肌内注射法

肌内注射法（intramuscular injection，im）是将一定量药液注入肌肉组织的方法。注射部位一般选择肌肉丰厚且距大血管及神经较远处。

【目的】

1. 用于不宜或不能静脉注射，且要求比皮下注射更快发生药效时。

2. 预防接种疫苗，如百白破混合疫苗、乙肝疫苗、脊髓灰质炎灭活疫苗、甲肝灭活疫苗等。

【操作前准备】

1. 评估病人并解释

（1）评估：病人的年龄、病情、意识、心理状态、自理能力、配合程度、用药史、过敏史、身体状况、注射部位皮肤及肌肉组织状况、肢体活动能力状况。

1）病人是否有饥饿、头晕、心悸、气短等身体不适。

2）注射部位皮肤是否存在感染、瘢痕、破损、硬结等。

3）注射部位的肢体活动是否自如等。

（2）解释：向病人及家属解释肌内注射的目的、方法、注意事项、配合要点、药物作用及其不良反应。

2. 病人准备

（1）了解肌内注射的目的、方法、注意事项、配合要点、药物作用及其不良反应。

（2）取舒适体位，使局部肌肉放松，暴露注射部位。侧卧位嘱病人上腿伸直，下腿稍弯曲；俯卧位嘱病人足尖相对，足跟分开，头偏向一侧；坐位嘱病人椅子稍高，便于操作；仰卧位嘱病人两腿伸直，常用于危重及不能翻身病人。

（3）肌内注射部位：臀大肌、臀中肌、臀小肌、股外侧肌及上臂三角肌。

1）臀大肌注射定位法：①十字法：从臀裂顶点向左侧或向右侧划一水平线，然后从髂嵴最高点做一垂线，将一侧臀部分为 4 个象限，其外上象限并避开内角，从髂后上棘至股骨大转子连线外侧，即为注射区（图 13-7A）。②连线法：从髂前上棘至尾骨做一连线，其外 1/3 处为注射区（图 13-7B）。注射时注意避免损伤坐骨神经。

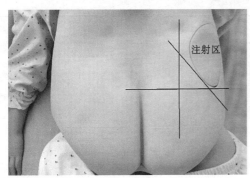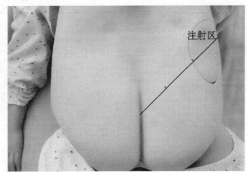

A. 十字法　　　　　　　　　　　　　　　　B. 连线法

图 13-7　臀大肌注射定位法

2）臀中肌、臀小肌注射定位法：①构角法：以示指尖和中指尖分别置于髂前上棘和髂嵴下缘处，在髂嵴、示指、中指之间构成一个三角形区域，示指与中指构成的内角为注射区（图 13-8）。②三指法：髂前上棘外侧三横指处（以病人的手指宽度为准）。

3）股外侧肌注射定位法：大腿中段外侧。一般成年人可取髋关节下 10 cm 至膝关节上 10 cm，宽约 7.5 cm 的范围。此处大血管、神经干很少通过，且注射范围较广，可供多次注射，尤适用于 2 岁以下婴幼儿。

4）上臂三角肌注射定位法：上臂外侧，肩峰下 2～3 横指处（图 13-9）。此处肌肉较薄，只可做小剂量注射。

3. 护士准备　衣帽整洁，修剪指甲，洗手，戴口罩，戴手套。

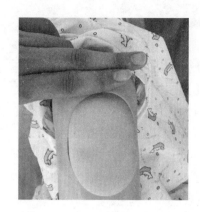

图 13-8 臀中肌、臀小肌构角法注射定位法　　　图 13-9 上臂三角肌注射定位法

4. 环境准备　宽敞，光线充足或有足够的照明，必要时用屏风遮挡病人。

5. 用物准备

（1）治疗车上层：无菌持物镊及其容器、皮肤消毒液（0.5% 聚维酮碘或 2% 碘酊、75% 乙醇）、无菌棉签、无菌纱布或棉球、砂轮、弯盘、无菌盘、2 ~ 5 mL 注射器、药液（按医嘱准备）、注射执行单、速干手消毒液。

（2）治疗车下层：锐器收集盒、医用垃圾桶、生活垃圾桶。

【操作步骤】

操作步骤见表 13-6。

操作视频 13-2
肌内注射技术

表 13-6　肌内注射法操作步骤

操作步骤	要点与说明
1. 抽吸药液　按医嘱抽吸药液，置于无菌盘内	• 严格执行查对制度和无菌操作原则
2. 核对、解释　携用物至病人床旁，核对病人床号、姓名、腕带，再次解释	• 操作前查对
3. 安置体位　用屏风遮挡，可采取侧卧位、俯卧位、仰卧位或坐位	• 提供私密环境
4. 定位消毒　选择注射部位，常规消毒皮肤，待干	• 根据病人病情、年龄、药液性质选择注射部位
5. 核对、排气　第二次核对，排尽空气	• 操作中查对：床号、姓名及药名、浓度、剂量、用法、时间
6. 进针推药　绷紧局部皮肤，以执笔式持注射器，中指固定针栓，将针梗的 1/2 ~ 2/3 迅速垂直刺入皮肤，松开绷紧皮肤的手，抽动活塞，如无回血，缓慢注射药液（图 13-10）	• 消瘦者及患儿进针深度酌减 • 切勿将针头全部刺入，以防针梗从根部衔接处折断，难以取出 • 确保针头未刺入血管，方可推药
7. 拔针按压　注射毕，用无菌干棉签轻压针刺处，快速拔针后按压至不出血为止	
8. 第三次核对	• 操作后查对：床号、姓名及药名、浓度、剂量、用法、时间
9. 操作后处理	
（1）协助病人取舒适卧位	

续表

操作步骤	要点与说明
（2）清理用物	
（3）洗手	
（4）记录	• 记录注射时间、药物名称、浓度、剂量、给药方式及病人的反应

【注意事项】

1. 两种以上药物同时注射时，注意配伍禁忌。

2. 对 2 岁以下婴幼儿不宜选用臀大肌注射，因其臀大肌尚未发育好，注射时有损伤坐骨神经的危险，最好选择股外侧肌、臀中肌和臀小肌注射。

3. 注射中若针头折断，应先稳定病人情绪，嘱其保持原位不动，固定局部组织，以防断针移位，同时尽快用无菌血管钳夹住断端取出；如断端全部埋入肌肉，应速请外科医生处理。

4. 对需长期注射者，应交替更换注射部位，并选用细长针头，以避免或减少硬结的发生。

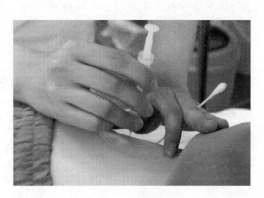

图 13-10　肌内注射

5. 病区内集体肌内注射时，抽吸药液后，可将针梗套上安瓿、密闭瓶或护针帽（安瓿或密闭瓶用胶带缠缚在护针帽外），统一放于无菌盘中，以备查对。

【健康教育】

如因长期多次注射出现局部硬结，教会病人热敷、理疗等处理方法。

（四）静脉注射法

静脉注射法（intravenous injection，iv）是自静脉注入药液的方法。

【目的】

1. 注入药物，用于药物不宜口服、皮下注射、肌内注射或需迅速发挥药效时。

2. 药物因浓度高、刺激性大、量多而不宜采取其他注射方法。

3. 注入药物作某些诊断性检查。

【操作前准备】

1. 评估病人并解释

（1）评估：病人的年龄、病情、意识、心理状态、自理能力、配合程度、用药史、过敏史、身体状况、注射部位皮肤及静脉状况、肢体活动能力状况。

1）病人是否有饥饿、头晕、心悸、气短等身体不适。

2）注射部位皮肤是否存在感染、瘢痕、破损等。

3）评估穿刺血管的粗细、充盈度、弹性、活动度、与关节的位置关系等。

4）注射部位肢体活动是否自如等。

（2）解释：向病人及家属解释静脉注射的目的、方法、注意事项、配合要点、药物的作用及不良反应。

2. 病人准备

（1）了解静脉注射的目的、方法、注意事项、配合要点、药物作用及其不良反应。

（2）取舒适体位，暴露注射部位，如有需要可提前上厕所。

（3）静脉注射部位：四肢浅静脉（图 13-11）、头皮静脉、股静脉。

3. 护士准备　衣帽整洁，修剪指甲，洗手，戴口罩，戴手套。

4. 环境准备　宽敞，光线充足或有足够的照明，必要时用屏风遮挡病人。

5. 用物准备

（1）治疗车上层：无菌持物镊及其容器、皮肤消毒液（0.5% 聚维酮碘或 2% 碘酊、75% 乙醇）、无菌棉签、无菌纱布或棉球、砂轮、弯盘、启瓶器、止血带、一次性垫巾、垫枕、胶布、无菌盘、注射器（规格视药量而定）、一次性使用静脉输液针（头皮针）、药液（按医嘱准备）、注射执行单、一次性橡胶手套（股静脉注射时备一次性无菌手套）、速干手消毒液。

（2）治疗车下层：锐器收集盒、医用垃圾桶、生活垃圾桶。

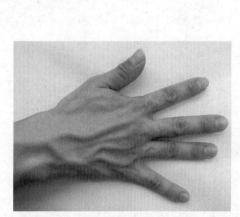

A. 手背静脉

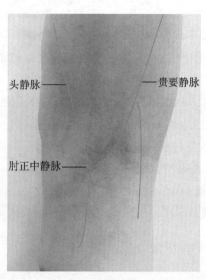

头静脉——
——贵要静脉
肘正中静脉——

B. 上肢静脉

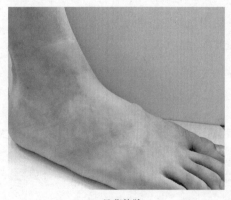

C. 足背静脉

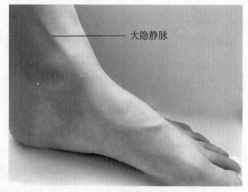

——大隐静脉

D. 大隐静脉

图 13-11　四肢浅静脉

【操作步骤】

操作步骤见表 13-7。

表 13-7 静脉注射法操作步骤

操作步骤	要点与说明
1. 抽吸药液 按医嘱抽吸药液，置于无菌盘内	• 严格执行查对制度和无菌操作原则
2. 核对、解释 携用物至病人床旁，核对病人床号、姓名、腕带，再次解释	• 操作前查对
3. 实施注射	
◆ 四肢浅静脉注射	
（1）定位消毒：选择合适静脉，在穿刺部位下方放置垫枕、一次性垫巾，在穿刺部位上方（近心端）约 6 cm 处扎紧止血带，常规消毒皮肤，待干	• 选择粗直、弹性好、易于固定的静脉，避开关节和静脉瓣
（2）核对、排气：第二次核对，排尽空气	• 操作中查对：床号、姓名及药名、浓度、剂量、用法、时间
（3）进针穿刺：嘱病人轻握拳，绷紧静脉下端皮肤，持注射器，示指固定针栓（若使用头皮针，手持头皮针小翼），针头斜面向上，与皮肤成 15°~30° 自静脉上方或侧方刺入皮下，再沿静脉走向刺入静脉（图 13-12），见回血，可再沿静脉走行进针少许	• 穿刺时一旦出现局部血肿，立即拔出针头，按压局部，另选其他静脉重新穿刺
（4）两松一固定：松开止血带，嘱病人松拳，固定针头（如为头皮针，用胶布固定）	
（5）推注药液：缓慢推注药液，注药过程中要试抽回血，以确保针头仍在静脉内	• 根据病人年龄、病情及药物性质，掌握注药速度，并随时听取病人主诉，观察局部情况及病情变化
（6）拔针按压：注射毕，用无菌干棉签轻压针刺处，快速拔针后按压至不出血为止	
◆ 小儿头皮静脉注射	
（1）安置体位：患儿取仰卧或侧卧位	
（2）定位消毒：选择合适头皮静脉，常规消毒皮肤，待干	• 必要时剃去注射部位毛发
（3）核对、排气：第二次核对，排尽空气	• 操作中查对：床号、姓名及药名、浓度、剂量、用法
（4）穿刺注射：由助手固定患儿头部。操作者左手拇、示指固定静脉两端，右手持头皮针小翼，沿静脉向心方向平行刺入，见回血后推药少许。如无异常，用胶布固定针头，缓慢注射药液	• 注射过程中注意约束患儿，防止其抓拽注射部位 • 注药过程中要试抽回血，以检查针头是否仍在静脉内。如有局部疼痛或肿胀隆起，回抽无回血，提示针头滑出静脉，应拔出针头，更换部位，重新穿刺
（5）拔针按压：注射毕，用无菌干棉签轻压针刺处，快速拔针后按压至不出血为止	
◆ 股静脉注射	
（1）安置体位：协助病人取仰卧位，下肢伸直略外展外旋	
（2）定位消毒：在腹股沟中内 1/3 交界处，用左手触及股动脉搏动最明显处，股静脉位于股动脉内侧 0.5 cm 处，常规消毒局部皮肤，左手戴一次性无菌手套	

续表

操作步骤	要点与说明
（3）核对、排气：第二次核对，排尽空气	• 操作中查对：床号、姓名及药名、浓度、剂量、用法、时间
（4）穿刺注射：左手再次扪及股动脉搏动最明显部位并予固定。右手持注射器，针头与皮肤成90°或45°，在股动脉内侧0.5 cm处刺入，抽动活塞见有暗红色回血，提示针头已进入股静脉，固定针头，注入药液	• 如抽出血液为鲜红色，提示针头进入股动脉，应立即拔出针头，用无菌纱布紧压穿刺处5~10 min，直至无出血为止
（5）拔针按压：注射毕，拔出针头。局部用无菌纱布加压止血至不出血为止	
4. 第三次核对	• 操作后查对：床号、姓名及药名、浓度、剂量、用法、时间
5. 操作后处理	
（1）协助病人取舒适卧位	
（2）清理用物	
（3）洗手	
（4）记录	• 记录注射时间、药物名称、浓度、剂量、给药方式及病人的反应

【注意事项】

1. 长期静脉注射者，应有计划地由远心端向近心端选择静脉进行注射。

2. 如注射有强烈刺激性的药物，穿刺时应使用抽有生理盐水的注射器及针头，注射穿刺成功后，先注入少量生理盐水，证实针头确在静脉内，再换上抽有药液的注射器进行推药（针头不换），以免药液外溢而致组织坏死。

3. 股静脉注射时如误入股动脉，应立即拔出针头，用无菌纱布紧压穿刺处5~10 min，直至无出血为止。

4. 若需要长时间、微量、均匀、精确地注射药物，有条件的医院可选用微量注射泵，更为安全可靠。

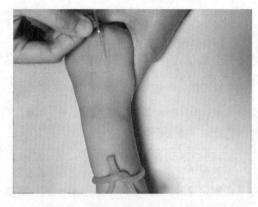

图13-12 四肢浅静脉注射

5. 若静脉注射时发生如下情况，均需拔针重新选择注射部位注射。①无回血，穿刺部位局部隆起，主诉疼痛，说明针头未刺入血管内（图13-13A）；②有回血，穿刺部位局部隆起，主诉疼痛，说明针头斜面未全部进入血管内，部分药液溢出至皮下（图13-13B）；③可有回血，因药液溢出至深层组织局部无隆起，主诉疼痛，说明针头刺破对侧血管壁，针头斜面一部分在血管内，另一部分在对侧血管壁外（图13-13C）；④无回血，穿刺部位无隆起，主诉疼痛，说明针头刺穿对侧血管壁（图13-13D）。

6. 对特殊病人进行静脉注射时，应注意：①对于肥胖病人，摸清血管走向后由静脉上方进针，进针角度稍加大（30°~40°）；②对于水肿病人，可沿静脉解剖位置，用手按揉局部，以暂

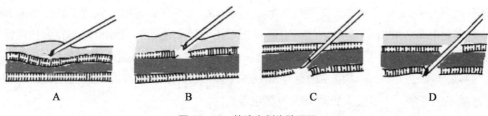

图 13-13　静脉穿刺失败原因

时驱散皮下水分，使静脉充分显露后再行穿刺；③对于脱水病人，可做局部热敷、按摩，待血管充盈后再穿刺；④对于老年病人，由于皮下脂肪较少，静脉易滑动且脆性较大，注射时可用手指分别固定穿刺段静脉上下两端，再沿静脉走向穿刺。

【健康教育】

1. 静脉穿刺后，应指导病人有效按压穿刺点。
2. 指导长期静脉注射病人注意观察静脉情况，防止发生静脉炎。

第四节　雾化吸入法

情境四：

入院后病人主诉胸闷，呼吸困难加重。护士体格检查发现其呼吸加深加快，频率达到 26 次/min，痰鸣音明显，通知医生后，开具医嘱"吸入用布地奈德混悬液 2 mg，雾化吸入，bid"。

请思考：

1. 该病人应选择何种雾化吸入方式？
2. 护士应如何正确指导病人进行雾化吸入？

雾化吸入法（inhalation）是应用雾化吸入装置将药液分散成细小的雾滴，经鼻或口吸入呼吸道，达到预防和治疗疾病目的的直接给药方法，是呼吸系统相关疾病重要的治疗手段。雾化吸入装置能使药液形成气溶胶微粒，被吸入并沉积于气道和肺部，发挥治疗作用。常用雾化吸入装置有超声雾化器、射流雾化器和定量吸入器等。

一、雾化吸入法常用药物

雾化吸入应根据药液的性质选择合适的雾化吸入装置，临床常用的雾化吸入药物如下：

1. 吸入性糖皮质激素　是治疗慢性气道炎症安全有效的药物。常用药物有吸入用布地奈德混悬液、丙酸倍氯米松混悬液和丙酸氟替卡松混悬液。主要吸入给药方式包括定量气雾剂、干粉吸入剂和雾化吸入等，一般不推荐超声雾化吸入。因为超声雾化器产生的热能影响糖皮质激素类药物的活性，同时对于混悬液类药物，超声雾化器的药物微粒输出效能较低，药物微粒并不能完全到达能形成雾粒的液面顶层，大部分药物留存在雾化残留液中。

2. 支气管舒张剂　可松弛支气管平滑肌、扩张支气管、缓解气流受限，常用吸入类药物有

β₂受体激动剂和胆碱 M 受体拮抗剂两类。β₂受体激动剂主要有吸入用硫酸沙丁胺醇溶液和硫酸特布他林雾化液等，胆碱 M 受体拮抗剂主要有异丙托溴铵雾化吸入溶液和复方异丙托溴铵雾化吸入溶液（可必特）等。主要吸入给药方式为定量气雾剂、干粉吸入剂及雾化吸入。

3. 黏液溶解剂　可分解痰液中的黏性成分，使痰液液化，黏滞性降低而易咯出，常用药物有 N- 乙酰半胱氨酸。主要吸入给药方式为雾化吸入。

4. 抗菌药物　常用两性霉素 B 等控制呼吸道感染。

二、超声雾化吸入法

超声雾化吸入法（ultrasonic atomizing inhalation）是应用超声波将药液转化为细微的气雾，由呼吸道吸入，以预防和治疗呼吸道疾病的方法。超声雾化吸入的特点为雾量大小可以调节、释雾量大，病人感觉温暖舒适（雾化器电子部分产热，对雾化液起轻度加温的作用）等。

【目的】

1. 湿化气道　常用于呼吸道湿化不足、长期使用人工呼吸机者等。

2. 控制感染　消除炎症，常用于支气管、肺部感染治疗。

3. 改善通气　解除支气管痉挛。

4. 祛痰镇咳　稀释痰液，帮助祛痰。

【操作前准备】

1. 评估病人并解释

（1）评估：病人的年龄、病情、意识、心理状态、自理能力、配合程度及呼吸道、口腔情况。

1）评估病人的用药史、过敏史。

2）评估病人有无呼吸道感染及咳嗽、咳痰等情况。

3）评估病人面部及口腔黏膜有无感染、溃疡等。

4）病人是否有雾化吸入经历，是否懂得利用呼吸动作进行雾化吸入等。

（2）解释：向病人及家属解释超声雾化吸入法的目的、方法、注意事项及配合要点。

2. 病人准备

（1）了解超声雾化吸入法的目的、方法、注意事项及配合要点。

（2）取坐位、半坐位或侧卧位接受雾化治疗。

3. 护士准备　衣帽整洁，修剪指甲，洗手，戴口罩。

4. 环境准备　环境清洁、安静，光线、温湿度适宜。

5. 用物准备

（1）治疗车上层：超声雾化器（图 13-4）、水温计、弯盘、冷蒸馏水、药液、纱布、一次性

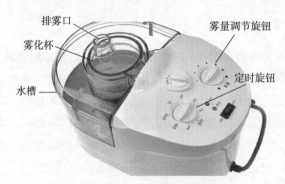

图 13-14　超声雾化器

治疗巾。

（2）治疗车下层：锐器收集盒、医用垃圾桶、生活垃圾桶。

【操作步骤】

操作步骤见表 13-8。

表 13-8 超声雾化吸入法操作步骤

操作步骤	要点与说明
1. 核对、解释 携用物至病人床旁，核对病人床号、姓名、腕带，再次解释	• 操作前查对
2. 安置体位 根据病人情况，协助病人取舒适体位，铺治疗巾于病人颔下	• 病情允许，宜采取坐位、半坐位，更有利于吸入药物沉积至肺
3. 清洁口腔 漱口，清除口腔分泌物及食物残渣	• 口腔分泌物、食物残渣会增加阻力，妨碍雾滴深入，同时还可能在雾化过程中，将口腔内的细菌带入呼吸道内继发或加重呼吸道感染
4. 检查装置 使用前检查雾化器各部件是否完好，有无松动、脱落、漏气等异常情况	
5. 加入药液 水槽内加冷蒸馏水，水量要求浸没雾化罐底部的透声膜；将药液用生理盐水稀释至 30~50 mL 倒入雾化罐内，将雾化罐放入水槽，盖紧水槽盖	• 水槽和雾化罐内切忌加温水或热水 • 水槽内无水时，不可开机，以免损坏仪器 • 水槽底部的晶体换能器和雾化罐底部的透声膜薄而脆，易破碎，操作中注意不要损坏
6. 连接装置 将螺纹管、口含嘴（或面罩）与超声雾化器连接	
7. 第二次核对	• 操作中查对：床号、姓名及药名、浓度、剂量、用法、时间
8. 调节雾量 接通电源，打开电源开关，调整定时开关至所需时间，打开雾化开关，调节雾量	• 大档雾量 3 mL/min，中档雾量 2 mL/min，小档雾量 1 mL/min • 一般每次使用时间为 15~20 min
9. 雾化吸入 将口含嘴放入病人口中（也可用面罩），紧闭嘴唇，用口深吸气，用鼻呼气，如此反复，直至药液吸完为止	• 水槽内须保持有足够的冷水，如发现水温超过 50℃或水量不足，应关机，更换或加入冷蒸馏水 • 治疗过程需加入药液时，不必关机，直接从盖上小孔内添加即可
10. 第三次核对	• 操作后查对：床号、姓名及药名、浓度、剂量、用法、时间
11. 结束雾化 治疗完毕，取下口含嘴，关雾化开关，再关电源开关	
12. 操作后处理	
（1）协助病人漱口、清洁面部，取舒适卧位，整理床单位	• 雾化吸入治疗完成后应漱口，防止药物在咽部聚积 • 使用面罩雾化吸入者应洗脸，清除残留在面部的药物

续表

操作步骤	要点与说明
（2）清理用物，倒掉水槽内的水，擦干水槽。将口含嘴（面罩）、螺纹管、雾化罐浸泡于消毒液内1 h，再洗净晾干备用	• 忌用硬物擦、刮水槽底部的晶体换能器
（3）洗手，记录	• 记录雾化药物名称、剂量，雾化方式、雾化时间，病人的反应及效果

【注意事项】

1. 当病人呼吸道分泌物多时，可先拍背咳痰，减少雾化吸入阻碍，提高治疗效果。

2. 密切关注雾化吸入药物的不良反应。病人出现急剧频繁咳嗽及喘息加重，如是雾化吸入过快或过猛导致，应放缓雾化吸入的速度；出现震颤、肌肉痉挛等不适，不必恐慌，及时停药，如为短效 β_2 受体激动剂，如特布他林引起，一般停药后即可恢复，及时告知医生；若出现呼吸急促、感到困倦或突然胸痛，应停止治疗并立即就医。

3. 若病人因黏稠的痰液经湿化后膨胀不易咳出时，应予以拍背协助排痰，必要时吸痰。

【健康教育】

1. 指导病人（特别是小儿和老年人），雾化吸入治疗前1 h尽量避免进食，以免因气雾刺激出现恶心、呕吐等症状导致误吸。

2. 告知病人雾化吸入治疗前洗脸，不抹油性面霜，以免药物吸附在皮肤上。

3. 教给病人用嘴深吸气、鼻呼气的方式进行呼吸。

4. 雾化吸入后，嘱病人及时洗脸，以防残留雾滴刺激口鼻皮肤引起皮肤过敏或受损。雾化吸入治疗特别是使用激素类药物后，为减少口咽部的激素沉积，减少真菌感染等不良反应的发生，应在完成雾化后漱口，年幼者可用棉球蘸水擦拭口腔后，再适量喂水。

5. 指导家属学会拍背，必要时可协助病人排痰。

三、射流雾化吸入法

射流雾化吸入法（jet nebulization）是以压缩空气或氧气为驱动力，利用高速运动气体造成的压力直接将液体药物撞击成微小颗粒，使药液雾化并推动雾化后的颗粒进入气道深部的方法。

【目的】

1. 控制感染　尤其适用于下呼吸道病变或感染。

2. 改善通气　适用于有小气道痉挛倾向、低氧血症、气管插管病人。

3. 祛痰镇咳　适用于气道分泌物较多的病人。

【操作前准备】

1. 评估病人并解释

（1）评估：病人的年龄、病情、意识、心理状态、自理能力、配合程度及呼吸道、口腔情况。

1）评估病人的用药史、过敏史。

2）评估病人有无呼吸道感染及咳嗽、咳痰等情况。

3）如采用氧气驱动的射流雾化吸入法，评估病人是否存在Ⅱ型呼吸衰竭（PaO_2降低，

PaCO₂ 增高），防止因吸入高浓度氧气，使呼吸中枢抑制加重。

4）评估病人面部及口腔黏膜有无感染、溃疡等。

5）评估病人有无雾化吸入经历，是否懂得利用呼吸动作进行雾化吸入等。

（2）解释：向病人及家属解释射流雾化吸入法的目的、方法、注意事项及配合要点。

2. 病人准备

（1）了解射流雾化吸入法的目的、方法、注意事项及配合要点。

（2）取坐位、半坐位或侧卧位接受雾化治疗。

3. 护士准备　衣帽整洁，修剪指甲，洗手，戴口罩。

4. 环境准备　环境清洁、安静，光线、温湿度适宜。

5. 用物准备

（1）治疗车上层：射流氧气雾化器（图 13-15）、氧气装置一套（湿化瓶勿放水）、弯盘、药液（遵医嘱准备）、纱布、一次性治疗巾。

（2）治疗车下层：锐器收集盒、医用垃圾桶、生活垃圾桶。

【操作步骤】

操作步骤见表 13-9。

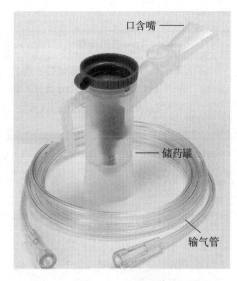

图 13-15　射流氧气雾化器

表 13-9　射流氧气雾化吸入法操作步骤

操作步骤	要点与说明
1. 核对解释　携用物至病人床旁，核对病人床号、姓名、腕带，再次解释	• 操作前查对
2. 安置体位　根据病人情况，协助病人取舒适体位，病人颌下铺治疗巾	• 可采取坐位、半坐位，更有利于吸入药物沉积至肺
3. 清洁口腔　漱口，清除口腔分泌物及食物残渣	• 口腔分泌物、食物残渣会增加阻力，妨碍雾滴深入，同时还可能在雾化过程中，将口腔内的细菌带入呼吸道内继发或加重呼吸道感染
4. 检查装置　使用前检查雾化器各部件是否完好，有无松动、脱落、漏气等异常情况	
5. 加入药液　遵医嘱按照比例将药液稀释，注入雾化器的药杯内	• 不超过规定刻度
6. 连接装置　将雾化器的接气口连接于氧气筒或中心吸氧装置的输氧管上	• 氧气湿化瓶内勿放水，以免液体进入雾化吸入器内使药液稀释
7. 第二次核对	• 操作中查对：床号、姓名及药名、浓度、剂量、用法、时间
8. 调节流量　调节氧流量，一般为 6~8 L/min	• 氧气流量勿过小。雾化效果与气雾粒直径大小、单位时间内的释雾量等因素有关，较高的氧气流量可以产生更多量和更小粒径的气雾

续表

操作步骤	要点与说明
9. 雾化吸入 指导病人手持雾化器，保持与地面垂直，将口含嘴放入口中，紧闭嘴唇，用口深吸气，用鼻呼气，如此反复，直至药液吸完为止	• 喷雾器保持与地面垂直，防止药液倾斜流出 • 深吸气，使药液充分到达终末细支气管及肺泡，可提高治疗效果
10. 第三次核对	• 操作后查对：床号、姓名及药名、浓度、剂量、用法、时间
11. 结束雾化 取出雾化器，关闭氧气开关	
12. 操作后处理	
（1）协助病人漱口、清洁面部，取舒适卧位，整理床单位	• 雾化吸入治疗完成后应漱口，防止药物在咽部聚积
（2）清理用物：将雾化器浸泡于消毒液内 1 h，再洗净晾干备用	
（3）洗手，记录	• 记录雾化药物名称、剂量、雾化方式、雾化时间、病人的反应及效果

【注意事项】

1. 当病人呼吸道分泌物多时，可先拍背咳痰，减少雾化吸入阻碍，提高治疗效果。
2. 注意用氧安全，室内应避免火源。
3. 密切关注病人雾化吸入药物的不良反应。
4. 注意观察病人痰液排出情况，如痰液仍未咳出，可予以拍背、吸痰等方法协助排痰。

【健康教育】

健康教育同超声雾化吸入法。除此之外，叮嘱病人不要擅自调整氧气流量，否则将影响雾化吸入效果。

四、定量吸入器吸入法

定量吸入器吸入法（metered-dose inhaler）是指含药溶液、混悬液与合适的抛射剂或液化混合抛射剂共同封装于具有定量阀门系统和一定压力的耐压容器中，使用时借助抛射剂的压力，将内容物呈雾状物喷出，经口吸入进入呼吸道，起到治疗作用的方法。

【目的】

改善通气功能，适用于支气管哮喘、喘息性支气管炎的对症治疗。

【操作前准备】

1. 评估病人并解释

（1）评估：病人的年龄、病情、意识、心理状态、自理能力、配合程度及呼吸道、口腔情况。

1）评估病人的用药史、过敏史。

2）评估病人有无呼吸道感染及咳嗽、咳痰等情况。

3）评估病人面部及口腔黏膜有无感染、溃疡等。

4）评估病人有无雾化吸入经历，是否懂得利用呼吸动作进行雾化等。

（2）解释：向病人及家属解释定量吸入器吸入法的目的、方法、注意事项及配合要点。

2. 病人准备

（1）了解定量吸入器吸入法的目的、方法、注意事项及配合要点。

（2）取舒适体位接受雾化治疗。

3. 护士准备　衣帽整洁，修剪指甲，洗手，戴口罩。

4. 环境准备　环境清洁、安静，光线、温湿度适宜。

5. 用物准备

（1）治疗车上层：按医嘱准备定量吸入器（内含药物）（图13-16）、纱布、一次性治疗巾、弯盘。

（2）治疗车下层：锐器收集盒、医用垃圾桶、生活垃圾桶。

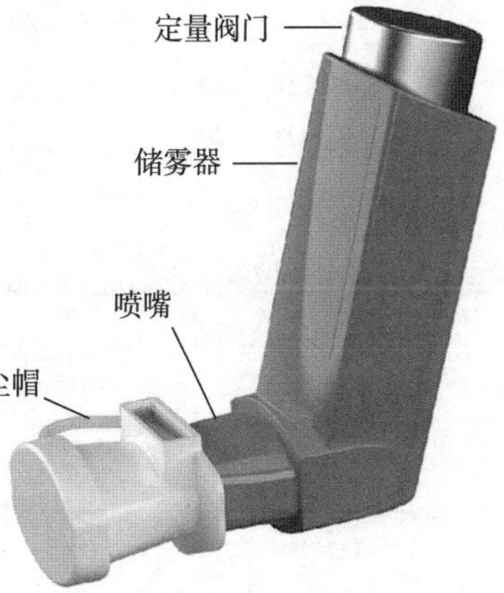

图 13-16　定量吸入器

【操作步骤】

操作步骤见表13-10。

表 13-10　定量吸入器吸入法操作步骤

操作步骤	要点与说明
1. 核对解释　携用物至病人床旁，核对病人床号、姓名、腕带，再次解释	• 操作前查对
2. 安置体位　协助病人取坐位、半坐位	• 有利于吸入药物沉积至肺
3. 清洁口腔　漱口，清除口腔分泌物及食物残渣	• 口腔分泌物、食物残渣会增加阻力，妨碍雾滴深入，同时还可能在雾化过程中，将口腔内的细菌带入呼吸道内继发或加重呼吸道感染
4. 第二次核对	• 操作中查对：床号、姓名及药名、浓度、剂量、用法、时间
5. 摇匀药液　取下定量吸入器防尘帽，充分摇匀药液	
6. 雾化吸入　将喷嘴放入口中，平静呼气，将肺内气体呼出。吸气开始时，按压吸入器开关，使之喷药，同时深吸气，药物经口吸入，吸气末尽可能延长屏气时间，再呼气，反复1~2次	• 深吸气、屏气，使药液充分到达终末细支气管及肺泡，提高治疗效果
7. 第三次核对	• 操作后查对：床号、姓名及药名、浓度、剂量、用法、时间
8. 操作后处理	
（1）协助病人漱口，取舒适卧位，整理床单位	• 雾化吸入治疗完成后应漱口，防止药物在咽部聚积
（2）清理用物，擦净吸入器喷嘴，盖上防尘帽	• 塑料外壳定期温水清洁 • 雾化器使用后放在阴凉处保存
（3）洗手，记录	• 记录雾化药物名称、剂量、雾化方式、雾化时间、病人的反应及效果

【注意事项】

1. 雾化器使用后放在阴凉处（30℃以下）保存，其塑料外壳应定期用温水清洁。

2. 使用前检查雾化器各部件是否完好，有无松动、脱落等异常情况。

3. 每次 1～2 喷，两次使用间隔时间不少于 3～4 h。

【健康教育】

1. 指导病人或家属正确使用定量吸入器。

2. 教会病人评价疗效，当疗效不满意时，不随意增加或减少用量或缩短用药间隔时间，以免加重不良反应。

第五节　药物过敏试验法

情境五：

病人入院后，近日出现咳嗽、咳黄脓痰、胸痛，测量 T 39.2 ℃，P 96 次 /min，R 23 次 /min，BP 125/85 mmHg；实验室检查：Hb 130 g/L，WBC 17×10^9/L，中性粒细胞 80%，核左移；胸部 X 线表现为肺部多发性浸润病变。医嘱予青霉素 800 万 U 加生理盐水 250 mL 静脉滴注。

请思考：

1. 护士执行医嘱前应评估哪些内容？

2. 如何正确配制青霉素皮试液？

3. 护士为其做青霉素皮试后 1 min，病人突然出现面色苍白，出冷汗，自诉头晕、胸闷、气紧，此时护士应如何处理？

临床上有些病人在使用某些药物时，会发生不同程度的过敏反应，常表现为发热、皮肤潮红、发痒、皮疹、血清病综合征、心悸、呼吸困难等，严重者甚至出现过敏性休克，如抢救不及时可危及病人生命。

为了防止药物过敏反应的发生，在使用某些高致敏药物前，应详细询问病人的用药史、过敏史、家族史，并做药物过敏试验。在做药物过敏试验时，应按要求正确地操作，严密观察、正确判断试验结果，并熟练掌握过敏反应的处理方法。

一、药物过敏反应概述

药物过敏反应（drug anaphylaxis reaction）是一类异常的免疫反应，又称为药物变态反应，其基本原因是抗原－抗体的相互作用。药物作为一种抗原进入机体后，用药人群中的少数人体内会产生特异性抗体（IgE、IgM、IgG），使 T 淋巴细胞致敏，当再次使用同类药物时，抗原（药物）与上次产生的特异性抗体在致敏淋巴细胞上相互作用，引发过敏反应。药物过敏反应通常具有以下特点：

1. 药物过敏反应仅发生于少数人群　药物过敏反应的发生与人的过敏体质有关，与所用药物的剂量、剂型、给药途径及药理作用无关，也与病人的年龄、性别、病情无关。

2. 化学结构相似的药物之间有交叉或不完全交叉过敏反应　如对青霉素过敏者有 10%～30% 对头孢类药物过敏。

3. 通常发生于再次用药时 药物过敏反应的发生需有致敏阶段，这就需要在过敏反应前有药物（变应原）的接触，才能刺激机体产生特异性抗体（IgE、IgM、IgG）。因此药物过敏反应一般不会发生在首次用药时。

4. 过敏反应的发生有一定潜伏期 机体接受药物后需要一定时间才能形成抗体，故过敏反应一般都有或长或短的潜伏期。

5. 皮肤过敏试验时少数病人会呈假阴性 原因可能是剂量过小，不足以诱发过敏反应；也可能是做皮肤过敏试验前使用了抗过敏药物。还有少数病人会在皮肤试验期间即发生严重的过敏反应，故皮肤试验时和用药时均需备好抢救物品。

二、青霉素过敏试验

青霉素主要用于敏感的革兰阳性球菌、阴性球菌和螺旋体感染，是临床常用的抗生素之一。具有疗效高、毒性低、价格低廉的优点，但较易发生过敏反应，其过敏反应的发生率在各种抗生素中最高，可达 3% ~ 6%。各种类型的变态反应（Ⅰ、Ⅱ、Ⅲ、Ⅳ型）都可出现，但以皮肤过敏反应和血清样反应较为多见。因此，在使用青霉素前必须先做过敏试验，试验结果阴性者方可用药。若已知病人有青霉素过敏史，通常不得再做过敏试验。

（一）青霉素过敏反应的发生原理

青霉素本身不具有免疫原性，但其降解产物（如青霉烯酸和青霉噻唑酸等）属于半抗原物质，进入机体后，这些半抗原可与组织蛋白、多肽分子结合而形成全抗原，全抗原就具有了免疫原性，可使 T 淋巴细胞致敏，从而作用于 B 淋巴细胞的分化增殖，使 B 淋巴细胞转变成浆母细胞和浆细胞，进而产生 IgE 抗体，IgE 抗体与组织细胞具有特殊的亲和力，它会黏附于某些组织，如皮肤、鼻、咽、支气管、胃肠道黏膜等处微血管壁周围的肥大细胞及血液中的嗜碱性粒细胞表面，使机体对抗原处于致敏状态。当人体再次接触该抗原时，即与肥大细胞、嗜碱性粒细胞表面的 IgE 抗体结合，发生抗原 - 抗体反应，导致细胞破裂，释放出一系列生物活性介质，如组胺、缓激肽、5- 羟色胺、白三烯。这些物质分别作用于效应器官，使平滑肌痉挛、毛细血管扩张、血管壁通透性增高、腺体分泌增多，从而出现荨麻疹、哮喘、喉头水肿、窒息、腹痛、腹泻等症状，严重者甚至会出现过敏性休克等一系列过敏反应的临床表现。

（二）青霉素过敏试验法

青霉素过敏试验通常是以浓度为 200 ~ 500 U/mL 的青霉素皮试液 0.1 mL 做皮内注射，20 min 后根据皮丘变化结合病人全身情况来判断试验结果，结果阴性者方可使用青霉素。

【目的】

通过青霉素过敏试验，判断病人是否对青霉素过敏，为临床应用青霉素提供依据。

【操作前准备】

1. 评估病人并解释

（1）评估：病人的用药史、过敏史、家族史、注射部位皮肤状况、病情、治疗情况、意识状态、心理状态、对过敏试验的认识及合作程度等。

（2）解释：向病人及家属解释青霉素过敏试验相关知识及配合要点。

2. 病人准备

（1）病人了解青霉素过敏试验的目的、方法、注意事项及配合要点。

（2）病人非空腹状态。

（3）根据病情采取适宜体位。

3. 护士准备　着装整洁，修剪指甲，洗手，戴口罩。

4. 环境准备　注射室内安静、安全、整洁，光线适宜，符合无菌技术操作要求。

5. 用物准备

（1）治疗车上层：注射卡、速干手消毒剂、一次性治疗巾、弯盘、注射盘、75% 乙醇、无菌棉签、一次性注射器及配套针头（1 mL、2 mL、5 mL 各 1 支）、青霉素钠 1 瓶（80 万 U/ 瓶）、生理盐水、0.1% 盐酸肾上腺素，必要时备急救车、氧气装置、吸痰器等或准备皮试急救盒（内装 0.1% 盐酸肾上腺素 1 mg、地塞米松磷酸钠 5 mg、异丙嗪注射液 25 mg，1 mL、5 mL 注射器）。

（2）治疗车下层：锐器收集盒、医疗垃圾桶和生活垃圾桶等。

【操作步骤】

操作步骤见表 13-11。

操作视频 13-3
药物过敏试验

表 13-11　青霉素过敏试验操作步骤

操作步骤	要点与说明
1. 护士着装规范，洗手，戴口罩	• 符合无菌技术操作要求
2. 配制皮试液（以青霉素钠 80 万 U/ 瓶，配成浓度为 500 U/mL 的皮试液为例）	• 标准皮试液浓度为 200 - 500 U/mL
（1）青霉素瓶内注入生理盐水 4 mL，摇匀后浓度即为 20 万 U/mL	• 用 5 mL 注射器，6~7 号针头配制 • 每次配制时均需将溶液混匀
（2）取上液 0.1 mL 加生理盐水至 1 mL，则浓度为 2 万 U/mL	• 此步骤及以下步骤采用 1 mL 注射器，6~7 号针头配制
（3）取上液 0.1 mL（弃去 0.9 mL）加生理盐水至 1 mL，则浓度变为 2 000 U/mL	
（4）取上液 0.25 mL（弃去 0.75 mL）加生理盐水至 1 mL，得到浓度为 500 U/mL 的青霉素皮试液。如果取上液 0.1 mL（弃去 0.9 mL）加生理盐水至 1 mL，即得浓度为 200 U/mL 的青霉素皮试液	
3. 核对、解释　备齐用物，携至病人床旁，核对信息，解释并询问其用药史、家族史、过敏史，是否空腹，是否需要解便等	• 确认病人，取得病人理解和配合 • 保证病人安全
4. 皮内注射　用 75% 乙醇消毒病人前臂掌侧下段皮肤，待干后按皮内注射法注入皮试液 0.1 mL	• 若病人乙醇过敏，可选择 0.9% 生理盐水进行皮肤清洁 • 皮肤消毒勿用含碘消毒剂 • 注射时更换成 4~5 号针头 • 拔针时勿用棉签按压
5. 整理用物，交代注意事项	• 安置病人，呼叫器放于易取处 • 嘱病人勿按揉注射部位，勿离开病室，如有不适及时呼叫，20 min 后查看结果 • 整理用物，垃圾分类处理

续表

操作步骤	要点与说明
6. 判断试验结果	• 观察 20 min 后，由 2 名护士判断试验结果 • 阴性：皮丘无改变，周围不红肿，无自觉症状；全身无自觉症状，无不适表现 • 阳性：局部皮丘隆起，并出现红晕、硬块，直径大于 1 cm，或红晕周围有伪足、痒感，或全身出现皮疹，可有头晕、心慌、恶心，严重时可出现过敏性休克
7. 观察、洗手、记录	• 护士将药物过敏试验结果及时间记录在临时医嘱单上，并实行双签名制，签名方式以分数表示，分子为做皮试护士，同时参与结果判断，分母为另一结果判断护士 • 阴性结果用蓝色笔以"（ − ）"表示，阳性结果用红色笔以"（ + ）"表示 • 继续密切观察，若有异常，及时报告医生，酌情处理并记录

【注意事项】

1. 用药前详细询问病人的用药史、过敏史和家族史，无过敏史者用药前必须做过敏试验，已知有过敏史者禁止做过敏试验。

2. 凡首次用药，停药 3 天以上（有医院规定停药 1 天）或用药过程中更换药物批号、生产厂家时，均须按常规重做过敏试验。

3. 空腹时不宜做过敏试验和用药，以免个别病人因低血糖而出现头晕眼花、出冷汗、面色苍白等反应，易与过敏反应混淆。

4. 配制青霉素的生理盐水、注射器及针头应专用，并保证现用现配，避免药物被污染或因为青霉素水溶液在室温下放置过久，其降解产物成倍增加而引起过敏反应。

5. 过敏试验时皮肤消毒勿反复用力涂擦，不用含碘消毒剂，以免影响局部反应的观察，且易与碘过敏反应相混淆。如果对乙醇也过敏者可改用生理盐水擦拭。

6. 皮试液浓度与注射剂量要准确，双人正确判断过敏试验结果。

7. 青霉素过敏试验不是保证病人安全的唯一措施，青霉素过敏试验或注射前均应做好急救的准备工作（备好 0.1% 盐酸肾上腺素和氧气等抢救物品或者准备皮试急救盒）并严密观察。

8. 试验结果可疑阳性时应在对侧手臂用生理盐水做对照试验，如出现同样结果说明前者不是阳性。试验结果确定为阴性方可用药。

9.《2017 青霉素皮肤试验专家共识》指出，试验结果确定为阳性者提示病人发生过敏性休克等速发型超敏反应的可能达 50%，禁止使用青霉素类药物，应及时报告医生，并在电子病历、医嘱单、体温单、注射执行单、床头卡、病历上醒目地注明青霉素过敏试验阳性，同时应告知病人及家属其青霉素过敏试验结果为阳性。因青霉素过敏试验有近半数为假阳性，并且特异性IgE 抗体可随时间的推移而衰减，这些病人数年后仍然可以再次进行青霉素过敏试验，重新评估能否使用青霉素类药物。

【健康教育】

1. 向病人解释不能空腹时使用该药的原因。

2. 告知病人皮内注射后不能按压、抓挠或擦拭注射部位。

3. 给病人解释药物过敏试验注射后 20 min 才能观察结果，这期间不能离开病室或注射室，初次注射应观察 30 min，如感觉不适必须及时告诉医护人员，以便及时处理。

4. 嘱病人安静休息，避免剧烈活动。

5. 告诉病人如过敏试验结果为阳性，请务必记住自己有青霉素过敏试验阳性史。

（三）青霉素过敏反应的临床表现

1. 过敏性休克（anaphylactic shock）　属于Ⅰ型变态反应，是青霉素过敏反应中最严重的反应，发生率为（5~10）/万人，既可发生在青霉素皮肤过敏试验过程中，也可发生于初次肌内注射时（皮肤过敏试验结果为阴性），还有极少数人发生在连续用药过程中。其特点是反应迅速、强烈，消失也快。多在用药后 5~20 min 内，甚至在用药后数秒内发生，临床表现为：

（1）呼吸系统症状：由支气管痉挛、喉头水肿和肺水肿引起，病人出现胸闷、气促、哮喘、呼吸困难等。

（2）循环系统症状：由周围血管扩张，毛细血管壁通透性增加，导致有效循环血量不足引起，表现为面色苍白、出冷汗、发绀，脉搏细弱，血压下降等。

（3）中枢神经系统症状：由脑组织缺氧引起，病人头晕眼花、四肢麻木、意识丧失、抽搐、大小便失禁等。

2. 血清病型反应　属于Ⅲ型变态反应，又称免疫复合物型变态反应。参与该反应的抗体是 IgG 或 IgM，病变发生的基础是中等大小可溶性免疫复合物形成，激活补体，趋化中性粒细胞引起吞噬反应，并在一定条件下导致组织损伤。一般在用药后 7~12 天出现症状，临床表现与血清病相似，可出现发热、皮肤发痒、荨麻疹、关节肿痛、全身淋巴结增大、腹痛等。血清病型反应一般停药后多能自行缓解，必要时可给予抗组胺类药物，如注射盐酸异丙嗪或苯海拉明等。

3. 各器官或组织的过敏反应

（1）皮肤过敏反应：表现为皮肤瘙痒、荨麻疹，严重者发生剥脱性皮炎。

（2）呼吸道过敏反应：可引起支气管哮喘或促发原有的哮喘发作。

（3）消化系统过敏反应：病人出现过敏性紫癜，以腹痛和便血为主要症状。

（四）过敏性休克的急救措施

1. 立即停药　病人就地平卧，注意保暖，并立即通知医生，配合抢救。如发生在静脉给药过程中，停药时应注意保留静脉通道，方便抢救时给药。

2. 立即注射盐酸肾上腺素　皮下注射 0.1% 盐酸肾上腺素 1 mL，儿童酌减。若症状不缓解，可每隔 30 min 皮下或静脉注射该药 0.5 mL，直至脱离生命危险。盐酸肾上腺素具有收缩血管、增加外周阻力、提升血压、兴奋心肌、增加心排血量及松弛支气管平滑肌的作用，是抢救过敏性休克的首选药物。

3. 维持有效呼吸　给予氧气吸入，保持呼吸道通畅。呼吸受抑制时，应立即进行口对口人工呼吸或简易呼吸球囊辅助呼吸，根据医嘱给予尼可刹米（可拉明）或洛贝林（山梗菜碱）等呼吸兴奋剂。喉头水肿影响呼吸时，可行气管插管或气管切开术。

4. 维持循环功能　静脉滴注平衡电解质溶液扩充血容量。若血压持续下降，可用低分子右旋糖酐，必要时遵医嘱使用多巴胺、间羟胺（阿拉明）等升压药物。若发生心搏骤停，应立即实施胸外心脏按压术。

5. 使用抗过敏药物　根据医嘱立即给予地塞米松 5～10 mg 静脉注射或氢化可的松 200～400 mg 加入 5%～10% 葡萄糖液 500 mL 静脉滴注；肌内注射异丙嗪（非那根）25～50 mg 或苯海拉明 20 mg 等抗组胺类药物。

6. 纠正酸中毒　可遵医嘱静脉滴注 5% 碳酸氢钠溶液或 11.2% 乳酸钠溶液纠正酸中毒。

7. 观察病情并记录　密切观察病人的生命体征、尿量、意识状况及其他病情变化，并做好记录。

三、头孢菌素类药物过敏试验

头孢菌素是一类疗效高、毒性低、应用广泛的抗生素。它也可引起过敏反应，其发生过敏反应的机制与青霉素相似，青霉素与第一代头孢菌素之间的交叉过敏性高达 10%。但第二代头孢菌素与青霉素之间的交叉过敏反应率降至 2%～3%，第三代、第四代头孢菌素与青霉素之间的交叉过敏反应率已低至 0.17%～0.7%。资料显示，头孢菌素给药前常规皮肤试验对过敏反应的临床预测价值无充分循证医学证据支持，故目前国家卫生健康委员会不推荐临床在使用头孢菌素前常规进行皮肤试验，仅以下情况需要皮肤试验：

1. 既往有明确的青霉素或头孢菌素 I 型（速发型）过敏史病人，确有必要使用头孢菌素，并具有专业人员、急救条件、病人知情同意后选用与过敏药物侧链不同的头孢菌素进行皮肤试验。

2. 药品说明书中规定需要进行皮肤试验的头孢菌素。

（一）头孢菌素类药物过敏试验法

【目的】

通过头孢菌素类药物过敏试验，判断病人是否对头孢菌素类药物过敏，为临床用药提供依据。

【操作前准备】

同本节青霉素过敏试验法。

【操作步骤】

操作步骤见表 13–12。

表 13–12　头孢菌素类药物过敏试验操作步骤

操作步骤	要点与说明
1. 配制皮试液（以每瓶 1 g 的头孢曲松钠为例）	• 标准皮试液浓度以 0.5 mg/mL 为例
（1）向 1 g 的头孢曲松钠瓶内注入生理盐水 4 mL，稀释成浓度为 250 mg/mL 的头孢曲松钠溶液	• 用 5 mL 注射器，6～7 号针头
	• 每次配制时均需将溶液混匀
（2）取上液 0.2 mL 加生理盐水至 1 mL，稀释成浓度为 50 mg/mL 的头孢曲松钠溶液	• 此步骤及以下步骤采用 1 mL 注射器，6～7 号针头
（3）取上液 0.1 mL（弃去 0.9 mL）加生理盐水至 1 mL，稀释成浓度为 5 mg/mL 的头孢曲松钠溶液	
（4）取上液 0.1 mL（弃去 0.9 mL）加生理盐水至 1 mL，稀释成浓度为 0.5 mg/mL 的头孢曲松钠溶液，即每毫升溶液含头孢曲松钠 500 μg	

续表

操作步骤	要点与说明
2. 核对、解释　备齐用物，携用物至病人床旁，核对床号、姓名、腕带，解释并询问其用药史、家族史、过敏史，是否空腹，是否需要解便	• 确认病人，取得病人理解和配合 • 保证病人安全
3. 皮内注射　用75%乙醇消毒病人前臂掌侧下段皮肤，待干后按皮内注射法注入皮试液 0.1 mL（50 μg）	• 若病人乙醇过敏，可选择 0.9% 生理盐水进行皮肤清洁 • 皮肤消毒勿用含碘消毒剂 • 注射时更换成 4～5 号针头 • 拔针时勿用棉签按压
4. 整理用物，交代注意事项	• 安置病人，将呼叫器置于易取处，嘱病人勿按揉、勿离开病室，如有不适及时呼叫 • 整理用物，垃圾分类处理
5. 判断试验结果	• 观察 20 min 后，由 2 名护士判断试验结果，判断方法同本节青霉素皮试结果判断方法
6. 试验结果记录	• 同本节青霉素试验结果记录

【注意事项】

1. 如病人对青霉素类过敏，且病情确实需要使用头孢菌素类药物时，一定要在严密观察下根据头孢菌素类药物的说明书做过敏试验，并做好抗过敏性休克的抢救准备。

2. 皮试时，可设立阴性对照（生理盐水）及阳性对照（0.01 mg/mL 磷酸组胺），有助于排除假阳性反应及假阴性反应。

3. 有过敏性疾病病史，如过敏性鼻炎、过敏性哮喘、特应性皮炎、食物过敏和其他药物（非 β 内酰胺类抗菌药物）过敏，用药后一旦出现过敏反应，症状可能会更重，故应加强用药后的观察。

4. 消毒皮肤用 75%乙醇，对乙醇过敏的病人可选择 0.9% 生理盐水清洁皮肤。

5. 皮肤试验结果阴性者，用药后仍有发生过敏的可能，故在用药期间应密切观察，一旦发现有过敏情况，应立即停药并通知医生。

【健康教育】

1. 向病人解释不能空腹时使用该药的原因。

2. 告知病人皮内注射后不能按压、抓挠或擦拭注射部位。

3. 药物过敏试验注射后 20 min 才能观察结果，这期间不能离开病室或注射室，初次注射后应再观察 30 min，如感觉不适必须立即告诉医护人员，以便及时处理。

4. 嘱病人安静休息，避免剧烈活动。

5. 如过敏试验结果为阳性，将不可使用该药。

6. 介绍药物过敏试验的相关知识，根据病人存在的问题进行相应的健康指导。

（二）头孢菌素类药物过敏反应的处理

同本节青霉素过敏反应的处理。

四、破伤风抗毒素过敏试验

破伤风抗毒素（tetanus antitoxin，TAT）由破伤风类毒素免疫马血清经物理、化学方法精制而成。TAT 是一种特异性抗体，常用于有破伤风潜在危险的外伤病人，作为被动免疫的预防注射；另一方面因其能中和破伤风病人体液中的破伤风毒素，故也常用于破伤风病人的治疗，控制病情进一步发展。TAT 对人体而言是一种异种蛋白，具有抗原性，注射后容易出现过敏反应，因此用药前应先做过敏试验。

（一）TAT 过敏试验法

【目的】

通过 TAT 过敏试验，判断病人是否对 TAT 过敏，为临床合理用药提供依据。

【操作前准备】

同本节青霉素过敏试验操作前准备，用物准备除按皮内注射法常规准备外，另备生理盐水、TAT 注射液（1 500 U/mL），必要时备急救车、氧气装置、吸痰器等急救用物或皮试急救盒。

【操作步骤】

操作步骤见表 13-13。

表 13-13　破伤风抗毒素过敏试验操作步骤

操作步骤	要点与说明
1. 配制皮试液　用每支 1 mL 含 1 500 U 的 TAT 药液，取 0.1 mL，加生理盐水至 1 mL（浓度为 150 U/mL）即可	• 标准皮试液浓度为 150 U/mL • 用 1 mL 注射器，6~7 号针头 • 配制时均需将溶液混匀
2. 核对、解释　备齐用物，携用物至病人床旁，核对床号、姓名、腕带，解释并询问其用药史、家族史、过敏史，是否空腹，是否需要解便	• 确认病人，取得病人理解和配合 • 保证病人安全
3. 皮内注射　用 75% 乙醇消毒病人前臂掌侧下段皮肤，待干后按皮内注射法注入皮试液 0.1 mL（15 U）	• 若病人乙醇过敏，可选择 0.9% 生理盐水进行皮肤清洁 • 皮肤消毒勿用含碘消毒剂 • 注射时更换成 4~5 号针头 • 拔针时勿用棉签按压
4. 安置病人，交代注意事项	• 将呼叫器置于易取处，20 min 后查看结果，嘱病人勿按揉、勿离开病室，如有不适及时呼叫
5. 整理用物，垃圾分类处理	
6. 判断试验结果	• 观察 20 min 后，由 2 名护士判断试验结果 • 阴性：局部皮丘无变化，全身无反应 • 阳性：局部皮丘红肿硬结，直径大于 1.5 cm，红晕超过 4 cm，有时出现伪足、痒感，甚至发生过敏性休克
7. 试验结果记录	• 记录方法同本节青霉素过敏试验结果记录

【注意事项】

1. 停用 TAT 超过 1 周者，如再使用，需重做 TAT 过敏试验。

2. TAT 过敏试验阳性者，可采用脱敏注射法或使用人破伤风免疫球蛋白（human tetanus immunoglobulin，HTIG）。

3. 注射过程中注意密切观察，一旦发现异常，立即采取有效的处理措施。

【健康教育】

同本节青霉素过敏试验法。

（二）TAT 脱敏注射法

当 TAT 过敏试验呈阳性反应，而病人又需要应用 TAT 时，可采用小剂量多次脱敏注射疗法。其机制是小量抗原进入人体内时，同吸附于肥大细胞或嗜碱性粒细胞上的 IgE 结合后，变应原所致生物活性介质释放量较少，而机体本身有一种组胺酶释放，它可使组胺分解，不会对机体产生严重损害。短时间内连续多次少量注射，可以逐渐甚至全部消耗掉体内已经产生的 IgE，最终达到全部注入所需剂量而不出现过敏症状的效果。

【操作步骤】

操作步骤见表 13-14。

表 13-14　TAT 脱敏注射法

次数	TAT（mL）	加入生理盐水（mL）	注射方法
第 1 次	0.1	0.9	肌内注射法
第 2 次	0.2	0.8	肌内注射法
第 3 次	0.3	0.7	肌内注射法
第 4 次	0.4	0.6	肌内注射法

【注意事项】

1. 脱敏注射一般分 4 次完成（表 13-14），每隔 20 min 肌内注射 1 次。也可将 1 mL 的 TAT 加生理盐水 9 mL，稀释成 1 500 U/10 mL，然后分别以 1 mL、2 mL、3 mL、4 mL 分 4 次肌内注射，每次间隔 20 min。

2. 在脱敏注射过程中每次注射后均需密切观察，如发现病人有全身反应，如气促、发绀、荨麻疹或过敏性休克时应立即停止注射，并迅速对症处理；如反应轻微，待反应消退后，酌情将注射的次数增加，剂量减少，间隔的时间延长，最后将全量顺利注射完毕。

3. 一旦发生过敏性休克，抢救措施见本节青霉素过敏试验中过敏性休克的急救措施。

五、普鲁卡因过敏试验

普鲁卡因是一种常用的局部麻醉药，主要用于浸润麻醉、硬膜外麻醉和蛛网膜下隙阻滞麻醉（简称腰麻），偶可发生轻重不一的过敏反应。凡首次应用普鲁卡因或注射普鲁卡因青霉素者均须做药物过敏试验。

【目的】

通过普鲁卡因过敏试验，判断病人是否对普鲁卡因过敏，为临床合理用药提供依据。

【操作前准备】

1. 评估病人并解释

（1）评估：病人的用药史、过敏史、家族史、注射部位皮肤状况、病情、治疗情况、意识状态、心理状态、对过敏试验的认识及合作程度等。

（2）解释：向病人及家属解释普鲁卡因过敏试验相关知识及配合要点。

2. 病人准备

（1）病人了解普鲁卡因过敏试验的目的、方法、注意事项及配合要点。

（2）病人非空腹状态。

（3）根据病情采取适宜体位。

3. 护士准备　着装整洁，修剪指甲，洗手，戴口罩。

4. 环境准备　注射室内安静、安全、整洁，光线适宜，符合无菌技术操作要求。

5. 用物准备　按注射法常规准备，另备一次性注射器（1 mL），6~7号针头，4~5号针头，生理盐水，普鲁卡因注射液1支2 mL（含40 mg的普鲁卡因，浓度为2%），必要时备急救车、氧气装置、吸痰器或皮试急救盒等。

【操作步骤】

操作步骤见表13-15。

表 13-15　普鲁卡因过敏试验操作步骤

操作步骤	要点与说明
1. 配制皮试液　以每支2 mL含40 mg的普鲁卡因药液为例，取0.1 mL，加生理盐水0.7 mL（即0.8 mL溶液含普鲁卡因2 mg，浓度为2.5 mg/mL）	• 普鲁卡因标准皮试液浓度为0.25%（2.5 mg/mL） • 用1 mL注射器，6~7号针头 • 配制时需将溶液混匀
2. 核对、解释　备齐用物，携用物至病人床旁，核对信息，解释并询问其用药史、家族史、过敏史，是否空腹，是否需要解便等	• 确认病人，并取得病人理解与配合
3. 皮内注射　用75%乙醇消毒病人前臂掌侧下段皮肤，待干后按皮内注射法注入皮试液0.1 mL（0.25 mg）	• 若病人乙醇过敏，可选择0.9%生理盐水进行皮肤清洁 • 皮肤消毒勿用含碘消毒剂 • 注射时更换成4~5号针头 • 拔针时勿用棉签按压
4. 整理用物，交代注意事项	• 安置病人，将呼叫器置于易取处，嘱病人勿按揉、勿离开病室，如有不适及时呼叫 • 整理用物，垃圾分类处理
5. 判断试验结果	• 20 min后，由2名护士判断试验结果 • 判断标准同本节青霉素过敏试验结果判断
6. 记录试验结果	• 记录方法见本节青霉素过敏试验结果记录方法

【注意事项】

皮试结果的判断及过敏反应的处理与本节青霉素过敏试验的结果判断、过敏反应的处理相同。

【健康教育】

同本节青霉素过敏试验的健康教育。

六、碘剂过敏试验

临床上常用碘造影剂作肾、胆囊、膀胱等脏器造影，是进行血管造影、CT增强及肾盂造影检查必不可少的血管内诊断用药。它的使用可明显提高 X 线检查的检出率和确诊率，尤其是 CT 检查如无增强扫描（注射造影剂）会使许多病变难以发现或难以确诊。目前临床使用的造影剂主要有两种：一种是离子型造影剂，此种造影剂价格便宜，但注射后产生不良反应的概率较高，反应较重。另一种是非离子型造影剂，如碘海醇，此类造影剂不良反应小，过敏反应发生率极低，不需做过敏试验，但价格较贵。故临床上有些医院会根据药物说明书来确定是否做过敏试验。

【目的】

通过碘剂过敏试验，判断病人是否对碘剂过敏，为临床合理用药提供依据。

【操作前准备】

同本节青霉素过敏试验操作前准备。

【操作步骤】

操作步骤见表 13-16。

表 13-16 碘剂过敏试验操作步骤

操作步骤	要点与说明
1. 核对、解释 备齐用物，携用物至病人床旁，核对床号、姓名、腕带，再次解释并询问其用药史、家族史、过敏史，是否空腹，是否需要解便	• 严格执行查对制度 • 确认病人，取得病人理解和配合
2. 试验方法	
（1）口服法：口服 5%~10% 碘化钾 5 mL，每日 3 次，共 3 日，观察结果	
（2）皮内注射法：取碘造影剂 0.1 mL 进行皮内注射，20 min 后观察结果	
（3）静脉注射法：取碘造影剂 1 mL，从静脉内缓慢注射，5~10 min 后观察结果	
3. 整理用物，交代注意事项	• 安置病人，将呼叫器置于易取处，嘱病人勿按揉注射部位、勿离开病室，如有不适及时呼叫 • 整理用物，垃圾分类处理
4. 判断试验结果	• 观察 20 min 后，由 2 名护士判断试验结果 （1）口服者：口服后有口麻、头晕、心慌、恶心、呕吐、荨麻疹等症状为阳性 （2）皮内注射者：局部有红肿硬块，直径超过 1 cm 为阳性 （3）静脉注射者：观察有无全身反应，如有血压、脉搏、呼吸和面色等改变为阳性
5. 试验结果记录	• 记录方法同本节青霉素过敏试验结果的记录

【注意事项】

1. 凡首次用药者应在碘造影前 1~2 天做过敏试验，结果为阴性才可以做碘剂造影检查。

2. 有少数病人过敏试验阴性，但在注射碘造影剂时仍然会发生过敏反应，故造影时仍需备好急救药品，其过敏反应的处理同本节青霉素过敏反应处理。

七、链霉素过敏试验

链霉素主要对革兰阴性细菌及结核分枝杆菌有较强的抗菌作用。由于链霉素本身的毒性作用可损害第 8 对脑神经，药物所含杂质（链霉素胍和二链霉胺）具有释放组胺的作用，引起过敏反应，其过敏性休克发生率虽然低于青霉素，但病死率较高，故在使用链霉素前，应做药物过敏试验。

（一）链霉素过敏试验法

【目的】

通过链霉素过敏试验，判断病人是否对链霉素过敏，为临床合理用药提供依据。

【操作前准备】

同本节青霉素过敏试验操作前准备。

【操作步骤】

操作步骤见表 13-17。

表 13-17　链霉素过敏试验法操作步骤

操作步骤	要点与说明
1. 配制皮试液	• 标准皮试液为链霉素 2 500 U/mL
（1）链霉素 1 瓶为 1 g（100 万 U），加生理盐水 3.5 mL 溶解后体积为 4 mL，每毫升含链霉素 0.25 g（25 万 U）	• 选用 5 mL 注射器，6～7 号针头
（2）取上液 0.1 mL 加生理盐水至 1 mL，每毫升含链霉素 2.5 万 U	• 此步骤及以下步骤采用 1 mL 注射器
（3）取上液 0.1 mL 加生理盐水至 1 mL，每毫升含链霉素 2 500 U	
2. 核对、解释　备齐用物，携用物至病人床旁，核对病人床号、姓名、腕带，再次解释并询问其用药史、家族史、过敏史，是否空腹，是否需要解便等	• 确认病人，取得病人理解和配合
3. 皮内注射　用 75% 乙醇消毒病人前臂掌侧下段皮肤，待干后按皮内注射法注入皮试液 0.1 mL（250 U）	• 若病人乙醇过敏，可选择 0.9% 生理盐水进行皮肤清洁 • 皮肤消毒勿用含碘消毒剂 • 注射时更换成 4～5 号针头 • 拔针时勿用棉签按压
4. 整理用物，交代注意事项	• 安置病人，将呼叫器置于易取处，嘱病人勿按揉、勿离开病室，如有不适及时呼叫 • 整理用物，垃圾分类处理
5. 试验结果判断和记录	• 观察 20 min 后，由 2 名护士判断试验结果 • 判断和记录方法同本节青霉素过敏试验

（二）链霉素过敏反应的处理

1. 链霉素过敏反应的临床表现同青霉素过敏反应，但较少见，轻者表现为发热、皮疹、荨麻疹，重者表现为过敏性休克。毒性反应症状有全身麻木、肌无力、抽搐、眩晕、耳鸣、耳聋等，其毒性反应比过敏反应更常见，更严重。

拓展阅读 13-4
国家卫生健康委员会关于β内酰胺类药物皮肤试验指导原则（2021年版）

2. 链霉素过敏反应的急救措施同本节青霉素过敏反应的处理，若病人有抽搐等毒性症状，可用10%葡萄糖酸钙或5%氯化钙静脉缓慢注射（因Ca^{2+}可与链霉素络合，从而减轻链霉素的毒性症状），小儿酌情减量。

3. 如果病人出现肌无力、呼吸困难，可用新斯的明0.5~1 mg皮下注射，必要时可给予静脉注射。

第六节 其他给药法

情境六：

入院第7天，病人晚餐后快步行走300 m，突然出现呼吸困难、胸闷，自诉心前区压榨样疼痛，伴烧灼感。考虑急性心绞痛发作。

请思考：

1. 此时护士应如何处理？采取何种给药方式缓解症状？

2. 如何指导病人用药？用药过程中应注意什么？

根据各专科特殊治疗需要，除了前面介绍的主要给药途径以外，还可采取其他给药方法，本节主要学习舌下给药法、滴药法、插入法和皮肤给药法。

一、舌下给药法

舌下给药（sublingual administration）是将药物置于舌下，通过口腔黏膜的毛细血管吸收，经颈内静脉到达心脏或其他器官。既可避免药物对胃肠道的刺激，又可避免首过消除作用和吸收不全，并且可以迅速发挥疗效，具有药物吸收快、生物利用度高的特点。临床常用硝酸甘油舌下给药缓解心绞痛。

【目的】

药物通过舌下口腔黏膜的毛细血管吸收进入血液循环，迅速发挥治疗作用。

【操作前准备】

1. 评估病人并解释

（1）评估：病人的年龄、病情、意识状态、对舌下给药认识和合作程度。

（2）解释：向病人及家属解释舌下给药的目的及相关知识，取得病人的配合。

2. 病人准备

（1）根据病情协助病人取合适的体位。

（2）病人能理解舌下给药的目的并能积极配合。

3. 护士准备　着装整洁，修剪指甲，洗手，戴口罩。

4. 环境准备　室内安静、安全、整洁、舒适，光线适宜。

5. 用物准备　洗手液、消毒棉球或棉签、弯盘，根据医嘱准备药物。

【操作步骤】

操作步骤见表13-18（以硝酸甘油为例）。

表 13-18　舌下给药法操作步骤

操作步骤	要点与说明
1. 核对身份　携用物于床前，核对信息	• 取得病人合作
2. 卧位安置　协助病人采取半坐卧位	• 半坐卧位可使回心血量减少，减轻心脏负担，使心肌供氧相对满足自身需要，从而缓解心绞痛
3. 给药　嘱病人张嘴翘舌，置药片于病人舌下唾液多的部位，待其自然溶解；口腔干燥的病人可先让其适量饮水后再放置药片	• 有利于药物的溶解吸收
4. 密切观察疗效　如不见效，隔 5 min 再含化 1 片，可连续含服 3 次	• 3 片无效则应考虑急性心肌梗死
5. 记录	• 记录病人病情、用药时间及效果

【注意事项】

1. 对有舌下给药适应证的病人，应教会病人自行用药。

2. 勿将药片放于舌面，因舌面有舌苔和角化层，药物不易吸收。

【健康教育】

1. 舌下给药是冠心病、心绞痛病人常用的一种给药方法，因其吸收快，可迅速发挥药物的作用。应指导病人学习用药的方法，以便在感觉不适时能及时用药。

2. 向病人解释舌下给药的要点，将药物放置于舌下后让其自然溶解，不可嚼碎吞下。

3. 病人及家属都应学会正确评价药物的疗效，如用药后症状不缓解，可重复用药，并及时到医院就诊。

二、滴药法

滴药法是将药物滴入某些体腔内，如眼、耳、鼻腔，以达到检查、诊断、治疗疾病目的的一种给药方法。

（一）滴眼药法

【目的】

1. 预防或治疗眼部疾病。

2. 眼部检查或手术前的表面麻醉用药。

3. 协助诊断。

【操作前准备】

1. 评估病人并解释

（1）评估：病人的年龄、病情、意识状态、眼部疾病状况、对滴眼药的认识和合作程度。

（2）解释：向病人及家属解释滴眼药的目的及相关知识，取得病人的配合。

2. 病人准备

（1）根据病情协助病人取合适的体位。

（2）病人能理解滴眼药的目的、相关知识并能积极配合。

3. 护士准备　着装整洁，修剪指甲，洗手，戴口罩。

4. 环境准备　室内安静、安全、整洁、舒适，光线适宜。

5. 用物准备　洗手液、消毒棉球或棉签、弯盘，根据医嘱准备药物。

【操作步骤】

操作步骤见表 13-19。

表 13-19　滴眼药法操作步骤

操作步骤	要点与说明
1. 评估并解释　核对病人，向病人解释用药目的，指导其具体操作方法	• 严格执行查对制度，确保用药安全 • 取得病人合作
2. 准备　护士洗手，戴口罩，备药	
3. 卧位安置　携用物于床前，协助病人采取仰卧位或坐位，头稍后仰	• 有利于药液的滴入
4. 操作者站在病人身旁或身前	• 方便护士操作
5. 第二次核对	• 落实查对制度，确认病人身份和用药信息
6. 滴药	
（1）用棉签或干棉球拭去眼部分泌物，嘱病人眼睛往上看	• 充分暴露结膜下穹隆部
（2）操作者一手拇指将下眼睑轻轻向下牵拉，另一手持滴瓶，于掌根部轻置于病人前额上	• 操作者手有支撑点固定，防止滴瓶不慎刺伤病人眼睛
（3）滴瓶距离眼睑 1 cm 左右，将药液 1~2 滴滴入结膜下穹隆中央的结膜囊内（图 13-17）	• 因角膜感觉敏感，不可将药液直接滴于角膜上
（4）若涂眼药膏，则将眼药膏挤入下穹隆部 1 cm 左右长度，然后以旋转方式离断膏体（图 13-18）	
（5）轻轻提起上眼睑，覆盖眼球，嘱病人闭目 2~3 min，并转动眼球	• 使药液均匀扩散于眼球表面
（6）用干棉球擦拭流出的药液，并用棉球压迫泪囊区 2 min 左右	• 以免药液经泪道流入泪囊和鼻腔后经黏膜吸收而引起全身不良反应
7. 第三次核对	• 确认医嘱执行正确
8. 整理　整理床单位，清理用物	• 协助病人取舒适体位，用物按照消毒隔离技术要求处理
9. 洗手，记录	• 按要求记录时间及结果，并签名

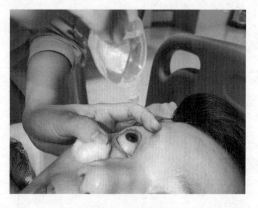

图 13-17　滴眼药水

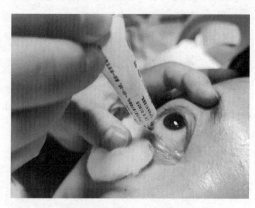

图 13-18　涂眼药膏

【注意事项】

1. 因角膜感觉敏感，药液不可直接滴在角膜上。

2. 一般先滴右眼后滴左眼，形成规律，以防遗漏；若双眼病情严重程度不一，则先轻后重，以免引起交叉感染。

3. 滴瓶距滴眼处不可过高，以免药液滴入时压力过大，病人感觉不适；也不可过低，以防滴瓶触及眼部导致损伤或被污染。滴药时也不能压迫眼球，尤其是角膜炎症或损伤者。

4. 若数种药物同用，须间隔 2 ~ 3 min，一般先滴眼药水，后涂眼药膏；先滴刺激性弱的药物，后滴刺激性强的药物。

【健康教育】

1. 向病人解释眼部滴药的要点，在滴药的过程中，病人应按照护士的指导做好配合。

2. 指导病人保持眼部清洁，避免眼部疾病加重。

3. 告诉病人注意休息，视物不清者不可自行活动，以防止跌倒等不良事件的发生。

（二）滴鼻药法

【目的】

1. 收缩鼻黏膜毛细血管，减轻鼻塞症状，改善鼻腔通气或引流。

2. 减轻鼻黏膜水肿及抗过敏。

3. 检查或治疗鼻部疾病。

【操作前准备】

1. 评估病人并解释

（1）评估：病人的年龄、病情、意识状态，有无高血压、心脏病、青光眼、颈椎病及药物过敏史，鼻腔黏膜有无破溃、感染、鼻腔分泌物情况及鼻部疾病状况等。

（2）解释：向病人解释鼻部给药的目的和配合方法。

2. 病人准备

（1）病人理解鼻部给药的目的、相关知识并能积极配合。

（2）协助或指导病人擤鼻并清洁鼻部。

（3）根据病情取合适体位。

3. 护士准备　着装整洁，修剪指甲，洗手，戴口罩。

4. 环境准备　室内安静、安全、整洁、舒适，光线适宜。

5. 用物准备　根据医嘱准备药液，另备纸巾、弯盘。

【操作步骤】

操作步骤见表 13-20。

表 13-20　滴鼻药法操作步骤

操作步骤	要点与说明
1. 评估并解释　评估病人基本信息，核对并向病人解释用药目的，指导具体方法	• 严格执行查对制度，确保用药安全 • 取得病人合作
2. 准备　护士洗手，戴口罩，备药	
3. 卧位安置　携用物于床前，协助病人仰卧位时肩下垫枕或头后仰并悬垂于床沿外；侧卧位时肩下垫枕，头偏患侧并下垂；坐位时背靠椅背，头向后仰，使前鼻腔朝上	• 有利于药液的滴入，方便护士操作 • 患侧卧位头下垂，适用于单侧鼻窦炎或高血压病人

续表

操作步骤	要点与说明
4. 第二次核对	• 落实查对制度，确认病人身份和用药信息
5. 滴药	
（1）操作者一手持干棉球，轻推鼻尖，暴露鼻腔；另一手持滴瓶	
（2）滴瓶距离鼻孔约 2 cm 处，两侧鼻腔各滴入药液 2～3 滴（图 13-19）	• 滴管不可触及鼻孔，以免被污染
（3）轻捏鼻翼或请病人轻摇头部后，保持原位 3～5 min，然后捏鼻坐起	• 使药液分布均匀，充分发挥作用
6. 第三次核对	• 确认医嘱执行正确
7. 收拾整理　整理床单位，清理用物	• 协助病人取舒适体位，用物按照消毒隔离技术要求处理
8. 洗手、记录	• 按要求记录时间及结果并签名

【注意事项】

1. 严格执行查对制度，保证病人用药安全。

2. 滴管不可触及病人鼻孔，以免污染药液。

3. 血管收缩剂不能连续使用超过 3 日，否则可出现反跳性充血，使黏膜充血加剧。

4. 高血压病人不宜采用仰卧垂头法，可采用侧卧垂头法。

【健康教育】

1. 向病人解释鼻部滴药的要点，在鼻部滴药的过程中，应按照护士的嘱咐做好配合。

2. 嘱病人在滴药时暂勿做吞咽动作，勿擤鼻涕，以免药液进入咽部而引起不适。

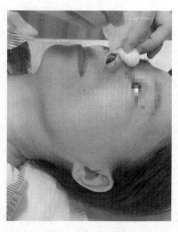

图 13-19　滴鼻药法

（三）滴耳药法

【目的】

1. 软化耵聍。

2. 治疗耳道或中耳疾病。

3. 麻醉或杀死外耳道昆虫类异物。

【操作前准备】

1. 评估病人并解释

（1）评估：病人年龄、病情、意识状态、耳部疾病状况及对耳部给药的认识和合作程度。

（2）解释：向病人及家属解释耳部给药的目的及相关知识，取得病人的配合。

2. 病人准备

（1）病人能理解耳部给药的目的、相关知识并能积极配合。

（2）协助或指导病人清洁耳部。

（3）根据病情取适宜体位。

3. 护士准备　着装整洁，修剪指甲，洗手，戴口罩。

4. 环境准备　室内安静、安全、整洁、舒适，光线适宜。

5. 用物准备　消毒棉球、弯盘，并按医嘱准备药液。

【操作步骤】

操作步骤见表 13-21。

表 13-21　滴耳药法的操作步骤

操作步骤	要点与说明
1. 评估并解释　评估病人信息，核对并向病人解释用药目的，指导具体方法	• 严格执行查对制度，确保用药安全 • 取得病人合作
2. 准备　护士洗手，戴口罩，遵医嘱备药	
3. 卧位安置　携用物于床前，协助病人侧卧，患耳向上；坐位时将头偏向健侧肩部，使患耳向上	• 有利于药液的滴入，方便护士操作
4. 清洁患耳　棉签清洁外耳道	• 如系软化盯聍，则不必清洁
5. 第二次核对	• 落实查对制度，确认病人身份和用药信息
6. 滴药	• 使药液保留于耳道，若两耳均需滴药，应先滴一侧，过数分钟再滴另一侧
（1）操作者一手持干棉球，向上向后轻提病人患侧耳郭	• 使耳道变直 • 3 岁以下小儿，则向下向后轻拉耳郭
（2）另一手持滴管，手腕固定在病人额头，将药液自外耳孔顺耳后壁缓缓滴入 3~5 滴，并轻提耳郭或用手指轻压耳屏数次；将棉球塞入外耳道口（图 13-20）	• 手腕固定以防病人移动时滴管不慎插入耳道造成损伤 • 药液不能直接滴在耳鼓膜上 • 造成外耳道空气压力的变化，以使药液流入中耳腔
（3）嘱病人保持原位 3~5 min	
（4）用干棉球擦去外流的药液	
7. 第三次核对	• 确认医嘱执行正确
8. 收拾整理　整理床单位，清理用物	• 协助病人取舒适体位，用物按照消毒隔离技术要求处理
9. 洗手，记录	• 按要求记录时间及结果并签名

【注意事项】

1. 滴药前，先清洁外耳道，有助于药液滴入，如系软化盯聍，则不用清洁耳道。

2. 药液温度应接近体温，否则可刺激迷路，引起眩晕、恶心、呕吐等不适。

3. 避免滴管触及外耳道，污染滴管及药物。

4. 如软化盯聍，滴入药液量较多，滴药后可能有耳塞、闷胀感，应事先告知病人，以免病人产生不安。若两耳均有盯聍栓塞，应先治疗一耳，待盯聍软化取出后再滴另一耳。

【健康教育】

1. 告知病人在滴药过程中，应配合护士的指导。

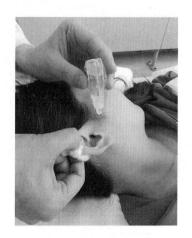

图 13-20　滴耳药法

2. 向病人解释滴药后如有不适应及时通知护士，不能自行掏耳，以免损伤耳道的皮肤黏膜。

三、插入法

（一）直肠栓剂插入法

【目的】

1. 软化粪便，解除便秘。

2. 通过栓剂中有效成分被直肠黏膜吸收，而产生全身治疗作用。

【操作前准备】

1. 评估病人并解释

（1）评估：年龄、病情、意识状态、肛门及肛周皮肤情况等。

（2）解释：向病人及家属解释直肠插入给药的目的及相关知识，取得病人的配合。

2. 病人准备　根据病情取合适体位。

3. 护士准备　着装整洁，修剪指甲，洗手，戴口罩。

4. 环境准备　室内安静、安全、整洁、舒适，光线适宜，关房门或拉隔帘，保护病人隐私。

5. 用物准备　治疗盘，弯盘，治疗巾、橡胶单各 1 块，卫生纸适量，清洁手套或指套 1 只，根据医嘱备药。

【操作步骤】

操作步骤见表 13-22。

表 13-22　直肠栓剂插入法操作步骤

操作步骤	要点与说明
1. 评估并解释　评估病人基本情况，核对并向病人解释用药目的，指导其具体方法	• 严格执行查对制度，确保用药安全 • 取得病人合作
2. 准备　护士洗手，戴口罩，遵医嘱备药	
3. 保护病人　携用物于床前，关闭门窗，拉上隔帘	• 保护病人隐私，防止病人受凉
4. 卧位安置　协助病人躯体移至床沿，取左侧卧位，裤子脱至膝部，双腿屈膝，暴露肛门，橡胶单及治疗巾垫于臀下	• 方便护士操作 • 有利于栓剂插入 • 保护床单位不被污染
5. 第二次核对	• 落实查对制度，确认病人身份和用药信息
6. 插入栓剂	
（1）嘱病人张口深呼吸，尽量放松	• 使肛门括约肌松弛，便于栓剂插入
（2）操作者戴上指套或手套，捏住栓剂底部插入肛门至直肠，并用示指将栓剂推入 6~7 cm 后抵住，轻轻按摩	• 促进药物的吸收
（3）嘱病人尽量保留 15 min	• 密切观察，若栓剂滑脱出肛门，应重新插入
（4）取出治疗巾及橡胶单，脱下手套或指套放于弯盘内	
7. 第三次核对	• 确认医嘱执行正确
8. 收拾整理　整理床单位，清理用物	• 协助病人取舒适体位，用物按照消毒隔离技术要求处理
9. 洗手，记录	• 按要求记录时间及结果并签名

【注意事项】

1. 注意保护病人的隐私，防止病人受凉。

2. 操作方法正确、安全，动作轻柔，尤其是对有痔疮的病人应缓慢插入，以免导致痔疮出血。

3. 插入给药时嘱病人尽量深呼吸，使肌肉松弛，以利于栓剂顺利插入直肠。

4. 栓剂必须插至肛门括约肌以上，并固定栓剂靠在直肠黏膜上，才能被黏膜吸收，若插入粪便中则不起作用。

【健康教育】

1. 向病人宣传栓剂插入的方法和要点，在放置栓剂的过程中，应按照护士的嘱咐做好配合。

2. 给病人解释栓剂置入后保持卧位 15 min，以防药物滑脱或溶化后渗出肛门。

（二）阴道栓剂插入法

【目的】

1. 插入消炎、抗菌栓剂，达到局部治疗作用。

2. 促进阴道、宫颈炎症的吸收。

【操作前准备】

1. 评估病人并解释

（1）评估：病人的年龄、病情、会阴及阴道黏膜情况、意识状态等。

（2）解释：向病人及家属解释阴道插入给药的目的及相关知识，取得配合。

2. 病人准备

（1）病人能理解阴道插入给药的目的、相关知识并能积极配合。

（2）根据病情取适宜卧位。

3. 护士准备　着装整洁，修剪指甲，洗手，戴口罩。

4. 环境准备　室内安静、安全、整洁、舒适，光线适宜，关房门或拉隔帘，保护病人隐私。

5. 用物准备　治疗巾及橡胶单各 1 块，卫生纸适量，清洁手套或指套 1 只。按医嘱备药液。

【操作步骤】

操作步骤见表 13-23。

表 13-23　阴道栓剂插入法操作步骤

操作步骤	要点与说明
1. 评估并解释　评估病人基本情况，核对并向病人解释用药目的，指导具体方法	• 严格执行查对制度，确保用药安全 • 取得病人合作
2. 准备　护士洗手，戴口罩，遵医嘱备药	
3. 保护病人　携用物于床前，关闭门窗，拉上隔帘	• 保护病人隐私，防止受凉
4. 卧位安置　协助病人取屈膝仰卧位，分开双腿露出会阴部，也可卧于检查床上，支起双腿，橡胶单及治疗巾铺于会阴下	• 方便护士操作，有利于栓剂插入 • 注意保暖
5. 第二次核对	• 落实查对制度，确认病人身份和用药信息
6. 插入栓剂	

续表

操作步骤	要点与说明
（1）一手戴手套或指套取出栓剂，以示指或利用置入器将栓剂以向下向前的方向置入阴道内 5 cm	
（2）协助病人平卧，嘱病人尽量保留 15 min	• 以利药物扩散至整个阴道组织，使药物充分吸收
（3）取出治疗巾及橡胶单，脱下手套或指套放于弯盘内	
7. 第三次核对	• 确认医嘱执行正确
8. 收拾整理　整理床单位，清理用物	• 协助病人取舒适体位，用物按照消毒隔离技术要求处理
9. 洗手，记录	• 按要求记录并签名

【注意事项】

1. 动作轻柔，注意保护病人隐私，防止病人受凉。

2. 为延长药物作用时间，应尽量晚上用药。

3. 阴道出血和月经期禁用阴道栓剂。

【健康教育】

1. 告知病人治疗期间避免性生活。

2. 病人应保持内裤的清洁。

3. 在放置栓剂的过程中，应指导病人按照护士的嘱咐做好配合。

4. 栓剂置入后至少保持平卧位 15 min，以防药物滑出。

5. 教会病人操作方法，以便自行操作。

四、皮肤给药法

皮肤给药法是将药物直接涂于皮肤，以达到局部治疗作用的一种用药方法。临床常用皮肤给药的剂型有溶液、软膏、酊剂、粉剂和糊剂等。

【目的】

1. 局部皮肤的消炎、消肿、止痛、止痒、防腐等。

2. 保护皮肤，润滑和软化痂皮等。

【操作前准备】

1. 评估病人并解释

（1）评估：病人的年龄、病情、意识状态、全身及局部皮肤的完整性、病人对治疗的态度、心理反应及需求。

（2）解释：向病人及家属解释皮肤给药的目的及相关知识，取得病人的配合。

2. 病人准备

（1）病人能理解皮肤给药的目的、相关知识并能积极配合。

（2）根据病情取适宜卧位，暴露局部皮肤。

3. 护士准备　着装整洁，修剪指甲，洗手，戴口罩。

4. 环境准备　室内安静、安全、整洁、舒适，光线适宜，注意保暖，暴露隐私部位时需注意关闭房门或拉隔帘等。

5. 用物准备 棉签、弯盘，遵医嘱备药，并根据需要准备清洁皮肤用物。

【操作步骤】

操作步骤见表 13-24。

表 13-24 皮肤给药法操作步骤

操作步骤	要点与说明
1. 评估并解释 评估病人基本情况，核对并向病人解释用药目的	• 严格执行查对制度，确保用药安全 • 取得病人合作
2. 准备 护士洗手，戴口罩，遵医嘱备药	
3. 清洁皮肤 用药前用温水或中性肥皂液清洁皮肤	• 如皮肤有炎症只能用清水清洁，如皮肤有破损则应按无菌技术操作原则处理
4. 第二次核对	• 落实查对制度，确认病人身份和用药信息
5. 给药方法 根据药物的不同剂型，采取相应的给药方法	
（1）溶液：治疗巾垫于患处下面，用无菌棉签蘸液或用无菌镊子夹持浸有药液的棉球擦洗患处；也可用数层纱布浸湿后稍拧干，敷于创面，注意保持纱布清洁和潮湿	• 主要用于继发感染或伴有大量渗出液的急性皮炎
（2）乳膏：用无菌棉签将乳膏剂直接涂于患处，每日数次	• 主要用于瘙痒症或亚急性、慢性皮炎 • 禁用于渗出较多的急性皮炎
（3）软膏：用无菌棉签将软膏涂于患处，每日 2～3 次，如为角化过度的皮损，应略加摩擦	• 主要用于慢性皮炎、过度角化及溃疡等 • 不宜涂抹过厚
（4）糊剂：将糊剂涂在纱布上，贴于患处并包扎，也可用棉签将药糊涂于患处	• 用于有少量渗液或轻度糜烂的亚急性皮炎 • 不宜涂抹过厚
（5）粉剂：将药粉均匀地扑撒在患处。粉剂多次应用后常形成粉块，影响药效，可用温生理盐水湿润后除去	• 主要用于无渗出液的急性或亚急性皮炎
（6）酊剂：用无菌棉签蘸药涂于患处	• 主要用于慢性皮炎苔藓样变 • 因药物有刺激性，不宜用于有糜烂面的急性皮炎，谨防进入黏膜、眼及口腔内
（7）擦剂：用无菌棉签将擦剂涂于患处	• 主要用于急慢性皮炎引起的瘙痒
6. 第三次核对	• 确认医嘱执行正确
7. 收拾整理 整理床单位，清理用物	• 协助病人取舒适体位，用物按照消毒隔离技术要求处理
8. 洗手，记录	• 按要求记录时间及结果并签名

【注意事项】

1. 按医嘱正确给药。

2. 用药前根据创面情况清洁皮肤。

3. 注意观察病人局部用药后的情况。

课程思政案例 13-1
获诺贝尔奖，展民族骄傲
课程思政案例 13-2
给药治疗中的慎独精神
课程思政案例 13-3
亲历"过敏性休克"
——劫后余生

【健康教育】

1. 向病人解释皮肤给药的目的与方法，在皮肤给药过程中，按照护士的嘱咐做好配合。

2. 告知病人如有不适或有疑问请及时告诉护士，不随意增加或减少用药的次数。

（温国欢 霍 苗 李福英）

数字课程学习

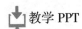教学 PPT 自测题

第十四章

静脉输液与输血

【学习目标】

知识：

1. 掌握静脉输液与输血的评估内容、操作目的和注意事项。

2. 掌握静脉补液应遵循的基本原则及补钾的"四不宜"原则。

3. 掌握常见输液故障及处理措施。

4. 掌握常见输液与输血反应及发生原因。

5. 熟悉静脉输液常用溶液与血液制品的种类及作用。

6. 熟悉常用的输液部位。

7. 了解输液微粒污染及防护。

8. 了解血型与交叉配血试验。

技能：

1. 正确运用所学知识为病人进行静脉输液与输血。

2. 在静脉输液过程中能够正确、合理地选择穿刺部位，并能有意识地保护血管。

3. 能正确计算静脉输液的液体总量、输液速度和时间。

4. 能正确解释并用正确的方法排除输液过程中出现的各种故障。

5. 能运用所学知识准确地判断常见的输液与输血反应，并能采取适当的护理措施进行处理。

6. 学习过程中培养批判性思维、创新性思维及出现突发情况时的应变能力。

素质：

1. 静脉输液与输血时善于与病人沟通，关爱病人，体现人文关怀意识。

2. 静脉输液与输血时要求护士具备高度的爱心、细心和责任心，多观察，勤思考。

情境导入

梁某，女，48岁，因"反复咳嗽、咳痰1月余，喘憋1天"来院就诊，既往慢性贫血病史8年。X线胸片示双肺纹理增粗，局部散在小斑片状阴影。以"支气管肺炎"收入住院治疗。

测量生命体征：T 38℃，P 110次/min，R 28次/min，BP 95/60 mmHg。

静脉输液（intravenous infusion）和静脉输血（venous transfusion）是病人在疾病治疗过程中常用的治疗措施，主要用于纠正人体水、电解质及酸碱平衡失调，恢复内环境稳定并维持机体正常生理功能，还可以通过静脉输注药物，达到治疗各种疾病的目的，是护士必备的基本操作技能。但静脉输液和输血在治疗疾病的同时，也存在一些安全隐患，可能发生一些不良反应。因此，护士应掌握静脉输液和输血的相关知识，规范静脉输液和输血操作，及时观察和处理不良反应，从而在实施静脉输液和输血时保障病人安全。

第一节 静脉输液

情境一：

医嘱：0.9% 氯化钠溶液250 mL，青霉素800万U，静脉滴注，每天2次。

请思考：

1. 对于该病人而言，静脉输液的目的是什么？

2. 怎样为病人选择穿刺部位？

3. 针对该病例病人，调节滴速时，应该注意些什么？

4. 输液进行中，病人发现液体不滴了，作为护士，你从哪些方面考虑出现上述问题的原因呢？怎样处理？

5. 输液过程中，病人不慎碰触了调节器，滴速变为200滴/min，随后病人突然出现心慌、气促、咳嗽、咳粉红色泡沫样痰等症状。巡视护士发现后立即停止输液，并通知医生，通过抢救护理后病情得到了缓解。病人发生了什么情况？为什么会出现上述症状？护士应采取哪些护理措施？

静脉输液指将大量的无菌液体，包括电解质溶液、药液、营养液、血液等直接输入病人静脉的治疗方法。对于静脉输液，护士应该在充分评估病人情况的基础上，明确静脉输液的目的、输入液体的种类和作用，遵医嘱正确实施静脉输液并监测输液过程及治疗效果等。

一、静脉输液的原理及目的

（一）静脉输液的原理

静脉输液是利用大气压和液体静压形成的输液系统内压高于人体静脉压的原理将液体输

入静脉内。

（二）静脉输液的目的

1. 补充水分及电解质，预防和纠正水、电解质紊乱，维持酸碱平衡　常用于各种原因引起的水、电解质及酸碱平衡失调的病人，如腹泻、剧烈呕吐的病人。

2. 增加循环血量，改善微循环，维持血压　常用于各种原因引起的循环血量降低的病人，如严重烧伤、大出血、休克等病人。

3. 补充能量，供给营养物质，促进组织修复，维持正氮平衡　常用于营养摄入不足、消化吸收功能障碍、营养物质消耗过多等病人，如昏迷、胃肠道吸收障碍、慢性消耗性疾病及不能经口进食的病人。

4. 输入药物，控制感染，治疗疾病　常用于各种中毒、感染等的病人，如上呼吸道感染输入抗生素，中毒病人输入解毒药物，颅内压增高病人输入脱水剂等。

二、静脉输液的常用溶液及输液原则

（一）静脉输液的常用溶液

1. 晶体溶液（crystalloid solution）　相对分子质量小，在血管内存留时间短，对维持细胞内外水分的相对平衡具有重要作用，可有效纠正体液及电解质平衡失调。常用的晶体溶液包括：

（1）葡萄糖溶液：用于补充水分及热量，减少蛋白质消耗，防止酮体产生，促进钠（钾）离子进入细胞内，也常作为静脉给药的载体和稀释剂。临床常用的有 5% 葡萄糖溶液和 10% 葡萄糖溶液。

（2）等渗电解质溶液：用于补充水分和电解质，维持体液和渗透压平衡。体液丢失时往往同时伴有电解质的失衡，因此，补充液体需兼顾水与电解质的平衡。常用的等渗电解质溶液包括 0.9% 氯化钠溶液、复方氯化钠溶液（林格溶液）和 5% 葡萄糖氯化钠溶液等。

（3）碱性溶液：用于纠正酸中毒，调整酸碱平衡失调。常用的碱性溶液包括：

1）碳酸氢钠（$NaHCO_3$）溶液：补碱迅速，且不易加重乳酸血症。临床常用碳酸氢钠溶液的浓度有 5% 和 1.4%。碳酸氢钠进入人体后，解离成钠离子和碳酸氢根离子，碳酸氢根离子和体液中剩余的氢离子结合生成碳酸，以二氧化碳和水的形式排出体外。由于二氧化碳经肺呼出，因此对于呼吸功能不全的病人，应该限制该溶液的使用。

2）乳酸钠溶液：临床上常用乳酸钠溶液的浓度有 11.2% 和 1.84%。乳酸钠进入人体后，解离为钠离子和乳酸根离子。钠离子在血中与碳酸氢根离子结合形成碳酸氢钠，乳酸根离子与氢离子生成乳酸。所以，对乳酸利用能力相对较差的情况，如休克、肝功能不全、缺氧、右心衰竭等病人，应限制该溶液的使用。

（4）高渗溶液：迅速提高血浆胶体渗透压，回收组织水分进入血管内，消除水肿，用于利尿脱水，同时可以降低颅内压，改善中枢神经系统的功能。临床上常用的高渗溶液有 20% 甘露醇、25% 山梨醇和 25%～50% 葡萄糖溶液。

2. 胶体溶液（colloid solution）　相对分子质量大，在血管内存留时间长，能有效维持血浆胶体渗透压，增加血容量，改善微循环，提高血压。临床上常用的胶体溶液包括：

（1）右旋糖酐溶液：是一种高分子葡萄糖聚合物。常用溶液有中分子右旋糖酐 –70（dextran70）和低分子右旋糖酐 –40（dextran40）两种。中分子右旋糖酐能够提高血浆胶体渗透压，扩充血容量，主要用于防治低血容量性休克；低分子右旋糖酐主要是降低血液黏稠度，降低血小板黏附性并抑制红细胞凝聚，改善血液循环和组织灌注量，防止血栓形成。

（2）代血浆：是一种相对分子质量接近血浆白蛋白的胶体溶液，具有很好的扩容效果，能够显著增加循环血量和心排血量，适用于急性失血性休克的病人。由于用量过大，可致贫血、凝血时间延长等现象，急救大出血时，最好能与全血并用。常用的代血浆有羟乙基淀粉（706 代血浆）、明胶类代血浆等。

（3）血液制品：是指各种人血浆蛋白制品，包括白蛋白、免疫球蛋白等。血液制品能够提高血浆胶体渗透压，增加循环血容量，补充蛋白质和抗体，有助于组织修复和提高机体免疫力。

3. 静脉高营养液　高营养液的主要成分包括氨基酸、脂肪酸、维生素、电解质和微量元素等，能提供热量，补充蛋白质、维生素和矿物质等，满足病人的营养需求。适用于营养摄入不足或无法经消化道供给营养的病人。常用的高营养液有复方氨基酸、脂肪乳等。

（二）静脉输液的原则

静脉输液输入溶液的种类和量应根据病人体内水、电解质及酸碱平衡紊乱的程度来确定，通常遵循"先晶后胶""先盐后糖""先快后慢""宁酸勿碱"的原则。

在给病人补钾过程中，应遵循"四不宜"原则，即不宜过浓，浓度不超过 40 mmol/L 或 0.3%；不宜过快，输入速度保持在 20～40 mmol/h；不宜过多，补钾量依据血清钾水平为参考，补钾量为 40～80 mmol/d，即氯化钾 3～6 g/d；不宜过早，见尿补钾，一般尿量在 40 mL/h 以上或每日尿量大于 500 mL 方可补钾。输液过程应严格掌握输液速度，密切观察病人的反应，并根据病人的病情变化及时做出相应的调整。

三、常用静脉输液部位

静脉输液穿刺部位的选择，通常根据病人和输入液体的情况来决定，包括病人的年龄、意识、体位、病情、血管情况，以及液体种类、量、性质、输入时间等。常用的输液部位包括：

1. 周围静脉　一般指周围浅静脉，是分布于皮下的肢体末端的静脉。上肢常用的浅静脉有肘正中静脉、头静脉、贵要静脉和手背静脉网。下肢常用的浅静脉有大隐静脉、小隐静脉和足背静脉网。手背静脉网是成年病人输液时的首选部位。肘正中静脉、贵要静脉和头静脉通常用于采集血标本、静脉注射或作为经外周静脉穿刺的中心静脉导管（peripherally inserted central venous catheter，PICC）的穿刺部位。由于下肢静脉有静脉瓣，易导致血栓形成，因此通常不作为静脉输液的首选部位。

2. 中心静脉　包括锁骨下静脉和颈外静脉。通常用于需要长期持续输液或需要静脉高营养的病人。

3. 头皮静脉　小儿头皮静脉分支较多，交错成网，表浅易固定。因此，小儿的静脉输液多采用头皮静脉。常用的头皮静脉有额静脉、颞浅静脉、枕静脉和耳后静脉。

输液部位选择的注意事项：第一，有计划地保护血管。如果病人需要长期输液，应注意有计划地更换输液部位，通常从远心端静脉开始，逐渐向近心端使用。第二，穿刺时应避开特定的部位，如皮肤表面有感染、渗出、破溃等。第三，禁止使用血管透析的端口或瘘管的端口进行输液。

四、常用静脉输液法

静脉输液法按照输入的液体是否与大气相通，分为密闭式静脉输液法和开放式静脉输液法；按照输液部位不同，分为周围静脉输液法和中心静脉输液法。

开放式静脉输液法是将溶液倒入开放式输液器吊瓶内进行输液的方法，相对而言，该输液法能够灵活更换液体种类、数量，随时添加药物；但由于输液装置与空气相通，药液易被污染，故目前临床上较少应用。中心静脉输液法在临床上多由医生、临床专科护士等完成，护士的主要职责是术中配合及插管后的输液及护理。目前，临床上应用最为广泛的是密闭式周围静脉输液法。介绍如下。

【目的】

同本节"静脉输液的目的"。

【操作前准备】

1. 评估病人并解释

（1）评估：病人的年龄、病情、意识状态、营养状况、心理状态、配合程度及穿刺部位的皮肤、血管状况和肢体活动度。

（2）解释：向病人及家属解释输液的目的、方法、注意事项及配合要点。

2. 病人准备

（1）了解静脉输液的目的、方法、注意事项及配合要点。

（2）输液前排尿或排便。

（3）取舒适卧位。

3. 护士准备　衣帽整洁，修剪指甲，洗手，戴口罩。

4. 环境准备　整洁、安静、舒适、安全。

5. 用物准备

（1）治疗车上层：注射盘用物一套，弯盘，液体及药物（按医嘱准备），加药用注射器及针头，止血带、胶布（或输液敷贴）、静脉小垫枕、一次性治疗巾、瓶套、砂轮、开瓶器，输液器一套，输液贴、输液卡、巡视卡、输液记录单、手消毒液。静脉留置针输液法需另备静脉留置针一套、无菌敷贴、封管液（无菌生理盐水或稀释肝素溶液）。

（2）治疗车下层：锐器收集盒、生活垃圾桶、医用垃圾桶。

（3）其他：输液架，必要时备小夹板、棉垫及绷带、输液泵。

【操作步骤】

操作步骤见表 14-1。

表 14-1　密闭式周围静脉输液法操作步骤

操作步骤	要点与说明
◆ 密闭式周围静脉输液法	
1. 核对并检查药物	• 操作前查对：根据医嘱严格执行查对制度，避免差错事故发生
（1）核对药液瓶签（药名、浓度、剂量）及给药时间、方法	

操作视频 14-1
密闭式周围静脉输液法

操作步骤	要点与说明
（2）检查药液的质量	• 检查药液生产日期、有效期，瓶盖有无松动、瓶身有无裂痕，将输液瓶上下摇动，对光检查药液有无混浊、沉淀及絮状物等
2. 填写、粘贴输液贴 根据医嘱（输液卡上的内容）填写输液贴，并将填好的输液贴倒贴于输液瓶上	• 注意输液贴勿覆盖液体原有的标签 • 若是机打的输液贴，应先进行核对
3. 加药	
（1）套上瓶套	
（2）用开瓶器启开输液瓶铝盖的中心部分，常规消毒瓶塞	• 消毒范围至铝盖下端瓶颈部 • 若为袋状液体，则取下袋口处的"拉环"，并常规消毒
（3）按医嘱加入药物	• 加入的药物应合理分配，并注意药物之间的配伍禁忌
（4）根据病情需要有计划地安排输液顺序	
4. 插输液器 检查输液器，在输液器袋内关闭调节器。撕开输液器袋开口，取出输液器插头，插入瓶塞直至插头根部	• 检查输液器质量，包括名称、生产日期、有效期，包装是否完好、有无漏气破损等 • 插入时注意保持无菌
5. 核对病人 携用物至病人床旁，核对病人床号、姓名、腕带。再次洗手	• 操作前查对：保证"五正确"：正确的病人、正确的药物、正确的剂量、正确的时间、正确的给药途径，避免差错事故的发生
6. 排气	
（1）调整输液架，将输液瓶挂于输液架上，取下输液器包装袋，放于生活垃圾袋内	• 高度适中，保证液体压力超过静脉压，以促使液体进入静脉
（2）倒置茂菲滴管，打开调节器，使输液瓶内的液体流出。当茂菲滴管内的液面达到滴管的 1/2～2/3 满时，迅速转正滴管，使液平面缓慢下降，直至排尽导管和针头内的空气（图 14-1）	• 输液前排尽输液管及针头内的气体，防止发生空气栓塞 • 保护好头皮针，保证输液装置无菌
（3）将输液器末端挂于输液架上	
7. 选择穿刺部位 将静脉小垫枕置于穿刺肢体下，铺治疗巾，在穿刺点上方 6～8 cm 处扎止血带，选择穿刺血管，松开止血带	• 根据选择静脉的原则选择穿刺部位 • 注意使止血带的尾端向上 • 止血带的松紧度以能阻断静脉血流而不阻断动脉血流为宜 • 如果静脉充盈不良，可以采取下列方法：按摩血管，嘱病人反复进行握、松拳几次，用手指轻拍血管等
8. 消毒皮肤 按常规消毒方法消毒穿刺部位的皮肤，消毒范围直径 > 5 cm，待干，备胶布	• 保证穿刺点及周围皮肤的无菌状态，防止污染
9. 第二次核对 核对病人床号、姓名、腕带，药名、浓度、剂量及给药时间和方法	• 操作中查对，避免差错事故的发生
10. 静脉穿刺	
（1）再次扎止血带	

操作步骤	要点与说明
（2）嘱病人握拳	• 使静脉充盈
（3）再次排气	• 排液于弯盘内 • 确保茂菲滴管下端输液管内无气泡
（4）穿刺：取下头皮针护针帽，以 15°~30° 角度进针见回血后，将针头与皮肤平行再进入少许	• 沿静脉走行进针，防止刺破血管
11. 固定 用右手拇指固定好针柄，左手松开止血带，嘱病人松拳，打开调节器。待液体滴入通畅，病人无不舒适后，用输液敷贴（或胶布）固定针柄，再固定针眼部位，最后将针头附近的输液管环绕后固定（图 14-2）。必要时用夹板固定关节	• 固定可防止由于病人活动导致针头刺破血管或滑出血管外 • 覆盖穿刺部位以防污染 • 将输液管环绕后固定可以防止牵拉输液针头
12. 调节滴速 根据病人年龄、病情及药液的性质调节输液滴速	• 通常情况下，成年人 40~60 滴/min，儿童 20~40 滴/min
13. 第三次核对 核对病人的床号、姓名、腕带，药名、浓度、剂量，给药时间和方法	• 操作后查对，避免差错事故的发生
14. 操作后处理	
（1）安置卧位：撤去治疗巾，取出止血带和小垫枕，协助病人取舒适卧位	• 整理床单位，保证病人舒适
（2）将呼叫器放于病人易取处	
（3）整理用物，洗手	
（4）记录	• 在输液记录单上记录输液开始的时间、药液的种类、滴速及病人的反应，并签全名
15. 更换液体 如果多瓶液体连续输入，则在第一瓶液体输尽前开始准备第二瓶液体	• 持续输液应及时更换输液瓶，以防空气进入，导致空气栓塞 • 对需要持续输液者，应每日更换输液器，更换时应严格无菌操作，防止污染
（1）核对第二瓶液体，确保无误	
（2）除去第二瓶液体铝盖中心部分，常规消毒	• 若为袋状液体，则取下袋口处的"拉环"，并常规消毒
（3）确认滴管中的高度至少 1/2 满，拔出第一瓶内输液插头，迅速插入第二瓶内	
（4）检查滴管液面高度是否合适，输液管中有无气泡，调节滴速，待点滴通畅后方可离去	
16. 输液完毕后的处理	
（1）确认全部液体输入完毕后，关闭输液器，轻揭输液敷贴（或胶布），用无菌干棉签或无菌棉球轻压穿刺点上方，快速拔针，局部按压 1~2 min，至不出血为止（如果是输液敷贴，则无需准备无菌干棉签或无菌棉球，直接用带有消毒棉的敷贴按压即可）。将头皮针与输液器分离，放至锐器收集盒中	• 输液完毕后及时拔针，以防空气进入导致空气栓塞 • 拔针时勿用力按压局部，以免引起疼痛；按压部位应稍大于皮肤穿刺点以压迫静脉进针点，防止皮下出血 • 防止针刺伤

续表

操作步骤	要点与说明
（2）协助病人适当活动穿刺肢体，取舒适卧位	
（3）整理床单位，清理用物	
（4）洗手，做好记录	• 记录输液结束的时间，输入液体的总量，病人的反应
◆ 静脉留置针输液法	• 适用于需长期输液、静脉穿刺较困难的病人 • 减少因反复穿刺造成的痛苦和血管损伤，保护静脉 • 保持静脉通道畅通，利于抢救和治疗
1. 同上述操作步骤 1～5	
2. 连接留置针与输液器	
（1）打开静脉留置针及肝素帽或可来福接头外包装	• 打开外包装前注意检查生产日期、有效期，包装是否完好，有无破损、受潮等
（2）手持外包装将肝素帽或可来福接头对接在留置针的侧管上	• 连接时注意严格无菌操作
（3）将输液器与肝素帽或可来福接头连接	
3. 排气　打开调节器，将套管针内的气体排于弯盘中，关闭调节器，将留置针放回留置针盒内	
4. 选择穿刺部位　将小垫枕置于穿刺肢体下，铺治疗巾，在穿刺点上方 8～10 cm 处扎止血带	• 根据选择静脉的原则选择穿刺部位 • 注意使止血带的尾端向上 • 止血带的松紧度以能阻断静脉血流而不阻断动脉血流为宜 • 如果静脉充盈不良，可以采取下列方法：按摩血管，嘱病人反复进行握、松拳几次，用手指轻拍血管等
5. 消毒皮肤　按常规消毒穿刺部位的皮肤，消毒直径 >5 cm，待干，备胶布及透明敷料贴膜，并在透明敷料贴膜上注明日期和时间	• 保证穿刺点及周围皮肤的无菌状态，防止感染 • 标记日期和时间，为更换套管针提供依据
6. 第二次核对　核对病人的床号、姓名、腕带，药名、浓度、剂量，给药时间和方法	• 操作中查对，避免差错事故的发生
7. 静脉穿刺	
（1）取下针套，旋转松动外套管（转动针芯）	• 避免套管与针芯粘连
（2）右手拇指与示指夹住两翼，再次排气	• 排液于弯盘内 • 确保茂菲滴管下端输液管内无气泡
（3）进针：嘱病人握拳，绷紧皮肤，固定静脉，右手持留置针，在血管的上方，使针头与皮肤成 15°～30° 角进针。见回血后压低角度（放平针翼），顺静脉走行再继续进针少许	• 固定静脉便于穿刺，并可减轻病人的疼痛
（4）送外套管：左手持 Y 接口，右手后撤针芯约 0.5 cm，持针座将针芯与外套管一起送入静脉内	• 避免针芯刺破血管 • 确保外套管在静脉内

续表

操作步骤	要点与说明
（5）撤针芯：左手固定两翼，右手迅速将针芯抽出，放于锐器收集盒中	• 避免将外套管带出 • 将针芯放入锐器收集盒中，防止针刺伤
8. 固定	
（1）松开止血带，打开调节器，嘱病人松拳	• 使静脉恢复通畅 • 固定牢固，避免过松或过紧
（2）用无菌透明敷贴对留置针管作密闭式固定，用注明置管日期和时间的透明胶布固定三叉接口，再用胶布固定插入肝素帽内的输液器针头及输液管	• 用无菌透明敷贴是避免穿刺点及周围被污染，而且便于观察穿刺点的情况
9. 调节滴速　根据病人的年龄、病情及药物性质调节滴速	• 通常情况下，成年人 40～60 滴 /min，儿童 20～40 滴 /min
10. 第三次核对　核对病人的床号、姓名、腕带、药名、浓度、剂量，给药时间和方法	• 操作后查对，避免差错事故的发生
11. 操作后处理	
（1）安置卧位：撤去治疗巾，取出止血带和小垫枕，整理床单位，协助病人取舒适卧位	
（2）将呼叫器放于病人易取处	
（3）整理用物，洗手	
（4）记录	• 在输液记录单上记录输液的时间、滴入药液的种类、滴速及病人的反应，并签全名
12. 封管　输液完毕，需要封管	• 封管可以保证静脉输液管道的通畅，并可以将残留的刺激性药液冲入血流，避免刺激局部血管 • 若使用可来福接头，则不需封管（因其能维持正压状态）
（1）拔出输液器针头	• 边推注边退针，直至针头完全退出为止，确保正压封管
（2）常规消毒静脉帽的胶塞	
（3）用注射器向静脉帽内注入封管液	• 常用的封管液有：①无菌生理盐水，每次用 5～10 mL，每隔 6～8 h 重复冲管一次。②稀释肝素溶液，每毫升生理盐水含肝素 10～100 U，每次用量 2～5 mL
13. 再次输液的处理	
（1）常规消毒静脉帽胶塞	• 注意无菌操作
（2）将静脉输液针头插入静脉帽内完成输液	
14. 输液完毕后的处理	• 输液完毕后及时拔针，以防空气进入导致空气栓塞
（1）关闭调节器	
（2）揭开胶布及无菌敷贴	
（3）用无菌干棉签或无菌棉球轻压穿刺点上方，快速拔出套管针，局部按压至不出血为止	• 拔针时勿用力按压局部，以免引起疼痛 • 按压部位应稍大于皮肤穿刺点以压迫静脉进针点，防止皮下出血

续表

操作步骤	要点与说明
（4）将静脉输液针头放至锐器收集盒中	
（5）协助病人适当活动穿刺肢体，并协助取舒适卧位	
（6）整理床单位，清理用物	
（7）洗手，做好记录	• 记录输液结束的时间，输入液体的总量，病人的反应

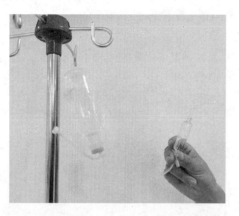

图 14-1 静脉输液排气法（倒置茂菲滴管）

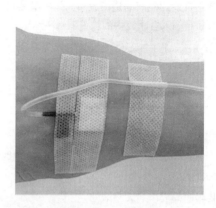

图 14-2 胶布固定法

【注意事项】

1. 严格执行无菌操作及查对制度，预防感染及差错事故的发生。

2. 根据治疗原则、病情需要及药物的性质合理安排输液顺序，并注意药物的配伍禁忌。

3. 注意保护和合理使用静脉，对于长期输液的病人，一般从远端小静脉开始穿刺（抢救时例外）。

4. 输液前要排尽输液管及针头内的空气，输液过程中及时更换溶液瓶（袋）或添加溶液，输液完毕及时拔针，防止空气栓塞。

5. 对于刺激性强或特殊药物（如化疗药物），应先用生理盐水进行静脉穿刺输液，确定针头在血管内再输入药物。

6. 严格掌握输液的速度。对有心肺疾患的病人、老年病人、婴儿及输注高渗、含钾或升/降压药液的病人，要适当减慢输液速度；对严重脱水、休克、颅内压增高等病人，可适当加快输液速度。

7. 输液过程中加强巡视，观察有无输液反应，并及时排除输液故障。每次观察巡视后，应做好记录（记录在输液巡视卡或护理记录单上）。

8. 需连续输液者，应每日更换输液器。

9. 若采用静脉留置针输液法，要严格掌握留置时间。一般静脉留置针可以保留 3~5 天，最多不要超过 7 天。严格按照产品说明执行。

【健康教育】

1. 告知病人输液过程中注意保护输液管道顺畅，输液肢体不要剧烈活动、抬举过高，输液管道不要打折扭曲等。

2. 告知病人输液速度是根据其年龄、病情及药物性质进行调节的，嘱病人及家属不可自行随意调节滴速，以免发生意外。

3. 向病人介绍常见输液反应的症状及防治方法，告知病人一旦出现异常反应，及时呼叫医务人员。

4. 对于长期输液的病人，做好病人的心理护理，消除其焦虑及厌烦情绪。

五、静脉输液速度及时间的计算

在输液过程中，护士需要明确输液时间、滴速（每分钟滴数）等，通常根据输液器的点滴系数（drop coefficient）（滴 /mL）来计算。点滴系数是输液器的固有指标，即该输液器中每毫升溶液的滴数。目前常用静脉输液器的点滴系数有 10、15、20 滴 /mL 三种。静脉输液的速度和时间，常见计算方法如下：

（一）已知输入液体总量和每分钟滴数，计算输液所需用的时间

$$输液时间（h）= \frac{液体总量（mL）× 点滴系数（滴 /mL）}{每分钟滴数 × 60（min）}$$

举例：病人现需输入液体 1 500 mL，每分钟滴数为 50 滴，已知所用输液器的点滴系数为 20 滴 /mL，请问多长时间输入完毕？

$$输液时间（h）= \frac{1\,500 × 20}{50 × 60} = 10\ h$$

（二）已知输入液体总量和计划所用的输液时间，计算输液的每分钟滴数

$$每分钟滴数 = \frac{液体总量（mL）× 点滴系数（滴 /mL）}{输液时间（min）}$$

举例：病人需输液体 1 800 mL，计划 10 h 输完。已知所用输液器的点滴系数为 15 滴 /mL，求每分钟滴数。

$$每分钟滴数 = \frac{1\,800 × 15}{10 × 60} = 45\ 滴$$

六、常见静脉输液故障及处理

（一）溶液不滴或滴入不畅

1. 针头滑出血管外 液体注入皮下组织，滴速越来越慢直至不滴，可见输液局部肿胀并有疼痛。

处理措施：将针头拔出，另选血管重新穿刺。

2. 针头斜面紧贴血管壁 液体滴入不畅或者不滴，输液局部没有肿胀，稍微抬起头皮针进针端，可见液体滴入顺畅，说明针头斜面贴在血管壁上。

处理措施：调整针头位置或适当变换肢体位置，直到点滴通畅为止。

3. 针头阻塞 液体不滴，输液局部没有肿胀，一手捏住茂菲滴管下端输液管，另一手轻轻挤压靠近头皮针针头端的输液管，若感觉有阻力，松手又无回血，则表示针头可能已阻塞。

处理措施：更换针头，重新选择静脉穿刺。切忌强行挤压导管或用溶液冲注针头，以免凝血块进入静脉，造成栓塞。

4. 压力过低 考虑静脉输液原理，由于输液瓶（袋）位置过低或病人肢体抬举过高所致。

处理措施：适当抬高输液瓶（袋）或放低肢体位置。

5. 静脉痉挛 由于输入的液体温度过低或者病人穿刺部位暴露在冷的环境中导致周围血管循环不良所致。

处理措施：输液局部进行热敷，缓解痉挛。

（二）茂菲滴管内液面过低

当茂菲滴管内液面过低时，可能造成空气的输入，导致空气栓塞。

处理措施：用左手捏紧茂菲滴管下端的输液管，右手轻轻挤压茂菲滴管上端的输液管，待液体进入茂菲滴管内，达到标准液面高度后，松开左手即可（图 14-3）。

（三）茂菲滴管内液面过高

当茂菲滴管内液面过高时，影响滴速的观察和调节。

处理措施：将输液瓶（袋）从输液架上取下，倾斜液体面，使输液管插入瓶（袋）内的针头露出液面上，使茂菲滴管内液体缓缓流下，直至达到标准液面高度，再挂于输液架上，继续进行输液（图 14-4）。

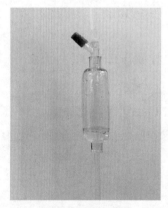
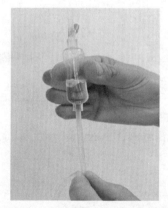

A. 茂菲滴管内液面过低　　　　　　　　B. 左手捏紧下端输液管，右手挤压上端输液管

图 14-3　茂菲滴管内液面过低的处理

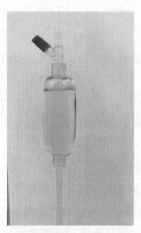
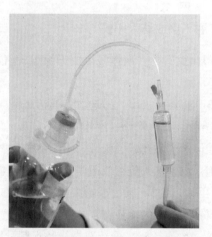

A. 茂菲滴管内液面过高　　　　　　　B. 倾斜输液瓶液体面，使针头露出液面上，待
　　　　　　　　　　　　　　　　　　　茂菲滴管液体缓缓流下，直至达到标准液面高度

图 14-4　茂菲滴管内液面过高的处理

（四）茂菲滴管内液面自行下降

输液过程中，茂菲滴管内液面自行下降。

处理措施：检查茂菲滴管上端输液管与滴管的衔接是否松动，滴管有无漏气或裂隙，输液管与头皮针连接处是否松动或脱落，必要时更换输液器。

七、常见输液反应及护理

（一）发热反应（fever reaction）

1. 原因　因输入致热物质引起，包括致热原、死菌、杂质等。多由于输入的液体或药物制品不纯、用物消毒灭菌不彻底或者保存不良、无菌操作不严格等原因导致。

2. 临床表现　多发生于输液后数分钟至 1 h。病人表现为发冷、寒战和发热。轻者体温在 38℃左右，停止输液后数小时内可自行恢复正常；严重者初起寒战，继之高热，体温可达 40℃以上，并伴有头痛、恶心、呕吐、脉速、心慌、乏力等全身不适。

3. 护理

（1）预防：输液前认真检查液体及药液的质量和性状，检查输液用物的包装及灭菌日期、有效期，输液过程严格执行无菌操作。

（2）处理：①发热反应轻者，应立即减慢滴速或停止输液，并通知医生。②发热反应严重者，应立即停止输液，并保留剩余溶液和输液器，必要时送检验科做细菌培养，以查找发热反应的原因。③对高热病人，应给予物理降温，严密观察生命体征的变化，必要时遵医嘱给予抗过敏药物或激素治疗。

（二）循环负荷过重反应

循环负荷过重反应（circulatory overload reaction）又称为急性肺水肿（acute pulmonary edema）。

1. 原因

（1）由于输液速度过快，短时间内进入机体的液体过多，使循环血量短时间内急剧增加，心脏容量负荷过重，诱发急性左心衰竭。

（2）病人原有心肺功能不良，尤其多见于急性左心功能不全者。

2. 临床表现　病人突然出现气急、呼吸困难、胸闷、喘憋，口唇发绀，大汗，伴有咳嗽、咯粉红色泡沫样痰，严重时痰液可从口、鼻腔涌出。听诊肺部布满湿啰音，心率快且节律不齐。

3. 护理

（1）预防：输液过程中，加强巡视，密切观察病人情况；对于老年人、儿童及心肺功能不全的病人，注意控制输液的速度和输液量。

（2）处理：①立即停止输液，通知医生，进行紧急处理，同时安慰病人以减轻其紧张心理。②如果病情允许，可协助病人取端坐位，双腿下垂，以减少下肢静脉回流，减轻心脏负担。③给予高流量氧气吸入，一般氧流量为 6～8 L/min，以提高肺泡内压力，减少肺内毛细血管渗出液的产生。同时，湿化瓶内加入 20%～30% 的乙醇溶液，以降低肺泡内泡沫的表面张力，使泡沫破裂消散，从而改善肺部气体交换，减轻缺氧症状。④遵医嘱给予镇静、平喘、强心、利尿和扩血管药物，以稳定病人紧张情绪，扩张周围血管，加速液体排出，减少回心血量、减轻心脏负荷。⑤必要时进行四肢轮扎。用止血带或血压计袖带适当加压四肢以阻断静脉血流，可

微课 14-1
常见输液反应——循环负荷过重反应

有效地减少回心血量。加压时须每5~10 min轮流放松一个肢体上的止血带，以保障肢体供血供氧，待症状缓解后，逐渐解除止血带。⑥静脉放血是一种有效减少回心血量的最直接方法，放血200~300 mL，但应慎用，贫血者应禁用。

（三）静脉炎（phlebitis）

1. 原因

（1）长期输注高浓度、刺激性较强的药液，或静脉内放置刺激性较强的塑料导管时间过长，引起局部静脉壁发生化学炎性反应。

（2）同一静脉反复多次穿刺造成的静脉感染。

（3）输液过程中未能严格执行无菌操作，导致局部静脉感染。

2. 临床表现　沿静脉走向出现条索状红线，局部组织发红、肿胀、灼热、疼痛，有时伴有畏寒、发热等全身症状。

3. 护理

（1）预防：①提高操作技能，避免反复穿刺，刺激血管。②输液过程中严格执行无菌操作。③对血管有刺激性的药物应充分稀释后再应用，适当降低输液速度，并防止药液漏出血管外。④有计划地更换输液部位，以保护静脉。

（2）处理：①停止在此部位静脉输液。②将患肢抬高、制动。③物理治疗，局部用50%硫酸镁或95%乙醇溶液进行湿敷，每日2次，每次20 min；超短波理疗，每日1次，每次15~20 min。④中药治疗，具有清热、止痛、消肿的作用，局部外敷，每日2次。⑤如合并感染，遵医嘱给予抗生素治疗。

（四）空气栓塞（air embolism）

1. 原因

（1）输液管内空气未排尽，或者输液管连接不紧，有漏气。

（2）拔出较粗的、近胸腔的深静脉导管后，穿刺点封闭不严密。

（3）加压输液、输血时无人守护，液体输完未及时更换药液或拔针。

进入静脉的空气，随血流（经上腔静脉或下腔静脉）首先被输送至右心房，再进入右心室。如空气量少，则随血液被右心室压入肺动脉，并分散到肺小动脉内，最后进入毛细血管被吸收，因而损害较小。如空气量大，随着心脏搏动，空气和血液混合成泡沫状，进入右心室后阻塞在肺动脉入口，使右心室内的血液（静脉血）不能进入肺动脉，因而从机体组织回流的静脉血不能在肺内进行气体交换，引起机体严重缺氧而死亡。

2. 临床表现　病人感到胸部异常不适，呈压榨性疼痛，还会出现胸闷、心悸、头晕、四肢乏力等症状，并伴有濒死感。听诊心前区可闻及响亮的、持续的"水泡声"。心电图呈现心肌缺血和急性肺源性心脏病的改变。

3. 护理

（1）预防：①严格遵守输液操作规则，排尽输液导管内的空气。②输液过程中加强巡视，及时添加药液或更换输液瓶（袋）。③输液完毕及时拔针。④加压输液时应安排专人在旁守护。⑤拔出较粗的、近胸腔的深静脉导管后，必须立即严密封闭穿刺点。

（2）处理：①立即将病人置于左侧卧位，并保持头低足高位。该体位有助于气体浮向右心室尖部，避免阻塞肺动脉入口。随着心脏的搏动，空气被血液打成泡沫，可分次小量进入肺动脉内，最后逐渐被吸收。②通知医生，配合医生做好紧急处理。③给予高流量氧气吸入，必要时高压氧舱治疗，以提高病人的血氧浓度，纠正缺氧状态。④有条件时可使用中心静脉导管抽出空气。⑤严密观察病人病情变化并记录，如有异常及时对症处理。

八、输液微粒污染及防护

输液微粒（infusion particle）指输液过程中进入人体内的非代谢性微粒杂质，直径一般为 1～25 μm。我国药典规定，每毫升输液剂中直径 > 10 μm 的不溶性微粒不能超过 20 个，每毫升 > 25 μm 的不溶性微粒不能超过 2 个。输液微粒污染（infusion particles pollution）是指在输液过程中，将输液微粒带入人体，对人体造成危害的过程。

（一）输液微粒的来源

1. 原料产品质量　药液生产制作工艺不完善，溶媒选择不当，混入或形成异物与微粒，如水、空气、原材料的污染等。

2. 容器及药品的包装材料　输注滴管、乳胶管、溶液瓶、橡胶塞等，液体存放时间长，玻璃瓶内壁和橡胶塞被药液浸泡时间过久，腐蚀剥脱形成输液微粒。

3. 输液器具　一次性输液用具在生产环境、切割组装过程中等带入机械性微粒。

4. 输液环境　切割安瓿、开瓶塞、加药时反复穿刺橡胶塞等，均可导致微粒进入液体内。

（二）输液微粒污染的危害

输液微粒造成的危害可分为局部反应和全身性反应。输液微粒污染对机体的危害程度主要取决于微粒的大小、形状、化学性质，以及微粒堵塞血管的部位、血流阻断的程度和人体对微粒的反应等。有研究显示，少量的微粒对人体虽有影响，短时期可引起一些生理变化，经一定时间的修复、代谢后仍可恢复，但大批量的不可代谢性微粒长期存在于机体内，可导致不可逆转的损害。

1. 阻塞血管，引起局部供血不足，组织缺血、缺氧而导致水肿和炎症，甚至坏死。

2. 红细胞聚集在微粒上，形成血栓，引起血管栓塞和静脉炎。

3. 微粒进入肺毛细血管，可引起巨噬细胞增殖，包围微粒形成肺内肉芽肿，影响肺功能。

4. 引起血小板减少症和过敏反应。

5. 微粒刺激组织而产生炎症或形成肿块。

（三）输液微粒的预防与控制

1. 药液生产方面　严把药液生产过程中的各个环节，如改善车间的环境卫生条件，安装空气净化装置，防止空气中悬浮的尘粒与细菌污染。严格执行制剂生产的操作规程，工作人员要穿工作服、工作鞋，戴口罩，必要时戴手套，选用优质材料，采用先进工艺，提高检验技术，确保药液质量。

2. 治疗室管理方面　治疗室应严格划分无菌区，每日湿式打扫、擦拭并空气消毒，定期进行空气培养以监测消毒效果；减少人员流动。有学者认为，在临床科室建立"临床静脉输液配药中心"，安装空气净化室，配备安瓿切割机，这样既可减少空气污染，使药液微粒得到控制，又可防止操作不当造成玻璃屑异物，更有利于配液的正规操作。

3. 选择输液器具和药品包装方面　输液器具材质、质量、结构与输液安全密切相关。国外已有实验报道，采用终端过滤器等滤网可明显减少微粒数量。近来有研究表明，采用精密过滤输液器可有效滤过静脉微粒。

拓展阅读 14-1
中心血管通路技术和
应用新进展

4. 输液操作方面　输液前认真检查液体的质量，注意其透明度、生产日期、有效期，以及溶液瓶有无裂痕，瓶盖有无松动，液体有无混浊及絮状物，瓶签字迹是否清晰等；操作过程严格执行无菌技术操作，遵守操作规程；药液应现用现配，避免污染。

第二节　静 脉 输 血

情境二：
病人主诉头晕，血常规结果示血红蛋白 58 g/L，遵医嘱输血 400 mL。
请思考：
1. 护士在输血前应做哪些准备？
2. 如何调节病人的输血速度？
3. 在输血过程中应注意观察哪些输血不良反应？

静脉输血是将血浆、血小板、白细胞或红细胞等成分血或者全血通过静脉输入人体的一种治疗方法。目前广泛应用于临床，是治疗疾病和抢救生命的重要措施之一。

输血应根据病人的临床需要，及时提供和正确使用。病人输血的安全性既取决于血液制品的安全性，也取决于临床输血过程的安全性。适当和正确的临床输血过程可确保病人的安全，这一过程包含一系列相互关联的步骤，如病人的识别、血液样本的采集和标记、配血程序、血液管理、病人的监测及输血不良事件的管理等。

一、静脉输血的目的与原则

（一）静脉输血的目的

1. 补充血容量　增加有效循环血量，改善心肌功能和全身血液灌注，提升血压，增加心排血量，促进血液循环。用于失血、失液导致的血容量减少或者休克病人。

2. 纠正贫血　增加血红蛋白含量，提高携氧能力。用于严重贫血或伴有慢性消耗性疾病的病人。

3. 改善营养状况　增加蛋白质含量，维持血浆胶体渗透压，减少组织水肿。用于低蛋白血症及大出血、大手术的病人。

4. 改善凝血功能　补充血小板及凝血因子，利于止血。用于凝血功能障碍的病人。

5. 增强机体免疫力　补充抗体、补体等血液成分，提高机体抗感染能力。用于严重感染的病人。

6. 排除有害物质　改善组织和器官的缺氧状况。用于一氧化碳、苯酚等化学物质中毒的病人。

（二）静脉输血的原则

输血前必须做血型鉴定和交叉配血试验。无论是输全血还是输成分血，均应输注同型血。在无同型血且情况紧急时，可考虑将 O 型血输注给病人。在直接交叉配血试验阴性的前提下（间接交叉试验可阳性），AB 型血的病人可接受 O 型血、A 型血或 B 型血，但应注意一次最多输入 400 mL 血量，并且要减慢输血速度。为排除机体因输血产生抗体的情况，再次为病人输血前，还必须重新做交叉配血试验。静脉输血原则如下：

1. 不可替代原则　只有通过输血才能缓解病情和治疗病人疾病时，才考虑输血治疗。
2. 最小剂量原则　临床输血剂量应考虑输注可有效缓解病情的最小剂量。
3. 个体化输注原则　应针对不同病人的具体病情制订最优输血策略。
4. 安全输注原则　输血治疗应以安全为前提，避免对病人造成额外伤害。
5. 合理输注原则　应对病人进行输血前评估，严格掌握输血适应证。
6. 有效输注原则　应对病人输血后的效果进行分析，评价输注的有效性，为后续的治疗方案提供依据。

二、静脉输血的适应证与禁忌证

（一）静脉输血的适应证

1. 各种原因导致的大出血　为静脉输血的主要适应证，特别是手术和严重创伤时。需要注意的是，血或血浆不宜作为扩容剂，当病人发生失血性休克时，应采用晶体溶液结合胶体溶液来扩容的治疗方案。补足血容量后，还需输血来提高血液的携氧能力时，应首选红细胞制品进行输注。

2. 贫血或低蛋白血症　贫血是指成年男性血红蛋白 < 120 g/L，成年女性（非妊娠）血红蛋白 < 110 g/L；低蛋白血症是指血清总蛋白 < 65 g/L 或白蛋白 < 40 g/L。轻中度贫血（血红蛋白 ≥ 60 g/L）的病人可先不考虑输血；对于血红蛋白过低的病人，为提高其手术耐受力，手术前应予以纠正。可选择输注浓缩红细胞、血浆和白蛋白。

3. 严重感染　输注新鲜血可补充抗体和补体，增强抗感染能力，同时通过吞噬、吸附等作用，降低体内毒素的浓度，达到解毒的效果。切忌输注库存血。

4. 凝血功能障碍　输注新鲜血来补充相关血液成分，如血小板、凝血因子等，达到止血的目的。

（二）静脉输血的禁忌证

静脉输血的禁忌证主要包括急性肺水肿、充血性心力衰竭、肺栓塞、恶性高血压、真性红细胞增多症、肾功能极度衰竭及对输血有超敏反应的病人。

三、血液制品的种类

（一）全血

全血（whole blood）指采集后未经任何加工、全部保存备用的血液，分为新鲜血（fresh blood）和库存血（banked blood）两类，两者异同之处详见表 14–2。全血制剂的成分与体内的循环血液成分基本一致，需要注意的是，含保存液的血液（pH 为 7.0～7.25）随着保存时间的延长，血小板和不稳定的凝血因子会逐渐失去生物活性，其中成分也会有所变化，如葡萄糖分解，乳糖增高，pH 逐渐下降；红细胞、白细胞逐渐破坏，使血浆中的钾离子浓度升高，酸性也会增加。因此，当为病人输注大量库存血时，应警惕酸中毒和高血钾的发生。全血能够提高血液携氧能力，增加血容量。适用于大量失血及血液置换的病人。不适用于符合成分输血指征的病人及治疗凝血障碍、单纯性扩充血容量、促进伤口愈合或改善人体状态。

表 14-2　新鲜血与库存血

全血种类	新鲜血	库存血
保存温度及条件	2～6℃	2～6℃
保存时间	酸性枸橼酸盐葡萄糖（ACD）全血：5 天 枸橼酸盐葡萄糖（CPD）全血：10 天	2～3 周
保留成分	基本上保留了血液中原有的所有成分	含有血液的所有成分，但有效成分随保存时间的延长而变化，以白细胞、血小板、凝血酶原等成分破坏较多
适应证	血液病	各种原因引起的大出血

（二）成分血

血液中各种成分比重不同，根据这个特点可将它们加以分离提纯，分别制成高浓度制品，然后根据病人的病情需要输注不同的成分血（blood components）。成分输血是临床上常用的输血类型，可以做到一血多用，制品浓度高，针对性强，不良反应少，疗效更佳。

1. 血浆（plasma）　是全血分离后得到的液体部分，不含血细胞，无凝集原，主要成分为血浆蛋白。因此，输注前无需做血型鉴定和交叉配血试验。保存期长，可补充血容量、蛋白质和凝血因子，更适用于低蛋白血症。血浆制剂常见种类、特点及适应证详见表 14-3。

表 14-3　血浆制剂常见种类

血浆制剂	保存与使用	适应证
新鲜冷冻血浆（fresh frozen plasma）	全血于采集 6～8 h 内离心分离出血浆后，在 -18℃ 环境下保存，有效期 1 年；输注前须在 37℃ 水浴中融化，并于 24 h 内输入，以免纤维蛋白原析出	含有全部的凝血因子，适用于血容量及血浆蛋白较低的病人
冷冻血浆（frozen plasma）	新鲜冷冻血浆保存超过 1 年后继续保存，或新鲜冷冻血浆分离出冷沉淀层，或超过保质期 5 天以内的全血分离出血浆后保存在 -18℃ 环境中，保存期 4 年	含有全部稳定的凝血因子，但缺乏不稳定的凝血因子Ⅷ和Ⅴ，主要用于凝血因子Ⅷ和Ⅴ以外的凝血因子缺乏症受血者的治疗

2. 红细胞（red blood cell）　可增加血红蛋白含量，提高携氧能力，缓解缺氧引起的临床症状。适用于慢性贫血或急性失血的病人，也可用于血液置换，如严重的新生儿溶血、寄生虫感染（疟疾等），或用于心力衰竭病人补充红细胞，减轻心脏负荷。一般以 100 mL 为一个单位，

一个单位红细胞可增加血细胞容积约 4%。红细胞制剂常见种类、特点及适应证详见表 14-4。

表 14-4　红细胞制剂常见种类

红细胞制剂	制作	特点	适应证
浓缩红细胞（concentrated red blood cell）	新鲜血经分离血浆后的剩余部分，仍含少量血浆，可直接输入	最小限度扩充血容量，减轻受血者循环负荷，并减少血液添加剂对病人的影响	存在循环超负荷高危因素的病人，如充血性心力衰竭病人及婴幼儿病人等
洗涤红细胞（washed red blood cell）	红细胞经生理盐水离心洗涤数次后，加入适量生理盐水	去除了全血中 98% 以上的血浆，可降低过敏、非溶血性发热等输血不良反应	对血浆成分过敏的病人，IgA 缺乏的病人，非同型造血干细胞移植的病人，高钾血症及肝肾功能障碍的病人，新生儿输血、宫内输血及换血等
冷冻解冻去甘油红细胞	解冻、洗涤过程去除了绝大多数白细胞及血浆	冷冻红细胞保存期长	稀有血型病人及有特殊情况病人的自体红细胞保存与使用等
悬浮红细胞（red blood cells in additive solution）	去除血浆后的红细胞加入等量的红细胞保养液	血细胞比容适中（0.50~0.65），输注过程较为流畅	慢性贫血或急性失血病人，如战地急救及中小手术的病人

3. 血小板（platelet）　血小板制剂常见种类包括浓缩血小板、混合浓缩血小板及单采血小板。适用于血小板数量减少或功能异常引起的凝血功能障碍。可预防或治疗因血小板数量减少或功能异常而引起的出血或出血倾向。血小板浓缩液需 20~24℃保存，24 h 内有效。

4. 单采粒细胞（pheresis granulocytes）　可提高机体抗感染能力。适用于出现感染、抗生素治疗 48 h 无效且中性粒细胞绝对值小于 0.5×10^9/L 的溶血反应及先天性粒细胞功能障碍溶血反应（如慢性肉芽肿病等）。

5. 冷沉淀（cryoprecipitation）　主要适用于纤维蛋白原缺乏引起的出血，也可用于大量输血、弥散性血管内凝血（DIC）及其他治疗方法无效的尿毒症出血。可补充Ⅷ因子、ⅩⅢ因子、血管性血友病因子、纤维蛋白原和纤维结合蛋白。

6. 去白细胞血液　适用于需多次输血、有非溶血性发热反应史、免疫功能低下易感染巨细胞病毒（CMV）等病原微生物的病人等。可减少非溶血性发热反应、白细胞抗原同种免疫反应及 CMV 和人 T 淋巴细胞病毒（HTLV）- Ⅰ/Ⅱ 感染等。

7. 辐照血液　指经过一定剂量放射线处理后的血制品，可预防免疫功能低下的病人发生输血相关移植物抗宿主病（TA-GVHD）。适用于宫内换血和宫内输血，已知或疑似免疫缺陷的儿科病人，先天性细胞免疫缺陷病和霍奇金病病人，粒细胞输注，亲属间输血，人类白细胞抗原（HLA）配型的血液成分输注，接受移植手术的病人输血，病人正在接受抑制 T 细胞功能的治疗等。

（三）其他血液制品

1. 白蛋白制剂　将血浆提纯得到，能提高机体的血浆蛋白含量、提升胶体渗透压。临床常用的是 5% 白蛋白制剂，用于治疗低蛋白血症。

2. 纤维蛋白原　适用于纤维蛋白缺乏症和 DIC 病人。

3. 抗血友病球蛋白浓缩剂　适用于血友病病人。

四、血型与交叉配血试验

（一）血型与红细胞凝集

血型（blood group）指红细胞膜上特异性抗原的类型。若将血型不相容的血液滴在载玻片上使之混合，血液中的红细胞会凝集成簇，这个现象称为红细胞凝集。凝集的红细胞在补体的作用下，可发生破裂，产生溶血。

红细胞凝集实际上是抗原 – 抗体反应。红细胞膜上的特异蛋白或糖脂（特异性抗原）能促使红细胞凝集，在凝血反应中起到抗原作用，故又称为凝集原，能与之起反应的特异性抗体称为凝集素。凝集素为 γ 球蛋白，存在于血浆中。

根据红细胞所含的凝集原，可将人类血型分为若干种类型。与临床关系最密切的是 ABO 血型系统和 Rh 血型系统。

1. ABO 血型系统　人类红细胞膜上含有 A、B 两种凝集原，根据血液中红细胞膜上 A、B 凝集原的不同，可将血液分为 A、B、AB、O 4 种血型。具体见表 14–5。

表 14–5　ABO 血型系统

血型	红细胞上的凝集原（抗原）	血清中的凝集素（抗体）
A	A	抗 B
B	B	抗 A
AB	AB	无
O	无	抗 A + 抗 B

2. Rh 血型系统

（1）Rh 血型系统的抗原与分型：人类红细胞除含有 A、B 抗原外，还有 C、c、D、d、E、e 等抗原，称为 Rh 抗原（也称为 Rh 因子），其中 D 抗原的抗原性最强，临床意义也最为重要。医学上通常根据红细胞膜上 D 抗原的有无，将血型分为 Rh 阳性和 Rh 阴性。

（2）Rh 血型系统的分布：我国汉族和大部分少数民族的 Rh 阳性血型人群约占 99.6%；在有些民族的人群中，Rh 阴性者较多，如塔塔尔族为 15.8%，苗族为 12.3%，布依族和乌孜别克族为 8.7%。因此，在这些民族居住的地区，应特别重视 Rh 血型问题。

（3）Rh 血型的特点及临床意义：与 ABO 血型系统不同，人的血清中不存在抗 Rh 的天然抗体，只有当 Rh 阴性者输注了 Rh 阳性者的血液后，机体的血清中才会产生抗 Rh 的免疫性抗体，并于输血后 2~4 个月达到高峰。因此，Rh 阴性者在第一次输注 Rh 阳性者的血液后，一般不产生明显的输血反应，但在第二次或者多次输入 Rh 阳性的血液时，使得输入体内的红细胞因发生抗原 – 抗体反应而被破坏，发生溶血。

Rh 血型系统区别于 ABO 血型系统的另一个特点是抗体的特性，Rh 系统的抗体主要是分子较小的 IgG，能够通过胎盘。当 Rh 阴性的孕妇怀有 Rh 阳性的胎儿时，Rh 阳性胎儿体内的少量红细胞或者 D 抗原可以进入母亲体内，使母体产生免疫性抗体，主要是抗 D 抗体。抗 D 抗体可以通过胎盘进入胎儿的血液，使胎儿体内的红细胞发生溶血，造成新生儿溶血性贫血，严重时可导致胎儿死亡。临床上，当 Rh 阴性的女性分娩出 Rh 阳性的婴儿后，为避免 Rh 阴性母体致敏，预防再次妊娠时发生新生儿溶血，必须在 72 h 内注射抗 Rh 的 γ 球蛋白，以中和进入母体内的 D 抗原。

（二）血型鉴定和交叉配血试验

为避免输入不相容的红细胞，献血者与受血者之间必须进行血型鉴定和交叉配血试验。血型鉴定主要是鉴定 ABO 血型和 Rh 因子，交叉配血试验是检验其他次要的抗原与其相应抗体的反应情况。

1. 血型鉴定

（1）ABO 血型鉴定：通常是通过已知的抗 A、抗 B 血清来检测红细胞的抗原来确定血型。若被检血液在抗 A 血清中发生凝集，而在抗 B 血清中不发生凝集，说明被检血液为 A 型；若被检血液在抗 B 血清中发生凝集，而在抗 A 血清中不发生凝集，说明被检血液为 B 型；若被检血液在抗 A 血清和抗 B 血清中均凝集，说明被检血液为 AB 型；若被检血液在抗 A 血清和抗 B 血清中均不凝集，则被检血液为 O 型（表 14-6）。ABO 血型也可以通过采用血型为 A 型和 B 型者的红细胞作为指示红细胞，检查血清中的抗体来确定血型。

表 14-6　ABO 血型鉴定

血型	与抗 A 血清的反应（凝集）	与抗 B 血清的反应（凝集）
A	+	−
B	−	+
AB	+	+
O	−	−

（2）Rh 血型鉴定：Rh 血型主要是用抗 D 血清来鉴定。若受检者的红细胞在抗 D 血清中发生凝集，受检者为 Rh 阳性；若受检者的红细胞在抗 D 血清中不发生凝集，则受检者为 Rh 阴性。

2. 交叉配血试验　为了确保输血安全，输血前除做血型鉴定外，为检查两者之间有无不相容的抗体，还必须做交叉配血试验（ABO 血型系统相同者之间也不例外）。交叉配血试验包括直接交叉配血试验和间接交叉配血试验，详见表 14-7。

（1）直接交叉配血试验：用受血者血清和供血者红细胞进行配合试验，检查受血者血清中有无破坏供血者红细胞的抗体。检验结果要求绝对不可以有凝集或溶血现象。

（2）间接交叉配血试验：用供血者血清和受血者红细胞进行配合试验，检查供血者血清中有无破坏受血者红细胞的抗体。

若直接交叉和间接交叉试验结果都没有凝集反应，交叉配血试验为阴性，为配血相合，方可进行输血。

表 14-7　交叉配血试验

	直接交叉配血试验	间接交叉配血试验
供血者	红细胞	血清
受血者	血清	红细胞

五、静脉输血的方法

（一）输血前准备

1. 解释、告知　向病人做好解释告知，取得病人的理解和同意。

2. 备血　根据医嘱打印临床输血申请单，并抽取病人静脉血标本 2 mL，将血标本和临床输血申请单一起送血库作血型鉴定和交叉配血试验。采血时禁止同时采集两个病人的血标本，以免发生混淆。

3. 取血　根据输血医嘱，护士凭取血单到血库取血，并与血库人员共同认真做好"三查八对"。三查：检查采血日期、血液质量、血袋包装是否完好。八对：核对床号、姓名、病案号、血型、血液种类、输血量、血袋编号、交叉配血试验结果。核对完毕，确认血液没有过期，血袋完整无破漏或裂缝，血液分为明显的两层（上层为浅黄色、半透明的血浆，下层为暗红色的红细胞，两者边界清楚，无红细胞溶解、无凝块），血液无变色、混浊，无血凝块、气泡或其他异常物质。若血容器封口不严、破裂，标签模糊不清或脱落，则不可使用。如有其他疑问，询问血库人员，不可轻易接收。确认无误，护士在输血记录单上签字后方可取血。血液自血库取出后，勿剧烈振荡，以免红细胞破坏而发生溶血。库存血不可加温，以免血浆蛋白凝固变性而引起不良反应，需在室温下放置 15~20 min 后再输入。

4. 核对　输血前，需与另一名护士再次进行核对，确认无误并检查血液无凝块后方可进行静脉输血。

（二）静脉输血法

目前临床上均采用密闭式输血法，主要包括间接静脉输血和直接静脉输血两种方法。

【目的】

补充血容量、纠正贫血、改善营养状况、改善凝血功能、增强机体免疫力、排除有害物质等。

【操作前准备】

1. 评估病人并解释

（1）评估

1）病人的病情、意识状态、自理及合作程度，以及治疗情况。

2）病人的血型、交叉配血试验结果、过敏史、输血史及有无不良反应。

3）病人的心理状态及对输血相关知识的了解程度。

4）病人穿刺部位皮肤、血管状况：根据病情、输血量、年龄等选择静脉，并避开破损、发红、瘢痕、硬结、皮疹等部位的血管。一般采用四肢浅静脉，急症输血时多采用肘部静脉，周围循环衰竭时，可采用颈外静脉或锁骨下静脉。

（2）解释：向病人及家属解释静脉输血的目的、方法、注意事项及配合要点。

2. 病人准备

（1）了解静脉输血的目的、方法、注意事项及配合要点，并知情同意。

（2）排空大小便，协助病人取舒适体位。

3. 护士准备　衣帽整洁，修剪指甲，洗手，佩戴口罩。

4. 环境准备　整洁、安静、舒适、安全。

5. 用物准备

（1）间接静脉输血法：治疗盘、治疗巾、弯盘、皮肤消毒剂、棉签、止血带、垫巾、一次性手套、注射器、输液敷贴、胶带、一次性输血器、生理盐水、血液制品及药物（按医嘱准备）、输液架、医嘱单、输血记录单、快速手消毒液等，如使用留置针穿刺还需准备留置针一套。

（2）直接静脉输血法：治疗盘、治疗巾、弯盘、皮肤消毒剂、棉签、止血带、垫巾、一次性手套、50 mL 注射器及针头数个（根据输血量多少而定）、无菌纱布、注射用小垫枕、3.8% 枸橼酸钠溶液、血压计袖带、医嘱单、输血记录单、快速手消毒液等。

（3）锐器收集盒、生活垃圾桶、医用垃圾桶。

【操作步骤】

操作步骤详见表 14-8。

表 14-8　静脉输血法操作步骤

操作步骤	要点与说明
◆ 间接静脉输血法	• 将备好的血液按静脉输液法输给病人的方法
1. 再次检查核对　携用物至床旁，与另一名护士再次核对和检查	• 严格执行查对制度，避免差错事故的发生 • 按取血时的"三查八对"内容逐项进行核对和检查，确保无误
2. 建立静脉通道　按静脉输液法建立静脉通道，输入少量生理盐水	• 在输入血液前先输入少量生理盐水，冲洗输血器管道
3. 摇匀血液　以手腕旋转动作将血袋内的血液轻轻摇匀	• 避免剧烈震荡，防止红细胞破坏
4. 连接血袋进行输血　戴手套，打开储血袋封口，常规消毒开口处塑料管，将输血器针头从生理盐水瓶上拔下，插入输血器的输血接口，缓慢将储血袋倒挂于输液挂钩上	• 戴手套是为了医务人员自身的职业防护 • 输血袋若为双插头，则用锁扣锁住生理盐水通路（或用止血钳夹住生理盐水通路），打开另一输血通路开始输血
5. 操作后核对　核对病人的床号、姓名、住院号、血袋编号、血型、交叉配血试验结果、血液种类、输血量	
6. 控制和调节滴速　开始输入时速度宜慢，观察 15 min 左右，如无不良反应后再根据病情及年龄调节滴速	• 开始滴速 ≤20 滴/min • 成年人一般 40~60 滴/min，儿童酌情减速，急性失血性休克病人速度宜快，老年人和儿童、心肺功能较差者速度宜慢 • 告知病人及家属勿随意调节滴速
7. 操作后处理	
（1）安置卧位：撤去垫巾、止血带，整理床单位，协助病人取舒适卧位	
（2）将呼叫器放于病人易取处	• 如有不适及时使用呼叫器通知护士
（3）整理用物，洗手	
（4）记录	• 在输血记录单上记录输血的时间、滴速，病人的全身及局部情况，并签名

操作步骤	要点与说明
8. 续血时的处理　如果需要输入两袋以上的血液时，应在上一袋血液即将滴尽时，常规消毒生理盐水接口，然后将针头从储血袋中拔出，插入生理盐水袋中，输入少量生理盐水，然后再按与第一袋血相同的方法连接血袋继续输血	• 两袋血之间用生理盐水冲洗是为了避免两袋血之间发生反应 • 如为双插头血袋，则用锁扣锁住输血通路（或用止血钳夹住输血通路），打开生理盐水通路开始滴入生理盐水 • 输完血的血袋要保留，以备出现输血反应时查找原因
9. 输血完毕后的处理	
（1）用上述方法继续滴入生理盐水，直到将输血器内的血液全部输入体内再拔针	• 最后输入生理盐水是使输血器内的血液全部输入体内，保证输血量准确
（2）确认全部血液输入完毕后，关闭输血器，轻揭输液敷贴（或胶带），用无菌干棉签轻压穿刺点上方，快速拔针，局部按压 1~2 min（至无出血为止）	• 完毕后及时拔针，以防空气进入导致空气栓塞 • 拔针时勿用力按压局部，以免引起疼痛；按压部位应稍靠皮肤穿刺点以压迫静脉进针点，防止皮下出血 • 输血穿刺针头较粗，拔针后按压时间应稍长
（3）协助病人适当活动穿刺肢体，并协助取舒适卧位	
（4）整理床单位，清理用物	
（5）输血袋及输血器的处理：输血完毕后，用剪刀将输血器针头剪下放入锐器收集盒中；将输血管道放入医用垃圾桶中；将输血袋送至输血科保留 24 h	• 避免针刺伤的发生 • 以备病人发生输血反应时检查、分析原因
（6）洗手，记录	• 记录的内容包括：输血时间、种类、血型、血量、血袋编号及有无输血反应等
◆　直接静脉输血法	• 将供血者的血液抽出后立即输给病人的方法。适用于无库存血而病人又急需输血及婴幼儿的少量输血时
1. 准备卧位　请供血者和受血者分别卧于相邻的两张床上，露出各自供血或受血的一侧肢体	• 方便操作
2. 查对　与另一名护士一起认真核对供血者和受血者的姓名、血型及交叉配血试验结果	• 严格执行查对制度，避免差错事故发生
3. 抽取抗凝剂　用备好的注射器抽取一定量的抗凝剂	• 避免抽出的血液凝固 • 一般 50 mL 血中需加入 3.8% 枸橼酸钠溶液 5 mL
4. 抽、输血液	
（1）将血压计袖带缠于供血者上臂并充气	• 使静脉充盈，易于操作 • 压力维持在 13.3 kPa（100 mmHg）左右，使动脉血能通过，但阻断静脉血
（2）选择穿刺静脉，常规消毒皮肤	• 一般选择粗大静脉，常用肘正中静脉

续表

操作步骤	要点与说明
（3）用加入抗凝剂的注射器抽取供血者的血液，然后立即行静脉注射，将抽出的血液输给受血者	• 抽、输血液时需三人配合：一人抽血，一人传递，另一人输注，如此连续进行 • 从供血者血管内抽血时不可过急过快，并注意观察其面色、血压等变化，询问有无不适 • 推注速度不可过快，随时观察受血者的反应 • 连续抽血时，不必拔出针头，只需更换注射器，在抽血间期放松袖带，并用手指压迫穿刺部位前端静脉，以减少出血
5. 输血完毕后的处理	
（1）输血完毕，拔出针头，用无菌纱布块按压穿刺点至无出血	• 拔针时勿用力按压局部，以免引起疼痛；按压部位应稍靠皮肤穿刺点以压迫静脉进针点，防止皮下出血 • 避免针刺伤的发生
（2）协助受血者适当活动穿刺肢体，并协助取舒适卧位	
（3）整理床单位，清理用物	
（4）洗手，记录	• 记录的内容包括：输血时间、血型、血量及有无输血反应等

【注意事项】

1. 静脉输血是一项操作方法精细、步骤复杂、无菌技术要求极其严格的护理技术，护士应以高度的责任心认真对待。在输血过程中，要严格执行无菌操作及查对制度，包括根据输血申请单正确采集标本；取血时与血库人员认真核对；在输血前一定要由两名护士根据需查对的项目再次进行查对，检查血袋有无破损渗漏、血液颜色是否正常等，避免差错事故的发生。

2. 输血前后及两袋血之间需要滴注少量生理盐水，以防发生不良反应。

3. 血制品不得加热，不得自行储存，禁止随意加入其他药品，如钙剂、酸性及碱性药品、高渗或低渗液体，以防血液凝集或溶解。

4. 输血过程中，一定要加强巡视，观察有无输血反应的征象，并询问病人有无不适反应。一旦出现输血反应，应立刻停止输血，并进行相应的处理。

5. 严格掌握输血速度，输注开始的前 15 min 速度宜慢，对年老体弱、严重贫血、心力衰竭病人更应谨慎，滴速宜慢。

6. 输完的血袋送回输血科保留 24 h，以备病人在输血后发生输血反应时检查分析原因。

【健康教育】

1. 向病人及家属解释静脉输血的目的、方法和意义，以及输血速度调节的依据，告知病人勿擅自调节滴数。

2. 向病人介绍常见输血反应的症状和防治方法，并告知病人，一旦出现不适症状，应及时告知医护人员。

3. 向病人介绍血型鉴定、交叉配血试验的有关知识及意义。

4. 向病人介绍静脉输血的适应证和禁忌证。

5. 对病人及家属存在的其他问题进行相应的健康指导。

六、常见输血反应及护理

输血反应是指与输血具有时序相关性的不良反应，也称为输血并发症。输血是具有一定危险性的治疗措施，受病人个体差异、血液成分的复杂性及某些未知因素的影响。输血时可能会出现不良反应，严重者可以危及病人的生命。因此，为了保证病人的安全，在输血过程中，护士必须严密观察病人，及时发现输血反应的征象，并积极采取有效的措施处理各种输血反应。常见的输血反应如下。

（一）发热反应

在输血反应中最为常见。

1. 原因

（1）与致热原有关：血液、保养液、储血袋或输血器等被致热原污染。

（2）输血过程中未严格遵循无菌操作原则，造成污染。

（3）血液储存过程中白细胞释放的可溶性细胞因子等所致。

（4）多次输血后，受血者血液中产生抗白细胞和血小板的抗体，当再次输血时，受血者体内产生的抗体与供血者血液中的白细胞和血小板发生免疫反应，引起发热。

2. 临床表现　在输血中或输血结束后 4 h 内，病人一般先表现为发冷、寒战，继之出现高热，体温可上升至 38~41℃，部分病人可伴有皮肤潮红、头痛、恶心、呕吐、全身僵硬、肌肉酸痛等全身症状，严重者出现呼吸困难、血压下降，甚至昏迷。发热持续的时间不等，轻者持续 1~2 h 即可慢慢缓解，缓解后体温逐渐降至正常。

3. 预防　严格管理血液制品和输血用具，去除致热原；输血过程中严格执行无菌操作，防止污染。

4. 护理　反应轻者可减慢输血速度或暂停输血，症状多可自行缓解；反应重者须立即停止输血，并及时通知医生，密切观察生命体征，给予对症处理（发冷者注意保暖，高热者给予物理降温等）；必要时遵医嘱给予解热镇痛药和抗过敏药；保留余血与输血器、储血袋等一并送检，查明发热原因。

（二）过敏反应

1. 原因

（1）病人为过敏体质，输入血液中的某些成分易引起过敏反应。

（2）输入的血液中含有致敏物质，如供血者在采血前服用过可致敏的药物或进食了可致敏的食物。

（3）多次输血的病人，体内可产生过敏性抗体，当再次输血时，相应抗原、抗体相互作用发生免疫反应，进而引发过敏反应。

（4）供血者血液中的超敏反应性抗体随血液传给受血者，一旦与相应的抗原接触，即可发生过敏反应。

2. 临床表现　根据临床表现可分为局部性与全身性过敏反应，大多发生在输血后期或即将结束输血时。反应程度轻重不一，通常与症状出现的早晚有关。症状出现越早，反应越严重；

反之则越轻。

（1）轻度反应：输血后出现皮肤瘙痒，局部或全身出现荨麻疹。

（2）中度反应：出现血管神经性水肿（皮下或黏膜下组织的局部水肿），多见于颜面部，表现为眼睑、口唇高度水肿，可能伴有刺痛，常在数小时后消退。

（3）重度反应：因喉头水肿、支气管痉挛而表现为呼吸困难，听诊两肺可闻及哮鸣音，甚至发生过敏性休克。

3. 预防　正确管理血液和血制品；加强对供血者的选择，选用无过敏史的供血者；加强对供血者的管理与教育，告知供血者在采血前的 4 h 内不宜食用高蛋白质和高脂肪的食物或者致敏药物，宜清淡饮食或饮糖水，以免血中含有过敏物质；对有过敏史的病人，可在输血前 30 min 根据医嘱给予抗过敏药物。

4. 护理　根据过敏反应的程度给予对症处理。轻度过敏反应，减慢输血速度，遵医嘱给予抗过敏药物，如苯海拉明、异丙嗪或地塞米松，用药后症状可缓解。中、重度过敏反应，应立即停止输血，通知医生，根据医嘱皮下注射 0.1% 盐酸肾上腺素 0.5 ~ 1 mL 或静脉滴注抗过敏药物，如氢化可的松或地塞米松等。密切观察病情变化，呼吸困难者给予氧气吸入，严重喉头水肿者协助医生行气管插管或气管切开术，过敏性休克者应给予抗休克治疗。保留余血与输血器、储血袋等一并送检，查明致敏原因。

（三）溶血反应

溶血反应是指受血者或输入血中的红细胞发生异常破坏或溶解引起的一系列临床症状。溶血反应是最严重的输血反应，分为血管内溶血和血管外溶血。也可根据其发生时间和速度的不同分为急性（速发型）溶血反应和慢性（迟发型）溶血反应。

1. 急性（速发型）溶血反应　一般为血管内溶血。

（1）原因：①输入异型血液：供血者和受血者 ABO 血型不合而造成血管内溶血，反应发生迅速，一般输入 10 ~ 15 mL 血液即可出现症状，后果较严重。②输入变质血液：供血者血液内的红细胞在输血前已被破坏溶解，如血液储存时间过久、保存温度不符合要求、血液受到细菌等污染或遭受剧烈震荡、血液内加入了高渗或低渗溶液或影响 pH 的药物等，均可导致红细胞破坏溶解。

（2）临床表现：轻重不一，轻者与发热反应相似，重者在输入 10 ~ 15 mL 血液时即可出现症状，病死率高。通常可将血管内溶血反应的临床表现分为以下三个阶段：

第一阶段：受血者血清中的凝集素与输入血中红细胞表面的凝集原发生凝集反应，使红细胞凝集成团，阻塞部分小血管，造成组织缺氧。病人出现恶心、呕吐，头部胀痛，面部潮红，心前区压迫感，四肢麻木，腰背部剧烈疼痛等症状。

第二阶段：凝集的红细胞发生溶解，大量血红蛋白释放到血浆中，出现黄疸和血红蛋白尿（尿呈酱油色）。第一阶段的症状加重，同时伴有寒战、高热、呼吸困难、发绀和血压下降等症状。

第三阶段：大量血红蛋白从血浆中进入肾小管，遇酸性物质后形成结晶，阻塞肾小管。另外，由于抗原、抗体的相互作用，又可引起肾小管内皮细胞缺血、缺氧而坏死脱落，进一步加重肾小管阻塞，导致急性肾衰竭。病人表现为少尿或无尿，管型尿和蛋白尿，高钾血症、酸中毒，严重者可迅速死亡。

（3）预防：①认真做好血型鉴定与交叉配血试验。②配血标本采集、取血及输血前认真查对，杜绝差错事故的发生。③严格遵守血液保存制度，不可输注变质血液。

（4）护理：一旦出现溶血反应，应进行以下处理：①立即停止输血，并通知医生紧急处理。②给予氧气吸入，建立静脉通道，遵医嘱给予药物治疗，如升压药等。③遵医嘱采集病人血标本、留取尿标本，连同剩余血送化验室进行检验。④双侧腰部封闭，并用热水袋热敷双侧肾区，解除肾小管痉挛，保护肾。⑤碱化尿液：静脉注射碳酸氢钠溶液，增加血红蛋白在尿液中的溶解度，减少沉淀，避免阻塞肾小管。⑥密切观察病人生命体征和尿量的变化，保留导尿，监测并记录病人每小时的尿量。对于出现少尿、无尿等肾衰竭症状的病人，及时行腹膜透析或血液透析治疗。⑦若出现休克症状，应配合医生进行抗休克治疗。⑧心理护理，安慰病人，消除其紧张、恐惧心理。

2. 慢性（迟发型）溶血反应　一般为血管外溶血。

（1）原因：大多数由 Rh 血型系统内的抗体（抗 D、抗 C 和抗 E）引起。临床常见的 Rh 系统血型反应中，绝大多数是由 D 抗原与其相应的抗体相互作用产生抗原 – 抗体免疫反应所致。

（2）临床表现：Rh 阴性病人首次输入 Rh 阳性血液时不发生溶血反应，但输血后 2~3 周体内即产生抗 Rh 因子的抗体。如再次接受 Rh 阳性的血液，即可发生溶血反应。反应的结果导致红细胞遭到破坏溶解，释放出的游离血红蛋白转化为胆红素，经血液循环送至肝后迅速分解，然后通过消化道排出体外。Rh 因子不合所引起的溶血反应较少见，且发生比较缓慢，症状较轻，有轻度的发热伴乏力、血胆红素升高等，一般在输血后几小时至几天后发生。

（3）预防：当 Rh 阴性者接受 Rh 阳性血液后，必须在 72 h 内注射抗 Rh 的 γ 球蛋白，中和进入 Rh 阴性者体内的 D 抗原，避免 Rh 阴性者致敏，从而预防再次接受 Rh 阳性的血液时发生的溶血反应。对 Rh 因子不合所引起的溶血反应的病人，应查明原因，确诊后，尽量避免再次输血。

（四）大量输血相关反应

大量输血是指在 24 h 内紧急输血量相当于或大于病人总血容量。

1. 循环负荷过重反应　也称为急性肺水肿。

（1）原因：①输血速度过快，可使人体内短时间输入过多液体，进而循环血容量急剧增加，导致心脏负荷过重。②病人伴有心肺功能不全，以急性左心功能不全者多见。

（2）临床表现：输血过程中病人突然出现呼吸困难、胸闷、气促、咳嗽、咯粉红色泡沫样痰，严重时痰液可从口、鼻腔涌出。听诊双肺部布满湿啰音，心率加快且节律不齐。

（3）预防：输血过程中，应严密观察病人病情及生命体征的变化，注意控制输血的速度和量，对于年老、体弱、婴幼儿及心肺功能不全的病人应给予更多关注。

（4）护理：①病人出现上述体征，应立即停止输血并迅速通知医生，采取紧急措施。病情允许时，可协助病人取端坐卧位，双下肢下垂，以减少下肢静脉回流，减轻心脏负担。②给予高流量氧气吸入，氧流量一般为 6~8 L/min，以提高肺泡内氧分压，减少肺泡内毛细血管渗出液的产生。同时，湿化瓶内加入 20%~30% 的乙醇溶液，以减低肺泡内泡沫表面的张力，使泡沫破裂消散，改善气体交换、减轻缺氧症状。③遵医嘱给予镇静、平喘、强心、利尿和扩血管药物，扩张周围血管，加速液体排出，减少回心血量，减轻心脏负荷。④必要时进行四肢轮扎。用橡胶止血带或血压计袖带适当加压四肢以阻断静脉血流，但动脉血仍可通过。每 5~10 min 轮流放松一个肢体上的止血带，可有效地减少回心血量。待症状缓解后，逐渐解除止血带。⑤静脉放血 200~300 mL 也是一种有效减少回心血量的最直接的方法，但应慎用，如贫血者应禁忌采用。⑥给予心理护理，安慰病人，缓解其紧张、焦虑情绪。

2. 出血倾向

（1）原因：输血后出现出血倾向的原因较为复杂。一方面，由于库存血中的血小板破坏较多，凝血因子Ⅴ、Ⅶ的存活率低，进而导致血小板和凝血因子减少、血钙降低，同时纤溶酶容易被激活，如长期反复输入库存血或者短时间内输血量超过病人原有的血液量，即可引起出血。另一方面，过多的枸橼酸钠溶液会随着大量血液进入体内，引起凝血功能障碍。

（2）临床表现：皮肤和黏膜出现瘀点、瘀斑，穿刺部位淤血，手术切口、伤口处有渗血，牙龈出血等，严重者出现血尿。

（3）预防：①短时间输入大量库存血时，应密切观察病人的意识、血压、脉搏等生命体征的变化，注意皮肤、黏膜及手术伤口、切口有无出血征象。②严格掌握输血量，每输入 3 ~ 5 个单位库存血，应补充 1 个单位新鲜血。③根据凝血因子缺乏的情况进行相应的补充。④大量输血的同时，注意钙的补充。

3. 枸橼酸钠中毒反应

（1）原因：正常情况下，缓慢输血时，枸橼酸钠会在肝内很快代谢为碳酸氢钠，因此不会引起枸橼酸钠中毒。但在肝肾功能受损时，枸橼酸钠不能完全氧化和排出；机体代谢障碍、体温过低、休克或大量输血的情况下，可使枸橼酸钠在体内蓄积，并与血中的游离钙结合，进而使血钙浓度下降。

（2）临床表现：病人出现手足抽搐，血压下降，脉压减小，心率减慢。心电图显示 Q-T 间期延长，严重时出现心搏骤停。

（3）预防：遵医嘱常规每输 1 000 mL 的库存血，静脉注射 10% 葡萄糖酸钙 10 mL，预防低钙血症的发生。

4. 酸碱失衡

（1）原因：需大量输血者，一般是因为休克伴代谢性酸中毒。而随着库存血保存时间的延长，血液中成分变化越大，pH 降低、酸性增加。因此，该类病人输入大量的保存时间长的库存血后，酸中毒会进一步加重。

（2）预防：每输入 500 mL 库存血，应从另一条静脉通路输入 5% 的碳酸氢钠注射液30 ~ 70 mL，或者按照血液酸碱度补充碱剂。

5. 体温过低

（1）原因：由于快速大量输注温度低于病人体温的全血和血液成分，机体体温≤36℃，使病人血红蛋白与氧的亲和力增加，从而影响氧在器官与组织中释放，最终导致器官与组织的缺氧状况。

（2）临床表现：库存血温度较低可导致心室颤动、心排血量减少，甚至引起心搏骤停；库存冷血还可使血管收缩、组织灌注量降低；温度过低又能干扰枸橼酸及乳酸等的代谢，引起凝血功能障碍、渗血增加。

（3）预防：尽量避免大量输入库存冷血，必要时可提前将冷血放在室温下自然升温后再输入。

6. 其他与大量输血有关的反应　凝血功能障碍、高钾血症、低钙血症、高氨血症等。

拓展阅读 14-2
输血相关急性肺损伤
发病机制及防治措施
研究进展
课程思政案例 14-1
白求恩大夫与流动血库

（五）其他反应

其他反应包括输血后紫癜、输血相关呼吸困难、输血相关性低血压、肺血管微栓塞、空气栓塞及输血传播性感染（如病毒性肝炎、获得性免疫缺陷综合征、细菌及其他病原体感染）等。为了预防输血反应，严格筛选供血者，加强血液采集、储存及输血等各个环节的管理至关重要。

（王艳茹　刘　燕）

数字课程学习

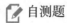 教学 PPT　　　自测题

第十五章

标本采集

【学习目标】

知识:

1. 掌握标本采集的基本原则。

2. 掌握血液标本、尿液标本、粪便标本、痰液标本及咽拭子标本采集的注意事项。

3. 掌握留取 12 h 或 24 h 尿标本常用防腐剂的种类、作用与用法。

4. 熟悉血液标本、尿液标本、粪便标本、痰液标本及咽拭子标本采集的目的和意义。

5. 了解不同类型的血标本采集的目的、采血量、方法及标本容器选择的不同点。

技能:

能熟练进行各种标本的采集,方法正确、操作规范。

素质:

1. 留取标本时善于沟通、动作轻柔、注意隐私保护,体现人文关怀意识。

2. 留取标本时具备高度责任感、同情心和慎独精神。

> **情境导入**
>
> 　　李某，男，78 岁，有慢性阻塞性肺疾病（简称慢阻肺）病史 20 余年，因受凉后感冒致慢阻肺急性加重。神志清楚，呼吸稍促，听诊双肺底可闻及散在湿啰音，胸部 CT 示双肺炎症、肺气肿、多发肺大疱……

　　现代检验医学越来越重视检验分析前质量控制，临床医师在循证检验医学指导下根据病人病情需要，正确选择检验项目以保证临床医学质量。临床检验项目标本包括病人的血液、体液、分泌物、排泄物和组织细胞等，一般是由护士采集，为确保检验标本的质量和检验结果的准确，护士应正确、熟练地进行标本采集、保管和运送，使得检验结果能真正成为指导临床治疗、护理的重要依据。

第一节　概　述

> **情境一：**
>
> 　　病人夜间因咳、痰、喘、呼吸困难明显急诊入院，否认有疫情、疫区等接触史，暂时收住隔离缓冲病房……
>
> **请思考：**
>
> 1. 病人入院后需完善哪些临床检验？
> 2. 标本采集时需要注意哪些问题？

　　标本采集（specimens collection）是指根据临床检验项目采集病人的血液（如动脉血、静脉血、毛细血管血）、体液（如心包积液、胸腔积液、腹水）、呕吐物、排泄物（如粪、尿）、分泌物（如痰、鼻咽部分泌物）等标本，通过一定的实验室检查技术和方法进行检验，作为疾病的诊断、治疗、预防和病人健康状况评估、药物监测等的重要依据。高质量的检验标本是获得准确而可靠检验结果的首要环节，检验结果的正确与否直接关系到对病人疾病的诊断、治疗和抢救等，因此，护士应掌握正确的标本采集方法。

一、标本采集的意义

　　标本检验是临床基本诊断方法之一。标本检验的结果在一定程度上反映机体正常的生理现象与异常的病理改变，对明确疾病诊断、观察病情、制订防治措施和判断疾病预后等起着非常重要的作用。标本采集的意义包括：①协助明确疾病诊断。②预测病程进展。③制订诊疗措施。④观察病情变化。同时，检验标本合格与否直接影响检验结果，合格的检验标本有赖于临床护理人员的正确采集，因此，临床需加强护理人员检验标本采集的相关知识培训，以提高检验标本的合格率，更好地服务于临床。

二、标本采集的原则

为了保证检验标本的质量，在采集各种检验标本时，均应遵循以下基本原则。

（一）遵照医嘱

采集各种标本均应严格按照医嘱执行。医生填写的检验申请单，字迹必须清晰，目的应明确，申请人签全名。护士应认真查对，如对检验申请单有疑问，应及时核实，无误后方可执行。

（二）充分准备

1. 护士准备　采集标本前护士应明确标本采集的相关事宜，如检验项目、检验目的、标本容器、采集标本量、采集时间、采集方法及注意事项等。同时，护士操作前应修剪指甲，洗手，戴口罩、帽子和手套，必要时穿隔离衣。

2. 病人准备　采集标本前，向病人或家属耐心解释留取标本的目的、方法、意义、注意事项及配合要点，取得病人的信任与合作。同时要求病人在采集标本前做好必要的准备，如保持情绪稳定，采取合适的卧位便于护士操作，根据标本需要空腹或进食等。

3. 物品准备　根据采集标本的种类及容量准备好合适的采集容器，并在选择的标本容器外贴上标签（注明科室、床号、住院号、姓名、检验目的、标本类型、标本采集时间）或条形码（电脑医嘱则自动生成电子条形码）。

4. 环境准备　安静整洁，温湿度适宜，光线充足，必要时屏风遮挡，保护病人隐私。

（三）严格查对

查对是保证标本采集无误的重要环节之一。采集前应认真查对医嘱，核对检验申请单、标签或条形码、标本采集容器，病人的床号、姓名、住院号及腕带等，确认无误后方可进行。

（四）正确采集

采集标本既要确保及时，亦要保证采集量的准确。因此，标本采集所需的容器、抗凝剂／防腐剂及标本采集的量、时间等应符合检验标本分析前质量控制要求。为确保送检标本质量，须严格掌握正确采集标本的方法。首先，选择最佳采集时间，晨起空腹是检验标本检出阳性率最高、最具代表性的时间，如粪便、尿、血液标本应于晨起空腹时采集，细菌培养标本应在抗生素使用前采集。其次，要采集具有代表性的标本，如粪便标本采集时应尽量取含有黏液、脓、血液等异常的部分。若需病人自己留取标本（如痰标本、24 h 尿标本、粪便标本等），要详细告知病人标本留取的方法、时间和注意事项，以确保采得符合要求的高质量标本。

（五）及时送检

检验标本的保存与运送是确保检验质量的重要环节之一，因此，标本采集后应及时注明标本采集的时间并及时送检，以免影响检验结果。一般除门诊病人某些自行采集的标本允许其自行送检外，其他的均由医护人员或经训练的护工送检。同时要确保标本送检过程中的安全，不得过度震荡，防止标本被污染、丢失及其唯一性标志的混淆或丢失，以及标本容器破损等。

第二节 各种标本的采集

> **情境二：**
> 　　入院后病人主诉胸闷、气喘、呼吸困难，护士查视时发现病人颜面部及四肢末梢发绀明显，双下肢重度水肿，医嘱予急诊动脉血气分析、电解质、血常规、咽拭子及大小便常规检查，痰液革兰染色找细菌、真菌……
>
> **请思考：**
> 1. 病人采血部位如何选择？
> 2. 动脉血气采血前需注意什么？
> 3. 如何采集咽拭子标本？
> 4. 如何指导病人留取大小便及痰标本？

　　不同标本的采集与处理要求根据临床需要决定，为确保临床采集标本检验信息的可靠性和有效性，护理人员在采集标本时应严格遵守检验标本质量管理体系，严格遵守医嘱，并充分准备、科学查对、正确运用采集方法以保证标本的质量。

一、血液标本的采集

　　血液（blood）由血浆和血细胞两部分组成，通过循环系统与机体各组织器官发生联系，在机体新陈代谢、内外环境平衡和功能调节等方面起着非常重要的作用。血液系统的变化会引起组织器官的调节改变，反之，组织器官的改变亦会直接或间接导致血液或其成分的变化。因此，血液检查是最常用的临床检验项目之一，它可反映机体各种正常功能和异常变化，为疾病的治疗和病情进展的判断提供参考依据。

（一）毛细血管采血法

　　毛细血管采血法是指采集外周血或末梢血（peripheral blood）标本的方法，其采集部位 WHO 推荐为中指或环指尖内侧。因手指采血操作方便，又可获较多血量，一般从手指取血，成年人以左手环指为宜，婴幼儿则可从拇指或足跟部处采血，特殊情况应根据病人具体病情而定，如严重烧伤病人可选择在皮肤完整处采血。由于外周血或末梢血血液循环较差，易受到温度、运动、外力挤压等物理因素的影响而发生变化，可能导致检查结果不够准确。因此，采血前 24 h 病人不宜剧烈运动，采血当天避免情绪激动，采血前至少静息 5 min，且采血部位必须无炎症、水肿、发绀或其他循环不良现象。

（二）静脉血标本采集法

　　静脉血标本采集（intravenous blood sampling）法是自静脉抽取血标本的方法。常用的静脉包括：①四肢浅静脉：首选手臂肘前区静脉，优先顺序依次为正中静脉、头静脉及贵要静脉；下肢常用大隐静脉、小隐静脉及足背静脉。②颈外静脉：常用于婴幼儿的静脉采血。③股静脉：

位于股三角区，在股神经和股动脉的内侧。

目前最佳的静脉采血方法是真空采血法，其基本原理是将有双向针头的采血针一端刺入静脉，见到回血后将另一端插入真空试管内，血液在试管内负压作用下自动流入试管里。根据检验需要选择相应的采血试管，标准的真空采血试管（常用彩色真空采血管，表15-1）通常采用国际通用的标签颜色和头盖来区分试管内添加剂的种类。真空采血装置具有安全性高、操作方便、可一针采集多管血样、采血量准确、血清分离效果好等优势，临床上正逐步取代一次性注射器采集法。

表 15-1　常用彩色真空采血管的使用

标志	标本类型	添加剂	适用范围	要求
红头管	血清	无	免疫学及各种生化检测，如血清免疫、肝肾功能等	采血后无须摇动
紫头管	全血	二乙胺四乙酸盐（EDTA）	血常规、糖化血红蛋白等检测	采血后需立即上下颠倒5~8次以充分混匀
黑头管	全血	3.2%枸橼酸钠	红细胞沉降率检测	抗凝剂与血液量比为1:4，采血后需立即上下颠倒5~8次以充分混匀
蓝头管	全血	3.2%枸橼酸钠	止凝血试验及各种凝血因子检测等	采血后需立即上下颠倒5~8次以充分混匀
黄头管	血清	分离胶/促凝剂	各种生化和血清学急诊检测	抗凝剂与血液量比为1:9，采血后需立即上下颠倒5~8次以充分混匀
绿头管	血浆	肝素锂/肝素钠	部分生化及某些特定的检验项目，如血氨、血流变等流式T细胞因子检测	采血后需立即上下颠倒5~8次以充分混匀
灰头管	血浆	草酸盐-氟化钠	糖耐量实验检测	采血后需立即上下颠倒5~8次以充分混匀
细菌培养瓶	需氧/厌氧		血液、体液需氧/厌氧细菌检测	采血后需摇匀，避免注入空气（厌氧瓶），采血量5~10 mL

【目的】

1. 全血标本　指抗凝血标本，主要适用于临床如血细胞分类、计数、形态学等血液学的检查。

2. 血浆标本　血浆是指抗凝血经离心后所得的上清液，因血浆里含有凝血因子 I，血浆标本一般用于血栓、止凝血、内分泌激素的检测等。

3. 血清标本　血清是指不加抗凝剂的血经离心后所得的上清液，因血清里不含凝血因子 I，血清标本多用于临床化学和免疫学的检测，如测定肝肾功能、电解质、血清酶、血清脂类等。

4. 血培养标本　多适合于培养检测血液中的病原菌。

【操作前准备】

1. 评估病人并解释

（1）评估

1）病人的病情、治疗情况、意识状态、肢体活动能力。

2）对血液标本采集的认知程度、合作程度、心理状态。

3）有无生理因素影响，如吸烟、饮食、运动、妊娠、体位、饮酒、饮茶或咖啡等。

4）需做的检查项目、采血量及是否需要特殊准备。

5）静脉充盈度及管壁弹性，穿刺部位的皮肤状况，如有无冻疮、炎症、水肿、结节、瘢痕和破损等。

（2）解释：向病人及家属解释静脉血标本采集的目的、方法、临床意义、注意事项及配合要点。

2. 病人准备

（1）病人了解静脉血标本采集的目的、方法、临床意义、注意事项及配合要点。

（2）取舒适卧位，暴露穿刺部位。

3. 护士准备　衣帽整洁，修剪指甲，洗手，戴口罩。

4. 环境准备　安静整洁，温湿度适宜，光线充足，必要时屏风遮挡，保护病人隐私。

5. 用物准备

（1）治疗车上层：注射盘内放一次性密闭式双向采血针及真空采血管，如为非真空采血则准备一次性注射器（规格视采血量而定）及标本容器（试管、密封瓶），采血垫巾、小垫枕、消毒棉签、消毒液、胶布、止血带、弯盘、检验申请单、标签或条形码、快速手消毒剂。按需要准备酒精灯、火柴。

（2）治疗车下层：生活垃圾桶、医用垃圾桶、锐器收集盒。

【操作步骤】

操作步骤见表 15-2。

表 15-2　静脉血标本采集操作步骤

操作步骤	要点与说明
1. 贴标签或条形码　双人核对医嘱、标签（或条形码）、检验申请单，核对无误后将标签（或条形码）贴于标本容器（或真空采血管）外壁上	• 防止发生差错
2. 核对、解释　携用物至病人床旁，对照检验申请单核对病人的床号、姓名、腕带及住院号；查对检验申请单、标本容器（或真空采血管）、标签（或条形码）是否一致。向病人及家属解释静脉血标本采集的目的与配合方法	• 操作前查对，确保信息准确
3. 选择静脉　选择合适的静脉，暴露穿刺部位，将采血垫巾铺于小垫枕上，置于穿刺部位下，协助病人取舒适体位	• 嘱病人握拳，使静脉充盈
4. 扎止血带　在穿刺部位上方 7.5～10 cm 处系紧止血带	
5. 消毒皮肤　以穿刺点为中心，自内向外以圆形方式进行消毒，消毒范围直径不少于 5 cm，消毒 2 次	
6. 第二次核对	• 操作中查对
7. 采血	
◆ 真空采血器采血	
（1）穿刺：取下真空采血针护针帽，手持采血针，按静脉注射法行静脉穿刺	

续表

操作步骤	要点与说明
（2）采血：见回血，胶布固定针柄，将采血针另一端刺入真空管，采血至需要量	• 如为多管采血，可再接入所需的真空管
（3）拔针、按压：采血毕，松开止血带，嘱病人松拳，立即拔出针头，按压穿刺点1~2 min	• 当采集至最后一管血液时，即可松开止血带 • 采血完毕，先拔真空管，后拔去针头，再按压止血
◆ 注射器采血	
（1）穿刺、抽血：持一次性注射器或头皮针，按静脉注射法行静脉穿刺，见回血后抽取所需血量	• 穿刺时一旦局部出现血肿，立即拔出针头，局部按压，重新选择静脉穿刺
（2）拔针、按压：采血毕，松开止血带，嘱病人松拳，立即拔出针头，按压穿刺点1~2 min	• 防止皮下出血或淤血 • 凝血功能障碍病人拔针后按压时间延长至10 min
（3）将血液注入标本容器	• 多管采血，血液注入顺序为：血培养瓶—抗凝管—干燥试管
1）血培养标本	• 应在应用抗生素前采集血标本，如已使用应在检验申请单上注明 • 一般血培养取血5 mL，亚急性细菌性心内膜炎病人应采血10~15 mL，以提高培养阳性率
① 打开瓶盖，常规消毒培养瓶橡皮塞3次，每次至少停留2 min，以使消毒剂完全干燥	
② 采至所需血液量后，取下针头，更换20G新针头，并将血液注入血培养瓶	• 如有多种血培养瓶，先注入厌氧瓶，然后再注入需氧瓶中
2）全血标本：取下针头，将血液沿试管壁缓慢注入含有抗凝剂的试管中，轻摇试管，使血液与抗凝剂充分混匀	• 勿将泡沫注入 • 防止血液凝固
3）血清标本：取下针头，将血液沿试管壁缓慢注入干燥试管中	• 勿将泡沫注入，避免震荡，以免红细胞破裂溶血
8. 操作后处理	
（1）撤去采血垫巾和小垫枕，协助病人取合适体位，整理床单位	
（2）第三次核对病人、检验申请单、标本	• 操作后查对
（3）健康教育，交代病人注意事项	• 注意穿刺处皮肤有无出血、血肿及其他异常情况，如有及时呼叫并处理
（4）处置用物，洗手，记录	• 分类处置用物 • 签名，记录采血、送检时间
（5）标本送检	• 及时送检，避免影响检验结果

【注意事项】

1. 严格执行查对制度及无菌技术操作原则。

2. 个人防护　开始采血前佩戴医用帽子、口罩与手套。每一位病人采血后需更换新的手套；如条件不允许，可使用速干手消毒剂进行消毒；如采血过程中手套沾染血液或破损，应及时更换。如采血对象为多重耐药菌感染、呼吸道传染病、血源性传染病且有血液、体液喷溅风险的病人，按照相应防护标准进行个人防护。

3. 采血前病人准备

（1）饮食：病人采血前不宜改变饮食习惯，24 h 内不宜饮酒。需要空腹采血的至少要求病人禁食 8 h，以 12~14 h 为宜，但不宜超过 16 h。指导病人晚餐后禁食，至次日晨采血，空腹期间可少量饮水。但过度空腹达 24 h 以上，某些检验会有异常结果，例如血清胆红素可因空腹 48 h 而增加 240%，血糖可因空腹时间过长而导致偏低。

（2）运动和情绪：采血前 24 h，病人不宜剧烈运动，采血当天避免情绪激动，采血前宜静息至少 5 min。若需运动后采血，则遵循医嘱，并告知检验人员。

（3）采血时间：空腹采血宜安排在上午 7：00~9：00；血培养在病人寒战或发热初起时、抗生素应用之前采集最佳；促肾上腺皮质激素及皮质醇生理分泌有昼夜节律性，常规采血时间点为 8：00、16：00 和 24：00；女性性激素生理周期的不同阶段有显著差异，采血前需核对病人生理周期，采血日期遵循医嘱；药物浓度监测采血前需核对病人末次给药时间，具体采血时间需遵循医嘱；口服葡萄糖耐量试验分别在空腹、服第一口糖后 2 h 采血，其他采血时间点遵循医嘱；血液疟原虫检查最佳采血时间为寒战发作时。

（4）采血体位：根据病人一般情况和病情需要采取合适体位，一般采取坐位或卧位。体位对某些检测项目（如肾素、血管紧张素、醛固酮等）的检测结果有明显影响，需遵循医嘱要求的体位进行采血。

（5）输液：宜在输液结束 3 h 后采血；对于输注成分代谢缓慢且严重影响检测结果（如脂肪乳剂）的液体宜在下次输注前采血。紧急情况必须在输液时采血时，宜在输液的对侧肢体或同侧肢体输液点的远端采血，并告知检验人员。

4. 采血部位 不同采血部位有不同的采血要求。

外周血：采血部位皮肤应无炎症、水肿、破损或冻疮等，一般于左手环指内侧处采血，如该部位不符合采血要求，也可在其他手指处采集。烧伤病人的采血应选择皮肤完整处。如检验只需微量全血，成年人可从耳垂或指尖处采血，婴儿可从跗指或脚后跟处采血。

静脉血：成年人首选手臂肘前区静脉进行采血，婴儿常用颈部静脉、股静脉或前囟静脉窦；刚出生的婴儿可收集脐带血。无法在肘前区的静脉进行采血时，也可选择手背的浅表静脉。大面积烧伤、全身严重水肿等特殊病人无法在四肢找到合适的静脉穿刺时，可选择颈部浅表静脉、股静脉采血。不宜选用的静脉有：手腕内侧处静脉穿刺疼痛感明显且容易损伤神经和肌腱，不宜选用；足踝处静脉穿刺可能会导致静脉炎、局部坏死等并发症，不宜选用；乳腺癌根治术后同侧上肢的静脉（3 个月后，无特殊并发症可恢复采血）、化疗药物注射后的静脉、血液透析病人动静脉造瘘侧手臂的血管，以及穿刺部位有皮损、炎症、结痂、瘢痕的血管均不宜选用。

5. 采血器械 目前临床上基本采用一次性真空负压采血管和一次性采血针进行采血，采血管必须清洁、干燥，某些检查项目（如血淀粉酶、氨、铜、锌测定等）所用标本容器还必须经过化学清洁，干燥、无菌。

6. 采血操作 止血带绑扎不可过紧，压迫静脉时间不宜超过 40 s，以免引起静脉扩张、淤血和影响某些检验项目的化验结果。采血部位皮肤应该清洁、干燥，避免在同一部位反复穿刺采血，以防引起标本溶血或有小凝块，影响检验结果。注射器采血时切忌用力抽吸或推注，以免引起血细胞破裂。血培养标本采集时应先注入厌氧瓶再注入需氧瓶，如同时加做真菌血液培养，最后注入真菌血液培养瓶，尽量减少接触空气时间。微量元素测定血标本采集所用注射器和容器不得含有游离金属。利用真空采血器一针采集多管血标本时，其试管注入血标本顺序为：血培养→无添加剂管→凝血管→枸橼酸钠管→肝素管→EDTA 管→草酸盐氟化钠管。全血标本或抗凝血标本采集后需立即上下颠倒 5~8 次以摇匀标本，但不可用力震荡。

7. 加强核对　标本采集前、中、后均需加强查对。病房每项检验项目条形码一式两份，门诊的则为一式三份，采血操作前应先核对医嘱、检验申请单及条形码，再将不干胶条形码揭下分别贴于真空采血管外壁和检验单上（如为电脑根据医嘱打印的检验单，因其本身含有条形码则可不贴），门诊的另一份条形码留存于病人手中。门诊病人可通过自助查询系统扫描条形码、自助打印检验结果。通过检验项目条形码的唯一识别，可以杜绝检验差错事故的发生。

8. 及时送检　静脉血液标本采集后宜及时送检，宜在 2 h 内完成送检及离心分离血清 / 血浆（全血检测标本除外）。

9. 用物处置　采血标本所用器具应按照国家医院感染（简称院感）防控要求安全处置。使用过的注射器针头、采血针等锐器物应直接投入锐器收集盒或毁形器内进行安全处置，禁止对使用过的一次性针头进行复帽和直接用手接触使用过的针头等锐器物；棉签、注射器针筒等其他医疗垃圾置入黄色医疗垃圾袋中，医疗垃圾和生活垃圾需分类收集、存放。

【健康教育】

1. 采集血标本前应向病人或家属说明采血的目的、方法和配合要求。

2. 如需空腹采血，应向病人解释空腹采血的意义，并嘱其采血前空腹及空腹时间。

3. 告知病人或家属如在采集血标本前病人已使用过抗生素，应向医护人员说明。

4. 门诊病人应嘱咐其妥善留存条形码并告知何时何地可通过自助打印系统打印检验结果。

（三）动脉血标本采集法

动脉血标本采集（arterial blood sampling）法是自动脉抽取血标本的方法。常用动脉有桡动脉、肱动脉、股动脉。

【目的】

采集动脉血进行血液气体分析、乳酸及丙酮酸测定等，判断病人氧合和酸碱平衡情况，为诊断、治疗提供依据。

【操作前准备】

1. 评估病人并解释

（1）评估

1）一般情况：病人年龄、意识状态、生命体征、止凝血功能、病情及治疗情况，有无血源传染性疾病，有无进食热饮、洗澡、运动等。

2）专科情况：病人是否正在进行氧疗，肢体活动能力和动脉搏动情况，穿刺处皮肤有无破损、结节、瘢痕、水肿等。

3）心理社会状况：病人文化程度，对采集动脉血的认知度、配合度及心理状态等。

（2）解释：向病人及家属解释采集动脉血标本的临床意义、目的、方法、注意事项和配合要点。

2. 病人准备

（1）病人了解动脉血标本采集的目的、方法、临床意义、注意事项及配合要点。

（2）取舒适体位，暴露穿刺部位。

3. 护士准备　衣帽整洁，修剪指甲，洗手，戴口罩。

4. 环境准备　清洁、安静，光线适宜，必要时用屏风或隔帘遮挡。

5. 用物准备

（1）治疗车上层：注射盘内放动脉血气针（或 2 mL/5 mL 一次性注射器及肝素适量、无菌软木塞或橡胶塞）、采血垫巾、小垫枕、无菌纱布、消毒棉签、消毒液、弯盘、检验申请单、标签或条形码、无菌手套、小沙袋、快速手消毒剂。

（2）治疗车下层：生活垃圾桶、医用垃圾桶、锐器收集盒。

【操作步骤】

操作步骤见表 15-3。

表 15-3　动脉血标本采集操作步骤

操作步骤	要点与说明
1. 贴标签或条形码　双人核对医嘱、标签（或条形码）、检验申请单，核对无误后将检验标签（或条形码）贴于标本容器外壁上	• 防止发生差错
2. 核对、解释　携用物至病人床旁，对照检验申请单核对病人床号、姓名、腕带及住院号；查对标签（或条形码）与检验申请单、标本容器是否一致。告知病人和家属动脉血标本采集的目的与配合方法。根据需要暂停病人氧气吸入	• 操作前查对，确保信息准确
3. 选择合适动脉　协助病人取舒适体位，选择合适动脉，如选桡动脉，将采血垫巾铺于小垫枕上，置于腕关节下。打开橡胶塞（一次性注射器采血时）	• 首选桡动脉
4. 消毒　常规消毒穿刺处皮肤，直径至少 8 cm；消毒穿刺者的左手示指和中指或戴无菌手套	• 严格执行无菌技术操作
5. 第二次核对	• 操作中查对
6. 采血	
◆ 动脉血气针采血	
（1）将针栓推到底部，然后拉到预设位置，除去护针帽。用左手中指和示指触及动脉搏动最明显处并将动脉固定于两指间，右手持动脉血气针在两指间刺入动脉，穿刺进针角度为：桡动脉 30°～45°，肱动脉 45°，足背动脉 15°，股动脉 90°	• 3 mL 动脉采血器预设至 1.6 mL • 1 mL 动脉采血器预设至 0.6 mL
（2）血液自然充盈动脉采血器，待血液液面达到预设位置拔出动脉采血器，用棉签或干燥无菌纱布按压穿刺处 3～5 min。将动脉采血器针头垂直插入配套的橡皮针塞中	• 采血器内避免混有空气，以免影响检验结果
（3）按照院感防控要求丢弃针头和针塞于指定位置，如有气泡需排除，螺旋拧紧安全针座帽	
（4）上下颠倒混匀至少 5 次，手搓标本容器至少 5 s 以保证血液与抗凝剂完全作用	• 保证充分抗凝

续表

操作步骤	要点与说明
（5）立即送检，30 min 内完成检测	• 如采血后 30 min 内无法完成检测，应将血标本在 0 ~ 4℃低温保存，且避免标本与冰直接接触，以免导致溶血 • 如进行乳酸检测，在标本采集到检测的过程中，需将采血器始终放在冰水中保存，且须在 15 min 内完成检测 • 标本在运送过程中，应避免使用气动传送装置，避免由于剧烈震荡导致血标本溶血，以及 PaO_2 等检测值的不准确
◆　一次性注射器采血	
（1）用左手中指和示指触及动脉搏动最明显处并将动脉固定于两指间，右手持注射器同上方法刺入动脉，见有鲜红色血液涌进注射器，即以右手固定穿刺针的方向和深度，待血液自动充盈至所需量	• 穿刺前先抽吸肝素 0.5 mL 并充分湿润注射器管腔后弃去余液，以防血液凝固 • 采血过程中避免针尖移位 • 血气分析采血量一般为 0.1 ~ 1 mL
（2）采血毕迅速拔针，同步用棉签或干燥无菌纱布按压穿刺处 3 ~ 5 min，必要时用沙袋压迫止血	• 按压至不再出血为止，凝血功能障碍者适当延长按压时间
（3）针头拔出后迅速将针尖斜面刺入橡胶塞或软木塞以隔绝空气，并将注射器轻轻搓动使血液与肝素混匀	• 注射器内不可混有空气，以免影响检验结果 • 防止血标本凝固
7. 操作后处理	
（1）撤去采血垫巾和小垫枕，协助病人取合适体位，整理床单位，询问病人是否有其他需求	
（2）第三次核对病人、检验申请单、标本	• 操作后查对
（3）向病人交代注意事项	
（4）处理用物，洗手、记录	• 用物分类处置 • 记录采血、送检时间并签名
（5）将标本连同检验申请单立即送检	• 以免影响检验结果

【注意事项】

1. 严格执行查对制度和无菌技术操作原则。

2. 动脉采血首选桡动脉，穿刺前需正确进行 Allen 试验。Allen 试验方法：操作者用双手同时按压病人桡动脉和尺动脉，嘱病人反复用力握拳和张开手指 5 ~ 7 次至手掌变白，然后松开对尺动脉的压迫，继续压迫桡动脉，观察病人手掌颜色变化。若病人手掌颜色 5 s 之内迅速变红或恢复正常，表明尺动脉和桡动脉存在良好的侧支循环，即 Allen 试验阴性，可以经桡动脉进行穿刺。

3. 采集血气分析样本，抽血时注射器内不能有空泡，抽出后立即密封针头，隔绝空气（因空气中的氧分压高于动脉血，二氧化碳分压低于动脉血）。做二氧化碳结合力测定时，盛血标本的容器亦应加塞盖紧，避免血液与空气接触过久，影响检验结果。

4. 拔针后立即用干燥无菌纱布或棉签按压 3 ~ 5 min，力度适中，做到伤口既不渗血，动脉血流又保持通畅，压迫时以指腹仍有动脉搏动感为宜。病人应用抗凝药物、凝血时间延长或有高血压时，应延长穿刺部位按压时间。

5. 病人饮热水、洗澡、运动，需休息 30 min 后再行采血，避免影响检查结果。

6. 合理有效使用条形码，杜绝差错事故的发生。

7. 凝血功能障碍者，应尽量避免股动脉穿刺采血。有出血倾向者慎用动脉穿刺法采集动脉血标本。

【健康教育】

1. 采集前应向病人或家属说明采血的目的、方法和配合要求。

2. 告知病人动脉采血前 30 min 不宜饮热水、洗澡、运动等，如有凝血功能障碍、高血压等病史应如实告知医护人员。

3. 采集时嘱病人情绪放松，避免过度紧张引起动脉痉挛而致采血失败。

4. 穿刺部位保持清洁、干燥，避免污染，如有红、肿、热、痛等异常或不适及时告知医护人员。

二、尿液标本的采集

尿液检验主要用于泌尿生殖系统疾病、内分泌代谢性疾病（如糖尿病）、肝胆疾病及其他系统疾病的健康普查、诊断与鉴别诊断、治疗监测，是临床上最常用的检测项目之一。尿液标本（urine specimen）分为常规标本（如晨尿、随机尿等）、12 h 或 24 h 标本和培养标本（如清洁尿）。

【目的】

1. 尿常规标本　用于常规检查尿液有无细胞和管型，尤其是各种有形成分的检查及尿糖、尿蛋白等项目的检测。

2. 12 h 或 24 h 尿标本　12 h 尿标本多用于细胞、管型等有形成分的计数（如 Addis 计数等），24 h 尿标本常用于体内代谢产物尿液成分（如尿蛋白、糖、肌酐等）的定量检查分析。

3. 尿培养标本　主要用于病原微生物学培养、鉴别及药物敏感试验，协助临床诊断与治疗。

【操作前准备】

1. 评估病人并解释

（1）评估：病人的病情、临床诊断、治疗状况（培养标本尤其要评估抗生素使用情况）、意识状态、心理状况，女性病人是否在月经期，病人排便情况、沟通交流及合作能力等。

（2）解释：向病人及家属解释留取尿标本的目的、方法和配合要点。

2. 病人准备　能理解采集尿标本的目的和方法，协助配合。

3. 护士准备　衣帽整洁，修剪指甲，洗手，戴口罩。

4. 环境准备　整洁、安静，温度适宜，拉隔帘，光线充足。

5. 用物准备　除检验申请单、标签或条形码、医用垃圾桶、生活垃圾桶、快速手消毒液外，按照检验目的的不同，另备：

（1）尿常规标本：一次性尿常规标本容器，必要时备尿壶或便盆。

（2）12 h 或 24 h 尿标本：尿液收集瓶（容量 3 000~5 000 mL）、防腐剂（常用防腐剂见表 15-4）。

（3）尿培养标本：屏风、无菌棉球、消毒液、无菌手套、无菌标本容器、尿壶或便器、无菌生理盐水、肥皂水或 1∶5 000 高锰酸钾水溶液，必要时备一次性注射器、无菌棉签或导尿包。

表 15-4 尿液标本采集常用防腐剂的使用

防腐剂	作用	用法	临床应用
甲醛	防腐和固定尿中有机成分	每 100 mL 尿液加 400 mg/L 甲醛 0.5 mL	Addis 计数（12 h 尿细胞计数）等
浓盐酸	保持尿液在酸性环境中，防止尿中激素被氧化	24 h 尿中加 10 mL/L 浓盐酸	内分泌系统的检查，如 17- 酮类固醇、17- 羟类固醇等
甲苯	保持尿中化学成分不变	第一次尿液倒入后，每 100 mL 尿液中加甲苯 0.5 mL（即甲苯浓度为 5~20 mL/L）	尿蛋白定量、尿糖定量检查

【操作步骤】

操作步骤见表 15-5。

表 15-5 尿液标本采集操作步骤

操作步骤	要点与说明
1. 贴标签或条形码 双人核对医嘱、标签（或条形码）、检验申请单，核对无误后将标签（或条形码）贴于标本容器外壁上	• 防止发生差错
2. 核对、解释 携用物至病人床旁，对照检验申请单核对病人的床号、姓名、腕带及住院号；查对标签（或条形码）、检验申请单、标本容器是否一致。告知病人及家属尿标本采集的目的与配合方法	• 确认病人
3. 收集尿液标本	
◆ 尿常规标本	
（1）生活能够自理的病人，给其标本容器，嘱其留取晨起第一次尿液 5~10 mL 于容器内，如测定尿相对密度则需留 100 mL	• 新鲜晨尿较浓缩，未受饮食影响，条件恒定，便于对比，检验结果较为准确 • 注意保护病人隐私，利用屏风遮挡
（2）行动不便的病人，协助病人于床上使用便器，收集尿液于标本容器中	• 勿将卫生纸丢入便器内 • 尿失禁病人或婴儿可利用尿套或尿袋协助收集
（3）留置导尿的病人，打开集尿袋下方排放开关收集尿液	
◆ 12 h 或 24 h 尿标本	
（1）将条形码或标签贴于集尿瓶外壁上，注明尿液留取的起止时间	• 留取时间准确，不可少于或多于 12 h 或 24 h，以免影响检验结果
（2）12 h 尿标本：嘱病人 19：00 排空膀胱后开始留存尿液至次晨 7：00 留取最后一次尿液；24 h 尿标本：嘱病人 7：00 排空膀胱后开始留存尿液至次日 7：00 留取最后一次尿液	• 19：00 或 7：00 尿液为检查前存留在膀胱内的，应该弃去 • 集尿瓶应置于阴凉处，根据检验要求于第一次留取的尿液中加入防腐剂
（3）告知病人可将尿液先排在便器或尿壶中，然后再倒入集尿瓶内	• 方便收集尿液

续表

操作步骤	要点与说明
（4）最后一次尿液留取后，计算 12 小时或 24 小时尿液总量并记录于检验单上	• 充分混匀，取适量（一般为 5～10 mL）尿液于清洁干燥带盖容器内立即送检，余尿弃去
◆ 尿培养标本	
（1）中段尿留取法	
1）屏风遮挡，协助病人取合适体位，放好便器	• 注意保护病人隐私
2）护士戴手套，协助（或按要求）用肥皂水或 1：5 000 高锰酸钾水溶液清洗病人尿道口和外阴部，用消毒液冲洗尿道口后再用无菌生理盐水冲去消毒液，嘱病人排尿并弃去前段尿液，留取中段尿液 5～10 mL 置于带盖无菌容器内送检	• 严格执行无菌操作技术，以免尿液污染影响检验结果 • 应在病人膀胱充盈时采集中段尿 • 尿液内避免混入消毒液，以免产生抑菌作用影响检验结果
（2）导尿术留取法：按导尿术要求置入导尿管，见尿后弃去前段尿液，留取中段尿液 5～10 mL 置于无菌试管中送检	• 昏迷、危重或尿潴留病人可通过导尿术收集尿培养标本
（3）留置导尿管术留取法：消毒导尿管外部和导尿管口，用无菌注射器通过导尿管抽取尿液送检	• 长期留置导尿管者应更换新导尿管后再留尿 • 不可直接采集尿液收集袋中的尿液送检
（4）脱手套	• 按手套的使用流程处理手套
（5）清洁外阴，协助病人整理衣裤，整理床单位，清理用物	• 使病人舒适
4. 操作后处理	
（1）洗手	
（2）再次核对医嘱与标本，标本容器密封后及时送检，做好交接和记录	• 确保检验结果的准确性 • 记录尿液量、颜色、气味等
（3）处理用物	• 按《医疗废物处理条例》要求处置用物

【注意事项】

1. 尿液标本必须新鲜，并按要求留取。

2. 尿液标本应避免经血、白带、精液、粪便等混入。此外，还应注意避免烟灰、便纸等异物混入。

3. 标本留取后，应及时送检，以免细菌繁殖、细胞溶解或被污染等。送检标本时要置于有盖容器内，以免尿液蒸发影响检测结果。如为常规检查标本，最好不超过 2 h，如不能及时送检和分析，必须采取保存措施，如冷藏或防腐等。

4. 留取 12 h 或 24 h 尿标本，集尿瓶应放在阴凉处，根据检验项目要求在集尿瓶内加防腐剂，防腐剂应在病人留尿液后加入。

5. 留取尿培养标本时，应严格执行无菌操作，防止标本污染影响检验结果。

【健康教育】

1. 留取尿液前根据不同检验目的向病人介绍尿标本留取的目的、方法和注意事项。

2. 向病人说明尿标本留取正确与否会影响检验结果，教会病人留取方法以确保检验结果的准确性。

三、粪便标本的采集

正常粪便由食物残渣、消化道分泌物、细菌和水分等组成。粪便标本的检验结果反映病人的消化系统功能，可为协助诊断、治疗消化系统疾病提供可靠依据。采集粪便标本的方法因检查目的不同而不同，且留取方法与检验结果密切相关。粪便标本（feces specimen）分常规标本、培养标本、隐血标本和寄生虫及虫卵标本 4 种。

【目的】

1. 常规标本　用于检查粪便的性状、颜色、细胞等。

2. 培养标本　用于检查粪便中的致病菌。

3. 隐血标本　用于检查粪便内肉眼不能察见的微量血液。

4. 寄生虫及虫卵标本　用于检查粪便中的寄生虫成虫、幼虫及虫卵并计数。

【操作前准备】

1. 评估病人并解释

（1）评估：病人的病情、临床诊断、意识状态、合作程度、心理状况、排便情况及女性病人是否在月经期。

（2）解释：向病人及家属解释留取粪便标本的目的、方法和配合要点。

2. 病人准备　能理解采集标本的目的和方法，并按要求在采集标本前排空膀胱。

3. 护士准备　衣帽整洁，修剪指甲，洗手，戴口罩。

4. 环境准备　整洁、安静、安全，温度适宜，拉隔帘，光线充足。

5. 用物准备　除检验申请单、标签或条形码、手套、快速消毒剂、生活垃圾桶、医用垃圾桶以外，根据检验目的的不同，另备：

（1）常规标本、隐血标本：粪便试管（内附便勺，图 15-1、图 15-2）、清洁便盆。

（2）培养标本：无菌培养容器、无菌棉签、消毒便盆。

（3）寄生虫及虫卵标本：粪便试管、透明塑料薄膜或软黏透明纸拭子或透明胶带或载玻片（查找蛲虫）、清洁便盆。

【操作步骤】

操作步骤见表 15-6。

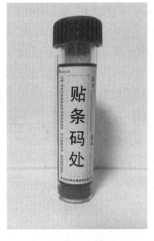　　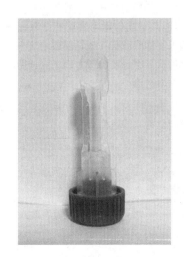

图 15-1　粪便试管　　　　　　　　　　图 15-2　便勺

表 15-6 粪便标本采集操作步骤

操作步骤	要点与说明
1. 贴标签或条形码 双人核对医嘱、标签（或条形码）、检验申请单，核对无误后将标签（或条形码）贴于标本容器外壁上	• 防止发生差错
2. 核对、解释 携用物至病人床旁，对照检验申请单核对病人的床号、姓名、腕带及住院号；查对标签（或条形码）、检验申请单、标本容器是否一致。告知病人及家属粪便标本采集的目的与配合方法	• 确认病人信息准确
3. 收集粪便标本	
◆ 常规标本	
（1）洗手，戴手套，关闭门窗并拉上隔帘	
（2）嘱病人排便于清洁便盆内	• 粪便内避免混入尿液，以免影响检验结果
（3）用棉签或便勺于含有脓、血、黏液等异常部分或粪端、粪便表面及深处等多处取材约 5 g 新鲜粪便，置于粪便试管内送检，不可混入尿液及阴道分泌物	• 防止粪便干燥
◆ 培养标本	
（1）洗手，戴手套，关闭门窗并拉上隔帘	
（2）嘱病人排便于消毒便盆内	
（3）用无菌棉签取黏液脓血部分或中央部分粪便 2~5 g 置于无菌培养容器内，盖紧瓶塞送检，不可混入尿液、阴道分泌物	• 尽量多处取标本，以提高检验阳性率 • 注意无菌操作，以确保检验结果准确
◆ 隐血标本 按常规标本留取	
◆ 寄生虫及虫卵标本	
（1）洗手，戴手套，关闭门窗，拉上隔帘	
（2）检查寄生虫及虫卵：嘱病人排便于便盆内，用棉签或便勺取带血或黏液部分的不同部位粪便 5~10 g 送检	
（3）检查蛲虫：用软黏透明纸拭子或透明塑料薄膜在半夜 12 点或清晨排便前，于肛门周围皱襞处拭取标本，并立即送检；或嘱病人将透明胶带在睡觉前或清晨未起床前贴于肛门周围，然后取下将透明胶带对合或将透明胶带面贴在载玻片上，并立即送检	• 蛲虫常在午夜或清晨爬到肛门处产卵 • 有时需要连续采集数天
（4）检查阿米巴原虫：便盆需加温至接近人体的体温。病人排便后标本连同便盆立即送检	• 保持阿米巴原虫的活动状态，因低温环境易使阿米巴原虫失去活力而难以查到 • 及时送检，防止阿米巴原虫死亡
4. 操作后处理	
（1）再次核对医嘱和标本，及时送检	
（2）用物按常规消毒处理	• 依生物性医疗废弃物处理原则处理用物 • 避免交叉感染
（3）洗手，记录	• 记录粪便的形状、颜色、气味等

【注意事项】

1. 粪便试管必须有盖且有明显标记。

2. 粪便标本中不可混有污水、泥土、植物等异物，不能用棉签的棉絮端挑取粪便标本，不能从尿壶或混有尿液的便盆中或衣裤、纸尿裤、卫生纸等物品上采集粪便标本。

3. 采集寄生虫标本时，如做血吸虫孵化检查，应取脓、血、黏液部分；如需孵化毛蚴，粪便留取不少于 30 g，并尽快送检，必要时送检整份粪便。

4. 检查痢疾阿米巴滋养体时，为避免金属制剂影响阿米巴胞囊或虫卵的显露，在采集粪便标本的前几天，病人不可服用油质、钡剂或含金属的泻剂；同时应在床边采集新排粪便，尽量采取脓血和稀软部分，并立即保温送检。

5. 培养标本应用灭菌封口的容器，采集时需无菌操作。排便困难、幼儿或其他难以获得粪便者可采取直肠拭子法取便，即用生理盐水或无菌甘油湿润拭子或无菌棉签前端，然后将其插入肛门 4~5 cm（幼儿 2~3 cm）并在直肠内轻轻旋转，擦取直肠表面黏液后取出，置于无菌保存液中或试管中送检。

【健康教育】

1. 留取标本前根据不同检验目的向病人说明粪便标本留取的目的、方法和注意事项。

2. 向病人说明正确留取标本的意义，教会病人正确留取标本的方法，以确保检验结果的准确性。

四、痰液标本的采集

痰液是气管、支气管和肺泡的分泌物，主要成分是黏液与炎性渗出物，正常情况下很少。呼吸道黏膜受到刺激分泌物增多时，痰量增加，但大多水样、清晰。当呼吸系统疾病或其他系统疾病伴有呼吸道症状时，痰量不但增多，透明度和性状也会发生改变。临床上常用的痰液标本（sputum specimen）有常规痰标本、痰培养标本和 24 h 痰标本 3 种。

【目的】

1. 常规痰标本　用于痰液中细菌、癌细胞或虫卵等检查。

2. 痰培养标本　用于痰液中致病菌的检查，为选择抗生素提供依据。

3. 24 h 痰标本　用于 24 h 痰量或浓集结核分枝杆菌的检查，观察痰液的性状，协助临床诊断。

【操作前准备】

1. 评估病人并解释

（1）评估：病人的年龄、病情、治疗情况、心理状态、认知及合作程度。

（2）解释：向病人及家属解释痰液标本采集的目的、方法、注意事项及配合要点。

2. 病人准备

（1）了解痰液标本采集的目的、方法、注意事项及配合要点。

（2）漱口。

3. 护士准备　衣帽整洁，修剪指甲，洗手，戴口罩。

4. 环境准备　整洁、安静，温度适宜，光线充足。

5. 用物准备　除检验申请单、标签或条形码、快速手消毒剂、医用手套、医用垃圾桶、生活垃圾桶外，按照检验目的的不同，另备：

（1）常规痰标本：痰瓶。

（2）痰培养标本：无菌培养瓶（图 15-3）、漱口溶液（朵贝液、冷开水）。

（3）24 h 痰标本：广口大容量痰液收集容器、防腐剂（苯酚）。

（4）咳痰无力或不合作者：吸引器、一次性吸痰管－配痰液收集器（图 15-4）、一次性手套。如收集痰培养标本需备无菌用物。

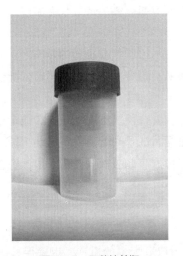
图 15-3　无菌培养瓶

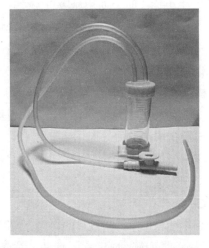
图 15-4　一次性吸痰管－配痰液收集器

【操作步骤】

操作步骤见表 15-7。

表 15-7　痰液标本采集操作步骤

操作步骤	要点与说明
1. 贴标签或条形码　双人核对医嘱、标签（或条形码）、检验申请单，核对无误后将检验标签（或条形码）贴于标本容器外壁上	• 防止发生差错
2. 核对、解释　携用物至病人床旁，对照检验申请单核对病人的床号、姓名、腕带及住院号；查对检验申请单、标签（或条形码）、标本容器是否一致。告知病人及家属痰标本采集的目的与配合方法	• 确认病人信息准确
3. 收集痰液标本	
◆ 常规标本	
（1）自行留痰者	
1）时间：晨起	
2）方法：漱口后深呼吸数次，用力咳出气管深处的痰液置于痰瓶中	• 用清水漱口，去除口腔中杂质 • 如痰液不易咳出，可配合雾化吸入等方法使痰液松动
（2）咳痰无力或不合作者	
1）体位：合适体位	
2）方法：叩击胸背部后用一次性吸痰管连接吸引器吸痰置于痰液收集器内，去除上盖，更换为下盖，及时送检	• 一次性痰液收集器有两瓶盖，上盖带有吸引连接管与吸痰管，下盖完整 • 操作者戴手套，注意自我防护

续表

操作步骤	要点与说明
◆ 痰培养标本	
（1）自然咳痰法：①晨痰最佳，取痰前嘱病人清洁口腔，漱口 3 遍以除去口腔浅表固有定植菌；深吸气后用力咳出呼吸道深部的痰液置于无菌容器中，痰量不得少于 1 mL。②痰量极少或无痰者可采用诱导排痰技术采集痰液，即雾化吸入高渗氯化钠溶液（渐增浓度或相同浓度）诱导排痰，再嘱病人咳出痰液置于无菌培养瓶	• 先用漱口溶液漱口，再用清水漱口 • 无菌操作，防止污染
（2）小儿取痰法：用弯压舌板向后压舌刺激患儿咳嗽，无菌拭子探入咽部，拭子因咳嗽粘上由肺或气管喷出的分泌物，将拭子送检即可	• 物品均需无菌 • 留取量：细菌培养：> 1 mL 　　　　　真菌培养：2～5 mL 　　　　　分枝杆菌培养：5～10 mL 　　　　　寄生虫检查：3～5 mL
◆ 24 h 痰标本	
（1）时间：7：00 至次日 7：00	• 正常人痰量很少，24 h 约有 25 mL 或无痰液
（2）方法：晨起漱口后（7：00）咳尽痰液，弃去，将其之后（至次日 7：00）24 h 的痰液全部收集于广口大容量痰液收集容器	
4. 洗手	• 避免交叉感染
5. 观察	• 痰液的颜色、性质和量
6. 记录	• 记录痰液颜色和性质，24 h 痰标本记录总量
7. 送检	• 及时送检

【注意事项】

1. 痰液收集宜在清晨进行，因此时痰内细菌较多，痰量较大，可提高阳性率。

2. 留取痰液时不可将口、鼻、咽分泌物（如唾液、鼻涕）及漱口溶液等混入痰液中。

3. 如查癌细胞，痰液需用 95% 乙醇溶液或 10% 甲醛溶液固定并立即送检。

4. 24 h 痰量及分层检查时，应嘱病人将痰置于加有少许防腐剂（如苯酚）的无色广口大容量痰液收集容器内。

5. 痰液留取以自主咳嗽为主，采集后 1～2 h 内应送检。

【健康教育】

1. 向病人及家属介绍痰液标本收集的目的、方法、注意事项。

2. 向病人解释正确留取痰标本的意义，教会病人正确留取的方法以确保检验结果的准确性。

五、咽拭子标本的采集

正常人口腔菌群在正常情况下是不致病的，但当机体抵抗力下降及其他外界因素共同作用时可出现感染而导致疾病的发生。咽拭子（throat swab）检测、细菌培养能分离出病毒、致病菌，有助于白喉、急性咽喉炎、化脓性扁桃体炎等的诊断。

【目的】

从咽部及扁桃体采取分泌物作细菌培养或病毒分离，以协助诊断。

【操作前准备】

1. 评估病人并解释

（1）评估：病人的年龄、病情、治疗情况、心理状态、认知及合作程度。

（2）解释：向病人及家属解释咽拭子标本采集的目的、方法、注意事项及配合要点。

2. 病人准备

（1）了解咽拭子标本采集的目的、方法、注意事项及配合要点。

（2）体位舒适，愿意配合；如有进食，至少2h后再留取标本。

3. 护士准备　衣帽整洁，修剪指甲，洗手，戴口罩。

4. 环境准备　整洁、安静，温度适宜，光线充足。

5. 用物准备　除检验申请单、标签或条形码、压舌板、手电筒、快速手消毒剂、医用垃圾桶、生活垃圾桶外，按照检验目的的不同，另备：

（1）咽拭子培养：无菌咽拭子培养试管、酒精灯、火柴、无菌生理盐水。

（2）传染性病毒核酸检测（咽拭子）：一次性使用病毒采样管、防护用品（按防护级别、要求准备）。

拓展阅读 15-1
新型冠状病毒肺炎患者鼻咽拭子标本采集及运送

【操作步骤】

操作步骤见表 15-9。

表 15-9　咽拭子标本采集操作步骤

操作步骤	要点与说明
1. 贴标签或条形码　双人核对医嘱、标签（或条形码）、检验申请单，核对无误后贴标签（或条形码）于无菌咽拭子培养试管外壁上	• 防止发生差错
2. 核对、解释　携用物至病人床旁，对照检验申请单核对病人的床号、姓名、腕带及住院号；查对检验申请单、标签（或条形码）、无菌咽拭子培养试管是否一致。告知病人及家属咽拭子采集的目的与配合方法	• 确认病人信息准确
3. 标本采集　点燃酒精灯，按无菌操作要求取出无菌长棉签并用无菌生理盐水蘸湿，嘱病人张口、发"啊"音，用无菌长棉签迅速擦拭咽、两侧腭弓及扁桃体上分泌物（图 15-5A）	• 充分暴露咽喉部，必要时可用压舌板压住舌部 • 动作轻柔、敏捷
4. 消毒　将试管口及塞子在酒精灯火焰上烧灼，然后将棉签插入试管中，再次烧灼试管口后密封试管（图 15-5B）	• 防止标本污染
5. 洗手，记录	• 避免交叉感染 • 记录咽部情况
6. 送检	• 将咽拭子标本连同检验申请单立即送检

【注意事项】

1. 咽拭子细菌培养最好在应用抗生素之前采集标本。

2. 进食后2h内不宜采集标本，以防呕吐。

3. 真菌培养采集标本时避免接触正常组织，应采集口腔溃疡面上分泌物。

4. 无菌长棉签不可触及其他部位，以防止污染标本，影响检验结果。

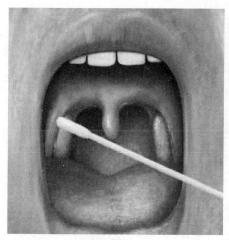
A. 标本采集

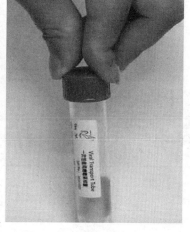
B. 密封试管

图 15-5 咽拭子采集图

5. 严格执行操作规程及国家院感防控要求，避免交叉感染。

【健康教育】

1. 向病人及家属解释取咽拭子标本的目的，使其能正确配合。

2. 指导配合采集咽拭子标本的方法及注意事项。

课程思政案例 15-1
最美逆行者

（张　慧）

数字课程学习

📥 教学 PPT　　　📝 自测题

第十六章

疼痛病人的护理

【学习目标】

知识:

1. 掌握疼痛的护理流程、护理评估和护理措施。

2. 熟悉疼痛的分类及对个体的影响,影响疼痛的因素。

3. 了解疼痛的概念、原因及发生机制。

技能:

1. 能结合疼痛病人的实际情况,选择合适的评估工具对其疼痛程度进行正确评估。

2. 能结合疼痛病人的实际情况,采取有针对性、有效的控制疼痛的护理措施。

素质:

1. 护理疼痛病人时善于倾听和沟通,注重病人的感受和需求,体现人文关怀意识。

2. 护理疼痛病人时具备临床思维、评判性思维、团结协作精神和慎独精神。

情境导入

赵某，女，66岁，因"左上腹痛2天，加重伴恶心、呕吐3 h"急诊入院。查体：T 37.2℃，P 114次/min，R 24次/min，BP 148/96 mmHg。

疼痛（pain）是临床常见症状之一，疼痛的发生提示个体的健康受到威胁，与疾病的发生、发展与转归有着密切的联系，也是评价治疗与护理效果的重要标准之一。作为一名护理人员，应掌握疼痛的相关知识，帮助病人避免疼痛、解除疼痛，做好疼痛病人的护理，促进舒适。

第一节　疼痛概述

情境一：

经护士评估，病人入院前2天因饮食过饱及劳累出现左上腹隐痛，但未引起重视；于入院3 h前夜间睡眠中突然出现左上腹剧烈疼痛，呈持续压榨性，向剑突部位放射，伴胸闷、出汗较多；20 min前曾在家自服"硝酸异山梨酯（消心痛）10 mg"，无效，5 min前含服"硝酸甘油0.5 mg"，疼痛仍不能缓解，并伴恶心、呕吐。

请思考：

1. 病人发生疼痛的原因是什么？属于哪一类疼痛？

2. 病人发生疼痛后对生理、心理、行为有何影响？

疼痛是临床常见症状之一，也是继体温、脉搏、呼吸、血压四大生命体征之后的第五大生命体征，越来越受到医学界及病人的广泛关注。

一、疼痛的概念

疼痛是伴随现有的或潜在的组织损伤而产生的主观感受和情绪体验，也是机体对有害刺激的一种保护性防御。

疼痛具有以下3种特征：①疼痛是一种身心不舒适的感觉；②疼痛提示个体的防御功能或人的整体性受到侵害；③疼痛是一种身心受到侵害的危险警告，常伴随着生理、心理和行为反应。

二、疼痛的原因及发生机制

（一）疼痛的原因

1. 温度刺激　过高或过低的温度作用于体表，均会引起组织损伤。受伤的组织释放组胺等化学物质，刺激神经末梢导致疼痛。如高温可引起灼伤，低温会致冻伤。

2. 化学制激　化学物质如强酸、强碱，可直接刺激神经末梢，导致疼痛。化学灼伤还可使受损组织细胞释放化学物质，再次作用于痛觉感受器，使疼痛加剧。

3. 物理损伤　刀切割、针刺、碰撞、肌肉受压等均可使局部组织受损，刺激痛觉神经末梢引起疼痛。大部分物理性损伤引起的组织缺血、缺氧、淤血等均可使组织释放致痛物质，从而加剧疼痛并使疼痛时间延长。

4. 病理因素　疾病造成体内某些管腔堵塞，组织缺血缺氧，空腔脏器过度扩张、平滑肌痉挛或过度收缩，局部炎性浸润等均可引起疼痛。

5. 心理因素　心理状态不佳、情绪紧张或低落、愤怒、悲痛、恐惧等都能引起局部血管收缩或扩张而导致疼痛，如神经性疼痛常因心理因素引起。此外，疲劳、睡眠不足、用脑过度也可以导致功能性头痛。

（二）疼痛的发生机制

疼痛发生的机制非常复杂，目前尚无某种学说能够全面合理地解释其机制。有关研究认为，痛觉感受器是游离的神经末梢，当各种伤害性刺激作用于机体，达到一定强度时，可以引起受损部位的组织释放某些致痛物质，如组胺、缓激肽、5-羟色胺、乙酰胆碱、氢离子、钾离子、前列腺素等，这些物质作用于痛觉感受器产生痛觉冲动，痛觉冲动迅速沿传入神经传导至脊髓，通过脊髓丘脑束和脊髓网状束上行传至丘脑，投射到大脑皮质的一定部位而产生疼痛感觉。

人体的痛觉感觉器对疼痛刺激的反应及敏感度，随其在身体各部位的分布密度不同而有所不同。痛觉感受器在角膜、牙髓的分布最为密集，皮肤次之，肌层内脏最为稀疏。

随着科学的发展，对疼痛发生机制的研究已不断充实和完善，并且创立了新的学说，使人们对疼痛本质的认识逐渐深入。较有代表性的有关疼痛发生机制的三大学说是特异学说、型式学说和闸门控制学说。

三、疼痛的分类

（一）病理分类

1. 躯体性疼痛　特点是刺激经由正常路径传入。如疼痛长期存在，可造成正常组织的损伤和潜在损伤，非阿片类和（或）阿片类治疗有效。躯体性疼痛可分为身体痛和内脏痛，前者发生于骨、关节、肌肉、皮肤或结缔组织，性质多为剧痛或跳动性疼痛，并且常可清楚定位；后者发生于内脏器官，如胃肠道和胰腺，其中实质性脏器被膜病变（如肿瘤）引起的疼痛往往剧烈且定位清楚，而空腔脏器病变（如梗阻）所致疼痛多定位不清楚，且常为间歇性绞痛。

2. 神经性疼痛　特点为感觉冲动经异常的外周或中枢神经系统传入，治疗往往需要辅助性止痛药。神经性疼痛可分为中枢神经性疼痛和周围神经性疼痛，前者可分为传入性疼痛和交感神经源性疼痛，后者可分为多元神经痛和单一神经痛。

（二）临床分类

1. 急性疼痛　多发生于急性外伤、疾病或外科手术后，发作迅速且程度由中至重度不等，其持续时间较短，常常少于 6 个月。受伤部位痊愈后，疼痛可经治疗消失，也可自愈。

2. 慢性疼痛　特征是持续时间较长（超过 6 个月）且程度不一。常发生于慢性非恶性疾病，如关节炎、腰背痛、韧带痛、头痛和周围神经病变。可伴随疲乏、失眠、食欲减退、体重下降、抑郁、愤怒等症状。

3. 癌痛　常为慢性疼痛。晚期癌症病人的疼痛发生率为 60%～80%，其中 1/3 的病人为重度疼痛。癌症疼痛的原因有：①肿瘤侵犯所致。②抗肿瘤治疗所致。③与肿瘤相关的疼痛。

④非肿瘤或治疗所致。

四、疼痛对个体的影响

疼痛时个体出现生理、心理和行为方面的改变，即疼痛会对身心产生影响。而疼痛引发的机体反应与其性质有关，快痛反应局限，慢痛反应弥散；较轻的疼痛反应小且局限，剧烈疼痛反应大而广泛。当机体受到伤害性刺激时，可出现不同生理活动的痛反应变化，个体在行为方面也会出现反应；同时还会产生不愉快的或痛苦的主观感受，对个体心理过程也产生消极的影响。对于出现疼痛的个体，某些反应代表了疼痛的严重性，但值得注意的是，个体没有这些反应也并不意味着没有疼痛或疼痛不严重。

（一）生理反应

对于急性疼痛，可观察到的生理变化体现在呼吸、心率、血压、神经内分泌及代谢反应等方面。

1. 呼吸频率增快　是心脏和循环耗氧量增加的结果。疼痛无法缓解会导致低氧血症、呼吸浅快，这些情况会随着疼痛的有效缓解而减轻或消失。

2. 心率增快　反映出身体竭力通过增加可用的氧气和循环体液来促进损伤组织的修复。这种从周围到重要器官（大脑、心脏、肝、肾）的血液重置是为了保护机体的生命支持系统。

3. 血压升高　急性疼痛伴随的血压升高是由于交感神经系统的过度兴奋所致。当身体受到危险时，机体会产生适应性反应，如周围血管收缩作为一种适应性反应，会使血液从外周（皮肤、末梢）向中心（心脏、肺等）转移。

4. 神经内分泌及代谢反应　疼痛使中枢神经系统处于兴奋状态，交感神经和肾上腺髓质兴奋表现为：儿茶酚胺分泌增加，肾上腺素抑制胰岛素分泌的同时促进胰高血糖素分泌，糖原分解和异生作用加强，结果造成血糖上升，机体呈负氮平衡。另外，体内促肾上腺皮质激素、皮质醇、醛固酮、抗利尿激素血清含量显著升高，甲状腺素生成加快，机体处于分解代谢状态。

（二）心理反应

疼痛对个体的认知和情绪等心理过程有消极的影响，病人心理方面的改变差异性大。短期急性剧痛，如急腹症、外伤性疼痛、手术痛等，可引起病人精神异常兴奋、烦躁不安；慢性疼痛病人常伴有认知能力的下降，注意和记忆能力受疼痛的影响较大；疼痛作为一种复杂的个体主观感受，不可避免地会引起个体的情绪反应，其中以抑郁和焦虑最为常见。此外，还有相当一部分病人会出现愤怒和恐惧。

1. 注意和记忆　慢性疼痛病人常伴有认知能力的下降，注意和记忆两种认知能力受疼痛的影响较大。当个体经受疼痛刺激时，其注意的选择性和持续性都会受到一定程度的影响，疼痛对选择性注意的影响主要表现在疼痛使个体更加偏向注意与疼痛有关的刺激。慢性疼痛病人经常抱怨其记忆力下降，且相关研究也证实，疼痛会损害个体的记忆能力。

2. 抑郁　慢性疼痛与抑郁的发生关系复杂，彼此互为因果。在评估病人是否发生抑郁时，必须注意原发病本身和治疗可能产生的影响。如癌症病人在使用化疗药物治疗中，可能会使病人出现抑郁状态，因此要加以鉴别。

3. 焦虑　焦虑与急性损伤性疼痛关系密切，慢性疼痛病人也会发生焦虑，并常常和抑郁伴随出现。病人对疾病常常感到极度担心和不安，而且难以自我控制。一般表现为：①精神焦虑症状，如坐立不安、心情紧张，注意力不集中、易激动等；②躯体性焦虑症状，如呼吸困难、心悸、胸痛、眩晕、呕吐、肢端发麻、面部潮红、出汗、尿频、尿急等；③运动性不安，如肌肉紧张、颤抖、搓手顿足、坐立不安等。

4. 愤怒和恐惧　长期的慢性疼痛，会使病人失去信心和希望，有些病人会因此产生难以排解的愤怒情绪，可能会因为一些小事而向他人大发脾气，以此宣泄其愤怒情绪，甚者会损坏物品或袭击他人。这种表现并非病人对他人的敌意，而是其极度痛苦和失望后所爆发出来的强烈不满情绪。恐惧是身患绝症病人比较常见的心理问题，引起恐惧的原因，除了即将来临的死亡以外，还有可能来自疾病所导致的各种不良后果。

（三）行为反应

对于急性和慢性疼痛，可观察的行为反应包括语言和躯体反应。与生理反应一样，行为反应通常与时间相适应。

1. 语言反应　疼痛的语言表述，尽管相对主观，但却是能用语言交流的病人对疼痛最为可靠的反映。因此，医务人员不仅要相信病人对疼痛的语言表述，还要依靠这些表述对病人的疼痛做出适当的判断。但对于不能进行语言交流的病人，如学语前儿童、认知损伤的病人等，就无法提供关于疼痛的部位、方式、程度、伴随时间等信息。

2. 躯体反应　主要表现为机体在遭受伤害时所做出的躲避、逃跑、反抗、防御性保护或攻击等行为，常带有强烈的情绪色彩。局部反应指仅局限于受刺激部位对伤害性刺激做出的一种简单反应，如由于不同程度的血管扩张而出现局部皮肤潮红，因血管壁通透性增加而出现局部组织肿胀。病人还可能出现摩擦局部疼痛部位、皱眉、面部扭曲等行为反应。轻度疼痛只引起局部反应，当疼痛加重时可出现肌肉收缩、肢体僵固、强迫体位等。

第二节　影响疼痛的因素

情境二：

护士与病人沟通，得知其老伴已去世，有1儿1女，但因儿女工作忙碌，没有时间照顾母亲，病人目前是独居状况，经常会因孤独而感到寂寞和伤感。

请思考：

1. 病人的情绪和社会支持系统对病人的疼痛反应有影响吗？
2. 病人对疼痛强度和持续时间的耐受与哪些影响因素有关？

个体对疼痛的感受存在很大的差异，同样性质、强度的刺激可引起不同个体产生不同的疼痛反应。个体所能感觉到的最小疼痛称为疼痛阈。个体所能忍受的疼痛强度和持续时间称为疼痛耐受力。不同的个体对疼痛的感受和耐受力不同，主要受到内在因素和外在因素的影响。

一、内在因素

1. 年龄　是影响疼痛的重要因素之一。个体对疼痛的敏感性因年龄不同而不同。婴幼儿对疼痛的敏感性低于成年人，随着年龄增长，对疼痛的敏感性也随之增加，老年人对疼痛的敏感性又逐步下降。故对于不同年龄组的疼痛病人应采取不同的护理措施，尤其是儿童和老年人，更应注意其特殊性和个体差异。

2. 个体经历　包括个体以往的疼痛经验、对疼痛的态度及对疼痛原因的理解。疼痛经验是个体自身对刺激体验所获得的感受，进而从行为中表现出来。个体对疼痛的态度则直接影响其行为表现。个体对任何一种单独刺激所产生的疼痛，都会受到以前类似疼痛经验的影响。如经历过手术疼痛的病人对即将再次进行手术时产生的不安心情会使其对痛觉格外敏感，儿童对疼痛的体验取决于其父母的态度。

3. 注意力　个体对疼痛的注意程度会影响其对疼痛的感觉。当注意力高度集中于其他事物时，痛觉可减轻甚至消失。如拳击运动员在竞技场上能够忍受严重伤害而不感觉疼痛，是由于其注意力完全集中于比赛。某些精神疗法治疗疼痛，也是利用分散注意力以减轻疼痛的原理，如松弛疗法、手术后听音乐、看电视、愉快交谈等均可分散病人对疼痛的注意力，从而减轻疼痛。

4. 情绪　可影响病人对疼痛的反应。积极的情绪可减轻疼痛，而消极的情绪可使疼痛加剧。如焦虑可使疼痛加剧，而疼痛又会增加焦虑情绪。愉快的情绪则有减轻疼痛知觉的作用，在快乐或满足的情绪下，虽然承受了与忧虑时同样的伤害，但对疼痛的感觉却轻得多。

5. 个体状态　病人疲乏时，对疼痛的感觉加剧，耐受性降低，尤其是长期慢性疾病的病人尤为明显。当得到充足的睡眠与休息时，疼痛感觉减轻，反之则加剧。

6. 个体差异　对疼痛的耐受程度和表达方式常因个体的性格和所处环境而不同，自控力及自尊心较强的人常能忍受疼痛，而善于表达情感的病人主诉疼痛的机会较多。病人一人独处时，常能忍受疼痛；如果周围有多人陪伴，尤其是护士在身边时，对疼痛的耐受性则明显下降。

7. 社会文化背景　病人所生活的社会环境和文化背景可影响他们对疼痛认知的评价，进而影响其对疼痛的反应。持有不同人生观、价值观的病人对疼痛也有不同的反应。若病人生活在鼓励忍耐和推崇勇敢的文化背景中，往往更能够耐受疼痛。病人的文化教养也会影响其对疼痛的反应和表达方式。

8. 病人的社会支持系统　疼痛病人更需要家属的支持、帮助或保护。经历疼痛时，如有家属或亲人陪伴，可减少病人的孤独和恐惧感，从而减轻疼痛。其中，父母的陪伴对患儿尤为重要。

二、外在因素

1. 许多治疗和护理操作都有可能给病人带来疼痛的感觉，如注射、输液。

2. 护士是否掌握疼痛的理论知识与有无实践经验，可影响对疼痛的判断和处理。

3. 缺少必要的药理知识，过分担心药物的不良反应和成瘾性，使病人得不到必要的镇痛处理。

4. 评估疼痛方法不当，仅依据病人的主诉来判断是否存在疼痛，使部分病人得不到及时的治疗和处理。

第三节 疼痛的护理

情境三：

经医生检查后给予止吐、解痉对症处理，并给予抗感染治疗，嘱咐病人尽量卧床休息，清淡饮食。病人左上腹疼痛并未缓解，接下来护士将对病人实施进一步的评估，以便详细了解病情和帮助病人缓解疼痛。

请思考：

1. 护士应采取哪些护理流程评估病人情况？

2. 针对该病人的疼痛情况，评估内容有哪些？应采取什么评估方法？选择什么评估工具合适？

3. 应采取什么护理措施帮助病人缓解疼痛？

疼痛护理是疼痛管理的重要内容之一，主要包括疼痛的护理流程、疼痛的护理评估、疼痛的护理措施等内容。

一、疼痛的护理流程

1. 动态评估　把评估病人的疼痛列入护理常规，动态评估病人的疼痛情况。

2. 实施镇痛　消除和缓解疼痛是疼痛病人护理的主要目标，应采用非药物和药物手段实施镇痛。

3. 观察记录　观察并记录疼痛的具体情况、镇痛措施、镇痛效果及药物的不良反应等。

4. 健康教育　解释疼痛的相关知识，指导镇痛的知识和技巧。

5. 随访　按需做好随访工作，建立随访信息并定期随访。

二、疼痛的护理评估

疼痛评估是进行有效疼痛控制的首要环节，不仅要判断疼痛是否存在，还要评价镇痛治疗的效果。疼痛与其他4项生命体征不同，它不具备客观的评估依据，且疼痛的原因和影响因素较多，存在个体差异性。疼痛评估的原则是常规、量化、全面和动态，护士要掌握疼痛的评估内容和评估方法。

（一）评估内容

1. 疼痛的部位　了解疼痛的部位，其定位是否明确而固定，是局限性的，还是在不断扩大范围。

2. 疼痛的时间　疼痛是间歇性还是持续性的，持续有多久，有无周期性或规律性。6个月以内或短时间内可缓解的疼痛为急性疼痛；6个月以上的疼痛为慢性疼痛，常表现为持续性、顽固性和反复发作性。

3. 疼痛的性质　疼痛可分为刺痛、触痛、锐痛、隐痛、酸痛、压痛、胀痛、灼痛、剧痛和绞痛等。让病人用自己的语言来描述疼痛的性质，记录和报告时尽量采用病人使用过的字眼，才能正确表达病人的真实感受。

4. 疼痛的程度　对疼痛的忍受程度可采用疼痛评估工具来判断。

5. 疼痛的表达方式　个体差异决定了病人对疼痛的表达方式。如儿童常用哭泣、面部表情和身体动作表达，成年人多用语言描述，四肢或外伤的病人一般不愿移动他们的身体，头痛时常用手指按压头部等。护士应仔细观察病人的各种反应。

6. 影响疼痛的因素　了解哪些因素可引起、加重或减轻疼痛，如温度、运动、姿势等。

7. 疼痛对病人的影响　疼痛是否伴有头晕、呕吐、便秘、虚脱等症状，是否影响睡眠、食欲、活动，是否会出现愤怒、抑郁等情绪改变。

（二）评估方法

1. 询问病史　护士应主动关心病人，认真听取病人的主诉，并了解病人以往疼痛的规律及使用镇痛药物的情况。在与病人的交流过程中，要注意病人的语言和非语言表达所传达的信息，从而获得较为客观的资料，切不可根据自己对疼痛的理解和体验来主观判断病人的疼痛程度。

2. 观察和体格检查　注意观察病人疼痛时的生理、行为和情绪反应，检查疼痛产生的部位。如病人疼痛时的皱眉、咬牙、呻吟、哭闹等，都是评估疼痛的客观材料。

3. 评估工具的使用　可视病人的病情、年龄和认知水平选择相应的评估工具，用以评估疼痛的程度。

（1）数字评分法（numeric rating scale，NRS）：用数字 0～10 代替文字来表示疼痛的程度（图 16-1）。口述"过去 24 h 内最严重的疼痛可用哪个数字表示"，范围从 0（表示无疼痛）到 10（表示疼痛到极点）。书写方式为："在描述过去 24 h 内最严重的疼痛的数字上画圈。"此评分法宜用于疼痛治疗前后效果测定的对比。

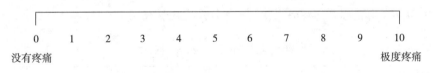

| 0 | 1 | 2 | 3 | 4 | 5 | 6 | 7 | 8 | 9 | 10 |

没有疼痛　　　　　　　　　　　　　　　　　　　　极度疼痛

图 16-1　数字评分法

（2）文字描述评定法（verbal descriptor scale，VDS）：把一条直线等分成 5 段，直线上的 6 个点均有相应的描述疼痛程度的文字，从"没有疼痛""轻度疼痛""中度疼痛""重度疼痛""非常严重的疼痛"到"无法忍受的疼痛"（图 16-2）。

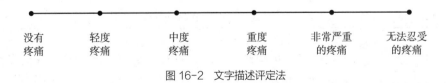

没有　　　轻度　　　中度　　　重度　　非常严重　　无法忍受
疼痛　　　疼痛　　　疼痛　　　疼痛　　的疼痛　　　的疼痛

图 16-2　文字描述评定法

（3）视觉模拟评分法（visual analogue scale，VAS）：用一条直线，不做任何划分，仅在直线的两端分别注明"不痛"和"剧痛"，请病人根据自己对疼痛的实际感觉在直线上标记疼痛的程度。这种评分法使用灵活方便，病人有很大的选择自由，不需要仅选择特定的数字或文字。适合于任何年龄的疼痛病人，且没有特定的文化背景或性别要求，易于掌握，不需要任何附加设备。对于急性疼痛的病人、儿童、老年人及表达能力丧失者尤为适用。该法也有利于护士较为准确地掌握病人疼痛的程度及评估控制疼痛的效果。

（4）面部表情疼痛评定法（face pain scale，FPS）：采用面部表情图来表达疼痛程度，从左到右6张面部表情图，最左边的表情图表示无疼痛，依次表示疼痛越来越重，直至最右边的表情图表示极度疼痛（图16-3）。请病人指出能反映其疼痛的那张面部表情图。此评估方法适用于3岁以上的儿童。

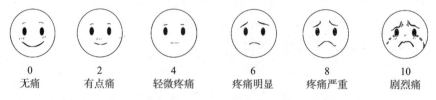

0	2	4	6	8	10
无痛	有点痛	轻微疼痛	疼痛明显	疼痛严重	剧烈痛

图16-3 面部表情疼痛评定法

（5）按WHO疼痛分级标准进行评估，疼痛分为4级（表16-1）。

表16-1 WHO疼痛分级标准

疼痛级别	疼痛程度	疼痛症状
0级	无痛	
1级	轻度疼痛	平卧时无疼痛，翻身咳嗽时有轻度疼痛，但可以忍受，睡眠不受影响
2级	中度疼痛	静卧时痛，翻身咳嗽时加剧，不能忍受，睡眠受干扰，要求用镇痛药
3级	重度疼痛	静卧时疼痛剧烈，不能忍受，睡眠严重受干扰，需要用镇痛药

（6）Prince-Henry评分法：主要适用于胸腹部大手术后或气管切开插管不能说话的病人，需要在术前训练病人用手势来表达疼痛程度。此法简单、可靠，临床使用方便。可分为5个等级，分别赋予0~4分的分值以评估疼痛程度，其评分方法见表16-2。

表16-2 Prince-Henry评分法

疼痛评分	疼痛程度
0分	咳嗽时无疼痛
1分	咳嗽时有疼痛发生
2分	安静时无疼痛，但深呼吸时有疼痛发生
3分	静息状态时即有疼痛，但较轻微，可忍受
4分	静息状态时即有剧烈疼痛，并难以忍受

此外，护理人员还必须观察病人的表情、睡眠等情况，如疼痛剧烈会使病人面部表情极度痛苦、皱眉咧嘴或咬牙、呻吟或呼叫、大汗淋漓、辗转难眠等。这些表现均可作为评估疼痛程度的参考指标。

三、疼痛的护理措施

治疗和护理疼痛的原则是尽早、适当地解除疼痛。早期疼痛比较容易控制，疼痛时间越长，病人对疼痛的感受越深，就越难以用药物解除。因此，一旦确定病人有疼痛，应及时采取措施减轻疼痛。

（一）减轻或消除引起疼痛的原因

一般外伤引起的疼痛，应酌情给予止血、包扎、固定、处理伤口等措施。胸、腹部手术后，病人常因咳嗽或呼吸引起伤口疼痛，手术前应进行健康教育，指导病人学会手术后使用有效咳嗽的方法；术后可协助病人按压伤口后，再鼓励病人咳痰和深呼吸。

（二）合理运用缓解或解除疼痛的方法

1. 药物止痛　目前仍是解除疼痛的重要措施之一。护士应掌握有关药理知识，了解病人身体状况和有关疼痛治疗的情况，正确使用镇痛药物。对于癌性疼痛的药物治疗，目前临床上普遍采用 WHO 所推荐的三阶梯疗法。其目的是：逐渐升级，合理应用镇痛剂来缓解疼痛。其原则为：按药效的强弱依阶梯顺序使用，使用口服药，按时、联合服药，用药剂量个体化。大多数病人据此接受治疗后能有效止痛，其方法为：①第一阶段：选用非阿片类药物、解热镇痛药和抗炎类药，如阿司匹林、布洛芬、对乙酰氨基酚等，主要适用于轻度疼痛的病人。②第二阶段：选用弱阿片类药，如氨酚待因、可待因、曲马多、布桂嗪等，主要适用于中度疼痛的病人。③第三阶段：选用强阿片类药，如吗啡、哌替啶、美沙酮、二氢埃托啡等，主要用于重度和剧烈癌痛的病人。④辅助用药：在癌痛治疗中，常采取联合用药的方法，即加用一些辅助药以减少主药的用量和不良反应。常用辅助药有：弱安定药，如艾司唑仑和地西泮等；强安定药，如氯丙嗪和氟哌啶醇等；抗抑郁药，如阿米替林。

2. 病人自控镇痛泵的运用　病人自控镇痛法（patient controlled analgesic，PCA）即病人疼痛时，通过由计算机控制的微量泵主动向体内注射设定剂量的药物，符合按需镇痛的原则，既减少了医护人员的操作，又减轻了病人的痛苦和心理负担。该方法可以满足不同病人、不同时刻、不同疼痛强度下的不同镇痛需要，并可以使药物在体内持续保持最小镇痛药物浓度。相比传统的大量低频给药法，PCA 这种小量频繁给药的方式镇痛效果更好，也更安全。

3. 物理止痛法　运用冷热疗法，如热水袋、冰袋、冷敷、热敷、冷水浸泡、红外线照射等物理止痛方法，可有效减轻局部疼痛。此外，推拿、按摩等也是临床常用的物理止痛方法。

4. 针灸止痛法　根据疼痛的部位，针刺不同的穴位达到镇痛的目的。针灸对神经性疼痛的效果甚至优于药物治疗。

5. 经皮神经电刺激疗法（TENS）　主要用于慢性疼痛的病人。其原理是采用脉冲刺激仪，在疼痛部位或附近放置 2~4 个电极，用微量电流对皮肤进行温和的刺激，使病人感觉有颤动、刺痛和蜂鸣，以达到提高痛阈、缓解疼痛的目的。

（三）恰当地运用心理护理的方法

1. 减轻心理压力　紧张、抑郁、焦虑、恐惧或对康复失去信心等，均可加重疼痛的程度，而疼痛的加剧反过来又会影响情绪，形成不良循环。病人情绪稳定、心境良好、精神放松，可增强对疼痛的耐受性。护理人员应以同情、安慰和鼓励的态度支持病人，与病人建立相互信赖的友好关系。只有当病人相信护士是真诚关心他（她），能在情绪、知识、身体等各方面协助其克服疼痛时，才会无保留地把自己的感受告诉护士。护理人员应鼓励病人表达疼痛时的感受及其对适应疼痛所作的努力，尊重病人对疼痛的行为反应，并帮助病人及家属接受其行为反应。

2. 分散注意力　分散病人对疼痛的注意力可减少其对疼痛的感受强度，常采用的方法有：

（1）参加活动：组织病人参加其感兴趣的活动，能有效地转移其对疼痛的注意力。如唱歌、玩游戏、看电视、愉快的交谈、下棋、绘画等。对患儿来说，护士的爱抚和微笑、有趣的故事、玩具、糖果、游戏等都能有效地转移他们的注意力。

（2）音乐疗法：运用音乐分散病人对疼痛的注意力是有效的方法之一。优美的旋律对降低心率、减轻焦虑和抑郁、缓解疼痛、降低血压等均有较好的效果。但应根据病人的不同个性和喜好，选择不同类型的音乐。

（3）有节律地按摩：嘱病人双眼凝视一个定点，引导其想象物体的大小、形状、颜色等，同时在病人疼痛部位或身体某一部位做节律性环形按摩。

3. 松弛疗法　松弛可消除身体或精神上的紧张，并促进睡眠，而足够的睡眠有助于缓解焦虑，减轻疼痛。

（1）深呼吸：指导病人进行有节律的深呼吸，用鼻深吸气，然后慢慢从口中呼气，反复进行。

（2）指导想象：让病人集中注意力想象自己置身于一个意境或一处风景中，能起到松弛和减轻疼痛的作用。在做诱导性想象之前，先做规律性的深呼吸运动和渐进性的松弛运动效果更好。

（3）放松：有规律的放松对于由慢性疼痛所引起的疲劳及肌肉紧张效果明显。气功、瑜伽及心理治疗中的催眠与暗示疗法都有助于放松机体，减小肌肉张力，从而减轻疼痛。

（四）积极采取促进病人舒适的措施

通过护理活动促进舒适是减轻或解除疼痛的重要护理措施。帮助病人采取正确的姿势，提供舒适整洁的病床单位、良好的采光和通风设备、适宜的室内温湿度等都是促进舒适的必要条件。此外，在进行各项护理活动前，给予清楚、准确的解释，并将护理活动安排在镇痛药物显效时限内，确保病人所需物品伸手可及等均可减轻焦虑，促使病人身心舒适，从而有利于减轻疼痛。

（五）健康教育

根据病人的情况，选择相应的健康教育内容。一般应包括引起疼痛的原因、疼痛产生的机制、如何面对疼痛、减轻或解除疼痛的自理技巧等。

（严　璐）

数字课程学习

📥 教学 PPT　　　　　✏️ 自测题

第十七章

病情观察及危重病人的管理

【学习目标】

知识：

1. 掌握病情观察的常用方法及主要内容。

2. 掌握意识障碍的种类。

3. 掌握危重病人的护理常规。

4. 掌握心肺复苏术、人工呼吸器、洗胃法的相关理论。

5. 熟悉格拉斯哥昏迷评分量表。

6. 熟悉抢救设备管理。

7. 了解抢救工作的组织管理。

技能：

1. 能够正确进行胸外心脏按压、人工呼吸。

2. 能够正确进行简易人工呼吸器操作。

3. 能够正确进行洗胃法操作。

素质：

1. 通过系统学习及训练，能够具备应变能力，灵活、迅速、准确地处理工作中遇到的突发事件。

2. 实施心肺复苏术、洗胃法及应用简易人工呼吸器时，能够严谨、负责，具备人文关怀理念，积极主动地观察病情，认真评估，预测疾病转归。

> **情境导入**
>
> 赵某，男，62岁，因严重胸闷、头痛而急诊入院。询问病人家属，该病人有高血压、心脑血管疾病史。主诉头晕、乏力、心慌、胸口憋闷。经检查，病人：T 36.9℃，P 119 次 / min，R 26 次 /min，BP 189/116 mmHg，心电图示室性心律失常。

病情观察（observation of disease）是临床工作的重要内容之一。医务工作者必须做到全面、及时、准确、动态地观察病人病情，从而系统地了解病人病情，为后续诊疗护理工作提供临床依据。

按照护理分级制度，危重病人是特级护理的适用对象之一。护士必须熟练掌握各项护理常规、常用抢救技术，熟悉抢救工作流程和各种应急预案，能够与医疗团队紧密配合工作。

第一节 病情观察

> **情境一：**
> 病人住院第 1 天，责任护士来到病房与他进行详细的沟通，全面地观察并评估病人，收集病人的客观资料和主观资料。
>
> **请思考：**
> 1. 护士可以采用哪些方法进行病情观察？
> 2. 针对该病人，护士重点观察的内容包括哪些方面？

病情观察是一项全面、系统的工程，贯穿于病人疾病全过程。护士应从生理变化、心理变化、精神状态等方面对病人进行全面、细致的病情观察。

一、病情观察的意义

病情观察即医务人员在工作中运用视觉、触觉、听觉、嗅觉等感觉器官及辅助工具来获得病人信息的过程。医务人员应该把病情观察看作是一种全面、谨慎、动态的过程。

对病人病情观察的意义包括：①为后续诊疗、护理工作提供可靠的临床依据；②有利于判断病人疾病转归；③有利于观察疗效；④有助于及时发现病人病情变化，做到及时、准确地实施抢救。

二、病情观察的方法

1. 视诊（inspection） 是医务人员用眼睛直观地观察病人全身及局部状况的检查方法。病人住院期间，医务人员通过连续、动态的观察，可以了解病人全身的状态，如年龄、性别、营养方面等，还可以了解病人的神志、意识、表情，皮肤、呼吸、循环状况，各种分泌物、排泄物的性状、颜色等情况。

2. 触诊（palpation） 是医务人员通过手来感知病人身体局部是否异常的检查方法。例如，护士触摸病人皮肤能够感觉到病人体表温度、湿度、弹性、光滑度、柔软度等，触摸病人某些脏器部位能够感觉到脏器外形、大小、软硬度、移动度及波动感等。

3. 叩诊（percussion） 是医务人员用手指叩击或手掌拍击病人被检查部位，根据感受到的震动或发出的声音，进行分析判断，了解被检查部位脏器的边界位置、形状、大小、有无腹水等。

4. 听诊（auscultation） 是医务人员直接用耳朵或借助仪器听取病人身体局部发出的声音，进行分析判断。医务人员直接用耳朵听到的声音包括病人的咳嗽声、张口喘息声等。借助听诊器可以听到病人的心音、心率、呼吸音、肠鸣音等。

5. 嗅诊（smelling） 是医务人员直接利用嗅觉来辨别病人散发出的各种气味，进行分析判断。例如，有机磷农药中毒病人的呕吐物散发出大蒜气味，厌氧菌感染的产后恶露病人散发恶臭气味，酮症酸中毒病人的呼吸和尿液有烂苹果味（丙酮味）等。

6. 其他方法 还可以通过相互交谈、交接班、查阅病史资料等方式，了解病人病情。

三、病情观察的内容

（一）一般情况的观察

1. 发育与体型 成年人发育的判断指标主要包括：①头部长度是身高的 1/8 ～ 1/7；②胸围约等于身高的 1/2；③双上肢伸展长度约等于身高；④坐高约等于下肢长度。人的体型分为 3 种类型：均称型（正力型）；瘦长型（无力型）：腹上角 < 90°；矮胖型（超力型）：腹上角 > 90°。

2. 饮食与营养 医务人员应注意观察病人的饮食结构、食欲等情况；观察病人皮肤、毛发、指甲光泽度、皮肤弹性、皮下脂肪厚度、肌肉发育状况等，判断其营养状态。

3. 面容与表情 临床常见的病人典型面容包括：①急性病容：表情痛苦、面色潮红、呼吸急促、鼻翼扇动等，如肺炎球菌肺炎病人；②慢性病容：脸色苍白或灰暗，憔悴，目光暗淡无神，消瘦乏力等，如恶性肿瘤、肝硬化等病人；③二尖瓣面容：口唇及双颧发绀，如二尖瓣狭窄病人；④贫血面容：脸色苍白，疲乏无力等，如各种类型贫血病人；⑤其他面容：如惊愕面容、满月面容、肝性面容、苦笑面容、面具面容等。

4. 体位 临床常见体位包括自主体位、被动体位、强迫体位。自主体位即病人能够自由改变卧位，见于轻症病人、术前及恢复期病人；病人表现为某种特殊体位，有助于医生明确诊断，如昏迷、极度衰竭病人因为受到病情影响呈现被动卧位；胆石症病人、肺水肿病人、心包积液病人等，常采取强迫体位。

5. 姿势与步态 健康成年人具有完好的肢体活动能力。部分疾病的病人则表现为特殊姿势与步态，例如，心绞痛病人疼痛时手捂胸口，法洛四联症病人发作时取蹲踞姿势。常见异常步态包括蹒跚步态、共济失调步态、慌张步态、间歇性跛行等。

6. 皮肤与黏膜 部分疾病有典型皮肤或黏膜的改变，例如，贫血病人表现为口唇、黏膜苍白，缺氧病人表现为口唇、甲床等部位发绀，休克病人出现皮肤湿冷，严重脱水者表现为皮肤弹性差、眼窝凹陷等，心源性水肿病人表现为下肢和全身水肿，肾性水肿多表现为早晨起床时眼睑、颜面水肿。

（二）生命体征的观察

生命体征的观察应贯穿于对病人护理的全过程，包括体温、脉搏、呼吸、血压及疼痛的观察。病人住院期间，医务人员应做到连续、动态地监测其生命体征的变化，有利于观察病情、判断疗效等。例如，体温不升多见于大出血休克病人，体温过高可见于感染、高热、中暑等病人，脉搏节律异常多见于药物中毒、电解质紊乱等病人，深度呼吸可见于代谢性酸中毒病人，收缩压、舒张压持续升高者应警惕出现高血压危象。

（三）意识状态的观察

意识障碍（disturbance of consciousness）是个体对外界环境刺激缺乏正常反应的一种精神状态。意识障碍的种类包括：

1. 嗜睡（somnolence）　是最轻度的意识障碍。病人处于持续睡眠状态，易被唤醒，醒后能正确、简单地回答问题，反应迟钝，停止刺激后又很快入睡。

2. 意识模糊（confusion of consciousness）　其程度较嗜睡更深。病人的思维、语言变得迟缓、断续，定向障碍，病人对时间、地点、人物等方面的认知出现错觉、幻觉、谵妄等。

3. 昏睡（lethargy）　病人处于熟睡状态，不易被唤醒，受强烈刺激如压迫眶上神经可被唤醒，醒后回答问题含糊或答非所问，停止刺激后又进入熟睡状态。

4. 昏迷（coma）　是最严重的意识障碍。按其程度可分为：①轻度昏迷：意识大部分丧失，对疼痛刺激可有痛苦表情及躲避反应。瞳孔对光反射、角膜反射、眼球运动、吞咽反射、咳嗽反射等依然存在。②中度昏迷：遇剧烈刺激可出现防御反射。瞳孔对光反射迟钝，角膜反射减弱，眼球不再转动。③深度昏迷：对各种刺激均无反应，深、浅反射均消失。

临床常用格拉斯哥昏迷评分量表（Glasgow coma scale，GCS）对病人意识障碍程度进行测量。该量表包括睁眼反应、语言反应、运动反应3项（表17-1）。总分范围为3~15分。15分表示意识清醒，13~14分表示轻度意识障碍，9~12分表示中度意识障碍，3~8分表示重度意识障碍，<8分表示昏迷，<3分表示深昏迷或脑死亡。

表17-1　格拉斯哥昏迷评分量表

子项目	条目状态	分数
睁眼反应 （eyes open）	自发性的睁眼反应	4
	声音刺激有睁眼反应	3
	疼痛刺激有睁眼反应	2
	任何刺激均无睁眼反应	1
语言反应 （verbal response）	对人物、时间、地点等定向问题清楚	5
	对话混淆不清，不能准确回答有关人物、时间、地点等定向问题	4
	言语不流利，但字意可辨	3
	言语模糊不清，字意难辨	2
	任何刺激均无语言反应	1
运动反应 （motor response）	可按指令动作	6
	能确定疼痛部位	5
	对疼痛刺激有肢体退缩反应	4
	疼痛刺激时肢体过屈（去皮质强直）	3
	疼痛刺激时肢体过伸（去大脑强直）	2
	疼痛刺激时无反应	1

（四）瞳孔的观察

1. 正常瞳孔的表现　健康人正常状态两侧瞳孔呈圆形，居中，边缘整齐，两侧瞳孔等大等圆，直径为 2~5 mm。对光反射灵敏，在光亮处瞳孔会收缩，昏暗处瞳孔会扩大。

2. 病理瞳孔的变化　病理情况下瞳孔的变化包括：①缩小：瞳孔直径小于 2 mm。瞳孔直径小于 1 mm 称针尖样瞳孔。单侧瞳孔缩小常见于同侧小脑幕裂孔疝早期，双侧瞳孔缩小常见于有机磷农药、氯丙嗪、吗啡等中毒。②变大：瞳孔直径大于 5 mm。单侧瞳孔扩大、固定常见于同侧颅内病变所致小脑幕裂孔疝，双侧瞳孔散大常见于颅内压增高、颅脑损伤、颠茄类药物中毒、濒死状态等。③瞳孔对光反射消失：即瞳孔大小不随光线刺激而变化，常见于危重或深昏迷病人。

（五）心理状态的观察

良好的心理状态有利于病人的康复。现大力倡导推行整体护理观念，其中心理护理是非常重要的一个环节。如病人有无悲观、消极情绪，是否因为不良情绪不愿意配合治疗。紧张或愤怒情绪易导致血压升高。护士工作中应加强巡视，密切观察病人的脸色、表情、动作行为等方面是否异常，积极沟通做好心理护理工作。

（六）其他方面的观察

1. 特殊检查和治疗后的观察　对于未明确诊断的病人，需要进行一些常规和特殊专科检查，如各种造影检查、内镜检查、胸腔穿刺术、剖腹探查术等。有些检查项目属于有创性检查，医务人员应及时观察，预防并发症。病人接受治疗后，应注意做好各种导管的护理，引流瓶、引流袋的护理，加强巡视，确保引流通畅，维护好管道，观察并记录引流液的色、量、性状，预防并发症。

2. 特殊药物治疗病人的观察　护士应注意观察特殊药物的疗效、不良反应及毒性反应，如降血压药、降血糖药、化疗类药物、毒麻类药物、抗心律失常药、易成瘾药物等。用药前，护士应告知病人药物的作用及不良反应，嘱咐遵医嘱按时、按量用药；病人用药期间护士应加强巡视和观察，以防出现中毒等不良反应及耐药性。

3. 注意观察病人的睡眠情况和自理能力　良好的睡眠有利于机体的恢复，异常睡眠则会干扰病人的身心状态，甚至严重危害身心健康。睡眠的评估内容包括影响睡眠的因素、睡眠障碍、住院病人的睡眠状况。另一方面，医务人员可以采用日常生活活动（ADL）能力等量表评定病人的生活自理能力。

第二节　危重症病人的管理

情境二：
病人住院第 2 天，护士查房发现病人口唇发绀，脸色潮红，呼吸过速，心率加快。
请思考：
1. 医务人员应该为病人准备哪些急救设备和急救药品？
2. 目前对于该病人，护士应采取哪些护理措施？

危重症病人属于特级护理对象之一，病情严重、病情复杂、病情变化快，常合并多种脏器功能不全，随时有生命危险。医务人员应对病人实施严密的、连续的病情观察、监护与治疗。

抢救危重症病人，主要包括急症抢救和重症监护。急症抢救包括现场抢救、运送病人及院内急救。重症监护即医务人员在重症监护病房为病人提供每天连续 24 h 的密切监护。本节主要学习关于医院抢救工作的组织管理和危重症病人的护理。

一、抢救工作的组织管理与抢救设备管理

（一）抢救工作的组织管理

做好抢救工作的组织管理，是使抢救工作及时、准确、有效进行的保证。

1. 建立系统组织结构　接到抢救任务时，医院应立即指定抢救负责人，设立抢救小组，包括：①全院性抢救：适用于大型灾难等突发情况，由院长（医疗院长）组织实施，各科室均参与；②科室性抢救：由科主任、护士长组织实施，科室医务人员紧密配合。必须做到分工明确、密切配合、严谨负责、迅速准确。抢救时，护士可在医生未到之前进行一些必要的急救处置，如吸氧、吸痰、止血、胸外心脏按压、建立静脉通道等。

2. 制订抢救方案　护士应参与制订抢救方案，根据病人病情和抢救方案制订出抢救护理计划，确定护理诊断、预期目标、护理措施。

3. 做好核对工作　遵医嘱应用各种急救药物，必须两人核对确认后方可使用。执行口头医嘱时，须向医生复述一遍，双方确认无误后方可执行，抢救工作结束后由医生及时补写医嘱和处方。使用过的空安瓿、输液空瓶、输血空瓶（袋）等应集中放置，须认真统计并核对。

4. 做好记录工作　医疗与护理记录的基本原则：一切抢救工作的记录要求字迹清晰、及时准确、详细全面，注明执行时间和执行者，做好交接班工作。

5. 医护配合工作　护士应参加医生查房、专家会诊、病例讨论等，必须做到掌握危重症病人的病情变化和抢救过程，这样才能做到医护密切配合。

6. 抢救器械和抢救药品的管理　严格执行"五定"制度，即定数量、定点安置、定专人管理、定期消毒灭菌、定期检查维修。抢救车内的药品，一旦使用，及时补充药品并记录；保证100% 完好率，确保随时可以使用；抢救室内物品一律不外借，护士严格交接班并记录。护士应做到能够排除一般器械故障，熟练掌握各种抢救器械的操作方法。

7. 抢救用物的日常维护　每次使用抢救器械或物品后，要及时清理，归还原处，保持清洁，消耗品要及时补充。如果遇到传染病病人，必须严格执行隔离、消毒原则，预防交叉感染。

（二）抢救设备管理

1. 遵循相关规定，急诊室、病区都必须设置单独抢救室。病区抢救室应靠近护士办公室或护士站，方便医护人员争取抢救时间。

2. 抢救室内应备有"五机"，即心电图机、洗胃机、呼吸机、除颤仪、吸引器，"八包"，即腰穿包、心穿包、胸穿包、腹穿包、静脉切开包、气管切开包、缝合包、导尿包，以及各种急救药品和多功能抢救床。

3. 抢救室内应设计环形输液轨道、多功能抢救床并配备一块硬木板或硬塑料板，抢救车应按照要求配置各种常用急救药品（表 17-2）、急救用无菌物品及其他急救用物。

表 17-2 常用急救药品

类别	急救药物
心三联	盐酸利多卡因、盐酸阿托品、盐酸肾上腺素
呼二联	洛贝林、尼可刹米（可拉明）、二甲弗林
升压药	多巴胺
强心药	毛花苷 C（西地兰）
抗心绞痛药	硝酸甘油
平喘药	氨茶碱
促凝血药	垂体后叶素、维生素 K_1
镇痛、镇静、抗惊厥药	哌替啶、地西泮、异戊巴比妥钠、苯巴比妥钠、咪达唑仑（力月西）、氯丙嗪、硫酸镁
抗过敏药	异丙嗪、苯海拉明
激素类药	氢化可的松、地塞米松、可的松
脱水利尿药	20% 甘露醇、25% 山梨醇、呋塞米、依他尼酸
解毒药	阿托品、碘解磷定、氯解磷定、硫代硫酸钠、乙酰胺

二、危重症病人的护理

对于危重症病人的护理，护士不仅要具备娴熟精湛的护理理论和操作技术，同时也不能忽视病人的生活护理。危重症病人长期卧床容易发生各种并发症，如压疮、坠积性肺炎、失用性萎缩、深静脉血栓等，护士应全面、仔细、缜密地观察病情，掌握病情动态变化。必要时设专人护理，在护理记录单上详细记录观察结果、治疗经过及护理措施，并严格交接班。

（一）危重症病人的病情监测

对危重症病人各系统的功能进行持续监测能够及时掌握病人的动态病情变化。危重症病人病情监测的内容较多，最基本的包括中枢神经系统、循环系统、呼吸系统、肾功能及体温监测。

1. 中枢神经系统监测　如观察病人的意识状态、脑电图、CT 与 MRI 检查、颅内压测定和脑死亡的判定等。

2. 循环系统监测　如心率、心律、动脉血压及血流动力功能监测（包括中心静脉压、肺动脉压、肺动脉楔压、心排血量及心脏指数等）。

3. 呼吸系统监测　如呼吸频率、节律、呼吸音、潮气量、呼气压力测定、肺胸顺应性监测，痰液的性质、量、痰培养结果，血气分析等。

4. 肾功能监测　如尿量，血、尿钠浓度，血、尿的尿素氮，血尿肌酐，血肌酐清除率等。

5. 体温监测　是一种简单、有效，可反映病情缓解或恶化的可靠指标，也是代谢率的指标。正常人体温较恒定，当代谢率旺盛、感染、创伤、手术后体温多有升高，而极重度或临终病人体温降低。

目前临床上重症监护病房中对危重症病人可以依据急性生理学及慢性健康状况评分系统（acute physiology and chronic health evaluation，APACHE）进行病情评定和病死率的预测，提供客观、科学的依据。APACHE Ⅱ评分包括急性生理评分、年龄评分及慢性健康评分。A 为"年龄"，

B 为"有严重器官系统功能不全或免疫损害"，C 为 GCS 评分，D 为生理指标，APACHE II 总分为 A+B+C+D，具体 A、B、C、D 的评分见章后附表 17-1。

（二）保持呼吸道通畅

对清醒病人，可通过振动排痰、鼓励其深呼吸和有效咳嗽等方式促进分泌物咳出；昏迷病人因咳嗽、吞咽反射减弱或消失，呼吸道分泌物及唾液容易积聚在喉头，导致病人出现呼吸困难或窒息，因此，应将病人头偏向一侧，及时吸引出呼吸道分泌物，保持呼吸道通畅。

（三）加强临床基础护理

1. 清洁护理　①眼部护理：对眼睑不能自行闭合的病人，可涂眼药膏或覆盖油性纱布，防止角膜溃疡、结膜炎。②口腔护理：保持口气清新，增进食欲。对不能经口进食的病人，应做好口腔护理，动态观察口腔卫生状况，预防口腔感染。③皮肤护理：危重症病人因长期卧床等因素，易发生压疮，因此须加强皮肤护理，做到"六勤一注意"，即勤观察、勤翻身、勤擦洗、勤按摩、勤更换、勤整理，注意交接班。

2. 协助活动　病情平稳时，尽早协助病人进行被动肢体运动，每天 2~3 次，可以进行伸屈、内收、外展、内旋、外旋等活动，同时作按摩，以促进血液循环，增加肌肉张力，预防肌肉、关节出现失用或畸形等并发症。

3. 补充营养和水分　危重病人机体代谢增强，消耗增加，对营养物质和水分的需求量增加，但因病情危重，病人多消化功能减退，自理能力受限或无法自主进食，护士应设法增加病人饮食，协助自理缺陷的病人进食，对不能进食者，可给予肠内营养或肠外营养。对于大量引流或额外体液丢失较多的病人，应注意水分的补充。

4. 维持排泄功能　做好病人的生活护理，协助病人大小便，必要时给予人工通便或导尿术；加强留置尿管病人的护理。

5. 保持导管通畅　妥善固定各种引流管、导管，防止牵拉、折叠、堵塞、脱落；维持管道通畅；严格执行无菌操作技术，谨防出现逆行感染。

6. 确保病人安全　对于意识障碍、谵妄、躁动的病人，应合理应用各种保护具，防止意外发生。对于牙关紧闭、抽搐的病人，可使用牙垫、开口器，防止舌咬伤，病室内光线宜暗，宜保持安静，避免因外界刺激而引起抽搐。护士应准确执行医嘱，准确执行各项护理操作，严格预防交叉感染。医院设置相应防护设备及工具，加强对病人及家属的宣传教育工作，保障病人安全。

（四）危重症病人的心理护理

危重病人因对死亡的恐惧、失去对周围环境和个人身体的控制、频繁的身体检查、身体隐私部位的暴露、陌生环境及治疗仪器、气管插管等各种因素的影响，会导致病人产生极大的心理压力；家属也会因为所爱之人生命受到威胁而出现一系列心理应激反应，因此，护士必须重视危重病人及其家属的心理护理工作，应做到：

1. 体现出人文关怀的精神，尊重、同情、关心、关爱病人。注意保护病人隐私。

2. 操作前耐心与病人及家属沟通、解释；熟练掌握技能操作，举止沉着、稳重，给病人一种信赖感和安全感。

3. 保证与病人及时、有效、准确的沟通，采用多种沟通方式，鼓励病人表达真实感受，尊重病人的知情同意权、选择权。

4. 鼓励病人参与制订治疗方案，提高病人配合治疗的积极性。

5. 适当采取"治疗性触摸"，既可以体现对病人的关心和支持，又能帮助病人指明疼痛部位，确认身体完整性和感觉功能的存在。

6. 鼓励家属及亲友探视病人，发挥社会支持系统的作用，给予病人关怀和支持。

7. 减少环境中的各种不良刺激，病室光线柔和，安静。

课程思政案例 17-1
重症监护室医护人员
先进事迹之一

第三节　常用急救技术

情境三：

病人住院第 5 天，突发意识丧失，血压测不出，呼吸极其微弱，大动脉搏动消失，口唇发绀，双侧瞳孔等大等圆，对光反射存在，听不到心音。

请思考：

1. 该病人的可能诊断是什么？

2. 对该病人应实施哪些急救措施？

急救的基本目标是挽救病人的生命。护理人员的急救能力和应急处置能力直接影响抢救方案的实施和抢救结果。因此护士必须掌握临床常用急救知识和技能，才能在危急情况下迅速反应、及时处理，挽救病人的生命。本节主要学习心肺复苏术、人工呼吸器和洗胃法的相关知识和技能。

一、心肺复苏术

（一）概述

心肺复苏（cardiopulmonary resuscitation，CPR）是指医务人员或非专业人员对于呼吸、心搏骤停的病人，紧急采取一系列措施，重建和促进病人自主呼吸功能和循环功能的恢复。

基础生命支持（basic life support，BLS）技术又称为现场急救技术，在事发现场，由专业人员或非专业人员对病人实施及时、有效的初步救护措施，能够为后续急救工作赢得宝贵时间。加强心脏生命支持（advanced cardiac life support，ACLS）包括建立和维持有效通气和循环、复苏用药、电除颤治疗等。

（二）呼吸心搏骤停的原因和临床表现

1. 呼吸心搏骤停的原因

（1）意外事故：雷击、电击、溺水、自缢、窒息、猝死等。

（2）器质性心脏病：某些心血管疾病如急性心肌梗死、急性心肌炎等导致室性心动过速、心室颤动、Ⅲ度房室传导阻滞，从而导致心脏停搏。

（3）神经系统病变：脑血管意外、脑组织损伤等疾病可导致脑水肿、颅内压增高甚至脑疝，从而导致心搏呼吸停止。

（4）手术和麻醉意外：如术中出血过多致休克、麻醉药剂量过大、术中气管插管不当等。

（5）水电解质及酸碱平衡紊乱：严重高血钾或低血钾、严重酸碱中毒等均可导致心搏停止。

（6）药物中毒或过敏：如洋地黄类药物中毒、安眠药中毒、青霉素过敏等。

2. 呼吸心搏骤停的临床表现

（1）病人突然面色发灰、意识丧失：医护人员轻拍病人或大声呼喊，如果病人确实没有反应，说明病人意识丧失。

（2）大动脉搏动消失：颈动脉为判断的首选部位，其次选股动脉。一般触摸脉搏 5～10 s，确认摸不到颈动脉或股动脉搏动，即可确定心搏骤停。

（3）呼吸停止：应在保持气道打开情况下进行判断。医护人员通过听有无呼气声，以面颊部靠近病人口鼻部感觉有无气流飘逸，或观察病人胸腹部有无起伏来判断病人有无呼吸。

（4）瞳孔散大：循环完全停止超过 1 min 后出现瞳孔散大，有些病人无瞳孔散大现象。

（5）皮肤苍白或发绀：以口唇和甲床等末梢处最明显。

（6）心尖冲动及心音消失：听诊无心音。心电图表现为心室颤动或心室停顿，偶尔表现为缓慢而无效的心室自主节律（心电 - 机械分离）。

（7）伤口不出血。

心搏骤停时，以意识突然丧失和大动脉搏动消失这两种表现最为重要，满足这两项表现即可判断为心搏骤停，应立即开始实施 BLS 技术。

（三）心肺复苏

拓展阅读 17-1
鉴别心肺复苏和新生儿窒息急救

【目的】

1. 通过实施基础生命支持技术，尽快建立病人自主循环、呼吸功能。

2. 维持病人重要脏器的血流供应，尽快促进心脏、呼吸功能恢复。

【操作前准备】

1. 评估病人　护士应在 10 s 内迅速做出判断，触摸颈动脉，探测鼻息，观察胸腹部起伏。

2. 病人准备　病人仰卧于硬板床或平坦地面，或垫按压板，去枕。

3. 护士准备　衣帽整洁，态度严肃，反应敏捷。

4. 环境准备　宽敞、明亮、安全、安静、通风的环境。

5. 用物准备　无菌纱布，自动体外除颤器（AED）及急救设备等。

【操作步骤】

操作步骤见表 17-3。

表 17-3　心肺复苏操作步骤

操作步骤	要点与说明
1. 就地抢救，确认现场安全	
2. 识别心搏骤停　双手轻拍病人，在病人耳边大声呼唤病人，用手指触摸颈动脉，探测病人鼻息，同时观察胸腹部是否有起伏，10 s 内完成	• 触摸脉搏一般不少于 5 s，不多于 10 s
3. 启动应急反应系统　大声呼喊，请求援助	• 如在院内第一时间启动院内应急系统，尽快取得 AED 及急救设备

续表

操作步骤	要点与说明
4. 启动复苏	
（1）如没有正常呼吸，有脉搏，给予人工呼吸，每 5~6 s 1 次呼吸，或每分钟 10~12 次	• 约每 2 min 检查一次脉搏，如果没有脉搏开始心肺复苏
（2）没有呼吸（或仅有喘息），也没有脉搏，立即启动心肺复苏	
5. 摆放体位　仰卧于硬板床或平坦地面，如卧于软床上，可在肩背下垫心脏按压板，去枕、头后仰	• 注意避免随意移动病人 • 避免误吸，有助于呼吸
6. 松开衣领、领带、围巾及腰带	
7. 胸外心脏按压术（单人法）	
（1）抢救者站于或跪于病人一侧	
（2）按压部位及手法：取两乳头连线的中点或胸骨中下 1/3 处为按压点；定位手掌根部接触病人胸部皮肤，另一手搭在定位手手背上，双手重叠，十指交叉相扣，定位手的 5 个手指翘起（图 17-1）	• 能够间接压迫左、右心室，以替代心脏自主收缩 • 部位应准确，避免偏移胸骨导致肋骨骨折
（3）按压方法：双肘关节伸直，利用上半身力量，有节律地垂直施加压力；每次按压后迅速放松，放松时手掌根不离开胸壁使胸廓充分回弹	• 两肘关节固定不动，双肩位于双手臂的正上方，按压力度适中 • 按压间歇期避免倚靠在病人身上，迅速解除压力，使胸骨自然复位
（4）按压深度：成年人 5~6 cm；儿童、婴儿至少胸部前后径的 1/3，即儿童大约 5 cm，婴儿大约 4 cm	
（5）按压频率：100~120 次 /min	
8. 人工呼吸	
（1）开放气道：清除口、鼻腔分泌物或异物，取下义齿	
（2）开放气道方法	
1）仰头提颏法：抢救者一手的小鱼际置于病人前额，用力向后压使其头部后仰，另一手示指、中指置于病人的下颌骨下方，将颏部向前上抬起（图 17-2）	• 注意手指不要挤压颏下软组织深处，以免阻塞气道
2）仰头抬颈法：抢救者一手抬起病人颈部，另一手以小鱼际部位置于病人前额，使其头后仰，颈部上托（图 17-3）	• 头、颈部损伤病人禁用
3）双下颌上提法：抢救者双肘置病人头部两侧，双手示、中、环指放在病人下颌角后方，向上或向后提起下颌（图 17-4）	• 病人头部保持正中位，头不可后仰和左右扭动；适用于怀疑颈部损伤病人
（3）人工呼吸频率：每 5~6 s 1 次呼吸（每分钟 10~12 次呼吸），按压与人工呼吸的比为 30 : 2	• 儿童心搏骤停，如果没有高级气道，按压与通气比率为 15 : 2
1）口对口人工呼吸法	• 首选方法
① 在病人口鼻盖一单层纱布 / 隔离膜	• 防止交叉感染
② 抢救者用保持病人头后仰的拇指和示指捏住病人鼻孔	• 可防止吹气时气体从口鼻逸出

续表

操作步骤	要点与说明
③ 双唇包住病人口部，不留空隙，吹气	
④ 吹气毕，松开捏鼻孔的手，抢救者头稍抬起，侧转换气，观察胸部复原情况；频率：每 5 ~ 6 s 1 次呼吸（每分钟 10 ~ 12 次呼吸）	• 每次吹气时间不超过 2 s • 有效指标：病人胸部起伏，且呼气时听到或感到有气体逸出
2）口对鼻人工呼吸法	
① 用仰头抬颏法，同时抢救者用举颏的手将病人口唇闭紧	• 适用于口腔严重损伤或牙关紧闭病人
② 深吸一口气，双唇包住病人鼻部吹气，吹气的方法同上	
③ 口对口鼻人工呼吸法	• 适用于婴幼儿
抢救者双唇包住病人口鼻部吹气	• 防止吹气时气体由口鼻逸出；吹气时间要短，均匀缓缓吹气，防止气体进入胃部，引起胃膨胀

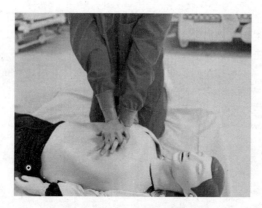

图 17-1 胸外心脏按压部位及手法

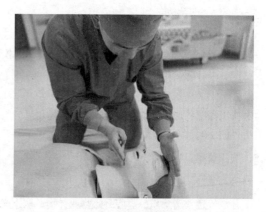

图 17-2 仰头提颏法

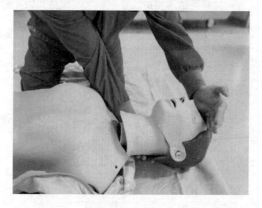

图 17-3 仰头抬颏法

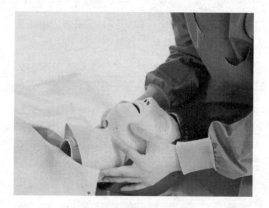

图 17-4 双下颌上提法

【注意事项】

1. 按压有效的指标：①大动脉搏动恢复，动脉收缩压 60 mmHg 以上；②口唇、面色等转为红润；③心室颤动波由细小变为粗大，或恢复窦性心律；④瞳孔缩小，可有对光反射；⑤呼吸逐渐恢复；⑥意识逐渐清醒。

2. 按压部位要准确，勿过度用力，防止胸骨、肋骨压折。禁止按压胸骨角、剑突下及左右胸部。每次按压后胸廓应充分回弹。病人头部应适当放低并略偏向一侧，避免心脏按压时呕吐物逆流至气管。

3. 单一施救者应先开始 30 次的胸外心脏按压，然后再进行 2 次人工呼吸。尽量避免按压过程中的停顿，保持按压动作的连续性，并避免过度通气。

【健康教育】

病人平稳后，安慰病人及家属，指导其学会识别先兆表现，遵循就近抢救原则。

二、人工呼吸器

人工呼吸器（artificial respirator）是最有效的人工呼吸方法之一。通过人工或机械装置产生通气，对呼吸骤停病人进行强迫通气，对通气障碍病人进行辅助通气，能够增加病人肺通气量，改善其换气功能。人工呼吸器的适用范围包括各种原因所致呼吸停止、呼吸衰竭的抢救及麻醉期间的呼吸调节等。

【目的】

1. 维持和增加通气量。

2. 纠正威胁生命的低氧血症，改善换气功能。

【操作前准备】

1. 评估病人并解释

（1）评估病人年龄、病情、体重、神志意识、呼吸功能，呼吸道是否通畅，有无活动义齿，心理状况及配合程度等。

（2）向病人及家属解释人工呼吸器的作用、使用方法、注意事项及配合要点。

2. 病人准备　协助病人取仰卧位，去枕、头后仰，如有活动义齿应取下；解开衣领及腰带；清理上呼吸道分泌物或呕吐物。

3. 护士准备　衣帽整洁，修剪指甲，洗手，戴口罩，必要时穿防护服、戴无菌手套。

4. 环境准备　清洁、宽敞、明亮、安全的环境。

5. 用物准备　简易人工呼吸器，由气囊、面罩等组成（图 17-5）。

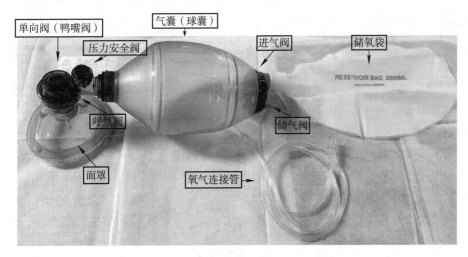

图 17-5　简易人工呼吸器

【操作步骤】

操作步骤见表 17-4。

表 17-4 简易人工呼吸器操作步骤

操作步骤	要点与说明
1. 核对 携用物至病人床旁，认真核对床号、姓名、腕带	
2. 正确使用简易人工呼吸器	• 在未行气管插管建立紧急人工气道的情况下及辅助呼吸机出现故障时使用
（1）协助病人采取适当卧位：抢救者站于病人头顶处。病人头后仰，托起下颌，扣紧面罩，面罩紧扣口、鼻部	• 防止漏气
（2）挤压呼吸囊：有节律地挤压，每次可挤压 500 mL 左右的空气进入肺内；频率为 10 次 /min	• 如病人有自主呼吸，与人工呼吸同步，即病人吸气初顺势挤压呼吸囊，达一定潮气量后完全松开气囊，让病人自行完成呼气动作
3. 记录	
4. 用物处理	
（1）保养呼吸器，延长使用寿命	
（2）用物消毒	• 传染病病人用物，严格按消毒隔离原则处理

【注意事项】

1. 应用人工呼吸器前，与病人及家属取得沟通，消除其恐慌、焦虑心理。

2. 严格做好卫生处置工作。正确处理医疗垃圾，防止交叉感染。

【健康教育】

1. 指导病人及家属学会有效咳嗽，促进有效排痰，预防气道阻塞。

2. 指导病人及家属学会识别缺氧、窒息的先兆表现，及时发现异常，及时就医。

三、洗胃法

洗胃（gastric lavage）是将一定长度的胃管送入病人胃内，灌入洗胃液，再抽吸出来，反复进行循环操作，目的是冲洗、清除胃内容物，减轻中毒或避免毒素被人体吸收的胃灌洗方法。

【目的】

1. 解毒 清除胃内毒物，减少毒物吸收，可利用不同灌洗液进行中和解毒。服毒后 4~6 h 内洗胃最有效。

2. 减轻胃黏膜水肿 例如幽门梗阻病人常有腹胀、恶心、呕吐等症状，通过洗胃可减轻潴留物对胃黏膜的刺激，减轻胃黏膜水肿和炎症。

【操作前准备】

1. 评估病人并解释

（1）评估病人年龄、病情、诊断、意识状态、生命体征等；口、鼻黏膜有无损伤，有无活动义齿；心理状态；理解接受能力、合作程度等。

（2）向病人及家属解释说明洗胃的作用、方法、注意事项及配合方法。

2. 病人准备

（1）了解洗胃的目的、方法、注意事项和配合要点。

（2）取舒适体位。

3. 护士准备　衣帽整洁，修剪指甲，洗手，戴口罩，必要时穿防护服、戴无菌手套。

4. 环境准备　安静、整洁、明亮，温度适宜。

5. 用物准备　根据不同的洗胃方法进行用物准备：

（1）口服催吐法（适用于清醒能够合作的病人）

1）治疗盘内：量杯或水杯、压舌板、水温计、弯盘等。

2）水桶2只：分别盛洗胃液、污水。

3）洗胃溶液：按医嘱根据毒物性质选择洗胃溶液（表17-5）。一般用量为10~20 L，洗胃溶液温度为25~38℃。

4）为病人准备洗漱用物。

（2）洗胃机洗胃法

1）治疗盘内：无菌洗胃包（内有胃管、镊子、纱布或使用一次性胃管）、治疗巾、检验标

表17-5　常用洗胃溶液

毒物种类	洗胃溶液	禁忌药物
酸性物	镁乳、蛋清水①、牛奶	
碱性物	5% 醋酸、白醋、蛋清水、牛奶	
氰化物	3% 过氧化氢溶液、1∶15 000~1∶20 000 高锰酸钾	
敌敌畏	2%~4% 碳酸氢钠溶液、1% 盐水、1∶15 000~1∶20 000 高锰酸钾	
1605、1059、4049（乐果）	2%~4% 碳酸氢钠	高锰酸钾②
敌百虫（美曲膦酯）	1% 盐水、清水、1∶15 000~1∶20 000 高锰酸钾	碱性药物③
DDT（灭害灵）666	温开水、生理盐水、50% 硫酸镁	油性药物
酚类	50% 硫酸镁、温开水、植物油。洗胃后多次服用牛奶、蛋清保护胃黏膜	液状石蜡
河豚、生物碱、毒蕈	1%~3% 鞣酸	
苯酚（石炭酸）	1∶15 000~1∶20 000 高锰酸钾	
巴比妥类（安眠药）	1∶15 000~1∶20 000 高锰酸钾、硫酸钠	硫酸镁
异烟肼（雷米封）	1∶15 000~1∶20 000 高锰酸钾、硫酸钠	
灭鼠药		
1. 磷化锌	1∶15 000~1∶20 000 高锰酸钾、0.5% 硫酸铜，0.5%~1% 硫酸铜溶液每次 10 mL，每 5~10 min 口服一次	鸡蛋、牛奶、脂肪及其他油类食物④
2. 抗凝血类（敌鼠钠等）	催吐、温水、硫酸钠	碳酸氢钠溶液
3. 有机氟类（氟乙酰胺等）	0.2%~0.5% 氯化钙、淡石灰水、硫酸钠，饮用豆浆、蛋白水、牛奶等	
发芽马铃薯	1% 药用炭悬浮液	

注：①蛋清水可黏附于黏膜表面或创面上，从而起到保护作用，减轻病人疼痛。②1605、1509、4049（乐果）等禁用高锰酸钾洗胃，否则可氧化成毒性更强的物质。③敌百虫遇碱性药物后，分解出毒性更强的敌敌畏，其分解过程随碱性的增强和温度的升高而加速。④磷化锌易溶于油性物质，忌用脂肪性食物，以免促使磷的溶解吸收。

本容器或试管、量杯、水温计、压舌板、弯盘、棉签、50 mL 注射器、听诊器、手电筒、液状石蜡、胶布，必要时备张口器、牙垫、舌钳等。

2）水桶 2 只：分别盛洗胃液、污水。

3）洗胃溶液：同口服催吐法。

4）洗胃设备：全自动洗胃机。

【操作步骤】

操作步骤见表 17-6。

表 17-6 洗胃法操作步骤

操作步骤	要点与说明
1. 核对 携用物至病人床旁，认真核对床号、姓名、腕带	
2. 洗胃	
◆ 口服催吐法	• 适用于服毒量少、意识清醒能够合作的病人
（1）体位：协助病人取坐位	
（2）准备：置污物桶于病人坐位前或床旁	
（3）口服灌洗液：指导病人每次饮液量 300~500 mL	
（4）催吐：自呕或用压舌板刺激舌根催吐	
（5）结果：反复自饮→催吐，直至吐出灌洗液澄清无味	
◆ 全自动洗胃机洗胃	
（1）操作前检查机器功能完好，连接各种管道	
（2）插胃管：用液状石蜡润滑胃管前端，润滑插入长度的 1/3；插入胃管后，要证明胃管确实在胃内；再固定胃管	• 测量插管长度：前额发际至剑突的距离，为 55~60 cm。通过三种检测方法证明胃管在胃内
（3）连接洗胃管，将洗胃液倒入水桶内，药管的另一端放入洗胃液桶内，污水管的另一端放入空水桶内，胃管的另一端与已插好的病人胃管相连，调节药量流速	
（4）吸出胃内容物：按"手吸"键，吸出物送检；再按"自动"键，对胃进行自动冲洗，直至洗出液澄清无味为止	• 冲洗时"冲"灯亮，吸引时"吸"灯亮
3. 观察 洗胃过程中，观察洗出液的性质、颜色、气味、量及病人面色、脉搏、呼吸和血压的变化	• 如病人有腹痛、休克及洗出液呈血性，应立即停止洗胃
4. 拔管 洗毕，反折胃管，拔管	• 防止管内液体误入气管
5. 整理 协助病人漱口、洗脸，帮助病人取舒适卧位；整理床单位，清理用物	
6. 清洁 自动洗胃机三管（药管、胃管、污水管）同时放入清水中，按"清洗"键，清洗后取出。待机器内水完全排尽后，按"停机"键关机	
7. 记录 灌洗液名称、量，洗出液的颜色、气味、性质、量，病人的反应等	

【注意事项】

1. 幽门梗阻病人洗胃，可在餐后 4~6 h 或空腹进行。

2. 明确洗胃法的适应证和禁忌证　①适应证：非腐蚀性毒物中毒，如有机磷、安眠药、重金属类、生物碱及食物中毒等。②禁忌证：强腐蚀性毒物中毒、食管胃底静脉曲张、胸主动脉瘤、近期上消化道出血、上消化道溃疡、胃穿孔、胃癌等。病人吞服强酸、强碱等腐蚀性药物，禁忌洗胃，可以按医嘱给予药物或迅速给予牛奶、豆浆、蛋清、米汤等保护胃黏膜。

3. 急性中毒病人，应紧急采用"口服催吐法"，必要时进行洗胃。

4. 中毒原因未明时，洗胃溶液可选用温开水或生理盐水。查明原因后，对症处理。

5. 洗胃并发症：急性胃扩张、胃穿孔、水中毒、水电解质紊乱、酸碱平衡失调，误吸或反流致窒息，迷走神经兴奋致反射性心搏骤停等。

6. 观察治疗效果。

7. 洗胃前后，加强心理护理，安抚病人及家属。

拓展阅读 17-2
《2020 年美国心脏协会心肺复苏及心血管急救指南》摘要

【健康教育】

1. 指导病人及家属避免相关危险因素。学会识别中毒先兆表现，及时就医。

2. 指导病人及家属门诊复查。

（桑莹莹）

数字课程学习

⬇ 教学 PPT　　　　📝 自测题

附表 17-1 危重病人 APACHE II 评分表

A. 年龄	≤44 □ 0; 45~54 □ 2; 55~64 □ 3; 65~74 □ 3; ≥5						A 记分	
B. 有严重器官系统功能不全或免疫损害	非手术或择期手术后 □ 2; 不能手术或急诊手术后 □ 5; 无上述情况 □ 0						B 记分	

C.GCS 评分	6	5	4	3	2	1
1. 睁眼反应			□自发睁眼	□呼唤睁眼	□刺痛睁眼	□不能睁眼
2. 语言反应		□回答切题	□回答不切题	□答非所问	□只能发音	□不能言语
3. 运动反应	□按吩咐动作	□刺痛能定位	□刺痛能躲避	□刺痛肢体屈曲	□刺痛肢体伸展	□不能活动

GCS 积分 =1+2+3 　　C 记分 =15-GCS

D. 生理指标	分值									D 记分
	+4	+3	+2	+1	0	+1	+2	+3	+4	
1. 体温（腋下，℃）	≥41	39~40.9		38.5~38.9	36~38.4	34~35.9	32~33.9	30~31.9	≤29.9	
2. 平均血压（mmHg）	≥160	130~159	110~129		70~109	……	50~69		≤49	
3. 心率（次/min）	≥180	140~179	110~139		70~109		55~69	40~54	≤39	
4. 呼吸频率（次/min）	≥50	35~49	25~34		12~24	10~11	6~9		≤5	
5.PaO$_2$（FiO$_2$<50%）A-aDO$_2$（FiO$_2$>50%）（mmHg）	≥500	350~499	200~349		>70 <200	61~70		55~60	<55	
6. 动脉血 pH	≥7.7	7.6~7.69	……	7.5~7.59	7.33~7.49	……	7.25~7.32	7.15~7.24	<7.15	
血清 HCO$_3^-$（mmol/L）（无血气时用）	≥52	41~51.9	32~40.9	……	23~31.9	18~21.9	15~17.9	……	<15	
7. 血清 Na$^+$（mmol/L）	≥180	160~179	155~159	150~154	130~149	……	120~129	111~119	≤110	

续表

D. 生理指标	分值									D 记分
	+4	+3	+2	+1	0	+1	+2	+3	+4	
8. 血清 K$^+$（mmol/L）	≥7	6~6.9		5.5~5.9	3.5~5.4	3~3.4	2.5~2.9		<25	
9. 血清肌酐（mg/dL）	≥3.5	2~3.4	1.5~1.9		0.6~1.4		<0.6			
10. 血细胞比容（%）	≥60		50~59.9	46~49.9	30~45.9		20~29.9		<20	
11. WBC（×1000）	≥40		20~39.9	15~19.9	3~14.9		1~2.9		<1	
D 积分										

APACHE Ⅱ 总积分 =A+B+C+D

注意事项：

1. 数据采集应为病人入 ICU 或抢救开始后 24 h 内最差值。
2. B 项中"不能手术"应理解为由于病人病情危重而不能接受手术治疗者。
3. 严重器官功能不全指：①心：心功能Ⅳ级；②肺：慢性缺氧，阻塞性或限制性通气障碍，运动耐力差；③肾：慢性透析者；④肝：肝硬化，门静脉高压，有上消化道出血，肝性脑病，肝衰竭史。
4. 免疫损害：如接受放射和化学治疗，长期或大量激素治疗，有白血病，淋巴瘤，艾滋病等。
5. D 项中的血压值应为平均动脉压 =（收缩压 +2× 舒张压）/3，若有直接动脉压监测则记直接动脉压。
6. 呼吸频率应记录病人的自主呼吸频率。
7. 如果病人是急性肾衰竭，则血清肌酐一项分值应在原基础上加倍（×2）。
8. 血清肌酐的单位是 μmol/L 时，与 mg/dL 的对应值如下：

mg/dL　　3.5　　2~3.4　　1.5~1.9　　0.6~1.4　　0.6
μmol/L　 305　172~304　128~171　　53~127　　53

▶▶▶ 第十八章

临终护理

【学习目标】

知识：

1. 掌握临终关怀、死亡教育、濒死、脑死亡的概念。

2. 掌握死亡教育的目的和内容。

3. 掌握临终病人各阶段的生理评估内容。

4. 掌握死亡过程各期的表现和特点。

5. 掌握临终病人的各个心理反应期。

6. 掌握濒死病人的临床表现及死亡诊断依据。

7. 掌握临终病人的护理原则。

8. 掌握脑死亡的诊断标准。

9. 熟悉临终关怀的理念。

10. 了解临终关怀组织机构的类别及基本服务项目。

11. 了解临终关怀的发展历史。

技能：

1. 能应用护理程序为临终病人及家庭提供身心护理。

2. 能按正确的操作规程对逝者进行尸体护理。

3. 能应用适当的护理措施对处于居丧期的家属进行护理。

素质：

1. 提供临终护理的过程中，体现人文关怀意识。

2. 与死者家属沟通过程中，具有同情心、爱心。

情境导入

病人，女，65 岁，胰腺癌晚期，现病人食欲减退，体重明显减轻，出现持续性进行性加剧的腹痛，全身黄疸，伴有皮肤瘙痒，收入宁养病房，进行对症治疗。

每个人都会面临生老病死，临终是人生必然的发展阶段。护理人员在临终关怀中发挥着重要的作用，所以应掌握相关的理论知识和技能，了解病人身心方面的反应，帮助临终病人减轻痛苦，以提高其生存质量；引导病人树立正确的死亡观，使其正确面对死亡，并能安详、无痛苦、有尊严、平静地接受死亡；同时护士也需对临终病人的家属给予疏导和安慰，以使其保持良好的身心健康。

第一节 临 终 关 怀

情境一：

病人入住宁养病房后，病情持续加重。家属不忍看到病人被病痛折磨，希望医护人员在病人临终阶段给予耐心、细致的照护。

请思考：

临终关怀的内容包括哪些方面？

随着社会发展过程中人口老龄化、医疗费用骤增、慢性病增多等问题的日益严重，人们对有尊严地死亡越来越关注，希望能够在平和的氛围下结束自己的生命。临终关怀在社会发展进程中越来越显示出其不可替代的作用。

一、临终关怀的概念和意义

临终关怀是对临终病人全方位实行人道主义的一种服务措施，它使临终病人在人生的最后历程中得到照顾和关怀，感受到人间的温暖，体现生命的价值、生活的意义和生存的尊严。临终关怀弥补了安乐死（euthanasia）只注重克服临终病人痛苦而忽略其心理和社会等需要的缺憾，提高了临终病人的生命质量及死亡品质。

（一）临终关怀的概念

临终关怀一词源于中世纪，又称善终服务、安宁照顾、终末护理、安息护理等。临终关怀（hospice care）是由医生、护士、社会工作者、志愿者等多学科成员组成的团队向临终病人及其家属提供包括生理、心理、社会等全方位的关怀照顾。临终关怀的目的是使临终病人在有限的生存期间内，生命受到尊重，症状得到控制，生命质量得到提高，在充满人间温暖的氛围中，舒适安宁地度过人生最后旅程。临终关怀是一门涉及医学、心理学、社会学、护理学等多学科的新兴边缘学科。

1. 临终关怀的内涵

（1）临终关怀是一种为临终病人在生命的最后阶段所提供的特殊服务，是对临终病人及家属所提供的一种全面的照护，包括医疗、护理及其他健康服务，以满足病人及家属的身体、生理、社会文化及精神的需要，增强人们对临终生理、心理状态的适应能力。其目的是使临终病人的生命质量得以提高，能够舒适、无痛苦、有尊严地走完人生的最后旅程，并能同时维护家属的身心健康。

（2）临终关怀是一门探讨临终病人的生理、社会心理发展特征和为临终病人及其家属提供全面照护的新兴学科。临终关怀又可分为：临终医学、临终护理学、临终心理学、临终关怀伦理学、临终关怀社会学和临终关怀管理学等分支学科。

2. 临终关怀的服务对象　包括临终病人及其家属。一般说来，按国际上通行的标准，无论病人年龄和疾病类型如何，在常规或现有医疗条件下，如果其病情呈现出不可逆转的恶化、已经没有治愈的希望，并且病人的预期存活时间在 6 个月以内，即被视为临终病人。需要特别指出的是，病人家属是临终关怀团队的成员，参与对临终病人的照护，同时也是临终关怀团队照护的对象。

3. 临终关怀的服务宗旨　通过早期识别、积极评估、控制疼痛和治疗其他痛苦症状，包括躯体、社会心理和宗教的（心灵的）困扰，来预防和缓解身心痛苦，从而改善面临威胁生命疾病的病人及其亲属的生命质量。

（二）临终关怀的意义

1. 尊重临终病人的生命尊严和权利　临终关怀强调临终病人直到生命的最后一刻还是一个社会的人，其权利应备受尊重，其尊严应得到维护，而不是将其视为仅仅需要别人照顾和失去一切的临终病人；同时临终关怀强调不论家属、亲友或医护人员，都应该以对待常人的方式来对待临终病人，尊重其合理要求，让其选择自己喜欢的方式生活，面对死亡，让其活得有意义，离开得有尊严。

2. 提升临终病人的生命质量　临终关怀团队对临终病人照顾的重点不是如何延长其生命，而是如何丰富、提高其生命的质量，突出作为社会主体的人对自己生命质量的满意度和满足感。

3. 有利于完善医疗服务体系　我国现行的医疗服务体系在满足临终病人及其家属的需求方面还存在一些缺陷，临终关怀则对适应我国老龄化社会、计划生育政策，以及满足人们对在临终阶段能够得到临终关怀的要求具有重要的意义。因此，临终关怀是对我国现行医疗服务体系的完善和补充。

4. 体现社会的文明进步　临终关怀反映了人类文明的时代水平，它是社会精神文化中信仰、价值观、伦理道德、审美意识、宗教、风俗习惯、社会风气等集中的表现。

二、临终关怀的发展过程

（一）国外临终关怀的发展历史

临终关怀的历史发展，在西方可追溯到中世纪西欧修道院为重病濒死的朝圣者、旅游者所提供的照护。在世界范围内，临终关怀作为一门相对独立、成体系的学科存在开始于 20 世纪，其起点是 1967 年 7 月英国女医生西塞莉·桑德斯（Cicely Saunders）博士在英国伦敦创办了世界上第一家现代临终关怀护理院，即著名的圣克里斯多弗临终关怀院（St. Christopher's Hospice），现已成为世界临终关怀服务的典范。桑德斯博士提倡的对癌症末期病人的照顾与一般医院提供的疾病导向延命性医疗服务大不相同，所强调的是症状控制、专业间合作、义工的参与、以病人为中心、连续性照顾、家属的哀伤辅导等。

自 20 世纪 70 年代起，美国、加拿大、日本、澳大利亚、法国、荷兰、挪威、以色列和南非等许多国家都相继开展了临终关怀的工作，曾一度形成了一种运动。随着临终关怀运动在世界上越来越广泛深入地开展，临终关怀运动发展成为一个新的科学研究领域，并逐渐形成一门新兴交叉学科。

从世界范围来讲，临终关怀的研究在西方一些发达国家，如美国、英国都很成熟，对死亡的教育已经普及并深入人心，临终关怀已经发展成了一门独立的学科。据不完全统计，世界上目前已有 60 多个国家和地区开展了临终关怀服务，如在英国有 300 家以上临终关怀服务机构，在美国、加拿大、南非、荷兰、印度、瑞士、挪威、以色列、新西兰、印度尼西亚、马来西亚、新加坡、泰国和日本等都开展了临终关怀的实践与研究。

（二）中国临终关怀的发展历史

1988 年 7 月，天津医科大学率先成立了天津临终关怀研究中心，在中国首先开展了临终关怀的研究与实践，成为国内临终关怀的培训及教育中心。同年 10 月，上海建立了中国第一所临终关怀医院——南汇护理院，使临终关怀在中国迈出了可喜的一步。

1992 年 5 月 26 日，天津召开了首届东西方临终关怀国际研讨会，全国有 28 个省、市、自治区的医护人员及有关专家学者参加了会议，与国外专家一起交流经验，提高了中国临终关怀的水平。与会者认为，临终关怀是对临终病人的完善照护，不仅体现在对人格尊严的维护，而且在一定程度上可以减轻家庭及单位的负担，也是解放社会生产力的一部分内容，是一种有百利而无一害的善举。此后，各地陆续开办了临终关怀医院或临终关怀病房。如天津胸科医院、北京松堂医院、南京鼓楼安怀医院、河北荣校医院临终关怀病房等 40 余所临终关怀医院或病房相继建立，受到了社会、病人及家属的欢迎。

虽然我国临终关怀工作起步较晚，但发展较为迅速，其发展历程具有以下特点：①临终关怀逐步走向规范化：近几年，中国生命关怀协会积极开展了地区和国际的学术交流，组织和培训临终关怀从业人员，宣传临终关怀理念，动员社会各界参与临终关怀服务，并多次在各级会议上呼吁政府各部门提供相关政策支持，建立临终关怀服务标准，对临终关怀机构、从业人员、医疗技术应用、教育与培训及社会支持等临终医疗服务要素实行准入制度及法规，规范临终关怀服务秩序和行为，努力构建临终关怀学科体系，以进一步助推我国临终关怀事业的发展。②临终关怀教育受到重视。③临终关怀的理论基础和服务模式趋于完善。随着我国经济社会的不断发展和临终关怀事业的深入推进，未来的临终关怀理论将会得到更多的补充和完善，临终关怀服务模式也将会更加规范、适宜，从而满足临终关怀学科建设和事业发展的需求。

三、临终关怀的理念和组织形式

（一）临终关怀的理念

临终关怀服务理念是指导临终关怀服务团队成员开展临终关怀工作的思维及行为的价值观和信念。其中信念（belief）是指通过自身判断后所接受的观念；价值观（value）是个人拥有的判断是非和价值的观念，由个体在社会化过程中通过与社会及其重要关系者的互动逐步形成。

临终关怀服务团队成员的信念与价值观会直接影响其与服务对象的互动和临终专业实践。临终关怀学服务理念是临终关怀服务团队成员做出临终关怀服务判断及决策的依据，同样也会表现在临终关怀服务行为上。

1. 以照料为中心 临终关怀是从以治愈为主的治疗转变为以对症为主的姑息治疗、以护理照料为主的全方位服务。这种照料是对临终病人身体和心理的全面、细致的预防和照料。创造一个整洁、温馨、安全，具有家庭气氛的安宁病房环境，以最大限度满足病人生理的需求，以及对临终病人的心理、精神方面的照料。重视病人个人实际需求，尽量根据病人及家属的意愿去治疗和护理，最终达到舒适。

2. 维护病人的尊严 尽管死亡是生命活动发展的必然过程，但是临终关怀却强调在死亡前的临终阶段，病人的个人尊严不应该因生命活力递减而降低，个人权利也不可因身体衰竭而被剥夺。

3. 提高临终生命质量 临终是一种特殊类型的生活。正确认识和尊重临终病人最后生活的价值，提高其生命质量，是对临终病人最人道、最有效的服务。临终病人生命质量包括躯体、心理、精神和心灵及社会支持等方面。

4. 加强死亡教育以使病人接纳死亡 死亡教育（death education）就是认识和对待死亡的教育，它从医学、哲学、心理学、法学、社会学、伦理学等不同方面促进人们对死亡及濒死的正确认识，让人们具有健康而积极的生命观。当针对癌症或其他末期疾病的治疗不再有效时，在某种程度上意味着痛苦、衰竭和死亡。面对不能治愈的现实，选择合适的时机和方式告知病人实情并引导他们讨论死亡相关的问题，尊重他们对临终或濒死阶段的治疗和抢救措施的意见，允许自然死亡，制定出遗嘱，安排好后事，临终病人在生命的最后阶段才可以感受到尊重和关怀。

5. 提供全面的整体照护 也就是全方位、全程服务，包括对临终病人的生理、心理、社会等方面给予关心和照护，为病人提供 24 h 护理服务，照护时也要关心病人家属，既为病人提供生前照护又为死者家属提供居丧照料。

（二）临终关怀的组织形式

国外临终关怀模式主要分为两种：一是临终关怀医院照顾的模式，二是以家庭照顾为核心的模式。世界范围内临终关怀的机构和服务形式呈现多样化、本土化的特点。英国的临终关怀服务以住院照料方式为主，美国则以家庭临终关怀服务为主。我国的临终关怀服务组织形式有以下几种。

1. 独立的临终关怀院 是指不隶属于任何医疗护理或其他医疗保健服务机构的临终关怀服务基地。独立的临终关怀院可承担多种形式的临终关怀服务项目，包括"住院临终关怀服务""日间临终关怀服务"和"家庭临终关怀服务"等。因此，独立的临终关怀院一般建立了相应的分支服务机构，如临终关怀院住院部、日间临终关怀部和家庭临终关怀部。

2. 综合医院的临终关怀病房 在综合医院内开设临终关怀病房，临终病人入院可得到医疗、护理、生活照护服务。由于临终关怀机构依附于现有的医院，医院现有的病房、专业医护人员和各种辅助科室及设备等资源，都可能成为临终关怀机构可以利用的资源，成为临终关怀机构服务功能的补充和延伸，是不断提高临终关怀服务质量的有利条件和保证。在我国很多省市和地区，在发展临终关怀事业方面，多以创办附设的临终关怀机构为起步方式，如北京市朝阳门医院临终关怀病区、李嘉诚基金会"宁养医疗服务计划"中的汕头大学医学院第一附属医院宁养院等。

3. 社区医院组织模式　即在社区医院或社区卫生服务站开设临终关怀病房或服务中心，如广州市番禺区市桥医院的康宁病区、上海市闸北区临汾社区卫生服务中心等。社区医院具有近距离接触居民的天然优势，既可以提供住院护理，又可以为临终老人办理家庭病床，通过上门服务为部分"家庭养老"的临终老人提供方便。

社区医院组织模式的临终关怀服务具有独特的优点：一是住院病人较少，病床相对宽松，便于安排；二是离家近，家人照顾方便，亲友探视方便；三是收费较低，医护人员较熟悉。相比较居家照护和综合性医院临终关怀病房，临终病人入住社区医院接受临终关怀服务是一种双赢的举措。一方面较好地解决了病人及家属的心理失衡和经济负担问题，病人满意度较高；另一方面也提高了社区医院的经济效益。

4. 护理院临终关怀病房　护理院主要是指由医护人员组成的，为长期卧床生活不能自理的老年人、晚期姑息治疗病人、慢性病病人、残疾人及其他需要长期护理服务的人提供医疗护理、康复促进、临终关怀等服务的医疗机构。其服务内容包括基础护理、专科护理，根据医嘱进行支持治疗、姑息治疗、安宁护理、消毒隔离技术指导、社区老年保健、营养指导、心理咨询、卫生宣教和其他老年医疗护理服务等。

护理院是医疗与养老的结合，是卫生与民政的结合，是医院的延续和补充。它的医养结合模式让家属有一种放心感，让老年人有一种安全感。绝大多数老年人把护理院作为人生的最后归宿，从老年人入住那日开始，护理院的工作人员就要做好陪伴老年人走完人生最后历程的全程服务。

四、临终关怀机构的基本服务项目

临终关怀机构的基本服务项目包括：

1. 姑息性医疗照护　临终关怀机构必须拥有一定数量的掌握临终医学理论和技术的专职医师，能够常规地为晚期病人提供内容充实的姑息性医疗照护，有效地控制和缓解疼痛等不适症状。

2. 临终护理　临终关怀机构必须拥有一定数量的经过临终关怀专业培训的专职护士，能够根据晚期病人的需求常规地为他们提供符合临终关怀质量要求的临终生活护理、技术护理和心理护理，同时能够向晚期病人家属提供有效的社会支持。

3. 临终心理咨询　为晚期病人及其家属提供临终心理咨询，解除他们的身心痛苦，促进其心理"康复"，是临终关怀的基本目标之一。临终关怀机构必须能够常规地向晚期病人及其家属提供临终心理咨询服务。

4. 社会支持　临终关怀服务中的社会支持又称"临终关怀社会服务（social services in hospice care）"，是临终关怀机构的基本职能之一。它既包括对晚期病人的社会支持，又包括对晚期病人家属的社会支持；既包括在晚期病人接受照护过程中所提供的各种社会支持，又包括晚期病人去世后1年内向其家属提供的居丧照护。临终关怀机构必须拥有一定数量的临终关怀社会工作者直接或间接地（如争取社会有关方面向晚期病人及其家属提供支持和帮助）向接受服务的晚期病人及其家属提供各种社会支持。

五、临终关怀的研究内容

1. 死亡教育　帮助人们正确地面对自己和他人的死亡，理解生与死是人类自然生命历程的必然组成部分，进而树立科学、合理、正确的死亡观；同时可以使人们消除对死亡的恐惧、焦虑，坦然面对死亡。

2. 症状控制 临终病人大多患有一种或多种疾病，这些疾病的病理变化严重地干扰了病人的正常生理过程，给病人带来疼痛等诸多躯体不适症状。因此，在临终关怀中，对于临终病人的症状控制十分重要。

3. 心理关怀 临终病人在心理方面的需求有时会远远超过对药物治疗的需要。所以，医护人员和家属应该利用各种有效的方法，给予他们心理上的支持和照护，使之感受到被尊严和人世间的温暖，最终满足地离开人世。

4. 生活护理 医护人员及家属要给予临终病人人性化的照护。对其日常生活进行全方位细致周到的护理，帮助他们解决环境、饮食、排泄、睡眠、安全等多方面的问题，以满足病人最基本的要求。

5. 社会支持 又称"临终关怀社会服务"，是临终关怀机构努力争取的支持，分为两类：一类是现实的物质或资金的支持，包括政府机关的财务拨款、慈善团体的物资、资金赞助及个人的捐赠等；另一类是主观的支持服务，指社会人群作为志愿者参与到临终关怀活动中，利用空余时间到临终关怀病房给予病人服务和关怀，或通过散发相关宣传材料或募捐等方式参与，让病人和家属充分感受到社会的关爱。

6. 家属的居丧照护 除了要对临终病人进行关怀，还要对临终病人的家属进行慰藉，包括在病人临终期的照护和病人去世后居丧期的关怀。通过陪伴与聆听、协助办理丧事、协助表达内心的悲伤情绪、协助处理实际问题和促进适应新生活等方面给予家属照护，帮助他们走出失去亲人的阴影。

第二节 濒死与死亡

情境二：

病人突然病情恶化，短时间内出现大量呕血、黑便，面色苍白、肢端湿冷、脉搏细数，处于深昏迷状态。虽经过医护全力抢救后，心搏、呼吸仍然完全停止，无大动脉搏动，心电图呈直线，各种反射消失，瞳孔散大并固定。经过心肺复苏 30 min 后，病人仍没有恢复自主呼吸、心搏，医生宣布临床死亡。

请思考：

临床死亡期的主要特点有哪些？

临终关怀的理论与实践不能脱离对于死亡的认识和理解。具备一定的死亡理论和知识，有助于我们帮助病人了解死亡，进而接纳死亡的事实，从而为临终病人提供优质的临终护理服务。

一、濒死与死亡的概念

（一）濒死

濒死是临终的一种状态。从医学角度解释，濒死就是在接受治疗性或缓和性医疗后，虽意识清醒，但病情迅速恶化，各种现象显示生命即将终结。西方学者苏洛钱（Sorochan）认为，濒死为即将达到死亡的生命过程。卡斯腾巴姆（Kastenbaum）认为，濒死开始为病人已经确认将要死亡的事实，此信息已传达给病人，并为病人所接受，已无其他方法可以维持或延续病人的生命。

人们传统观念中的临终时限，常常被视为一个人的生命即将结束前的"一刹那"。但这"一刹那"究竟是几时、几分、几秒尚无准确的共识和认可。研究表明，临终时限由于死因、病情不同而异。一般来说，因为疾病或意外导致的猝死，其临终时限较短，有的意外死亡比因疾病猝死更短暂，甚至短至几秒。例如，雷击致死者、爆炸物致死者、剧毒化学品致死者，往往是极短的瞬间。慢性疾病致死时间相对较长。通常把 6～24 h 内因非暴力意外的突然死亡称为猝死。这就是说，猝死的临终期限是 6～24 h，而慢性疾病的临终时限一般都长于 24 h，也可以天数、月数计算。

（二）死亡

1.《辞海》生物分册的"死亡"定义　死亡是机体生命活动和新陈代谢的终止。人和高等动物的死亡可分为因衰老而发生的生理死亡或自然死亡，因疾病造成的病理死亡，因机体受到机械的、化学的或其他因素所造成的意外死亡。

2.《Dorland's 医学词典》死亡定义　死亡是由心搏或呼吸所显示的外在生命消失。人体死亡是人体活动全部生命功能的停止。

3."生物学死亡"的定义　生物学死亡又称全体死亡、死亡过程的最后阶段。从大脑实质开始到整个神经系统及其他各器官系统的新陈代谢相继停止，出现不可逆的变化。整个机体不可能复活，但个别组织在一定时间内仍有极为微弱的代谢活动。

二、死亡标准

死亡标准是指衡量与判断死亡的尺度。

（一）传统的死亡标准：心肺死亡标准

人类社会早期，人们认为心肺功能是生命最本质的特点，人类逐渐形成了死亡是心脏停止搏动的模糊概念。这种以呼吸、心搏停止作为判断死亡的标准已在人类历史上沿用了几千年。

心肺死亡标准认为，死亡是机体生命活动和新陈代谢的终止，在死亡过程中，依据心肺功能停止的先后，可以将死亡分为心性死亡、肺性死亡。

心性死亡又称心脏死亡，指原发于心脏功能不可逆中止所引起的死亡。此时心搏停止先于呼吸和脑功能的完全停止。心性死亡多由于心脏的原发病变、功能障碍和外因损伤所致，如心肌缺血、心力衰竭或严重心律失常所致的猝死。

肺性死亡也称呼吸性死亡，指原发于肺或呼吸功能不可逆中止所引起的死亡。此时呼吸停止先于心搏和脑功能的完全停止。呼吸中枢麻痹、胸腔病变、各种呼吸道肺部病变均可引起呼吸性死亡。呼吸停止之后，并不马上发生死亡，因此时心脏常常仍能搏动。所以，呼吸性死亡必须在引起心搏停止之后才能发生。

（二）脑死亡标准

个体的死亡不是瞬间发生的，而是一个连续进展的过程。大脑一旦出现广泛性的细胞坏死，脑功能不可逆停止，即使通过先进技术和设备能够维持心肺功能，病人实质上已进入死亡状态。

脑死亡的病人是无法复活的。

1. 哈佛标准 美国哈佛医学院于 1968 年首次提出了脑死亡的临床标准：

（1）无反应性：对刺激，包括最强烈的疼痛刺激毫无反应性。

（2）无自发性呼吸：观察至少 1 h 无自发性呼吸。

（3）无反射：包括瞳孔散大、固定、对光反射消失，转动病人头部或向其耳内注冰水均无眼球运动反应。

（4）无眨眼运动，无姿势性活动（去大脑现象），无吞咽、咀嚼、发声，无角膜反射和咽反射，通常无腱反射。

（5）脑电图平直。

上述所有试验在 24 h 后重复一次，并且应排除低温（32.2℃以下）、中枢神经系统抑制剂（如巴比妥类药物）中毒等情况后，以上结果才有意义。按此标准诊断的脑死亡者，绝大多数在 24 h 内心搏停止，其余在 48 h 内发生躯体性死亡。

2. 其他脑死亡标准 1968 年，世界卫生组织国际医学科学组织委员会将死亡标准规定为：对环境失去一切反应，完全没有反射和肌肉活动，停止自主呼吸，动脉压骤降和脑电图平直。

3. 我国脑死亡标准 2009 年卫生部脑死亡制定专家委员会《脑死亡判定标准（成人）》规定如下：

（1）判定先决条件：①昏迷原因明确。②排除各种原因的可逆性昏迷。

（2）临床判定：①深昏迷。②脑干反射消失。③无自主呼吸（靠呼吸机维持，自主呼吸激发试验证实无自主呼吸）。以上 3 项必须全部具备。

（3）确认试验：①正中神经短潜伏期体感诱发电位显示 N9 和（或）N13 存在，P14、N18 和 N20 消失；②脑电图显示电静息；③经颅多普勒超声显示颅内前循环和后循环呈振荡波，尖小收缩波或血流信号消失。以上 3 项中至少 2 项为阳性。

（4）判定时间：临床判定和确认试验结果均符合脑死亡判定标准者，方可最终确认为脑死亡。

三、死亡过程分期

（一）濒死期

濒死期又称临终状态或濒临死亡阶段，是脑干以上的神经中枢功能丧失或深度抑制，而脑干以下的功能犹存，但由于失去上位中枢神经的控制而处于紊乱状态。病人表现为意识模糊或消失，循环系统功能减弱，心搏减弱，血压降低，呼吸微弱或出现潮式呼吸或间断呼吸等，代谢紊乱，各种反射迟钝，肌张力丧失，护理体检可发现脉搏微弱不规则，甚至摸不到，皮肤苍白或有瘀血斑，四肢及耳鼻变冷、出汗，口唇、甲床呈灰白色或紫色。呼吸功能微弱，进行性减退，张口呼吸时下颌张开；鼻翼扇动，面部明显发绀；有痰鸣音；病人感觉消失，视力下降。濒死期一般 3~5 天，短则数小时，其长短和症状表现因不同死因而有所不同，也有极少的不经过濒死期而直接到临床死亡期。

（二）临床死亡期

此期主要特点是延髓深度抑制和功能丧失的状态。此时病人的心搏、呼吸停止，反射完全消失，瞳孔散大。呼吸、心搏停止是临床死亡期的最主要标准，从外表看人体的生命活动均已停止,但组织内微弱代谢仍在进行;脑中枢尚未进入不可逆转状态,此期一般持续 5~6 min,若得到及时有效的抢救治疗,生命有复苏的可能;脑缺氧 3~7 min 后发生脑死亡,4~6 min 后发生大脑皮质死亡,中脑为 5~10 min,小脑为 10~15 min。临床死亡期时限 5~6 min,但在低温或耗氧量低的情况下,临床死亡期可以延长至 1 h 或更久。

(三)生物学死亡期

此期指细胞群体死亡,又称细胞性死亡,是死亡过程中的最后阶段。此时从大脑皮质开始整个神经系统及其他器官系统的新陈代谢相继停止,整个机体出现不可逆变化,已不能复苏。机体逐渐出现体温降低、尸冷、尸斑、尸僵,细胞组织腐败裂解。

1. 尸冷 是死亡后最先发生的尸体现象。死亡后因体内产热停止,散热继续,故尸体温度逐渐下降,称尸冷(algor mortis)。死亡后尸体温度的下降有一定规律,一般情况下,死亡后 10 h 内尸温下降速度约为每小时 1℃,10 h 后为每小时 0.5℃,大约 24 h,尸温与环境温度相同。测量尸温常以直肠温度为标准。

2. 尸斑 死亡后由于血液循环停止及地心引力的作用,血液向身体的最低部位坠积,皮肤呈现暗红色斑块或条纹状,称尸斑(livor mortis)。一般尸斑出现的时间是死亡后 2~4 h,最易发生于尸体的最低部位。若病人死亡时为侧卧位,则应将其转为仰卧位,以防脸部颜色改变。

3. 尸僵 尸体肌肉僵硬,关节固定称为尸僵(rigor mortis)。腺苷三磷酸(ATP)学说认为,死后肌肉中 ATP 不断分解而不能再合成,致使肌肉收缩,尸体变硬。尸僵首先从小块肌肉开始,表现为先从咬肌、颈肌开始,向下至躯干、上肢和下肢。尸僵一般在死后 1~3 h 开始出现,4~6 h 扩展到全身,12~16 h 发展至最硬,24 h 后尸僵开始减弱,肌肉逐渐变软,称为尸僵缓解。

4. 尸体腐败 死亡后机体组织的蛋白质、脂肪和糖类因腐败细菌作用而分解的过程称为尸体腐败(postmortem decomposition)。常见表现有尸臭、尸绿等,一般死后 24 h 先在右下腹出现,逐渐扩展至全腹,最后波及全身。

从护理上观察此期主要特征是:临床死亡后 2~4 h 出现尸斑,体表温度经 24 h 接近室温,死后 1~3 h 开始出现尸僵,一般死后 24 h 发生尸体腐败。

拓展阅读 18-1
脑死亡判定标准与技术规范

第三节 临终病人和家属的护理

情境三:

病人虽然经过对症治疗,但病情仍然继续加重,精神萎靡,有时会出现嗜睡;黄疸逐渐加重,皮肤、巩膜黄染,小便颜色发黄,大便颜色发白;难以进食,出现恶心、呕吐,便秘或腹泻,身体极度消瘦;上腹部剧烈疼痛,并向腰背放射。经医生判定病人已进入临终状态,听闻病人的病情,病人家属悲伤不已。

请思考:

1. 如何对该病人进行生理评估?

2. 如何为此时的病人家属提供护理?

临终护理是对已经失去治愈希望的病人在生命即将结束时，采用姑息护理、心理护理、舒适护理及社会环境支持等理论和技术而实施的一种积极的身、心、灵护理和全方位、全程的照护，并强调对病人及其家属提供"全人"的护理。临终护理是临终关怀的重要组成部分，是临终关怀护士应掌握的基本理论和技术。对临终病人及家属提供护理的过程中，应体现出对生命、病人的尊重，根据病人及家属的身心需求给予护理。

一、临终病人的生理评估和护理

（一）临终病人的生理评估

1. 面部外观表现

（1）面部呈贫血貌，面部肌肉松软，双颊肌肉随呼吸而起伏活动。

（2）脸部结构改变，导致义齿无法带上。

（3）面部出现死容，又称希氏面容（facies hippocratica），这是由于面部肌肉失去张力且贫血而造成的。其特征为额头皮肤粗糙，脸部呈绿色、死灰色、铅灰色或黑色，眼眶凹陷，眼睛可能半睁或凝视，鼻子瘦削，耳朵冰凉等。

2. 皮肤的变化

（1）皮肤苍白、寒冷，或全身冷汗，四肢冰凉或湿冷。

（2）四肢发绀且有斑点，或呈斑驳颜色。

（3）皮肤干燥，易发生损伤或压疮。

3. 呼吸系统 由于肺部的改变，肺泡吸收氧气的功能减低，呼吸肌的收缩作用消失，脑部呼吸中枢功能丧失等原因，均可发生呼吸困难，其症状为：

（1）呼吸频率变快或变慢。

（2）呼吸深度变浅或变深。

（3）鼻翼扇动，身体其他部位的肌肉收缩以辅助呼吸，因此会出现肩部及头部抬起，胸部肌肉强烈收缩、张口呼吸、潮式呼吸，由于分泌物无法或无力咳出，出现痰鸣音或鼾声呼吸等。

4. 循环系统

（1）因循环减慢，体温降至正常范围以下。

（2）脉搏快而不规则，四肢脉搏逐渐变弱直至消失，最后心尖冲动消失。

（3）血压逐渐降低，直至无法测到。

（4）由于循环功能降低，氧气不足，还原血红素增加，有发绀、苍白现象。

（5）血液可能会流入体内组织或腔隙中，引起休克等。

5. 中枢神经系统

（1）意识状态可能会有很大的差异，从完全清醒至完全昏迷，死亡前的意识状态可能会出现嗜睡、意识模糊或昏迷。

（2）可能会出现定向力障碍，并失去与现实世界的接触。病人可能会生活或沉浸在过去的时光中，与周围社会完全失去联系。

6. 消化系统及泌尿生殖系统

（1）食欲不振或厌食，同时合并有恶心、呕吐，吞咽反射及呕吐反射消失。

（2）由于体液减少，发生脱水现象，使尿量减少。

（3）肠蠕动减少，有腹胀现象。

（4）便秘或腹泻，有时会有大小便失禁。

7. 肌肉骨骼系统　肌张力逐渐降低且松弛，病人无法移动，无法保持一种防护性或舒适的姿势。

8. 感知觉系统

（1）视物逐渐模糊到完全失明。

（2）听力为最后受影响的感官，许多人在死亡的前一刻仍有听觉。

（3）疼痛。大部分的临终病人主诉全身不适或疼痛，表现为烦躁不安，血压及心率改变，呼吸变快或变慢，瞳孔散大，大声呻吟，出现疼痛面容，即五官扭曲、眉头紧锁、眼睛睁大或紧闭、双眼无神、咬牙等。

（二）临终病人的护理

1. 改善呼吸功能

（1）保持室内空气新鲜，定时通风换气。

（2）神志清醒者可采用半坐卧位；昏迷者可采用仰卧位头偏向一侧或侧卧位，防止呼吸道分泌物误入气管引起窒息或肺部并发症。

（3）保持呼吸道通畅，拍背协助排痰，应用雾化吸入，必要时使用吸引器吸出痰液。

（4）根据呼吸困难程度给予氧气吸入，纠正缺氧状态，改善呼吸功能。

2. 减轻疼痛

（1）观察：护士应注意观察病人疼痛的性质、部位、程度、持续时间及发作规律。

（2）稳定情绪、转移注意力：多与病人进行沟通交流，稳定病人情绪，并适当引导使其转移注意力，从而减轻疼痛。

（3）协助病人选择减轻疼痛的最有效方法：若病人选择药物止痛，可采用 WHO 推荐的三步阶梯疗法控制疼痛。注意观察用药后的反应，把握好用药的阶段，选择恰当的剂量和给药方式，达到控制疼痛的目的。

（4）使用其他止痛的方法：临床上常选用音乐疗法、按摩、放松术、外周神经阻断术、针灸疗法、生物反馈法等。

3. 增进病人舒适

（1）维持良好、舒适的体位：定时翻身，避免局部皮肤长时间受压，预防压疮的发生。

（2）加强皮肤护理：对于大小便失禁者，注意会阴、肛门周围的皮肤清洁，保持干燥，必要时留置导尿管；大量出汗时，应及时擦洗干净，勤换衣裤，并保持床单位清洁、干燥、平整、无渣屑。

（3）加强口腔护理：临终病人抵抗力降低，饮水、进食随之减少，唾液分泌不足，病原体在口腔内迅速繁殖，导致口腔炎症、溃疡等，还可引起口腔异味。因此，应加强临终病人的口腔护理，保持口腔黏膜及嘴唇的湿润、清洁，从而增加舒适感及预防感染。口腔护理的同时检查口腔问题，有助于预防及发现常见的口腔疾病，如口腔干燥、感染及溃疡。

（4）保暖：病人四肢冰冷不适时，应加强保暖，必要时给予热水袋，水温不能高于50℃，防止烫伤。

4. 加强营养，增进食欲

（1）为病人创造良好的就餐环境，保持室内空气新鲜。

（2）有恶心、呕吐症状的病人，应去除有害的嗅觉和视觉刺激，停用不必要的药物，以及避免情绪或身体的压力。教会病人放松技巧，鼓励病人练习深呼吸和自主吞咽，以利于抑制呕吐反射。提醒病人在进餐后 2 h 内避免仰卧位。

（3）应给予高蛋白质、高热量、易于消化的饮食，并鼓励病人少量多餐，食物性质给予流质或半流质饮食，便于病人吞咽。必要时采用鼻饲或完全肠外营养，保证病人的营养供给。

5. 减轻感知觉改变的影响

（1）提供舒适的环境：为临终病人提供适当照明，温度适宜，通风良好的安静处所，增加临终病人的舒适感。

（2）眼部的护理：对神志清醒的临终病人的眼部护理，可以用清洁的温湿毛巾或温湿棉签将眼睛的分泌物和皮屑等从内眦向外眦进行清洁。对昏迷病人，除清洁眼睛，为了避免因其眨眼动作的减少或消失，角膜反射的减弱或消失而造成的眼干燥、结膜炎症等，还要涂抹刺激性小的药膏或覆盖凡士林纱布，保持眼睛湿润，以保护角膜。

（3）听觉是临终病人最后消失的感觉，因此，护理人员在与病人交谈时，语调应柔和，语言要清晰，也可采用触摸病人的非语言交谈方式，让临终病人感到即使在生命的最后时刻也不孤独。

6. 观察病情变化

（1）密切观察病人的生命体征、疼痛、瞳孔、意识状态等。

（2）监测心、肺、脑、肝、肾等重要脏器的功能。

（3）观察治疗反应与效果。

二、临终病人的心理评估和护理

（一）临终病人的心理评估

死亡是一种个体的体验，当生命逐渐迈进死亡的门槛时，病人由于对生的渴求和对死的恐惧，其心理体验是十分复杂的。各种心理、文化、社会、精神、医疗及生理上的需要交织成一片复杂的脉络体系，使病人产生了各种复杂情结。而且每个人由于自己的社会文化背景、年龄、性别、信仰等方面的不同而表现出不同的心态。

1969 年，库伯勒·罗斯（Kubler Ross）出版了《论死亡和濒死》一书，将临终病人的心理过程分为 5 个阶段：否认期、愤怒期、协议期、抑郁期和接受期。虽然罗斯提出的理论清楚地描述了临终病人的心理变化，但这 5 个阶段并无明显的分界线，且不是每位临终病人都会经历相同阶段的心理过程，一般这 5 个阶段的心理过程因每位病人情况的不同而有所差异。有时在极短的时间内，病人可能有两三种心理反应同时出现，也可能会重复发生。而且有些病人可能会停留在某一心理阶段，且个人所经历的各个阶段的时间也有一定的差异。

1. 否认期（denial）　病人还没有准备好去接受自己疾病的严重性，产生"这不会是我，这不是真的"或"是不是医生误诊"之类的想法。

2. 愤怒期（anger）　病人在此阶段表现为生气、愤怒，且因求生的欲望无法满足，一切美好的愿望无法实现，从而产生了焦躁、烦恼，产生"为什么是我，这不公平"的心理，表现为易采取攻击行为，暴躁易怒，甚至将怒气转移到医护人员和亲友身上，拒绝配合治疗。

3. 协议期（bargaining）　病人试图用合作的态度和良好的表现来换取延续生命或其他愿望的实现。出现"请让我好起来，我一定……"的心理。此时病人积极配合治疗护理，情绪较平静，看到医生就讲自己的病情，希望医生能重视他（她），从而采取更好的治疗方案，期待能奇迹般地把疾病治好。

4. 抑郁期（depression）　产生很强烈的失落感，"好吧，那就是我"，一想到在不久的将来就要离开人世，就会自然产生悲哀或抑郁，病人有时会痛哭流涕，有时却沉默不语，要求最后会见亲人或自己思念的人以表达对世间的留恋。

5. 接受期（acceptance）　此阶段是相对平静的，产生"好吧，既然是我，那就去面对吧"的心理，病人会感到自己已经尽力，此时已无所谓真正的高兴或悲哀，病人不再有恐惧、焦虑、痛苦等情绪，默默接受了死亡。

（二）临终病人的心理护理

1. 否认期　此期病人可能已经知道自己的病情，但不愿从别人的口中加以证实，自己也对之回避。因此，对此期的病人应尽量采取相应的回避态度，不必急于将实情告诉病人。尽量不要破坏病人的防御心理，但也不要有意欺骗病人。尽量让病人抱有一丝生存的希望，或可以以渗透的方法慢慢地告诉病人，或者让病人回避到最后，这要看病人接受的程度如何，同时让病人告知照护人员他（她）所知道的一切情况。与病人交谈时，应尽量使用病人的语言。仔细地倾听病人的谈话，保持忠诚、忠实、感兴趣的态度，对病人温和亲切、支持了解，并保持适度的同情心及有希望的态度。整个临终关怀照护小组保持协调一致，让病人有机会谈论自己的想法及感受，并让病人感受到他（她）没有被抛弃；注意关心及支持病人的亲人及重要关系人，使他们也同临终关怀机构人员一起，共同满足病人的需要。

2. 愤怒期　病人的愤怒、生气为一种健康的适应反应，不要对病人采取任何个人的攻击性或指责性行为。应知道病人的愤怒、生气不是针对医护人员的，而是由于病人对害怕、无助、悲哀的一种发泄。应尽量提供发泄机会，让病人表达及发泄其情感及焦虑。

3. 协议期　协议的过程是一种病人自己内心与命运讨价还价的过程，因而一般不易被别人觉察。此时需要仔细观察病人的行为，并知道病人磋商的目的是准备合作，以接受诊断及治疗，希望出现奇迹让自己的生命延长。

4. 抑郁期　此期的反应一般是病人已接受事实，哀伤其生命将走到终点。应允许病人有表达哀伤、失落的机会。有时病人可能会以哭泣表达其哀伤，但有些病人可能会掩盖自己的抑郁及哀伤，尤其是男性，他们很难公开地说出自己的哀伤反应，因为他们的社会化形象是"勇敢"。对此类病人，医护人员应鼓励病人及时表达自己的哀伤与抑郁，使病人能顺利地渡过自己的死亡心理适应期。

5. 接受期　允许病人持冷静、安静及孤立的态度，不要强求病人与其他人接触。继续陪伴病人，并给予适当的支持。

三、临终病人家属的护理

临终护理是针对病人及其家属提供的全程、全方位的服务，包括生理、心理、心灵、社会、精神等多个方面，以及病人临终阶段及家属丧亲后的全程服务，病人家属也是临终护理服务的对象之一。临终病人进入临终期后，家属所要面临的不仅是与病人之间相互依赖关系的失落，同时还需要面对因病人的疾病、就医过程和死亡给家庭带来的角色结构、情感功能、经济功能与互动模式的改变。因此，了解临终病人家属的心理特征，做好临终病人家属的照护、慰藉及悲伤疏导工作是临终关怀服务工作的重要组成部分。

（一）临终期病人家属悲伤心理发展阶段

当得知亲人即将死亡，家属会与临终病人一样经历相似的悲伤心理过程。

1. 震惊阶段 当被告知病人进入临终期时，家属表现出不理解、不知所措、惊恐、难以接受，甚至痛不欲生，这种震惊也会发生在病人刚刚逝去的时候，家属的情绪会比较波动，举止和谈吐甚至会出现一些反常现象，以拒绝接受亲人即将或已经死亡的事实。

2. 否认阶段 当病人经过一段时间照护和治疗，病情暂时得到控制或者有所缓解时，家属可能会怀疑医生的诊断是否错误，并幻想着病人能康复，四处奔波打听，试图否定医生的诊断。

3. 愤怒阶段 当病人的病情日益恶化，治疗无效，确认无救治可能时，家属可能会产生愤怒、怨恨的情绪，行为上表现出烦躁不安，甚至在照顾病人的时候不耐烦。

4. 接受阶段 病人家属开始逐渐接受病人即将死亡的事实，情绪变得平和，进而陷入无尽的悲伤和抑郁中。

（二）临终病人家属的护理

1. 鼓励家属表达感情 当得知亲人临终的信息时，家属最初的反应是震惊、麻木和不知所措。医护人员应与家属建立真实感情，给予关心、理解、支持和安慰，让家属把内心的痛苦宣泄出来。教会家属自我调适的方法，如大声哭泣、松弛术、饮食调理等，必要时提供合适的场所，如安静的房间，鼓励他们将内心悲伤的情绪发泄出来。

2. 指导家属对病人进行生活照顾 鼓励家属参与病人的照护活动，如计划的制订、生活护理等。医护人员指导家属一些生活护理技能，如擦浴、喂饭、翻身、服药、皮肤护理等，教会家属如何与病人进行沟通交流，鼓励家属与病人多谈心、多陪伴在身旁，让病人舒适、快乐地度过最后阶段，使病人家属得到慰藉。

3. 协助维持家庭的完整性 协助家属在医院环境中，安排日常的家庭活动，以增进病人的心理调适，保持家庭完整性，如共进晚餐，看电视等。

4. 满足家属本身生理、心理和社会方面的需求 医护人员应该注重对临终病人家属进行的身心照护，要花费精力和时间帮助家属以积极的态度去面对现实、面对生活，并向他们提供必要的信息及更多的服务。

拓展阅读 18-2
原国家卫生计生委办公厅关于印发安宁疗护实践指南的通知
微课 18-1
临终护理

第四节 死亡后的护理

情境四：
医生开具死亡证明后，为了维护死者尊严，护士准备对死者进行尸体护理。
请思考：
1. 尸体护理的注意事项有哪些？
2. 如何对死者家属进行安慰解释？

死亡后护理包括死亡后的尸体护理和死亡后家属的护理。病人死亡后，需要一系列的程序对尸体进行护理。尸体护理不仅是一种必要的医学护理学操作手段，也是涉及死者、亲属、家庭、医院，以及心理学、社会学、宗教学、民俗学等多方面的问题。做好死亡后护理既是对死者的尊重，也是对家属的关爱。

一、尸体护理

【目的】

1. 保持尸体良好的外观，维护死者尊严。

2. 减少死者家属的悲伤。

【操作前准备】

1. 评估病人并解释

（1）评估：接到医生开出的死亡通知后，进行再次核实。评估病人的诊断、治疗、抢救过程、死亡原因及时间；尸体清洁程度，有无伤口、引流管等；死者家属对死亡的态度。

（2）解释：通知死者家属并向其解释尸体护理的目的、方法、注意事项及配合要点。

2. 护士准备　衣帽整洁，修剪指甲，洗手，戴口罩、手套。

3. 环境准备　安静、肃穆，必要时屏风遮挡。

4. 用物准备

（1）治疗车上层：血管钳、剪刀、松节油、绷带、不脱脂棉球、梳子、尸单或尸袋、衣裤、鞋、袜等；有伤口者备换药敷料，必要时备隔离衣和手套等；擦洗用具、手消毒液。

（2）治疗车下层：生活垃圾桶、医用垃圾桶。

（3）其他：酌情备屏风。

【操作步骤】

操作步骤见表18-1。

表 18-1　尸体护理操作步骤

操作步骤	要点与说明
1. 携用物至死者床旁，并进行屏风遮挡	• 进行尸体护理前先用屏风遮挡，以维护死者的隐私及避免影响病室其他病人的情绪
2. 劝慰家属　请家属暂离病房或者协助护理人员进行尸体护理	• 说服死者家属不要在病房中大声啼哭，以免影响其他病人的情绪 • 病人死亡后若家属不在，应尽快通知家属来院探视遗体
3. 撤去治疗用品	• 如输液管、氧气管、导尿管等
4. 体位摆放　尸体取仰卧位，头下垫枕	• 防止脸部发生淤血变色
5. 整理仪容　为死者清洗面部，有义齿者代为装上，闭合口、眼	• 维持口腔清爽 • 有义齿者，协助病人佩戴义齿
6. 填塞孔道	• 如鼻、耳、口腔、肛门、阴道等仍可能流血或仍有液体渗出者，可用棉球、凡士林纱布等堵塞，但应防止堵塞过多而引起样貌改变
7. 清洁全身　脱去衣裤，清洁全身。将死者的头发梳理好，将面颈部的污渍清洗干净，尤其是血渍应清理干净；若有伤口应更换清洁敷料	

续表

操作步骤	要点与说明
8. 对尸体进行包裹 给死者穿好衣服，再用尸单包裹尸体。包裹尸体时，以尸单两端盖好头、脚。用绷带束紧肩、腰、小腿部分，并将尸体鉴别卡用大头针别在尸单上，然后用平车送至太平间	
9. 做好尸体交接工作	
10. 操作后处理	
（1）处理床单位	• 非传染病病人按一般出院病人方法处理，传染病病人按传染病病人要求进行终末消毒处理
（2）整理死者病历	
（3）整理死者遗物	• 清理死者遗物时，若家属不在，应由两人清点后列出清单，交护士长保管

【注意事项】

1. 尸体护理的前提必须先由医生开出死亡通知，并得到家属许可。
2. 采用安慰性的语言与家属沟通解释，要体现对死者及家属的尊重和体贴。
3. 为了防止尸僵的发生，病人死亡后应及时进行尸体护理。
4. 护士应以高尚的职业道德和情感，尊重死者，严肃、认真地做好尸体护理工作。
5. 传染病病人的尸体应使用消毒液擦洗，并用消毒液浸泡的棉球填塞各孔道，尸体用尸单包裹后装入防水的尸袋中，并做出传染标志。

【健康教育】

1. 向死者家属解释尸体护理的方法、步骤。
2. 根据死者家属存在的问题进行相应的健康指导。

二、丧亲者的护理

临终关怀中的居丧照护服务，通常是由护士、社会工作者和志愿者完成的。从晚期病人进入濒死期，即开始协助病人家属做好后事准备；在病人去世后，则协助办理丧葬事宜，并重点做好家属的居丧辅导工作。根据国外的经验，对家属的居丧辅导工作一般需持续1年的时间。

（一）丧亲者心理反应

安格尔（Eagel）的悲伤过程六阶段为：

1. 冲击与怀疑期 这是一种防卫机制，家属拒绝接受丧亲，感觉麻木，否认或暂时拒绝接受死亡事件，让自己有充分的时间加以调整，此期在意外死亡事件中表现得最为明显。
2. 逐渐承认期 意识到亲人确实死亡，痛苦、空虚、气愤情绪伴随而来，哭泣是此期的特征。
3. 恢复常态期 家属带着悲痛的心情着手处理死者的后事，准备丧礼。
4. 克服失落感期 此期设法克服痛苦的空虚感，但仍不能以新人代替失去的、可依赖支持的人，常常回忆过去的事情。
5. 理想化期 此期死者家属产生想象，认为失去的人是完美的，觉得自己没有在死者生前好好对待他（她），有许多对不起死者的地方，因而十分负疚。

6. 恢复期　此阶段机体的大部分功能恢复，但悲哀的感觉不会简单消失，常忆起死者，并永远怀念死者。恢复的速度受所失去之人的重要性、对自己的支持程度、原有的悲哀体验等因素的影响。

死者家属经历上述 6 个阶段大约需要 1 年的时间，但丧偶者可能要经历 2 年或更久。

（二）丧亲者居丧期护理

1. 协助做好善后事宜　在病人去世后，护理人员应根据死者的遗愿和家属的要求，严肃、认真地按照操作规程做好尸体护理。尊重死者和家属的生活习俗和宗教信仰，协助做好善后事宜，包括遗体的火化、追悼会或遗体告别仪式，帮助家属接受"死者已逝"的事实，给他们表达对亲人的尊敬和悲哀的机会。

2. 协助解决丧亲后的实际困难　病人去世后，作为家属，家庭中会有许多实际问题需要处理，医护人员应积极地提供切实的支持和帮助，协助家属共同争取社会支持。

3. 协助建立新的人际关系、鼓励参加各种社会活动　医护人员应协助死者家属逐步撤离对死者的感情，鼓励家属参加各种社会活动，通过与朋友、同事一起看电影、听音乐、聚餐、聊天等，形成新的人际关系，使家属得以抒发内心的忧闷，获得心理的安适，从悲伤中解脱出来。

4. 必要时对丧亲者随访　对难以释怀的家属，定期做心理疏导，并进行追踪服务和照护，通过电话、邮件、家庭访视等方式完成对死者家属的追踪随访工作，以保证死者家属能够获得来自医护人员的持续服务，使其尽快恢复生活角色，适应新生活。

拓展阅读 18-3
生前预嘱国内外实践研究进展
课程思政案例 18-1
"预约自己的美好告别"

（仝慧娟）

数字课程学习

 教学 PPT　　　✎ 自测题

▶▶▶ 参考文献

［1］柏树令，应大君.系统解剖学［M］.8版.北京：人民卫生出版社，2018.

［2］陈新谦，金有豫，汤光.新编药物学［M］.17版.北京：人民卫生出版社，2011.

［3］董银卯，孟宏，马来记.皮肤表观生理学［M］.北京：化学工业出版社，2018.

［4］方仕婷，余菊芬.护理学基础［M］.武汉：华中科技大学出版社，2016.

［5］付能荣，吴姣鱼.护理学基础［M］.4版.北京：科学出版社，2018.

［6］国家卫生计生委抗菌药物临床应用与细菌耐药评价专家委员会.青霉素皮肤试验专家共识［J］.中华医学杂志，2017，97（40）：3143-3146.

［7］黄美萍，李云芳.病人安全护理学［M］.北京：人民卫生出版社，2019.

［8］姜安丽，钱晓路.新编护理学基础［M］.3版.北京：人民卫生出版社，2018.

［9］科技部"十一五"国家科技支撑计划重点课题心理疾患防治研究与示范项目研究课题组.基于个体化的失眠症中医临床实践指南［J］.世界睡眠医学杂志，2016，3（2）：65-79.

［10］李小寒，尚少梅.基础护理学［M］.6版.北京：人民卫生出版社，2017.

［11］李艳.基础护理学–任务导向式翻转课堂［M］.武汉：华中科技大学出版社，2020.

［12］刘俐，吴琳娜，谢徐萍.疼痛护理手册［M］.四川：四川大学出版社，2013.

［13］全国护士执业资格考试用书编写专家委员会.2018全国护士执业资格考试指导［M］.北京：人民卫生出版社，2018.

［14］尚少梅，邢凤梅.护理学基础［M］.北京：北京大学医学出版社，2015.

［15］孙静平，杨兴生.生命末期关怀和治疗护理实用指导［M］.2版.北京：人民卫生出版社，2017.

［16］中华人民共和国国家卫生健康委员会.WS/T 611—2020 静脉血液标本采集指南［EB/OL］.（2020-04-15）［2020-11-23］.

［17］王庭槐.生理学［M］.9版.北京：人民卫生出版社，2018.

［18］北京护理学会.动脉血气分析临床操作实践标准［S］.中国护理管理，2017.

［19］颜文贞，肖洪玲.基础护理学［M］.北京：中国医药科技出版社，2016.

［20］European Pressure Ulcer Advisory Panel，National Pressure Injury Advisory Panel，Pan Pacific Pressure Injury Alliance. Prevention and treatment of pressure ulcers/injuries：clinical practice guideline.（2019-11-15）.

［21］杨巧菊.基础护理学［M］.4版.北京：中国中医药出版社，2021.

［22］医疗机构门急诊医院感染管理规范 WS/T 591-2018［J］.中国感染控制杂志，2018，17（09）：848-852.

［23］医院感染预防与控制评价规范 WS/T 592-2018［J］.中国感染控制杂志，2018，17（08）：746-752.

［24］尤黎明，吴瑛.内科护理学［M］.6 版.北京：人民卫生出版社，2017.

［25］郑一宁，李映兰，吴欣娟.针刺伤防护的护理专家共识［J］.中华护理杂志，2018，53（12）：1434-1438.

［26］中国睡眠研究会.中国失眠症诊断和治疗指南［J］.中华医学杂志，2017，97（24）：1844-1856.

［27］中国医院协会.病人安全目标（2019 版）［J］.中国卫生，2019（12）：57-58.

［28］中华人民共和国国家卫生健康委员会.病历书写基本规范［S］，2010.

［29］中华糖尿病杂志指南与共识编写委员会.中国糖尿病药物注射指南（2016 版）［J］.中国糖尿病学杂志，2017，9（2）：79-105.

［30］中华医学会急诊医学分会，武汉医学会急诊医学分会.呼吸道急性传染性疾病常态防控下急诊医学科流程优化专家共识［J］.中华急诊医学杂志，2021，30（02）：152-160.

［31］中华医学会临床药学分会《雾化吸入疗法合理用药专家共识》编写组.雾化吸入疗法合理用药专家共识（2019 年版）［J］.医药导报，2019，38（02）：135-146.

［32］中华医学会神经病学分会，中华医学会神经病学分会睡眠障碍学组，中华医学会神经病学分会神经心理与行为神经病学学组.中国成人失眠伴抑郁焦虑诊治专家共识［J］.中华神经科杂志，2020，53（8）：564-574.

［33］庄红，曹晓容.护理学基础［M］.4 版.北京：高等教育出版社，2019.

［34］周逸萍，单芳.临终关怀［M］.北京：科学技术出版社，2018.

［35］朱威，徐佳，陆远强.《2020 年美国心脏协会心肺复苏及心血管急救指南》成人生命支持部分建议内容分析［J］.中华危重症医学杂志：电子版，2020，13（5）：379-381.

［36］WS/T 623-2018.全血和成分血使用［S］.

［37］WS/T 624-2018.输血反应分类［S］.

［38］WS 399-2012.血液储存要求［S］.

［39］WS/T 511-2016，经空气传播疾病医院感染预防与控制规范［S］.

［40］American Heart Association. 2020 American Heart Association guidelines for cardiopulmonary resuscitation and emergency cardiovascular care［J］. Circulation，2020，142(16_Suppl_2)：S337-S604.

▶▶▶ 中英文名词对照索引

郑重声明

高等教育出版社依法对本书享有专有出版权。任何未经许可的复制、销售行为均违反《中华人民共和国著作权法》，其行为人将承担相应的民事责任和行政责任；构成犯罪的，将被依法追究刑事责任。为了维护市场秩序，保护读者的合法权益，避免读者误用盗版书造成不良后果，我社将配合行政执法部门和司法机关对违法犯罪的单位和个人进行严厉打击。社会各界人士如发现上述侵权行为，希望及时举报，我社将奖励举报有功人员。

反盗版举报电话　（010）58581999　58582371

反盗版举报邮箱　dd@hep.com.cn

通信地址　北京市西城区德外大街4号　高等教育出版社法律事务部

邮政编码　100120

读者意见反馈

为收集对教材的意见建议，进一步完善教材编写并做好服务工作，读者可将对本教材的意见建议通过如下渠道反馈至我社。

咨询电话　400-810-0598

反馈邮箱　gjdzfwb@pub.hep.cn

通信地址　北京市朝阳区惠新东街4号富盛大厦1座　高等教育出版社总编辑办公室

邮政编码　100029

防伪查询说明

用户购书后刮开封底防伪涂层，使用手机微信等软件扫描二维码，会跳转至防伪查询网页，获得所购图书详细信息。

防伪客服电话　（010）58582300